# DU MÊME AUTEUR.

## PUBLICATIONS DE 1888 A 1899.

**La portion pelvienne des uretères chez la femme** (Considérations anatomiques). — Paris, 1888, thèse de Doctorat, in-4°, 42 pages.

**Anomalie des valvules aortiques.** — *Marseille médical*, 1888, xxv, 47.

**De la position de Rose dans les opérations sur la face** (Résection du maxillaire supérieur, d'une partie de l'ethmoïde et de l'os malaire en position de Rose). — Une brochure. in-8°, 7 pages, avec une photogravure en relief à la demi-teinte, Paris, 1892.

**Contribution à l'étude de la Chirurgie du Foie : Traitement des abcès intra-hépatiques.** — Broch. in-8°, 24 pages, 4 figures dans le texte, Paris, Inst. de Bibl., 1894.

**Kyste hydatique du Foie ; variété postéro-inférieure. Laparotomie et résection partielle de la poche. Guérison. Epilepsie traumatique et trépanation.** — Broch. in-8°, 15 pages, 1 figure dans le texte, Paris, Inst. de Bibl., 1895.

**De l'Hystérectomie abdominale totale.** — X⁰ *Congrès de Chirurgie*, Procès-verbaux, Paris, 1896, p. 884.

**De l'Hystérectomie abdominale totale.** — Statistique des Opérations pratiquées à Marseille du 1ᵉʳ janvier au 31 décembre **1896.** — Broch. in-8° de 60 pages, Paris, Inst. de Bibl., 1897.

**Trois cas de grossesse extra-utérine.** — Statistique des Opérations pratiquées à Marseille du 1ᵉʳ janvier au 31 décembre **1897.** — Broch. in-8° de 44 pages avec 2 figures dans le texte, Paris, 1897.

**De l'Hystérectomie abdominale totale et partielle.** — XI⁰ *Congrès de Chirurgie*. Procès-verbaux, Paris, 1897, 881.

**Trois cas de Chirurgie du Larynx.** — Broch. in-8° de 24 pages, Paris, Inst. de Bibl., 1897.

**Chirurgie de l'Intestin.** — Broch. in-8° de 44 pages, avec 2 figures dans le texte, Paris, Inst. de Bibl., 1898.

**Trois cas d'Émasculation totale pour cancer de la verge.** — Broch. in-8° de 32 pages, avec 3 figures dans le texte, Paris, 1898.

**Un nouveau procédé de castration chez l'homme.** — *Gazette médicale de Paris*, 1898, XI, S, n° 44, p. 530.

**De l'Hystérectomie abdominale totale dans le cancer utérin.** — XII⁰ *Congrès de Chirurgie*, Procès-verbaux, p. 658, Paris, 1898.

**Le Papillome du Bassinet.** — Broch. in-8° de 32 pages avec 9 figures dans le texte, Paris, Inst. de Bibl., 1899.

**Statistique des Opérations pratiquées à Marseille du 1ᵉʳ janvier au 31 décembre 1898.** — Broch. in-8 de 12 pages, Paris, Inst. de Bibl., 1899.

**Chirurgie de l'Estomac. Quatorze cas de gastro-entérostomie rétrocolique postérieure en Y et deux cas de Pylorectomie et de Gastrectomie.** — Broch. in-8°, 38 pages, avec 5 figures dans le texte, Paris, Inst. de Bibl., 1899.

**Chirurgie du Foie et des Voies biliaires.** — Paris, 1899, Inst. de Bibl., Volume in-8° de 550 pages, avec 348 Figures dans le texte. Reliure riche.

# CHIRURGIE DU FOIE

ET DES

# VOIES BILIAIRES

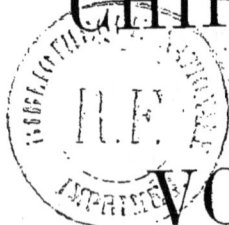

# CHIRURGIE DU FOIE

## ET DES

# VOIES BILIAIRES

PAR

**J. PANTALONI** (de Marseille).

AVEC 348 FIGURES DANS LE TEXTE.

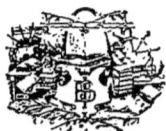

PARIS

INSTITUT DE BIBLIOGRAPHIE SCIENTIFIQUE

93, BOULEVARD SAINT-GERMAIN, 93

1899

IMPRIMERIE DE L'INSTITUT DE BIBLIOGRAPHIE.

LE MANS (SARTHE).

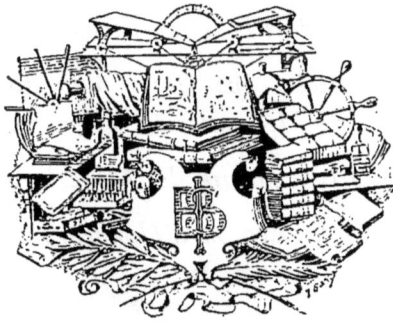

A

M. LE PROFESSEUR FÉLIX TERRIER,

*Chirurgien de l'Hôpital Bichat,*
*Professeur de Médecine opératoire à la Faculté*
*de Médecine,*
*Membre de l'Académie de Médecine,*
*Officier de la Légion d'Honneur.*

*Hommage d'un Élève reconnaissant.*

# PRÉFACE

*Ce Volume est consacré à l'étude de toutes les opérations qui ont été pratiquées sur le FOIE, envisagé comme organe spécial et comme appareil biliaire. C'est une ébauche de traité didactique, relatif exclusivement aux questions de MÉDECINE OPÉRATOIRE hépatique, à l'encontre de tout ce qui avait été tenté jusqu'à présent.*

*Tous les auteurs qui nous ont précédé dans cette voie ont, en effet, mélangé à dessein la pathologie chirurgicale avec la description des interventions imaginées pour remédier aux affections décrites, ou plutôt laissé ces dernières tout à fait au second plan.*

*Suivant l'exemple donné par M. le professeur Terrier, qui, avec ses élèves, publie chaque année le cours de Médecine opératoire qu'il professe à la Faculté de Paris; imitant nos amis, M. le Pr Jeannel (de Toulouse), et M. le Dr H. Delagénière (du Mans), nous nous sommes efforcé de réunir, dans ce volume, toutes les données que l'on possède aujourd'hui sur la CHIRURGIE HÉPATIQUE, en les groupant de la façon qui nous a paru la plus logique.*

*Nos lecteurs diront si nous avons réalisé œuvre utile.*

\* \*
\*

*Comme nos devanciers, que nous venons de citer, nous avons tenu à insérer dans cet ouvrage, grâce aux nouveaux procédés de reproduction photographique, la plupart des Figures qui ont déjà été publiées sur le sujet, sans les modifier en quoi que ce soit. Nous sommes persuadé qu'on rend ainsi de grands services aux médecins qui lisent, en leur facilitant la compréhension rapide du texte.*

*Il ne faut pas oublier, en effet, qu'il s'agit ici de descriptions souvent peu claires et toujours difficiles à suivre, ces questions n'ayant jamais été abordées par les auteurs classiques. Nous y avons ajouté quelques dessins personnels, destinés à rendre plus compréhensible encore l'exposé de certains procédés opératoires.*

*Comme MM. H. Delagénière et Jeannel, de parti pris, nous avons évité de citer la moindre indication bibliographique.*

*Dans les traités de cette nature, qui sont, en partie, il est vrai, des ouvrages s'adressant surtout aux médecins non spécialisés et aux praticiens des villes, et qui sont rédigés de façon à leur faire comprendre, avant tout, le grand intérêt des* INDICATIONS *de chaque opération, puis les grandes lignes du* MANUEL OPÉRATOIRE *moderne, il n'y a, en effet, aucun intérêt à faire montre d'une érudition facile, et à citer des documents de première main, qu'ils ne peuvent pas consulter, en raison de leur éloignement des grandes bibliothèques. Il faut désormais laisser ces habitudes aux auteurs de travaux originaux, ou aux bibliographes professionnels, qui seuls ont l'autorité nécessaire et les moyens de contrôler et de discuter les textes.*

*Nous renvoyons donc le lecteur, avide de renseignements plus circonstanciés, aux sources que nous avons utilisées nous-même.*

*Il ne faudrait pas croire qu'on ne trouvera pas trace dans ce volume de notre pratique personnelle, si restreinte soit-elle, en fait de Chirurgie Hépatique; mais il est évident que, sans des lectures appropriées, nous n'aurions pas pu mener à bien la description d'opérations, dont un certain nombre n'ont pas encore été pratiquées dans notre pays.*

\*
\* \*

*Aussi, pour nous faire une idée sur chacune d'elles, avons-nous eu recours, dans une très large mesure, à la littérature médicale internationale.*

*Parmi les grands ouvrages, où nous avons beaucoup appris, nous devons citer, en première ligne, les traités étrangers de Courvoisier (1890), de Robson (1892 et 1898), de Langenbuch*

*(1897-98), et de Waring (1898), sans oublier, en particulier pour les voies biliaires, les nombreuses publications de Kehr (d'Halberstadt), le chirurgien qui, à l'heure actuelle, possède la plus vaste expérience clinique à ce point de vue.*

*Parmi les travaux français, en dehors d'un grand nombre de monographies, nous ne pouvons passer sous silence les articles que MM. Segond et J.-L. Faure ont consacrés au Foie dans les grands* Traités de Chirurgie, *et surtout les publications de Defontaine (1897) et l'ouvrage de Marcel Baudouin (1898).*

*Pour les opérations sur les voies biliaires, nous avons dû presque tout emprunter à cet important volume, récemment publié et qui a pour titre :* Les opérations nouvelles sur les voies biliaires. *Notre ami nous a autorisé à y prendre en entier les descriptions des procédés opératoires, qu'il a été le premier, grâce à son érudition hors pair et à sa compétence bibliographique toute spéciale, à débrouiller et à vulgariser dans notre pays.*

*Nous n'avons pas cru pouvoir mieux faire que d'y prendre à pleines mains des renseignements introuvables ailleurs : ce qui nous a beaucoup facilité notre tâche.*

*Notre collègue Defontaine (du Creusot), ayant rédigé spécialement pour les* « Archives provinciales de Chirurgie » *une revue sur la* Chirurgie du Foie *proprement dite, qui devait faire partie de la même publication d'ensemble que notre travail sur la* Chirurgie biliaire, *nous nous sommes cru autorisé à puiser largement, aussi largement que possible, dans ce consciencieux travail, jugeant même inutile de rédiger à nouveau certains passages, qu'il a traités avec une compétence remarquable. Il est devenu, ainsi, presque l'un de nos collaborateurs.*

*En tous cas, nous sommes heureux d'avoir pu mettre en relief de la sorte, une fois de plus, ses intéressantes recherches, en particulier sur le traitement des abcès et des kystes hydatiques du foie, chapitres auxquels nous avons fait sans crainte les plus considérables emprunts.*

*Les autres documents nous ont été fournis par l'*INSTITUT DE BIBLIOGRAPHIE SCIENTIFIQUE DE PARIS. *Ceux de nos confrères qui voudront un jour vérifier nos descriptions et pousser plus loin l'étude des procédés opératoires que nous avons décrits, y trouveront conservées toutes les Analyses et toutes les Traductions qui ont été exécutées pour mener à bien le travail que nous avons entrepris.*

*Cet ouvrage est divisé en quatre Parties :*

I. — *La première est consacrée aux opérations qu'on pratique sur le* FOIE *lui-même, considérée dans son ensemble.*

*C'est la* CHIRURGIE HÉPATIQUE *proprement dite, tout à fait comparable à la chirurgie rénale.*

II. — *La deuxième partie, de beaucoup la moins importante, mais aussi la moins connue, a trait à quelques opérations pratiquées sur les* ANNEXES DU FOIE (*Ligaments suspenseurs, etc.*) *et sur les* VAISSEAUX *qui s'y rendent et y amènent le sang veineux porte ou le sang artériel* (*Artère hépatique, Veines, etc.*).

III et IV. — *Les deux autres parties ont trait aux opérations qui ont été exécutées sur les* VOIES BILIAIRES.

*C'est la* CHIRURGIE BILIAIRE *proprement dite.*

*Ces dernières opérations doivent elles-mêmes être divisées en deux grandes classes.*

1° *Les opérations qui s'appliquent à l'ensemble des Voies Biliaires,* accessoires *ou* principales, *constituant la* CHIRURGIE BILIAIRE GÉNÉRALE, *comparable dans une certaine mesure à celle de l'uretère et de la vessie.*

2° *Les opérations qui s'appliquent plus* spécialement *à telle ou telle partie de ces voies biliaires principales ou accessoires.*

*C'est la* CHIRURGIE BILIAIRE SPÉCIALE.

*Ces opérations peuvent être groupées, suivant la partie des canaux biliaires considérée, de la façon suivante, en deux sous-chapitres importants :*

I. Opérations sur les voies biliaires accessoires : *1" Opéra-tions sur la* Vésicule *biliaire ; 2" Opérations sur le Canal* Cystique.

II. Opérations sur les Voies biliaires principales : *3° Opé-rations sur le Canal* Cholédoque*; 4° Opérations sur le Canal* Hépatique*; 5° Opérations sur les* Ramuscules Biliaires intra-hépatiques.

*<br>* *

*Dans chacune de ces parties l'ordre d'exposition qui a été suivi est celui qui nous a paru le plus logique, car nous avons toujours voulu aller du simple au compliqué.*

*Les Nombres, inscrits en tête des chapitres, correspondent et renvoient à la* Classification décimale de Dewey-Marcel-Baudouin*, désormais admise dans tous les Instituts de Bibliographie : ce qui permettra aux lecteurs, quand ils le voudront, de remonter aux indications bibliographiques, que nous avons utilisées, et de se reporter aux travaux originaux que nous avons analysés. D'ailleurs, nous donnons, à la fin du volume, la* Table idéologique décimale, *qui a trait à la Chirurgie du Foie ; on pourra se rendre bien compte de cette façon, de la Classification dans son ensemble.*

*Chaque chapitre est rédigé sur un plan uniforme, bien connu aujourd'hui, grâce aux Traités de même ordre qui ont été publiés dans ces dernières années. Après avoir fait l'*Historique *de l'opération, nous avons décrit avec minuties le* Manuel opératoire*, et indiqué les différents procédés connus, en multipliant autant que possible les Figures schématiques, destinées à les faire comprendre plus rapidement. Enfin, après avoir dit quelques mots des* Suites et Complications*, nous nous sommes appesanti, avec un soin tout particulier, sur la question des* Indications.

*Ce sont ces dernières en effet, qui intéressent la majorité des Praticiens, les précédentes questions étant exclusivement du ressort de la Médecine opératoire. Nous avons insisté à des-*

sein, d'abord pour montrer quelles sont désormais les belles ressources de la Chirurgie dans les nombreuses affections hépatiques et biliaires ; puis pour engager les médecins à s'intéresser davantage aux efforts des opérateurs modernes, répétant sans cesse que, trop souvent, dans ce domaine de la pathologie, on oublie qu'ils existent et ignore les résultats obtenus.

En lisant avec attention les paragraphes où sont discutées les indications de chaque méthode opératoire, nos Confrères se feront une idée très nette de ce qui a été tenté et posséderont des notions précises sur les guérisons constatées. Jugeant ainsi en dernier ressort, ils pourront voir que, depuis vingt ans, la Chirurgie hépatique et biliaire a singulièrement marché !

Convaincus à leur tour, ils ne laisseront plus leurs malades parvenir au dernier degré de la cachexie, avant de songer aux bénéfices qu'une opération bien menée peut leur procurer.

*
*  *

Je ne voudrais pas terminer cet avant-propos sans faire remarquer aux lecteurs bienveillants que cet ouvrage a été édité par l'Institut international de Bibliographie Scientifique de Paris, et que son Directeur, M. le Dr MARCEL BAUDOUIN, dont les nombreux travaux sur la chirurgie biliaire sont bien connus, a apporté à la révision des épreuves une contribution telle que je dois le considérer comme un véritable collaborateur.

Il est probable qu'aucun d'eux ne s'en plaindra.

En tous cas, je tiens à l'assurer ici, pour le dévouement qu'il m'a toujours montré, de mon inaltérable amitié.

Marseille, 1er septembre 1899.

J. PANTALONI.

# CHIRURGIE DU FOIE

ET DES

# VOIES BILIAIRES

# PREMIÈRE PARTIE.

617.5559.8

# CHIRURGIE DU FOIE DANS SON ENSEMBLE

## § I.

## MANŒUVRES OPÉRATOIRES GÉNÉRALES SUR LE FOIE.

### CHAPITRE I.

617.5559.82

### PONCTION DU FOIE.

**Définition**. — On doit désigner seulement sous ce nom la *Ponction du foie* exécutée *à travers la paroi abdominale*.

Tant qu'à la *Ponction intra-abdominale*, c'est-à-dire à celle pratiquée l'abdomen ouvert, avec tous les auteurs nous la décrirons au chapitre de la *Laparotomie parahépatique exploratrice*.

**Variétés**.— I. La ponction du foie peut être : 1° *simple*; 2° *complexe*. Dans ce dernier cas, elle est suivie de l'introduction dans le parenchyme hépatique, sain ou dégénéré, de solutions médicamenteuses. Nous n'étudions ici que la *Ponction simple*, réservant pour un chapitre spécial la *Ponction avec Injections*, sous le titre d'*Injections intra-hépatiques*.

II. Cette ponction, désormais toujours *évacuatrice*, est d'ordinaire, aujourd'hui, *aspiratrice*, et exécutée au *trocart* ou à l'*aiguille creuse* ; mais, quelquefois, on a pratiqué jadis l'*acupuncture*, ou ponction à l'*aiguille pleine*, soit simple (*acupuncture* proprement dite), soit électrique (*ponction galvanique* ou *galvano-puncture du foie*).

**Historique.** — Cette opération, qui est très ancienne, a été presque la seule intervention hépatique admise jusqu'à l'époque où l'antisepsie est venue agrandir outre mesure le domaine de la médecine opératoire. Refaire cet historique serait résumer le traitement des abcès et des kystes du foie jusqu'à l'époque où l'on commence, non pas à les ouvrir, c'est-à-dire vers 1825, mais presque jusqu'à nos jours, c'est-à-dire jusque vers 1880, époque où la ponction perdit tout à coup le terrain gagné.

Toutefois quelques cas, très anciens, méritent d'être rappelés : tel celui de J. de Muralto, qui fit, en 1684, sans succès d'ailleurs, une ponction du foie. L'opération ne paraît guère avoir été remise en honneur qu'au début du XIXᵉ siècle ; et les premiers mémoires spéciaux qu'on trouve sur la question ne remontent pas au-delà de 1840.

Dès 1833, cependant, Biette y recourait pour un *kyste hydatique*; et on connaît un fait de 1834, dû au chirurgien américain Horner, cas ayant trait à un *abcès*. En 1839, toujours pour les abcès hépatiques, la ponction fut employée aux Indes par J. Murray, et son exemple fut bientôt suivi par de nombreux opérateurs à Madras, à Bombay, etc.; mais ce n'est que plus tard qu'on la tenta à Londres et en Europe. Depuis cette époque, on ne compte plus les observations publiées ; et il nous paraît tout-à-fait inutile de les énumérer.

La description abrégée de cette opération n'a été faite d'une façon vraiment méthodique que par Defontaine (1897), car les articles des *Dictionnaires* et des *Traités* classiques sont à peine à mentionner.

**Manuel opératoire.**—Il y a un grand nombre de méthodes pour ponctionner le foie, suivant le but que l'on désire atteindre. Mais nous ne décrirons ici que la ponction aujourd'hui pratiquée, généralement dans un but d'exploration.

I, — Procédé classique. — Cette ponction, qui est toujours *exploratrice* d'abord, est presque constamment *aspiratrice* ; mais elle est parfois seulement *évacuatrice*. Bien entendu, elle doit être exécutée dans des conditions d'asepsie parfaites.

a) *Instruments.* — On a d'ordinaire recours à un appareil *Aspirateur de Potain* ; mais tout instrument du même genre (Appareil Dieulafoy, etc.) est utilisable. Le principal, c'est d'avoir un instrument qui fonctionne bien, comme trocart et comme aspirateur (*Fig.* 1).

Pour exécuter une *ponction exploratrice*, qui doit être *fine*, il faut faire choix d'un trocart-aiguille de dimensions convenables. On emploie d'habitude l'aiguille n° 2 de l'appareil Potain, dont le calibre est d'environ 1 millimètre. Cette dimension suffit parfaitement pour la recherche des collections liquides, et même suppurées, du parenchyme hépatique.

On peut se contenter, au demeurant, dans certains cas, d'une

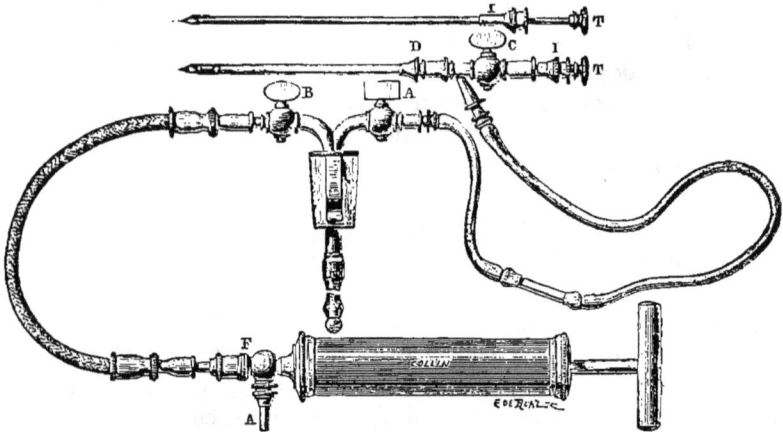

Fig. 1. — Aspirateur de Potain (dernier modèle), utilisable pour la ponction du foie. — Légende : A, orifice d'aspiration; F, orifice de refoulement; A, B, robinets interrupteurs; I, virole de fermeture pour la canule; T, trocarts; C, robinet à vide; D, canule du trocart.

*Seringue de Pravaz*, munie d'une longue aiguille ; mais il faut un modèle *stérilisable (Fig. 2)*.

Péan, pour le foie, et après lui Harley, pour les voies biliaires, ont

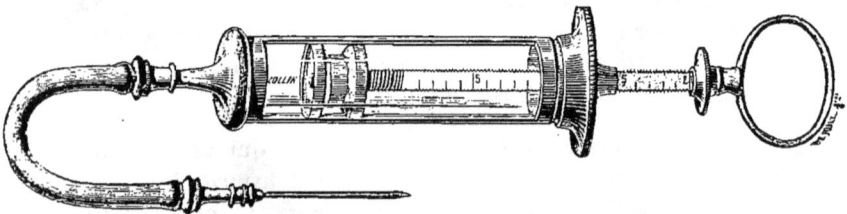

Fig. 2. — Petite seringue stérilisable pour ponction du foie (Modèle de Roux).

employé de *très longues aiguilles*, *pleines*, pour pratiquer des explorations ou des sondages très profonds. Comme cette pratique est très loin d'être sans inconvénient, car, en procédant ainsi, on peut léser dans l'abdomen des vaisseaux importants, on y a renoncé depuis longtemps.

Si l'on rencontre, lors de cette exploration, une collection purulente qu'on désire épuiser par la ponction, soit utilisée seule, soit
considérée comme le premier temps d'une intervention plus complexe, l'*Hépatostomie*, c'est-à-dire l'ouverture, il faut recourir, dans
ces circonstances, non plus à des aiguilles simplement aspira-
trices, mais à de véritables *trocarts évacuateurs*; et on choisira, par
exemple, le modèle à calibre de 3 millimètres (*Fig.* I, T, I, C, D).

Répétons que les aiguilles creuses et les trocarts doivent être
parfaitement *stérilisés*, soit à l'étuve, soit par l'ébullition, soit
par le nettoyage à la flamme d'alcool. Il faut s'assurer au préalable
que ces instruments sont bien perméables, à l'aide de fils d'argent,
stérilisés eux-mêmes.

*b) Aide.* — Un aide est nécessaire pour faire fonctionner l'aspirateur, de façon à ce que l'opérateur, dont les mains doivent rester
aseptiques, n'ait besoin de toucher ni aux robinets, ni à la
pompe.

Technique opératoire. — On doit s'avancer comme on dit, le
vide à la main, ou plutôt l'aiguille préparée, la peau du malade
ayant été au préalable nettoyée avec soin dans la région parahépatique. On a eu soin de mettre en place à l'avance le bandage de corps qui doit servir au panse-ment : ce qui évite, l'o-pération terminée, de remuer le patient.

Le *lieu* de la ponction varie, bien entendu, sui-vant le diagnostic posé, ou suivant les constata-tions cliniques. Si l'on croit, par exemple, avoir affaire à un kyste de la face supérieure, proé-minant vers le thorax, on doit ponctionner soit

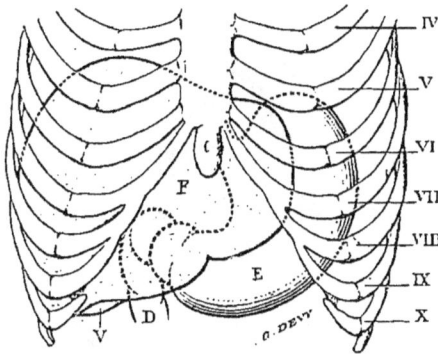

Fig. 3. — Les Rapports du Foie avec la paroi abdominale antérieure. La figure montre la région où l'on
peut faire la *Ponction* (Schéma, d'après Terrier et
Hartmann).
*Légende :* E, estomac; D, duodénum; F, foie; V,vési-
cule biliaire ; IV, V, VI, VII, VIII, IX, X, 4e, 5e, 6e, 7e,
8e, 9e, 10e côtes. — Ce schéma montre bien, en outre de
la partie de la face antérieure accessible en dedans du
gril costal, les rapports intimes du hile du foie et des
voies biliaires principales avec le pylore et le duodénum.

dans le huitième, soit dans le neuvième espace, sur une ligne
verticale correspondant au bord antérieur du creux axillaire. Si,

au contraire, la collection liquide s'est développée vers l'abdomen, on peut agir au dessous des côtes (*Fig.* 3, F). On se décidera en tenant compte surtout des phénomènes locaux.

Une fois l'endroit choisi et antiseptisé (ce qui est capital), il faut enfoncer l'instrument d'un coup très sec, de façon à franchir d'une seule poussée la paroi abdominale et à entrer en plein dans l'organe, sans la moindre hésitation (*Fig.* 4). En lui imprimant de légers mouvements dans différents sens, on voit si l'on est bien parvenu à l'endroit désiré, dans la cavité cherchée (dans ce cas, l'extrémité paraît alors libre). On prie alors l'aide d'ouvrir le robinet d'aspiration.

*a*) *Ponction normale.* — D'ordinaire, on voit le liquide pénétrer de suite dans l'appareil, grâce à l'index.. On enfonce alors un peu plus l'aiguille ou le trocart, de façon à bien pénétrer dans la cavité et à ne pas avoir d'échappées hors de la poche. Si l'on veut se borner à une simple exploration, on interrompt l'aspiration. Si, au contraire, l'on désire faire l'évacuation totale, on laisse le liquide couler.

Il peut se faire qu'à un moment donné l'*écoulement cesse brusquement*, par oblitération de l'aiguille, quand elle est relativement trop faible (dans les cas de grumeaux de pus ou d'hydatide, par exemple). Quelques petits mouvements, un léger retrait du trocart ou de l'aiguille permettront d'ordinaire à l'écoulement de se reproduire. Sinon, on peut essayer de les déboucher; mais, si l'on n'y réussit pas, rien n'empêche de refaire à côté, à la rigueur, une nouvelle ponction avec une autre aiguille.

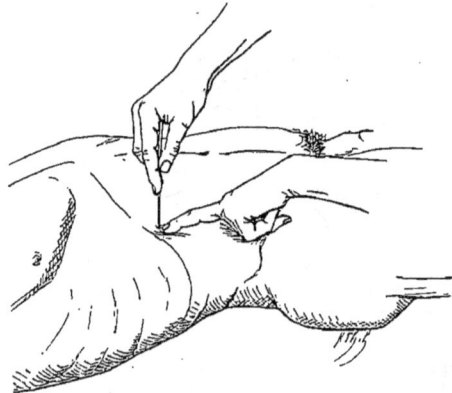

*Fig.* 4. — Manière de faire la ponction du foie avec un trocart ordinaire.

Il ne faut jamais exercer de pression sur le foie pour favoriser l'écoulement, quoi qu'en dise J.-L. Faure, ni déplacer le malade, horizontalement couché; ces manœuvres, au lieu d'être utiles, ne pourraient que favoriser l'écoulement des liquides dans la cavité péritonéale (Defontaine).

Pendant le retrait de l'instrument, il faut toujours continuer l'aspiration, pour qu'il ne reste pas de partie nuisible, autant que possible du moins, dans le trajet de la piqûre.

*b) Ponction sèche.* — Dans quelques cas, ce qui n'a rien d'extraordinaire, rien ne s'écoule à la ponction, qu'on dit alors *sèche.* Si l'on croit cependant à l'existence d'une collection liquide, il ne faut pas sitôt abandonner la partie. On interrompt la communication entre l'aiguille et la pompe, et on enfonce l'instrument, plus profondément, en une ou deux poussées. Si l'on n'obtient rien, on le retire doucement, s'efforçant, en revenant sur ses pas, de faire passer la pointe là où gît le liquide. On examine avec grand soin cette pointe et les parcelles qu'on obtient en introduisant un fil d'argent dans l'aiguille (pus, membranes, etc.). Ces débris peuvent être portés sous le microscope et cultivés.

Nous décrirons plus loin la variété de cette ponction à laquelle on a donné le nom de *Phlébotomie hépatique.*

*Pansement.* — L'appareil retiré avec précaution, on nettoye avec un tampon aseptique la piqûre et la recouvre d'un peu de collodion antiseptique. On serre le bandage de corps, au préalable mis en place, d'une façon modérée, et recommande au malade de garder l'*immobilité absolue* pendant plusieurs heures.

II. — Anciens Procédés de Ponction. — Comme nous l'avons signalé, il existe un certain nombre de procédés anciens de ponction, ayant un but véritablement thérapeutique, et qui ont été autrefois utilisés pour traiter les *abcès* et les *kystes.* Ils n'ont plus aujourd'hui qu'un intérêt purement historique. On nous saura gré cependant, sans doute, de les résumer en quelques mots, renvoyant en particulier, pour plus de détails, aux ouvrages traitant spécialement de l'histoire de ces deux affections.

A. Pseudo-Ponctions. — 1° *Acupuncture simple.* — On a donné ce nom à une variété de *ponction sèche,* dans laquelle, en raison de la nature de l'instrument employé, on ne peut que ponctionner, sans pouvoir aspirer. On se sert alors de grandes *aiguilles* pleines, qu'on enfonce dans le foie, au hasard. Ce procédé détestable, imité sans doute de la médecine chinoise et japonaise, ne paraît guère avoir été utilisé qu'une fois par Trousseau, dans un cas de *kyste hydatique.* On a dit que Péan y avait recours ; et Harley s'en est servi aussi, mais pour les voies biliaires.

2° *Ponction galvanique* ou *Électro-puncture*. — Cette sorte d'acupuncture électrique, pratiquée dans le but de tuer les éléments animaux des *kystes hydatiques*, a été, à une certaine époque, assez utilisée en Irlande, en Angleterre, puis en France (Travaux de Thorarensen, Hilton Fagge, Durham (1870), Philipps, Cooper, Forster, Leube (1874), Semmola, Dujardin-Beaumetz, Apostoli (1882), Henrot (de Reims) (1885), etc.

Pour la galvano-puncture du foie, on se sert de fines aiguillés, en acier doré d'ordinaire, qu'on met en communication avec les pôles d'une pile, de façon à obtenir *l'électrolyse* de la partie malade. M. Henrot a employé des *aiguilles-canules*, permettant d'évacuer un peu de liquide, et a combiné ainsi l'électro-puncture avec la ponction avec évacuation partielle. Malgré les quelques succès obtenus, ces méthodes sont aujourd'hui totalement abandonnées.

B. PONCTIONS COMPLEXES. — 1° *Ponction évacuatrice avec gros Trocart.* — Ce n'est que la variété opératoire la plus ancienne de la ponction, aujourd'hui classique, avec trocart fin. Le *gros* trocart

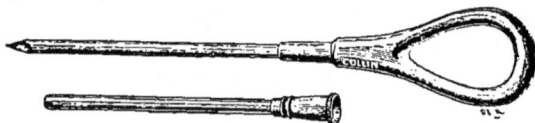

Fig. 5. — Gros trocart ordinaire pour ponction évacuatrice (Modèle Collin).

(*Fig.* 5) a été employé par les anciens auteurs et en particulier par Jobert (de Lamballe), Boinet, etc., etc., aussi bien dans les abcès que pour les kystes hydatiques.

2° *Ponction simple avec Drainage* ou *trocart à demeure*. — Dès 1847, Cambay la recommandait dans les abcès du foie et ce n'était là, en somme, qu'une modification de la méthode de Jobert. On employa d'abord des *tubes de caoutchouc* qu'on plaçait sur le trocart, puis le *tube perforé* de Chassaignac, des mèches, des sétons, des *canules métalliques* (Simon), le trocart fenêtré de Sachs, l'instrument de Manson, pour en revenir plus tard, avec Verneuil et ses élèves, au *tube de caoutchouc rouge*. Les insuccès ont certainement dépassé en nombre les guérisons enregistrées ; et aujourd'hui, c'est encore là une méthode abandonnée, pour les abcès comme pour les kystes.

3° *Double Ponction, avec ou sans incision intermédiaire.* —
C'était là un acheminement inconscient vers la *ponction avec
incision facultative*, puisqu'elle était alors pratiquée avec un
gros trocart à hydrocèle (*Fig.* 5); puisque la canule devait être
*laissée en place* un certain temps ; puisque l'on devait agrandir

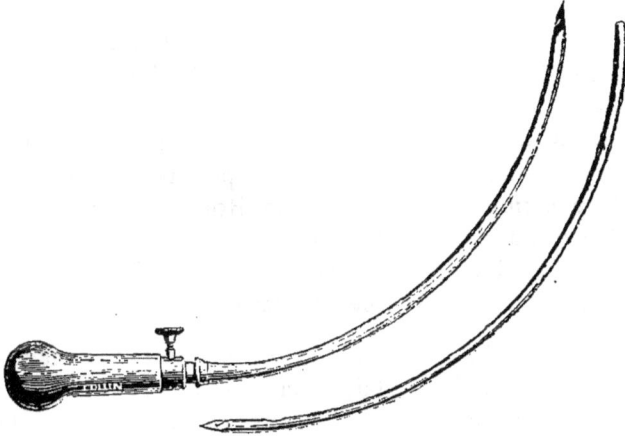

*Fig. 6.* — Trocart courbe de Chassaignac, en métal (Modèle Collin).

l'ouverture à l'aide de bougies dilatatrices : *Ponction avec incision
facultative* que recommande plus tard Boinet (1851), en faisant
une incision entre deux ponctions voisines (*double ponction*), exécutée à l'aide d'un seul *trocart courbe* (*Fig.* 6). En réalité, dans ce
second procédé, Boinet faisait une *Hépatostomie* indirecte, et
l'histoire de cette méthode n'a presque rien à voir avec la véritable
ponction.

4° *Double ponction avec incision intermédiaire* ( Simon ;
Verneuil; Küster). — Plus tard, Simon (d'Heidelberg) (1883), puis
Verneuil (1885), perfectionnèrent le procédé de Boinet. Au lieu d'un
trocart courbe, Verneuil employa *deux trocarts* de moyen calibre
(*Fig.* 4), et les remplaça par deux sondes de caoutchouc rouge
fixées à la paroi. Lorsque les adhérences s'étaient développées,
on coupait, soit au bistouri (Simon), soit au thermocautère
(Verneuil), le pont intermédiaire.

Küster, de son côté, a modifié aussi (1885) le dernier procédé de
Boinet, en sectionnant, après adhérences du foie, c'est-à-dire
du 7ᵉ au 10ᵉ jour, à l'aide d'une *ligature élastique*, les parties situées
entre les deux ouvertures de la ponction. Le fil était passé au préa-

lable dans la canule du trocart courbe, restée en place. C'étaient là, en réalité, des procédés détournés d'*Hépatostomie*.

5° *Ponctions multiples*. — Hirscherg (1877) a recommandé les ponctions multiples, c'est-à-dire la méthode des canules à demeure multiples, placées sur une même ligne ou disséminées.

Comme le disait Marcel Baudouin, dès 1887, à voir ces différentes méthodes se succéder, il semble qu'on assiste à l'éclosion de l'*Hépatostomie* vraie, à l'ouverture véritablement chirurgicale du foie, en passant de la ponction capillaire simple, par la capillaire aspiratrice et l'évacuatrice, puis par les ponctions multiples, par la *double ponction* avec incision, de Boinet, de Simon, de Verneuil, de Küster, à la méthode de Récamier, et à l'opération de von Volkmann. C'est bien là l'élaboration pénible et lente, mais progressive, des procédés simplifiés modernes.

**Suites**. — Si le liquide extrait est aseptique, ou si les ponctions ont été sèches, le lendemain la plaie est cicatrisée, et le patient peut se lever. Si l'on a retiré des éléments infectés ou si l'on n'a pas fait une évacuation complète, il est plus prudent de laisser le malade au lit.

*Ponctions répétées*.— En présence d'un résultat douteux, quand l'on désire être plus renseigné, on peut recourir aux *ponctions exploratrices répétées*. On en pratiquera plusieurs, à côté les unes des autres : ce qui constitue de véritables *sondages méthodiques du foie*. Il ne faut toutefois rien exagérer et ne pas abuser de ces ponctions dans une région trop peu étendue. Après quelques essais de ce genre, il est indispensable de s'arrêter, d'autant plus qu'à ce moment on doit être suffisamment informé.

*Complications*.— D'ordinaire, cette opération est d'une bénignité presque absolue. On n'observe guère de complications que lorsqu'elle n'a pas été exécutée dans des conditions excellentes d'asepsie (observations anciennes), ou bien lors de fautes opératoires, dues à ce que l'on n'a pas pris toutes les précautions que nous avons signalées.

Toutefois, il existe des accidents d'une nature particulière, qui sont impossibles à prévoir et à éviter. Ce sont : 1° ceux qui résultent de la *blessure d'un organe voisin* (tube digestif, etc.), atteint par le trocart d'une façon intempestive, et souvent sans qu'il y ait de la faute du chirurgien (*Fig. 7*) ; 2° une *hémorragie intra-péritonéale*

par l'orifice de la ponction, quand le trocart a été enfoncé au
milieu d'une tumeur maligne ou d'un foie malade, *infecté* chroni-

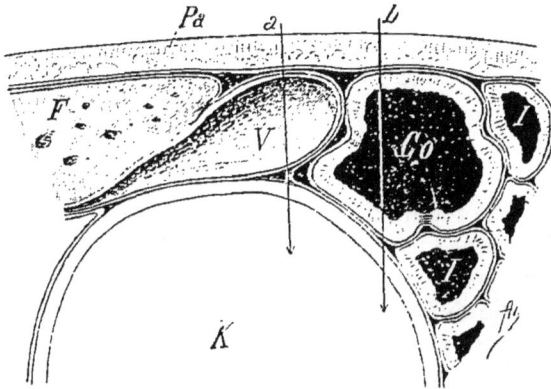

*Fig. 7.*— Schéma des dangers de la Ponction du foie (Doyen).— *Légende : F.* foie ; *Pa.*
paroi abdominale antérieure ; *V,* vésicule biliaire ; *Co,* côlon transverse ; *I.* intestin grêle.—
Les flèches *a* et *b* montrent quels organes on aurait perforés, si l'on avait ponctionné le kyste
du foie K aux points A et B.

quement ou *congestionné.* Cette hémorragie interne peut être
suffisamment abondante pour entraîner la mort au bout de quelques heures, comme le prouvent certaines observations de phlébotomie hépatique et de ponctions exploratrices (Carter, 1884 ;
A. Broca, etc.).

**Indications.** — La ponction du foie est d'ordinaire aujour-
d'hui une opération *exploratrice* ; mais elle peut être en même
temps *curatrice.*

I. *Exploratrice,* elle rend surtout des services quand on a
affaire à des *collections liquides,* péri ou intra-hépatiques, dont on
désire connaître la nature précise, avant d'intervenir plus à fond.
Pratiquée dans ces circonstances, avec toutes les précautions nécessaires d'asepsie et de prudence, elle peut donner de très utiles
indications ; elle sera surtout innocente quand il s'agira de collections *non septiques,* à liquide incapable d'infecter le trajet parcouru
par le trocart, comme dans les faits de Hermann (1857), Bouchut
(1872), Surmay (1885), Atkinson (1885), Whitton (1897), qui se rapportent à des cas de *Kystes simples* (Biette, 1833), et qui parfois
furent guéris par cette intervention.

Elle est absolument contre-indiquée, car elle est alors très dangereuse, dans les cas où l'on soupçonne l'existence d'une *tumeur
maligne* (Broca, Terrier et Auvray). En ces circonstances, comme

dans les cas de *traumatismes* (J. M. Warren, 1855), on doit lui préférer la laparotomie exploratrice d'emblée, malgré le fait de Gussenbauer (1882), et les recherches de von Oefele (1897) sur l'emploi de la seringue de Pravaz : cela pour éviter des *hémorragies intra-péritonéales* mortelles, qui sont beaucoup plus fréquentes et peuvent être plus abondantes dans ces cas où il y a des néoformations vasculaires importantes.

II. La ponction simple peut être *curatrice* dans plusieurs cas.

*a*) On sait que, depuis Récamier, qui employait un trocart *très* fin, on l'a recommandée à différentes reprises, dans les *Kystes hydatiques*, pensant que le simple fait de la piqûre de la paroi ou de l'aspiration du liquide du kyste pouvait amener la guérison. On pourrait en citer d'innombrables cas ; bornons-nous à rappeler les plus anciens, c'est-à-dire ceux de Biette (1833), Velpeau (1847), V. Kletzinsky (1853), Vigla, J. Sloane (1858), Moissenet (1859), Goolden, Willshire (1860), Förster, Leared, Bouchut, Hutchinson (1862), Heurtaux, C. Murchinson, Giraldès (1864), C. Murchinson, Greenhow (1866), Kussmaul (1867), Mills (1868), A. Duffin (1869), etc., etc.

Les succès définitifs restent douteux, quoiqu'ils soient admis par quelques-uns (Degoix, 15 cas ; Murchison, 30 cas).

En tous cas, la ponction *évacuatrice* de ces kystes a donné lieu à des accidents redoutables entre les mains de Davaine, Moissenet, Martineau, Guyot, Hayem et Graux (1874), Cuffer (1875), Bryant (1878), Verco (1882), Carter (1884), Leroux (1885), Broca (1886), Graham (1889), et même Chauffard (1896), etc. (il est vrai surtout à la période préantiseptique) ; mais ces malheurs ne sont pas imputables au procédé. La ponction toutefois est désormais abandonnée, à cause de son insécurité et de son insuffisance.

*b*) De même pour les grands *Abcès du foie* et l'*Hépatite suppurée* classique, pour lesquels elle a été employée aux États-Unis dès 1834, par Horner ; puis aux Indes, par J. Murray en 1839, Smyth (1840-1841), Mouat (1842), Anderson (1844), Arnott (1852), Beatson (1866), etc. A Londres, on paraît l'avoir pratiquée presque à la même époque, et on peut citer les travaux de Johnson (1842), Barker, Furnell, Bennett, Page, Jefferson et Martin (1860).

Mais nous ne pensons pas que la vulgaire ponction, à elle seule, ait jamais, malgré les faits connus de Moutard-Martin et d'autres, assuré la guérison absolue d'abcès importants. On n'a guère pu en enregistrer que pour la *ponction avec drainage*, aujourd'hui abandonnée. On a noté de nombreux insuccès d'ailleurs, depuis les anciens cas de Laugier (1853), Jaccoud (1867), etc., jusqu'à l'époque actuelle.

*c)* Il n'en est peut-être pas ainsi pour les *Abcès biliaires multiples*, et même pour l'angiocholite infectieuse, non calculeuse, d'origine intestinale. Un cas de Jaboulay (1896) prouve que des *ponctions, répétées* en divers points, peuvent sinon amener à elle seule, du moins contribuer à assurer la guérison, dans les faits de ce genre.

Mais la ponction, dans ces cas d'angiocholite, agit sans doute plutôt comme une *saignée* portant sur un organe malade, en facilitant l'écoulement d'un sang infectieux, que comme moyen d'aspiration ; aussi retrouverons-nous cette donnée à l'histoire curieuse de la *Phlébotomie hépatique.*

# CHAPITRE II.

## 617.5559.811

## INJECTION INTRAHÉPATIQUE.

**Définition**. — Cette petite opération consiste à introduire, dans une cavité qui s'est formée dans le foie, ou qui tout au moins dépend manifestement de cet organe, des substances médicamenteuses diverses, à l'aide d'appareils, qu'on peut tous grouper sous le nom générique d'*injecteurs*.

Généralement la cavité est la conséquence du développement intrahépatique d'un *Abcès* ou d'un *Kyste hydatique*, et le médicament utilisé est d'ordinaire dissous dans un liquide facile à injecter.

**Variétés.**— Il y a deux variétés principales d'*Injections intrahépatiques.*

1° L'*Injection*, qui est faite *après une Ponction* hépatique, opération précédemment décrite ; l'injection est alors *secondaire.*

2° L'*Injection d'emblée*, ou *primitive*, non précédée d'une véritable ponction, cliniquement parlant.

**Historique**. — Ces deux variétés sont assez différentes pour mériter un historique spécial, que nous ferons avant de décrire le manuel opératoire de chacune d'elles. Rappelons seulement qu'en dehors d'un court article de Defontaine (1897) et du résumé de J. L. Faure (1899), on ne parait pas avoir décrit encore, d'une façon didactique et spéciale, ce petit chapitre de médecine opératoire hépatique.

**Manuel opératoire.**—Comme nous venons de le faire remarquer, on peut faire une injection intrahépatique dans deux conditions très différentes : 1° après une *ponction* et par l'intermédiaire de la *canule* du trocart qui a servi à cette petite opération ; 2° *d'emblée*, c'est-à-dire sans avoir au préalable extrait quoi que ce soit, ou à peu près, de la cavité dans laquelle on se propose d'envoyer un liquide.

Dans le premier cas, l'injection n'est qu'une *manœuvre complémentaire*, qu'on aurait pu aussi bien décrire avec la ponction ; dans le second, elle constitue vraiment une opération particulière, qui mérite une description isolée.

## I. — Injection après Ponction.

**Historique.** — Les *liquides* employés pour ces injections sont d'espèce variable. On paraît avoir commencé par employer la *solution iodée*, d'abord dans les abcès du foie (J. Guérin, 1866 ; Sistach, 1866; Goldsberry, 1871; Scull, 1876 ; Golding-Bird, 1880 ; Tataje, 1894) ; puis dans les kystes hydatiques (von Schrœtter, 1879 ; Cantieri, 1884 ; Garriga, 1892 ; etc.). On a utilisé ensuite la *bile* (A.Voisin, Dolbeau, 1857), car la bile avait guéri des kystes en faisant spontanément irruption dans leur intérieur) ; *l'alcool, la teinture d'iode iodurée* (Boinet), etc.

Mais, dès le début de l'antisepsie, Jayaker, en 1870, recourait au « *carbolic oil* ».Verneuil y insista (1885); et,en 1887,*l'acide phéni-que* jouissait d'une réelle vogue (Trépant) ; mais, dès 1881, les injections antiseptiques en général étaient déjà préconisées par Gross. Puis vinrent l'*iodoforme* (Dalton, 1888); le *naphtol*, c'est-à-dire l'*eau naphtolée* (Chauffard, Juhel-Renoy, Mirande (1890). Martini (1895), etc. ; le *sulfate de cuivre*, à 5 o/o, etc., etc.

Le *sublimé* remonte à 1884 (Mesnard). Il a été d'abord employé contre les kystes hydatiques, sous forme de liqueur de van Swieten : mais il a surtout été mis en vogue vers 1890, par l'École bordelaise d'abord (Mesnard, Demons, 1884); puis par Debove (1888, Netter, Hanot, Bouilly (1890). Il a été principalement utilisé dans les injections d'emblée ; et nous y reviendrons plus particulièrement dans ce paragraphe. Toutefois, pour certaines variétés de kystes, Debove, Hanot, Bouilly, etc. recommandent l'évacuation complète par ponction, avec injection de sublimé.

**Technique opératoire.**—Dans ces conditions, il suffit d'ajouter, au matériel nécessaire à la *ponction évacuatrice*, les intruments nécessaires pour *l'injection*, par la canule d'un trocart ou par une aiguille aspiratrice, d'un liquide de nature quelconque (*Fig.* 1 et 2 .

I. Procédés modernes. — Avec J.-L. Faure, on peut grouper en deux catégories distinctes les procédés actuellement utilisés.

1° Le *Procédé de Hanot*, dans lequel, après une *évacuation aussi complète* que possible, on fait une *injection perdue* de sublimé à dose non toxique ;

2° Le *Procédé de Debove*, dans lequel, après *évacuation* de la poche, on fait une injection d'une forte dose de sublimé, que l'on retire ultérieurement. C'est la méthode du *lavage antiseptique*.

1° *Évacuation avec injection perdue* (*Procédé de Hanot*). —
Le principal, en l'affaire, comme le remarque justement Faure, est
d'opérer d'une façon absolument *aseptique*, car la moindre faute
peut transformer cette opération bénigne en une intervention très
dangereuse.

Il faut donc veiller avec grand soin à la stérilisation des instruments, à la désinfection des mains de l'opérateur et de la peau, au
niveau de la partie de la paroi abdominale qui correspond au foie.
On prendra exactement les mêmes précautions que pour une laparotomie : ce qu'on doit faire d'ailleurs dans toute ponction, quelle
qu'elle soit.

La *ponction* sera faite, comme nous l'avons dit précédemment,
avec un aspirateur Potain ou un appareil de Dieulafoy. On choisira le trocart moyen. Puis on *aspirera* le plus de liquide possible.
Nous n'insistons pas, pour éviter des redites, et renvoyons, pour
cette partie de l'opération, au précédent chapitre.

Dès que l'évacuation est jugée complète, ou au moins aussi
complète qu'il est possible, on *injecte* par le trocart 20 à 30 grammes de liqueur de van Swieten. Puis on retire vivement l'instrument, en laissant en place, dans la poche, le liquide injecté.

On oblitère la plaie du trocart et termine, comme dans une
ponction ordinaire, par un pansement approprié.

L'opération est très simple ; mais encore faut-il savoir
la pratiquer d'une façon absolument *aseptique*. Le seul accident,
dont l'opérateur est responsable, est l'*infection, si le foie n'est pas
du moins infecté à l'avance*, restriction très importante qu'on a
oublié de faire, et qui fait comprendre quelques insuccès survenus
en des mains absolument expérimentées.

Les autres accidents observés, urticaire, collapsus, mort quelquefois, sont en rapport avec la maladie pour laquelle on opère et
non pas avec l'intervention ; ils peuvent s'observer dans tous les
cas d'opérations, même les mieux exécutées, quel que soit le procédé employé.

Morin (1890) a recommandé très vivement ce procédé, après
avoir rapporté des faits très encourageants. En 1899, J.-L. Faure
l'a vanté à nouveau très chaudement ; et pour lui c'est la
méthode qui doit devenir désormais *classique*. C'est, en somme, la
manière de faire de Mesnard (1884), employée par Demons à Bor-
deaux, puis par Juhel-Renoy, Chauffard (1889), Bouilly, Merklen,
Trélat (1890), Camescasse (1891), etc.

2° *Évacuation avec injection temporaire ou Lavage antiseptique* (*Procédé de Debove*). — Cette méthode consiste à faire suivre la ponction qui doit être accompagnée d'une évacuation aussi complète que possible, comme précédemment, d'une *injection* d'une forte dose de sublimé. On emploie d'ordinaire 100 grammes de liqueur de van Swieten. Mais, l'injection faite, on se garde bien de retirer le trocart. On laisse l'antiseptique en place dix minutes environ ; puis on l'*aspire* à nouveau, en l'enlevant dans sa totalité.

C'est là un véritable lavage antiseptique de la poche dans laquelle on opère. On peut d'ailleurs le compléter par un autre lavage à l'*eau bouillie* ou à l'*eau salée* (Chantemesse), destiné à faire disparaître complètement le sublimé et à éviter tous les accidents possibles d'intoxication. Malheureusement, on éprouve parfois les plus grandes difficultés à faire ressortir le liquide de ces injections et, en somme, il semble préférable de recourir d'emblée à un procédé où cette sortie soit inutile. Et c'est pour éviter cet inconvénient que Chauffard et Juhel-Renoy avaient recommandé de remplacer le sublimé par de l'*eau naphtolée*. Certains auteurs, en particulier Mirande (1890), vantent cette modification de la méthode de Debove ; mais il est des cas dans lesquels les résultats ont été nuls, malgré des injections répétées, en particulier pour des kystes hydatiques (Juhel-Renoy, Segond, etc.).

II. Anciens procédés.— *Injection après incision* (Simon, 1883 ; Verneuil, 1885).— Ce procédé, justement abandonné, n'est à mentionner que pour mémoire. Verneuil (1885) faisait une ponction avec un gros trocart, plaçait une *sonde à demeure* en caoutchouc rouge dans l'ouverture et pratiquait des *injections antiseptiques* dans la cavité à nettoyer. Puis une baudruche était placée à l'extrémité extérieure de la sonde, à la mode de Reybard. Les injections devaient être répétées assez fréquemment. Parfois, on plaçait deux sondes à demeure après deux ponctions faites à côté l'une de l'autre. Mais bientôt Verneuil reconnut l'impuissance de ce procédé et y ajouta *l'incision* de la paroi entre les deux orifices de ponction ; ce devint alors une vulgaire ouverture de la cavité, une *Hépatostomie*, au manuel opératoire compliqué d'une façon inutile.

Simon (1883) faisait, lui, une double ponction à l'aide de deux trocarts et incisait entre les deux. Les auteurs allemands donnent à ce procédé le nom de Simon (d'Heidelberg), et réellement les publications de cet auteur sont antérieures à celles de Verneuil ; mais la méthode n'est, en somme, que le second procédé de Boinet (ponction avec incision), auquel on a ajouté les injections.

## II. — Injection d'emblée.

**Technique opératoire.**—Généralement, dans cette opération, on n'injecte qu'une *très petite quantité de liquide* dans la cavité que l'on a à traiter. Aussi le matériel nécessaire peut-il se borner, soit à l'un des modèles quelconques de *Seringue* de Pravaz perfectionnée et construite de façon à pouvoir être stérilisée (*Fig. 2*), soit d'un *Aspirateur Potain* du modèle le plus récent (*Fig. 1*), dans lequel on n'a d'ailleurs à prendre que l'aiguille la plus fine et la pompe, que l'on fait fonctionner comme instrument foulant.

Le *sublimé* est ici préférable, et de beaucoup, aux autres antiseptiques ; il est injecté sous forme de liqueur de van Swieten.

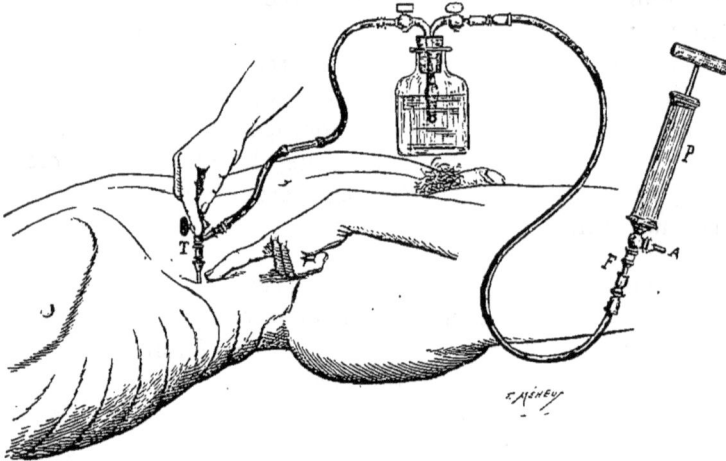

*Fig. 8.* — Injection intrahépatique d'emblée à l'aide d'un Appareil Potain. — *Légende :* P, aspirateur ; A, orifice d'aspiration ; F, orifice de refoulement pour l'injection ; T, trocart.

Cette méthode, qui date du début de 1887, et qui porte aujourd'hui le nom de *Procédé de Sennett-Baccelli*, a été employée par Rossoni (1887), Dujardin-Beaumetz (1888), Terrillon (1889), Capellani (1890), Gaillard (1891), Bouilly (1892), Blumer (1894), Bokay, Stephanile, Albamondi (1896), Reuven (1897), etc., etc. Elle n'est guère utilisée que pour les kystes hydatiques.

On a injecté aussi dans ces kystes hépatiques de la *glycérine iodoformée* (Bobrow, 1895); une solution de *chlorure de sodium* (Bobrow), etc.

En réalité, cette injection d'emblée est *toujours* précédée d'une véritable ponction, surtout quand on a opéré avec l'aspirateur Potain (*Fig.* 8). En effet, on la pratique d'ordinaire dans une cavité surdistendue par du liquide ; et, pour y introduire une substance modificatrice, en si petite quantité que ce soit, il est plus aisé de retirer au préalable *quelques gouttes* tout au moins de ce liquide ; mais la quantité enlevée est si faible qu'en pratique on peut la considérer comme nulle.

PROCÉDÉ CLASSIQUE. — La ponction faite avec l'aiguille à injection, on peut ne retirer que quelques gouttes de liquide (Sennett n'a retiré que 7 grammes ; Baccelli, vingt grammes ; Bouilly, 1 gramme, etc.) ; mais d'autres auteurs en ont extrait davantage.

Il faut injecter alors (*Fig.* 8) soit une dose à peu près égale de liqueur de van Swieten, soit une quantité plus considérable de sublimé (1 pour 1000). Galliard dit que même une dose de 20 grammes de liqueur de van Swieten ne saurait nuire au malade, chiffre qui ne paraît pas trop élevé, si l'on se souvient que, d'après Chauffard et Widal, il faut 36 grammes pour empêcher toute germination pyogène dans un kyste de deux litres.

**Indications**. — Les injections *intrahépatiques* n'ont jusqu'ici été utilisées que pour les *Abcès du foie* et les *Kystes hydatiques d'origine hépatique*. On peut même dire qu'à l'heure actuelle leur emploi est des plus restreint, car c'est à peine si l'on y recourt encore dans quelques cas, d'ailleurs spéciaux, de *kystes hydatiques* de moyen volume et de diagnostic facile.

a) En ce qui concerne les *Abcès*, pour lesquels elles ont été surtout recommandées dans la période préantiseptique, depuis J. Guérin (1866) jusqu'à 1880, et pour lesquels on a utilisé d'abord les injections iodées, puis les substances antiseptiques ordinaires, on peut affirmer qu'aujourd'hui elles sont absolument tombées dans un juste oubli. Le chirurgien n'y aura donc jamais recours dans les cas ordinaires.

Il ne faut d'ailleurs pas confondre cette injection avec les *lavages* qui pourraient, à la rigueur, être employés, à condition de les faire au sublimé et de les pratiquer dans la cavité de l'abcès, *préalablement ouvert,* dans certains accidents d'infection suraiguë ; mais il s'agit alors d'une manœuvre complémentaire de l'*hépato-stomie*.

*b*) Les injections intrahépatiques ne sont guère de mise aujour-d'hui que dans certains cas de *Kystes hydatiques*. Encore, malgré les travaux de von Schrœtter, Gross, Cantieri, Verneuil, Mesnard, Mirande, Morin, etc., semble-t-on vouloir abandonner aujourd'hui l'injection après ponction simple. On ne fait plus guère que l'*injection d'emblée au sublimé*, suivant la méthode de Sennett-Baccelli.

1º *Procédé de Sennett-Baccelli.*—Il est indiscutable que ce dernier procédé a donné de réels succès, et un opérateur aurait mauvaise grâce à les nier. Il est pourtant de nombreux faits dans lesquels on a noté des insuccès. La ponction ainsi faite peut laisser des doutes sur la nature du « kyste », ne renseigne pas sur la présence possible d'hydatides filles qui, après l'injection modificatrice, deviennent, dans la poche, des hydatides mortes; enfin, elle ne détend en aucune façon la poche et peut laisser filtrer du liquide dans le péritoine(Defontaine).— On pourra cependant recourir à la méthode de Sennett-Baccelli dans les *kystes hydatiques* de moyen volume, chez les femmes jeunes en particulier, et surtout dans les cas où l'on aura pu diagnostiquer soit cliniquement, soit par une ponction exploratrice, un kyste renfermant du *liquide* clair, transparent comme de l'eau de roche, sans albumine, plutôt que des vésicules hydatiques en grand nombre.

2º *Évacuation et injection.* — Quand il s'agit, au contraire, de *kystes à hydatides mortes*, mais non suppurées, on peut à la rigueur recourir encore à l'injection ; cette fois l'injection doit être précédée de la ponction, et, à condition de recourir à des liquides irritants ou modificateurs [eau naphtolée (Chauffard), sublimé et eau salée (Chantemesse), voire même la teinture d'iode iodurée (Galliard)], on peut avoir des succès. Toutefois, dans ces derniers temps, on a vanté à nouveau le simple sublimé (Faure) ; et c'est peut-être là encore ce qu'il y a de mieux pour cette variété de kystes hydatiques, qu'un chirurgien spécialisé préfèrera toujours inciser.

# CHAPITRE III.

## 617.5559.83

## LAPAROTOMIE PARAHÉPATIQUE.

**Définition**. — Nous appelons *Laparotomie parahépatique* toute laparotomie faite dans la région du foie, pour mettre à nu tout ou partie de cet organe, soit par sa face inférieure, soit par sa face supérieure, soit même par sa partie postérieure.

Nous distinguons nettement ainsi cette variété d'incision abdominale de celle qui est destinée à l'exploration particulière des voies biliaires, à laquelle nous réservons le nom de *Laparotomie parabiliaire*, pour bien montrer que cette dernière a un but très spécial, et est destinée surtout à découvrir la *région sous-hépatique centrale*, où l'on trouve les voies biliaires principales et accessoires.

**Synonymie**. — *Laparotomie dans la région hépatique.* — *Laparotomie exploratrice du Foie* (Defontaine).

**Étymologie**. — λάπαρον, flanc ; τομή, section : *incision de la paroi abdominale*, au voisinage du foie (*parahépatique*).

**Historique**. — L'histoire de cette intervention est difficile à séparer, d'une part des premiers débuts de l'ancienne « gastrostomie » ou incision abdominale en général, et, d'autre part, des premières interventions exécutées pour des affections biliaires ou leurs complications (Lafaye, Larrey, Millan (1860), Denucé, Brown, Langenbuch, etc.).

On peut dire, toutefois, sans crainte de beaucoup se tromper, que Lawson Tait (1880) fut un des premiers, parmi ceux qui la vantèrent et la préconisèrent, au point de vue de l'exploration, et que son exemple fut bientôt suivi en France par Terrillon (1885) et Terrier (1886); en pays allemand, par von Mosetig-Moorhof (1888). Mais il faut arriver à une époque un peu plus tardive, et surtout à 1890, pour la voir d'abord devenir d'un usage courant ; puis prétendre à des vertus thérapeutiques, surtout après les recherches de Ch. White (1891).

Cette opération n'a été décrite pour la première fois, d'une façon vraiment didactique, que par Defontaine (1897), à qui nous ferons de fréquents emprunts.

**Variétés.** — On peut dire qu'il existe aujourd'hui trois variétés très tranchées de laparotomie parahépatique, bien que cette distinction ne soit pas du domaine de la médecine opératoire.

1° L'une est vraiment *exploratrice* et a pour but de permettre un examen approfondi de l'organe, de façon à obtenir un diagnostic des lésions aussi précis que possible.

2° L'autre a des prétentions, sinon *curatrices*, du moins *thérapeutiques ;* et nous verrons plus loin si elles sont justifiées.

Mais, quel que soit le but poursuivi, le manuel opératoire de cette laparotomie reste toujours le même, car elle est toujours exploratrice d'abord. Elle ne devient d'ailleurs *thérapeutique* dans ces conditions que pour des raisons que nous sommes loin de bien connaître encore, et qui, jusqu'à présent, ne paraissent pas dépendre de l'acte chirurgical lui-même.

3° A côté de ces deux variétés de laparotomies parahépatiques proprement dites, il faut, bien entendu, placer la laparotomie qui n'est que le *premier temps d'une opération hépatique plus complexe*, et dont nous retrouverons la description dans chacun des chapitres suivants de cet ouvrage.

**Manuel opératoire.** — La laparotomie parahépatique exploratrice ne présente rien de très particulier; et, quoiqu'elle constitue l'opération fondamentale de la chirurgie hépatique, le foie étant tout entier intrapéritonéal, sauf en arrière, nous ne nous appesantirons pas outre mesure sur sa description. Elle n'est, en effet, qu'une laparotomie ordinaire exécutée à la partie supérieure de la cavité abdominale. Nous la retrouverons d'ailleurs dans presque toutes les opérations relatées au cours de ce volume.

Aussi bien la technique opératoire est-elle aujourd'hui connue de tous. Et il est véritablement inutile de la donner complètement ici, car, à propos de chacune des interventions que nous décrirons, nous insisterons sur les particularités propres du temps spécial constitué par l'ouverture de l'abdomen. Bornons-nous donc aux points indispensables, mais donnons une fois pour toutes tout ce qui a trait aux généralités.

I. Préparatifs. — « Celui qui aborde chirurgicalement le foie doit être prêt, a dit Defontaine, à toutes les éventualités opératoires auxquelles la région peut conduire ; car rien ne saurait distinguer la préparation et la mise en œuvre d'une laparotomie exploratrice du foie ou d'une des autres opérations hépatiques et périhépatiques. » Ces réflexions fort justes doivent être présentes à l'esprit de tout opérateur.

*a) Préparation du malade*. — Suivant la coutume, lorsque l'on en aura le loisir, le malade sera mis au repos pendant quelques jours et soumis à un régime ayant pour but l'*asepsie* relative des organes digestifs : alimentation modérée, non ou très légèrement carnée, œufs, lait et laxatifs surtout. Un *bain savonneux* sera donné la veille de l'opération, comme d'ordinaire.

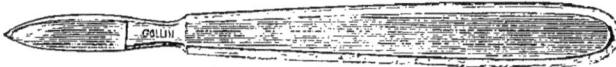

*Fig*. 9. — Bistouri ordinaire pour incision cutanée.

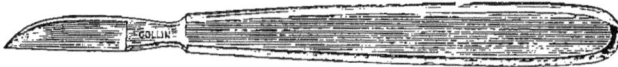

*Fig*. 10. — Bistouri à résection, de Nélaton.

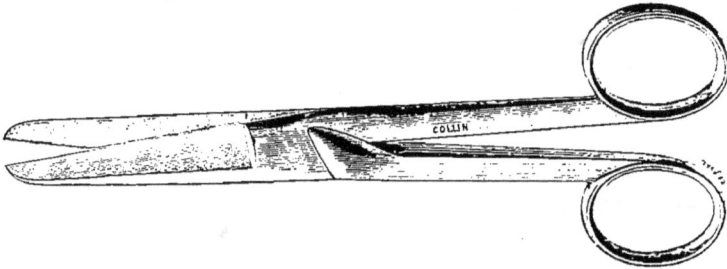

*Fig*. 11. — Ciseaux droits ordinaires.

*b) Instruments*. — Il faut avoir sous la main l'outillage indispensable pour parer à toute éventualité, qui peut se présenter au cours de l'opération. Les instruments nécessaires sont : deux bistouris (*Fig.* 9 et 10), et un boutonné ; ciseaux (deux paires) (*Fig.* 11) ; vingt-quatre pinces hémostatiques ordinaires (*Fig.* 21) ; douze pinces hémostatiques longues (*Fig.* 20 et 22) ; deux écarteurs abdominaux (*Fig.* 19 et 27) ;

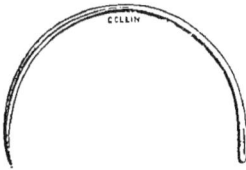

*Fig*. 12. — Aiguille courbe ordinaire à sutures.

deux valves (*Fig.* 23) ou cuillers malléables ; aiguilles à suture, fines et courbes (*Fig.* 13) ; aiguilles à bords non tranchants, droites et courbes (*Fig.* 12 et 14) ; aiguille fine courbe de Reverdin (*Fig.* 15) ; aiguille à pédale de Reverdin-Chaput-Collin (*Fig.* 16 et 17) ; aiguille à grande courbure et manche fixe, du genre de celle d'Emmet (*Fig.* 18) ; aiguilles mousses ; aiguilles pour suture de la paroi ; un bistouri à résection (*Fig.* 10 et 26) ;

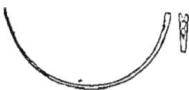

*Fig*. 13. — Aiguille courbe à chas fendu. — Détails du chas.

rugines droite et courbe; une spatule décollateur à manche; une petite cisaille (*Fig.* 29) ; un costotome de Farabeuf (*Fig.* 28) ; un davier ;

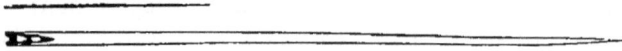

Fig. 14. — Aiguille droite à suture. — Au-dessus, l'aiguille à peu près grandeur nature; au-dessous, la même grossie.

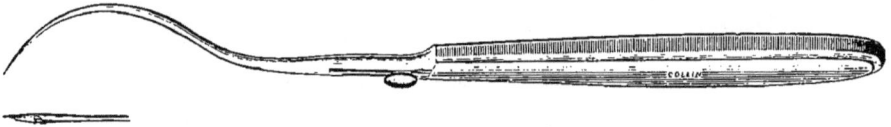

Fig. 15. — Aiguille courbe de Reverdin. — Détails du chas.

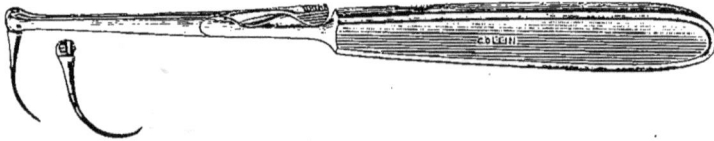

Fig. 16. — Aiguille de Reverdin-Chaput à pédale, simplement coudée (1er modèle).

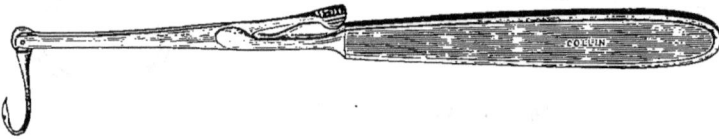

Fig. 17. — Aiguille à pédale de Reverdin-Chaput, coudée et *courbée* fortement (Collin

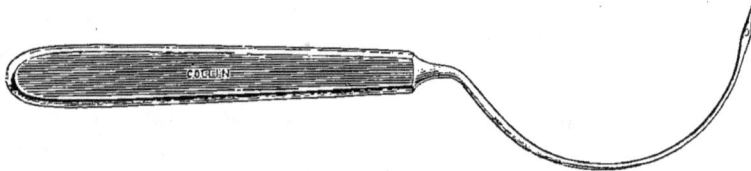

Fig. 18. — Aiguille à grande courbure et manche fixe (Modèle d'Emmet).

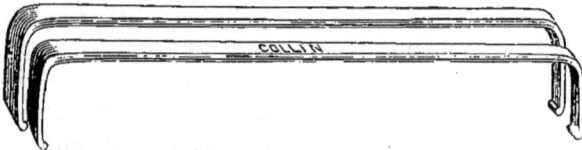

Fig. 19. — Écarteurs de Farabeuf.

deux curettes (*Fig.* 54 et 59); l'appareil aspirateur avec ses aiguilles et trocarts (*Fig.* 1); un thermocautère (*Fig.* 48); un grand trocart courbe de Chassaignac (*Fig.* 6),ou untrocart aplati en fourreau de sabre et à pointe mousse à poignée métallique; deux broches d'acier ; cordon

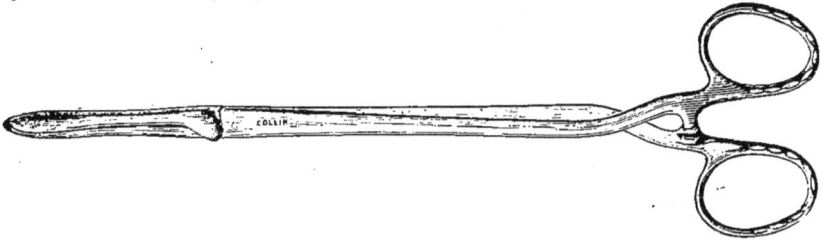

*Fig.* 20. — Pince hémostatique longue.

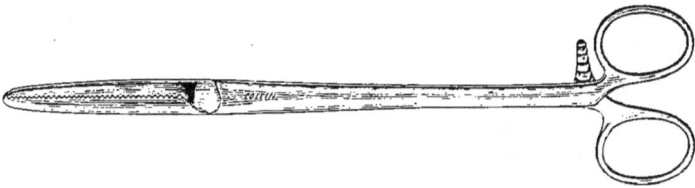

*Fig.* 21. — Pince hémostatique droite et trapue.

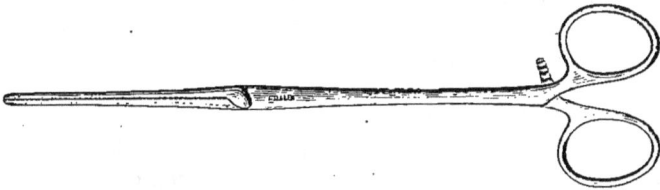

*Fig.* 22. -- Pince longuette mince.

ou tube de caoutchouc pour ligature élastique; tubes de caouchouc de fort calibre et sans perforations latérales, pour drainage et lavage ; seringue stérilisable (*Fig.* 2), ou injecteur entièrement stérile ; provision d'eau stérile ; soie et catgut pour sutures et ligatures perdues ; et crin de Florence pour sutures super-

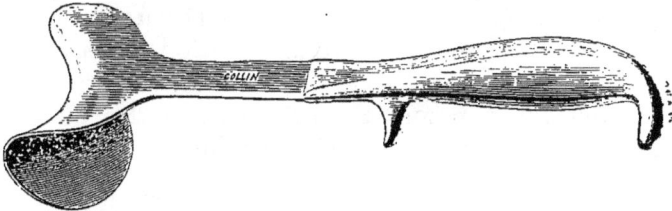

*Fig.* 23. — Valve de Doyen pour élargir le champ opératoire.

ficielles; tampons et compresses stériles pour la période opératoire.

Pansement stérile capable de recouvrir une région étendue.

*c) Aides.* — Il faut un aide pour l'anesthésie, et cet aide a besoin de l'expérience habituelle nécessaire à tous ceux qui endorment des malades auxquels on ouvre l'abdomen.

Un autre aide doit être placé à gauche de l'opéré, pour assister directement le chirurgien, qui se place à droite.

II. TECHNIQUE OPÉRATOIRE. — Comme nous l'avons déjà fait remarquer, le foie est presque tout entier dans la cavité péritonéale ; et si, anatomiquement, quelques-unes de ses parties peuvent être touchées sans intéresser le péritoine (en particulier entre les points de réflexion de ses ligaments d'attache à l'intérieur des parois abdominales, niveau de la 7ᵉ côte et région lombaire), au point de vue chirurgical, quoiqu'en dise Bœckel, il n'est abordable vraiment qu'à travers la séreuse.

VARIÉTÉS. — En raison de sa situation et de sa forme, il est, d'autre part, presque impossible à mettre à nu, dans son ensemble, à l'aide d'une seule ouverture abdominale. Il résulte de cette simple constatation, très importante, que, lorsqu'on a à l'examiner, il faut l'aborder par la voie qui paraît la meilleure, étant donné le siège présumé des lésions à découvrir et le point de l'organe qu'on désire étudier avec soin.

1º La partie tout-à-fait supérieure du foie ne peut être atteinte qu'à travers le diaphragme, en passant par l'intérieur de la plèvre, c'est-à-dire par le thorax. C'est la *voie thoracique* ; et la *laparotomie*, qui utilise ce chemin, porte le nom de *supérieure*, ou de *transpleurale*.

2º Le bord postérieur de l'organe, très épais, et constituant presque une face, est plus accessible par les lombes. C'est la *voie lombaire* ou *laparotomie postérieure*.

3º Enfin, la voie la plus communément suivie est l'*antérieure* ; c'est la voie *abdominale* proprement dite, qui permet d'atteindre toute la région sous-hépatique à l'aide d'une incision un peu longue et grâce à laquelle on peut examiner même la face supérieure du foie, en la complétant, si besoin est, par une *résection* du bord antérieur du thorax, sans ouvrir la cavité pleurale.

Nous avons donc à étudier successivement la technique de trois variétés de *Laparotomie parahépatique* :
1º *Laparotomie abdominale* ;
2º *Laparotomie transpleurale* ;
3º *Laparotomie lombaire.*

I. — INCISION DE LA PAROI ABDOMINALE.

**Manuel opératoire.** — *Incisions de la paroi.* — Les incisions de cette laparotomie sont les mêmes que pour la laparotomie parabiliaire.

On peut les grouper sous trois types principaux : 1° *Incision verticale médiane* ; 2° *Incision verticale latérale ;* 3° *Incision oblique latérale,* parallèle au rebord costal.

Mais elles peuvent se combiner entre elles, ou avec d'autres petites incisions accessoires, de telle sorte que l'incision définitive a la forme d'un L ordinaire, ou renversé de diverses façons (Γ, ⌐, ⊤), d'un V renversé (Λ), etc.

Dans le cas de *plaie* de la paroi, on fait souvent l'exploration abdominale en *agrandissant l'ouverture* accidentelle ; mais alors on s'efforce de se rapprocher de l'une des incisions précédentes, autant que possible du moins.

### I. — Laparotomie abdominale.

1° *Incision oblique latérale.* — *a) Incision simple.* — Cette incision, que semblent préférer les chirurgiens anglo-saxons, est vraiment l'*incision parahépatique par excellence ;* elle découvre nettement le foie. Elle est plus ou moins parallèle au rebord costal et peut en être plus ou moins distante (*Fig.* 24, C, C').

Elle est d'ordinaire légèrement courbe; mais son siège, sa direction, et son étendue varient à l'infini. On peut la commencer à l'appendice xiphoïde, ou plus en dehors, et la conduire, en arrière, presque jusque dans les lombes.

Elle donne un très grand jour (*Fig.* 25); ce qui est surtout utile dans les cas d'exploration minutieuse et profonde, et en particulier dans l'*examen de la face inférieure du foie,* si l'on a à rechercher une lésion de minime importance. Aussi est-elle très utilisée à l'étranger, même pour la chirurgie des voies biliaires principales. En France, on n'y a guère recours que dans les cas d'*Hépatostomie* pour abcès du foie ou kyste hydatique non extirpable, faisant saillie en avant, car elle favorise la suture des lèvres de la poche à fistuliser avec les bords de la plaie pariétale.

Quand on fait une laparotomie avec le dessein de refermer complètement l'incision si possible, il faut avoir soin de ne pas sectionner la peau au ras du rebord costal, car, si l'on procédait ainsi, on ne pourrait pas facilement faire la suture le long des cartilages et des côtes dénudées. Et, même dans les cas de fistulisation probable, il y a aussi intérêt à opérer de la sorte, pour éviter, par rétraction

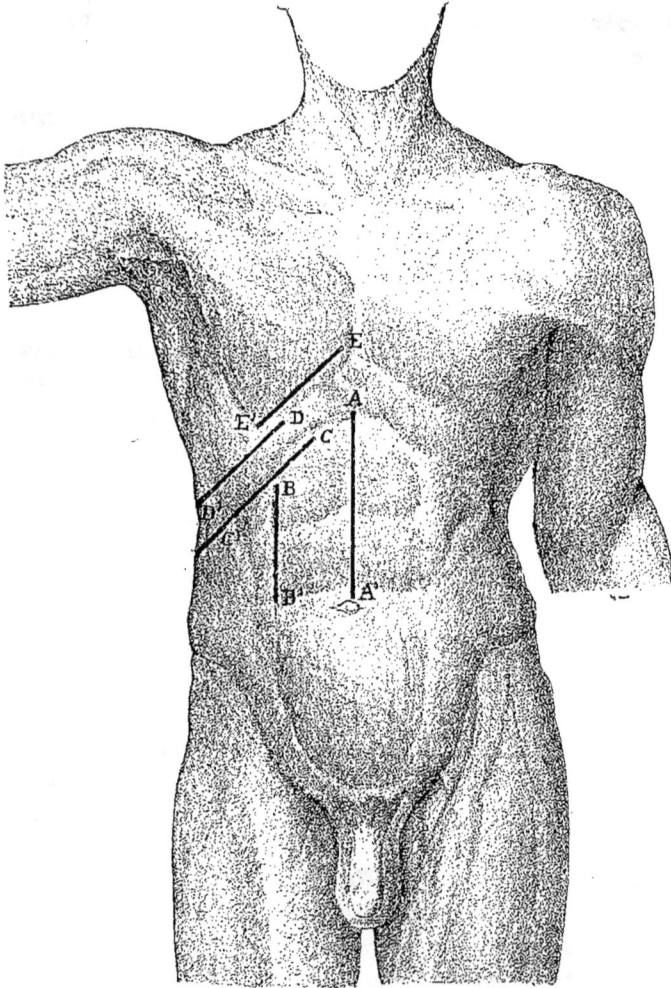

Fig. 24. —Laparotomie exploratrice parahépatique par la voie abdominale. — Lignes principales d'incision. — *Légende: A, A',* de l'appendice xiphoïde à l'ombilic ; *B, B',* le long du bord externe du muscle grand droit. du bord costal au niveau de l'ombilic ; *C, C',* le long du rebord costal (*) ; *D, D',* au-dessus et parallèle (*); *E, E',* au-dessus de *D, D',* et parallèle encore.

de la poche et de la peau, de voir l'incision fuir sous les côtes et gêner ainsi considérablement le drainage. En général, on incise à

(*) Toutes les deux se prolongent en arrière jusqu'à la masse sacro-lombaire.

*deux travers de doigt* au-dessous du bord inférieur du gril costal
(*Fig.* 24): ce qui permet d'éviter les ennuis que nous venons de
signaler. En chirurgie biliaire, on peut descendre encore plus bas,
et on opère ainsi à 3 ou 4 cent. du rebord des côtes (*Fig.* 24).

Lejars (1899) recommande de combiner cette incision à l'incision
*verticale*, médiane ou latérale, à la médiane dans la majorité des
cas. On a ainsi une *incision à lambeau* (*Fig.* 43), qui donne un
jour considérable, en découvrant complètement le foie, et permet
d'arriver à son bord postérieur.

Malgré cela, cette incision oblique aurait quelques inconvénients, d'après certains auteurs ; elle favoriserait les éventra-

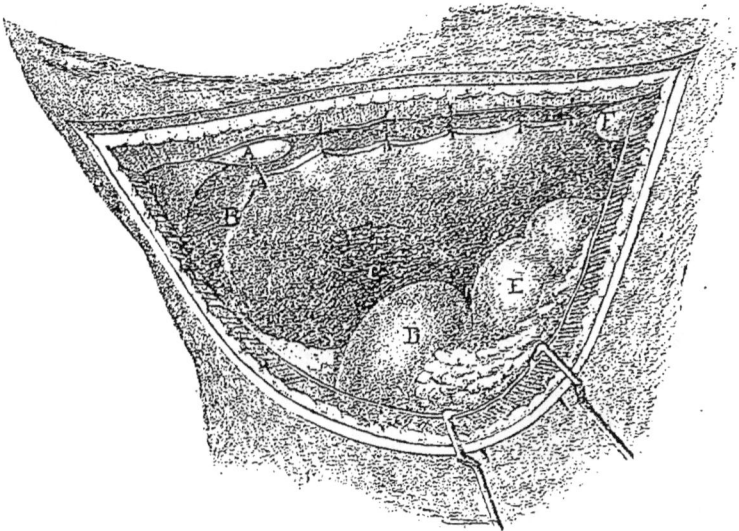

Fig. 25. — Laparotomie parahépatique.—Cette figure montre le jour que donne l'incision
C, C, de la *Fig.* 24.— *Légende :* A, bout de la 12ᵉ côte ; B, bord tranchant du foie relevé
et suturé à la lèvre supérieure de la plaie ; C, fossette rénale à la face concave du foie ;
D, rein ; E, angle du côlon ; F, vésicule biliaire.

tions. Cette affirmation, formulée peut-être un peu à la légère,
n'est pas en rapport avec les faits, car les éventrations et leurs
conséquences ont été plutôt notées dans les cas d'incisions multiples, assez en faveur en pays allemand. En tous cas, les hernies ne
paraissent guère se produire que lorsqu'on n'a pas obtenu de
réunion par première intention et que l'on opère des cas spéciaux
(affaiblissement de la paroi).

*b*) *Incision oblique latérale, avec résection du bord inférieur de
la cage thoracique.* — Quand, par la laparotomie abdominale, on
veut explorer la face supérieure, ou tout au moins la *partie
antéro-supérieure du foie*, l'incision cutanée seule, alors même

qu'elle est oblique et très rapprochée du rebord costal, n'est plus suffisante. Aussi, pour obtenir plus de jour, recourt-on alors à la résection du bord inférieur droit de la cage thoracique (Lannelongue) (*Fig.* 3o). Cette résection est basée sur les rapports du

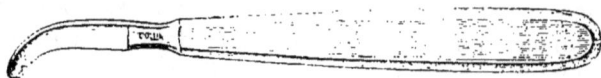

*Fig.* 26. — Bistouri pour résection costale, de Farabeuf.

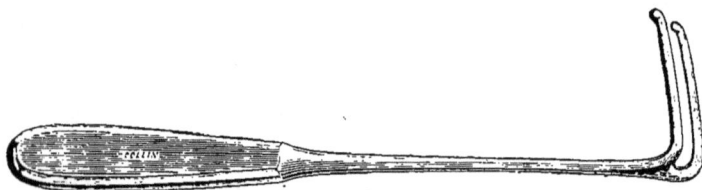

*Fig.* 27. — Écarteur d'Ollier.

cul-de-sac pleural avec les côtes, rapports tels que la paroi thoracique se trouve dépourvue de plèvre dans une étendue assez considérable, comme l'indiquent les *Fig.* 31 et 32.

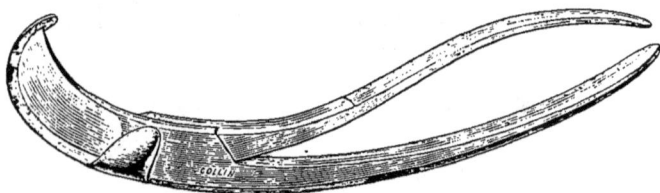

*Fig.* 28. — Costotome de Farabeuf.

L'incision est menée à deux travers de doigt du rebord costal et parallèlement à ce rebord, depuis le bord du sternum jusqu'à la

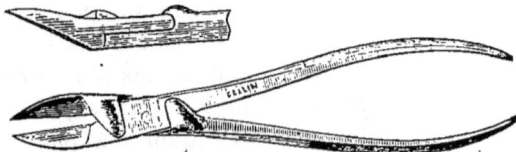

*Fig.* 29. — Petite cisaille de Liston.

11ᵉ côte (*Fig.* 24, D, D'). Les parties molles étant sectionnées dans toute l'étendue de la plaie, la lèvre inférieure de l'incision se rétracte et vient se placer au-dessous du rebord costal qui, de lui-même, tend à sortir de la plaie. Les cartilages costaux sont dénudés à la rugine ou au bistouri, en songeant au trajet du cul-de-sac pleural, puis le plastron formé par les 10ᵉ, 9ᵉ, 8ᵉ cartilages costaux et les espaces correspondants est sectionné avec de forts ciseaux ou la petite cisaille. On pourrait remonter plus haut ou descendre plus bas (7ᵉ et 11ᵉ cartilages), en décollant prudemment la plèvre et se tenant prêt à la suturer ou à la tamponner. Mais ces manœuvres sont généralement inutiles; l'enlèvement des cartilages, rendant les côtes flottantes, donne beaucoup de jour sur la région sous-diaphragmatique. L'hémostase assurée, on ouvre de bout en bout la séreuse péritonéale. qui glisse au-devant du foie.

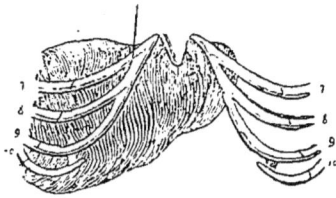

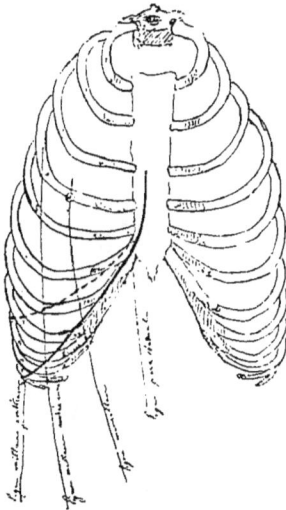

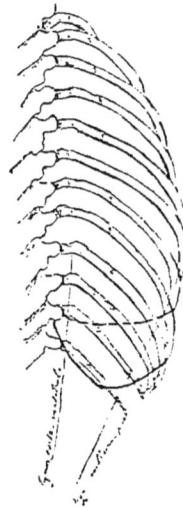

Fig. 3o.— Schéma des rapports du foie et du bord inférieur du thorax. — Les côtes sont numérotées de 7 à 10 (7ᵉ à 10ᵉ côtes). — En haut et à droite, le trait vertical indique le commencement de l'incision nécessaire pour réséquer le bord inférieur droit du gril costal; cette incision doit être prolongée à droite jusqu'au chiffre 10, qui correspond à l'union de la 10ᵉ côte droite avec son cartilage.

Rapports des côtes avec le cul-de-sac de la plèvre et le poumon.

Fig. 31.— Cage thoracique (vue par sa face antérieure).

Fig. 32. — Cage thoracique (vue par sa face postérieure) (1).

(1) La ligne occupée par la réflexion de la plèvre suit la face postérieure du cartilage de la septième côte, croise la partie interne du septième espace, puis descend obliquement en bas et en arrière, croisant les huitième, neuvième et dixième cartilages costaux. Plus la côte est inférieure, plus la plèvre est rapprochée de la partie osseuse. Au niveau de la onzième côte, la plèvre vient passer sur la partie osseuse (Canniot), et on sait qu'elle est en rapport intime avec la douzième (Fig. 31 et 32).

2° *Incision verticale médiane.* — Dans les cas de véritable explo·
ration hépatique, c'est-à-dire lorsqu'aucune tuméfaction ne vient
indiquer au chirurgien la région où il doit plus particulièrement
agir, c'est à cette incision qu'on a généralement recours, car elle
permet en même temps un *repérage parfait* et la mise à nu des
organes qui avoisinent le foie. Elle correspond exactement à la
partie supérieure ou sus-ombilicale de la ligne blanche (*Fig.* 24, A, A').
C'est l'*incision exploratrice* par excellence pour toute la région.

3° *Incision verticale latérale.* — Cette incision correspond en
haut à l'extrémité de la neuvième côte et descend parallèlement au
bord droit du muscle grand droit de l'abdomen ; on peut la pro-
longer de quelques centimètres au-dessous de l'horizontale passant
par l'ombilic (*Fig.* 24, B, B'). Elle n'est pas franchement parahépatique, mais bien plutôt parabiliaire.

C'est l'incision de choix dans la chirurgie de la vésicule et des
voies biliaires accessoires, qu'elle soit ou non modifiée en S allongée
(A. D. Bevan, 1899) ; mais elle peut être aussi utilisée dans
les cas de tuméfaction hépatique, siégeant au même niveau (lobe
du foie flottant, tumeur plus ou moins pédiculée, etc.).

## II. — Laparotomie transpleurale.

HISTORIQUE. — Il n'y a que peu de temps (1885) qu'on a songé à aborder de cette façon la partie supérieure du foie ; et ce manuel opératoire est dû à Israël (de Berlin). Il a été décrit par Kocher, puis par Segond et J. L. Faure.

Il est rare que cette voie soit employée pour une simple exploration ; presque toujours, quand on se décide à passer par ce chemin, c'est qu'on a un diagnostic fait et qu'on va s'attaquer à une lésion haut placée, faisant saillie du côté de la poitrine.

Cette voie transpleurale porte d'ailleurs différents noms, qui se comprennent d'eux-mêmes. On la dit tantôt *transpleurophrénique* ; tantôt *transpleuropéritonéale* ; et on l'appelle parfois encore l'*Opération d'Israël*.

MANUEL OPÉRATOIRE. — Cette laparotomie transpleurale peut se faire en *un seul* ou en *plusieurs temps* : ce qui veut dire qu'on peut atteindre le foie en incisant, à plusieurs jours d'intervalle, les différentes régions qui mènent par là jusque dans la cavité péritonéale, au lieu d'y parvenir en une seule opération. Ainsi Israël, quand il opéra, crut prudent d'agir en deux temps (1); mais aujourd'hui on n'hésite pas à aller jusqu'à l'organe hépatique, et même à l'attaquer, en un seul temps (Genzmer, Segond, Maunoury).

Citons seulement pour mémoire le procédé d'Israël en deux temps. Il comprend : 1er *temps*, *résection* de la sixième côte sur la ligne axillaire, et ouverture de la *plèvre* ; 2e *temps*, *ouverture du diaphragme,* huit jours après. Comme l'a démontré Maunoury, ce procédé, basé sur l'utilisation d'adhérences pleurales préalables, n'est pas meilleur que celui en un seul temps, avec *sutures* désormais classiques. En effet, ces adhérences ne sont pas sûres, et elles peuvent céder, au moment où l'on s'y attend le moins et exposer davantage la cavité pleurale que des sutures bien faites.

*Procédé classique*. — Le procédé de la laparotomie transpleurale, désormais classique, a été étudié avec soin par Defontaine. Nous nous bornons à reproduire sa minutieuse et très exacte description.

_____

(1) En réalité, l'opération d'Israël comprend *trois temps;* mais le troisième, *l'attaque du foie,* ne nous intéresse pas ici, où nous ne nous occupons que de *Laparotomie exploratrice,* c'est-à-dire que de mettre à découvert l'organe.

« Le malade étant dans le décubitus latéral gauche, on commence
en général, par une incision faite sur la neuvième côte, longue de
15 centimètres, et dont le milieu correspond à la prolongation de
la ligne axillaire. Le siège, le nombre et l'étendue des côtes réséquées est variable. On peut même trouver un espace assez dilaté
par une tumeur proéminente pour rendre toute résection inutile
(Maunoury) ; mais, en général, il faut réséquer deux ou trois côtes, le
plus souvent les neuvième et huitième (*Fig.* 33), puis la septième, dans

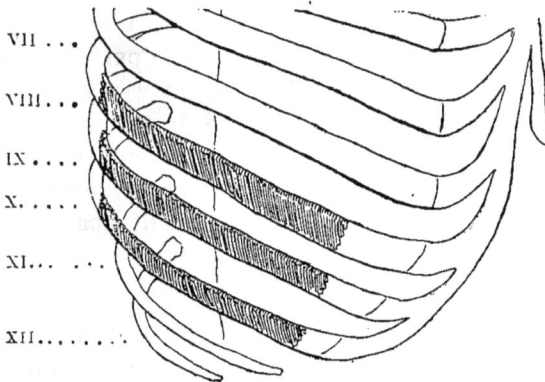

*Fig.* 33. — Partie inférieure de la cage thoracique et résections costales dans la laparotomie
exploratrice parahépatique par la voie transpleurale (Pantaloni). — La partie ombrée
représente les parties réséquées de 8ᵉ, 9ᵉ et 10ᵉ côtes droites.

l'étendue de dix centimètres (6 à 12). La résection d'une seule côte
est un minimum qu'il est bon de s'imposer, comme règle (1). Après
la résection costale, on fait à la plèvre pariétale, à travers le périoste
sous-costal, une petite boutonnière par laquelle on voit glisser la
plèvre diaphragmatique lisse et nacrée, sans que ce feuillet menace
de s'écarter et de laisser pénétrer l'air dans la plèvre. Il n'y a en
effet, le plus souvent, aucune tendance à la production d'un pneu-
mo-thorax, grâce à l'adossement des deux feuillets pleuraux, qui
est d'autant plus exact que le foie est plus gros.

« Dans le cas contraire, on fait exercer, par les mains d'un aide,
une pression sur la paroi thoracique. La boutonnière pleurale est
agrandie par une incision dont l'étendue sera en rapport avec les
besoins prévus, mais, en général, on utilise autant que possible,
l'étendue de la plaie cutanée et de la résection costale. Une incision
de six à sept centimètres peut être suffisante, mais il est souvent
mieux de la faire plus étendue. Ensuite, on fait avec précaution,
sur la plèvre diaphragmatique, une incision parallèle et de même

(1) En cas de blessure de l'intercostale, la ligature de ses deux bouts est facile, après
l'enlèvement de la côte.

CHIR. DU FOIE.                                                          3

longueur; puis on suture les deux feuillets pleuraux. L'incision de la plèvre diaphragmatique peut comprendre les fibres musculaires superficielles du diaphragme, bien qu'elles soient très solides et faciles à saisir et à suturer. On peut aussi diviser complètement le diaphragme et éverser les lèvres de son ouverture pour protéger la plèvre (Segond), ou fermer la plèvre par un surjet comprenant le diaphragme et les deux feuillets pleuraux. Il ne reste plus qu'à achever la section du diaphragme, s'il n'a pas été divisé complètement, pour découvrir le foie » (*Fig.* 34).

La suture pleurale est une bonne précaution, car du liquide peut toujours s'échapper de la cavité abdominale ou du foie ; et on se trouvera toujours bien de l'avoir faite au préalable. Elle est indispensable, si on attaque un foie infecté.

Quant à la suture des lèvres du péritoine sous-diaphragmatique à la surface du foie, de façon à fermer la cavité péritonéale, elle serait également utile ; mais, si l'on veut mener l'opération plus rapidement, on peut s'en dispenser,

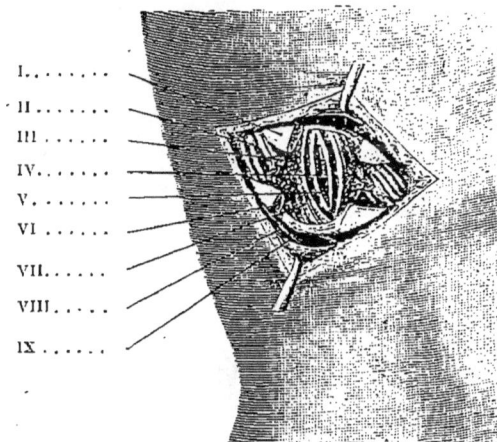

I.........
II.......
III......
IV......
V.......
VI......
VII.....
VIII....
IX......

Fig. 34. — Laparotomie transpleurale antérieure. — Mise à nu de la face convexe du foie, à travers la plèvre, au niveau du VII⁰ espace intercostal (Kocher). — *Legende* : I, 7⁰ côte réséquée ; II, muscle intercostal externe ; III, vaisseaux et nerfs intercostaux ; IV, foie ; V, péritoine ; VI, 8⁰ côte réséquée ; VII, diaphragme ; VIII, plèvre costale ; IX, muscle grand oblique de l'abdomen.

en protégeant la partie inférieure à l'aide de compresses-éponges.

Dans quelques cas, comme nous l'avons signalé, on peut aborder le foie sans ouvrir le péritoine. « Enlevez un morceau de la septième côte, dit E. Bœckel, plutôt que de la huitième ou de la neuvième, et vous avez grande chance d'éviter le péritoine ; que ce fragment soit pris entre la ligne axillaire et la ligne mamillaire et vous n'aurez pas à blesser la plèvre ». Mais on ne saurait compter sur des circonstances aussi heureuses ; et, pour exécuter une opération large, complète et régulière, il faut prendre les mesures nécessaires pour protéger, comme il a été dit, la plèvre et le péritoine.

### III. — Laparotomie lombaire.

La laparotomie lombaire n'a guère, pour elle, que d'être une opération extrapéritonéale logique, quand on désire mettre à nu le bord postéroinférieur du foie, car il est assez difficile *a priori* d'atteindre cet organe par ce chemin assez long, traversant une région épaisse et très musclée (Villaret).

Elle a surtout été employée, par suite d'erreurs de diagnostic, pour l'exploration de la vésicule ; mais on l'a vantée récemment comme voie normale pour la laparotomie parabiliaire, comme nous le verrons plus tard [Vésicule (Mears, etc.) ; Cholédoque (Tuffier)]. Elle est basée sur des détails anatomiques, clairement indiqués par la figure ci-dessous (*Fig.* 35).

Le malade, placé comme il convient, c'est-à-dire couché sur le côté gauche (*Fig.* 36) la meilleure incision à faire est celle de la néphrectomie classique, c'est-à-dire celle

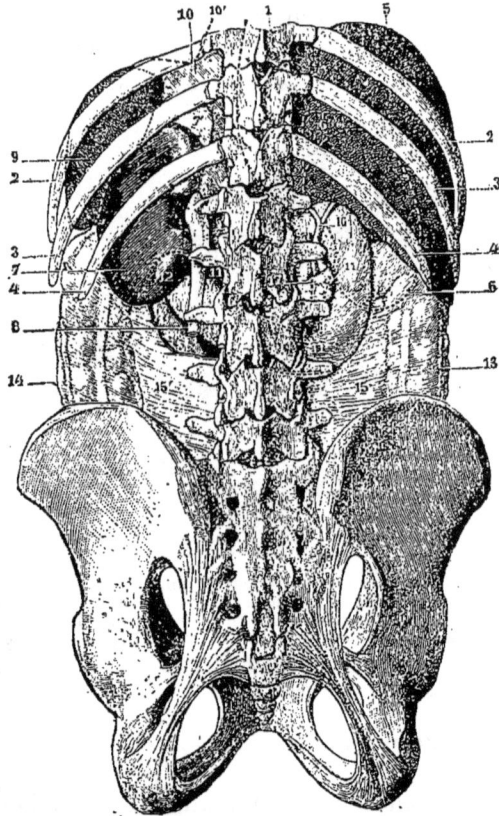

*Fig.* 35.— Rapports du Foie avec les viscères abdominaux, vus par la face postérieure (En partie d'après Farabeuf : Thèse de Récamier). — *Légende* : 1, rachis ; 2, 3, 4, 10°, 11°, 12° côtes ; 5, lobe droit du foie; 6, 6', rein droit et capsule surrénale dont la position est indiquée en pointillé; 7, rein gauche; 7', capsule surrénale gauche; 8, uretère; 9, rate; 10, estomac; 16" œsophage; 11, duodénum; 12, angle duodéno-jéjunal ; 13, côlon ascendant; 14, côlon descendant; 15, 15', mésocôlon; 16, cholédoque; 17, pancréas.

qui part de l'angle de la douzième côte et de la masse sacro-lombaire, descend très obliquement en dehors, et se dirige jusqu'à la

crête iliaque, en ayant pour point terminus l'épine iliaque antérieure et supérieure (*Fig.* 37).

On longe ainsi le bord postérieur de l'organe, au-dessous de la

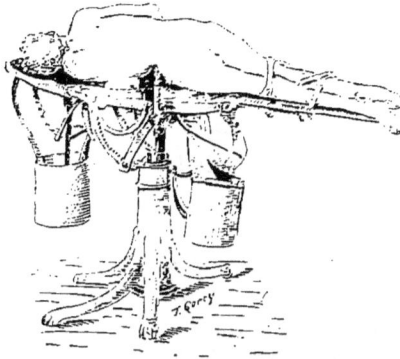

*Fig.* 36. — Position à donner au malade, sur la table de Trendelenburg, pour faire la
laparotomieparahépatique lombaire (D'après Doyen).

12$^e$ côte (*Fig.* 35) et on obtient un large accès vers le foie, tout
en restant en dehors de la cavité péritonéale. Mais il faut bien
reconnaître que l'exploration reste très limitée, quand on n'ouvre

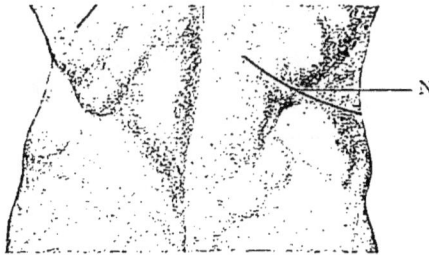

*Fig.* 37. — Laparotomie parahépatique lombaire postérieure. — N, ligne d'incision
à utiliser de préférence (Kocher).

pas la séreuse. Et, si on la perfore, il ne faut s'aventurer dans
l'abdomen, par cette voie, qu'avec une très grande prudence, car il
est difficile d'y voir clair à une telle profondeur. Il faut reconnaître
d'abord le rein et le côlon, et s'efforcer de ne pas toucher à ce
dernier.

Pour nous résumer, nous dirons, avec Defontaine, que les laparotomies transpleurale et lombaire ne sont que des voies exploratrices d'exception, et que l'incision abdominale antérieure reste la manière usuelle d'aborder le foie. Cette dernière, en effet, combinée à la résection du bord inférieur du thorax, est presque toujours suffisante. Elle met à nu presque toute la région sus-hépatique, au point de permettre de traiter, sans même imprimer au foie les déplacements dangereux utilisés quelquefois (Landau, Lejars), des lésions qui n'eussent été réellement accessibles que par la voie transpleurale.

Les incisions abdominales, auxquelles on peut avoir recours, sont variables dans leur étendue, d'après l'emplacement et le volume appréciable des lésions ; mais il y aura toujours avantage à placer l'incision au milieu de la partie à explorer et on fera bien de se rapprocher, autant que possible, de l'une des incisions classiques.

Si l'on n'a pas de guide justifiant le choix d'une incision, si même on doute de la localisation hépatique des lésions, *l'incision verticale médiane* est celle qui incontestablement répond le mieux à toutes les éventualités. Comme nous l'avons dit, c'est l'incision exploratrice type.

## II. — Exploration du Foie.

a) *Exploration extrahépatique, visuelle et manuelle.* — Quel que soit le point où l'abdomen ait été ouvert, la paroi ayant été largement incisée, rien n'est plus simple d'ordinaire que d'examiner la face supérieure du foie, son bord antérieur et même sa face inférieure, c'est-à-dire de se livrer à *l'exploration extrahépatique.*

Dans les cas, en effet, où, par définition, il n'y a pas de lésions des voies biliaires extra-hépatiques, il est rare de rencontrer des *adhérences* sous-hépatiques. L'exploration est alors aisée, que l'on tombe, soit sur une tumeur maligne, soit sur un kyste hydatique, soit sur un abcès intra-hépatique. A la vue, le foie paraît gros, augmenté de volume en l'une de ses parties, plus ou moins abaissé ; mais c'est tout, et on s'y reconnaît facilement.

La *couleur* et la *consistance* du foie seront étudiées avec soin. « On sait, dit Defontaine, que le foie vivant est mou ; que sa coloration peut être foncée et qu'il peut devenir fluctuant, aussi bien en cas de congestion ou de néoplasme diffus, qu'en cas de kyste ou d'abcès. »

Le *toucher* du pédicule du foie peut permettre d'y trouver des *ganglions* dégénérés, indice de carcinose probable.

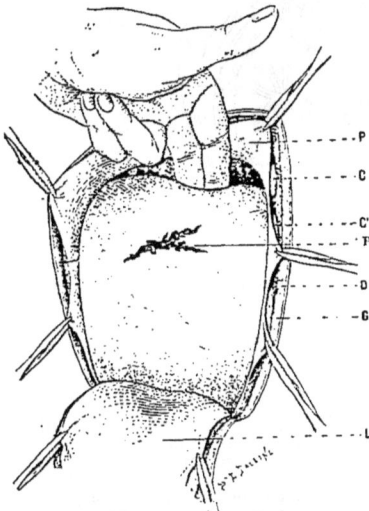

Fig. 38.—*Abaissement du foie et inclinaison en avant,* au cours d'une laparotomie exploratrice pour plaie hépatique (D'après Lejars). — *Légende :* L, lambeau cutané; P, péritoine pariétal repéré avec des pinces; c, c', cartilages costaux ; F, plaie de la face convexe du foie, voisine du bord postérieur ; D, muscle grand droit; G, couche sous-cutanée.

On fera bien de palper le foie, avec les deux mains si possible ; ce palper bimanuel, étant donné la mollesse relative de l'organe hépatique, peut donner d'excellents renseignements. On peut encore faire *abaisser* le foie par un aide, pour l'examen de sa face supérieure (*Fig.* 38), ou le faire *relever* fortement en haut, à l'aide d'écarteurs, pour étudier sa face inférieure (*Fig.* 39).

Dans les cas de tuberculose, de syphilis, de cirrhose hypertrophique, malgré les changements survenus, il est encore très facile de se repérer. Il est plus délicat de poser un diagnostic anatomopathologique précis, dans les cas de néoplasme ; mais l'œil et la main peuvent d'ordinaire fournir des renseignements suffisants.

*b*) *Exploration intrahépatique.* — 1° *Ponction intraabdominale du foie.*— Si ces moyens ne suffisent pas, il faut recourir à l'*exploration intrahépatique* méthodique, et la *ponction hépatique intraabdominale* est l'un de ces procédés (*Fig.* 40). C'est d'ailleurs plus

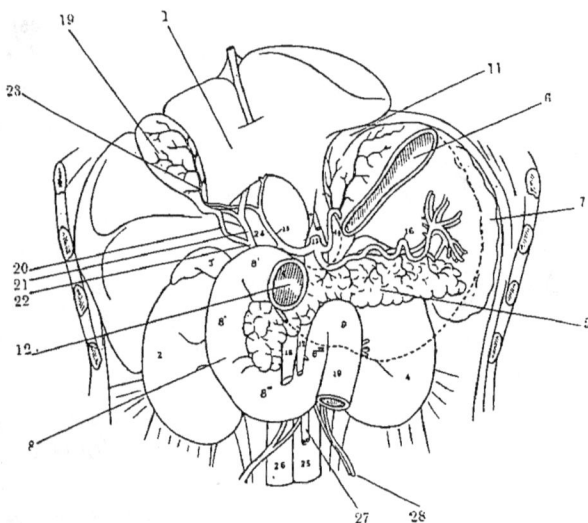

*Fig.* 39. — Exploration de la face inférieure du foie. Schéma destiné à montrer les différents organes qu'on y trouve et leurs rapports avec les organes voisins (d'après Testut).
Légende : 1, face inférieure du foie ; 2, rein droit ; 3, capsule surrénale droite ; 4, rein gauche ; 5, pancréas ; 6, portion de l'estomac voisine du cardia ; 7, rate ; 8, duodénum ; 8', première partie du duodénum ; 8", deuxième partie du duodénum ; 8''', troisième partie ; 8'''', quatrième partie ; 9, union du duodénum avec le jéjunum ; 10, jéjunum ; 11, cardia ; 12, pylore ; 13, tronc cœliaque ; 14, artère gastro-duodénale ; 15, artère hépatique ; 16, artère splénique ; 17, artère mésentérique supérieure ; 18, veine mésentérique supérieure ; 19, vésicule biliaire ; 20, canal cystique ; 21, canal hépatique ; 22, canal cholédoque ; 23, artère cystique ; 24, veine porte ; 25, aorte ; 26, veine cave inférieure ; 27, artère mésentérique inférieure ; 28, artère spermatique.

important ; car elle fournit souvent des donnés très précieuses, surtout quand, avant de faire la laparotomie, on n'y a pas eu déjà recours. Dans quelques cas même, cette ponction intraabdominale renseigne bien mieux que les autres ponctions faites antérieurement, par le procédé classique : ce qui se conçoit facilement.

Mais il faut savoir que cette ponction peut elle-même rester sans résultat, ou donner des liquides anormaux rougeâtres, colorés par de la bile, sans qu'on soit pour cela beaucoup plus édifié sur les lésions intra-hépatiques existantes. C'est en particulier ce qu'on observe dans les cas de dilatation des canaux biliaires comprimés par des noyaux néoplasiques, ou infectés à la suite d'une lithiase intense, dans les cas de cancer fluctuant (Hanot), etc. D'ailleurs, dans les cas de tumeurs malignes du foie, la ponction n'a pas toujours été heureuse. Dans ces circonstances, en effet, du sang peut s'écouler

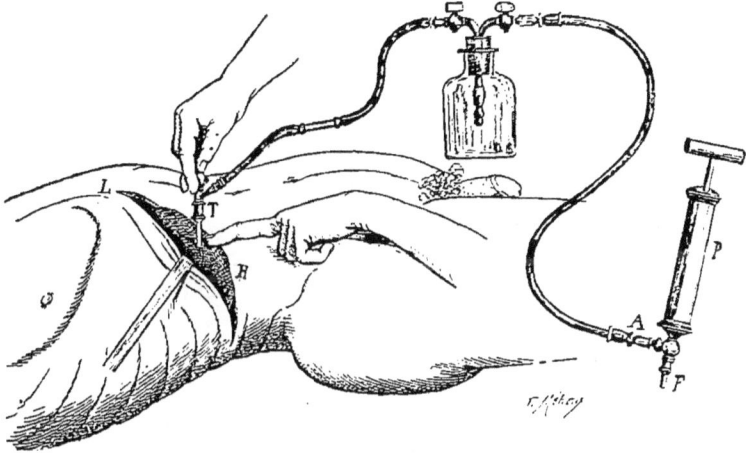

*Fig.* 40.— Ponction intraabdominale du foie à l'aide de l'aspirateur Potain au cours d'une laparotomie parahépatique sous-costale. — *Légende* : P, aspirateur ; A, orifice d'aspiration ; F, orifice de refoulement ; T, trocart ; H, foie ; L, incision abdominale.

par l'orifice du trocart et on a vu des cas d'hémorragie intrapéritonéale mortelle (Smith, Terrier, etc.). Le fait de Ricard (1897) est typique à ce point de vue, quoiqu'on ait pu arrêter l'hémorragie, non pas grâce à des sutures du foie, mais à une thermocautérisation au rouge sombre et une longue compression. Mais, si l'on reconnaît ainsi l'existence d'une collection liquide intrahépatique opérable, d'une tumeur dont l'ablation est reconnue possible, ou même d'un déplacement réductible du foie, on procèdera évidemment de suite à l'opération nécessaire.

2° *L'exploration intrahépatique à l'aide d'autres instruments* n'est guère à employer que dans certains cas de projectiles ; elle doit être alors pratiquée avec une grande réserve et une attention soutenue. On ne doit recourir au *stylet* qu'avec circonspection (Terrier et Auvray).

3º Exceptionnellement, on peut avoir recours à l'*incision exploratrice du foie* (*Hépatotomie*), avec *ablation* ou non *d'un fragment pour examen* (*Hépatotomie exploratrice*) et suture au catgut de la petite plaie hépatique. Dans deux cas où la vue et la palpation ne nous donnaient aucune indication suffisante, nous avons enlevé deux petits fragments de tissu néoplasique, en forme de tranche d'orange, et suturé la petite plaie avec une aiguille fine et du catgut, lequel en se gonflant a assuré l'hémostase, en obturant les trous de l'aiguille.

---

## III. — Fermeture de l'Abdomen.

L'exploration terminée, il ne reste plus qu'à *fermer l'abdomen*, comme d'ordinaire, s'il n'y a pas d'autre intervention à exécuter, soit qu'on n'ait découvert aucune lésion appréciable, soit que la maladie constatée soit inopérable.

Nous n'insistons pas sur cette fermeture ; car elle ne présente rien de particulier dans la région hépatique. Disons seulement qu'il est de règle aujourd'hui de pratiquer une *suture à trois étages* des parois.

Et le seul moyen, qu'on fasse ou non du drainage, d'éviter des *éventrations* à ce niveau, c'est de pratiquer avec grand soin cette fermeture.

IV. — Manœuvres spéciales propres a la Laparotomie
thérapeutique.

1° *Grattage du péritoine*. — On s'est demandé si les succès
obtenus par la laparotomie dans les cirrhoses n'étaient pas dus à
la production d'adhérences et par suite, au *développement de
veinules*, constituant une *circulation porte accessoire*. Persuadés
qu'il en était ainsi, certains opérateurs se sont efforcés, au cours
de la laparotomie, de se placer dans des conditions telles que ces
veinules puissent se développer encore davantage et, dans ce but,
ils ont été jusqu'à *gratter le péritoine du foie*, en même temps
qu'ils drainaient l'ascite d'origine cirrhotique par un *drainage sus-
pubien*. Weir, dans un cas tout récent (1899), a gratté la surface
antérosupérieure du lobe droit du foie, et la partie diaphragmatique correspondante du péritoine, de même que le péritoine
pariétal contigu à la plaie, cela avec le tranchant d'une curette
d'acier, et a *suturé l'épiploon (Épiplooplastie)* dans le voisinage. On
ignore encore les résultats produits par ces tentatives isolées.

2° *Ponction galvanique*. — Après une laparotomie exploratrice,
pratiquée dans des cas de tumeurs, qu'il ne faut pas opérer pour une
raison ou pour une autre (syphilome étendu, ou angiome considérable, par exemple ; tumeurs diverses inopérables, etc.), on peut être
appelé à pratiquer certaines manœuvres, qui n'ont rien de particulièrement chirurgical. C'est ainsi qu'on a appliqué sur le foie
*l'électricité* et même fait la *galvano-puncture*. En effet, dans un cas
d'angiome, avec diagnostic vérifié par une laparotomie préalable,
Hantks a utilisé, une seule fois du reste, la *ponction galvanique*.

3° *Compression*, *Ligature et Suture*. — Dans les cas de traumatismes, il faudra pratiquer souvent la *Compression digitale* du foie,
qui, d'après de Rouville (1899), est un excellent moyen d'hémostase *temporaire* pour cet organe ; des *Ligatures des vaisseaux*
superficiels (Clémenti, 1892) et des *Sutures*. Mais on trouvera tous
les détails pratiques concernant ces manœuvres au chapitre que
nous avons consacré spécialement à la *suture* du foie.

4° *Drainage*. — Il peut se faire que l'on se trouve en présence de
collections liquides périhépatiques enkystées, qui nécessitent, pour
être améliorées, un *drainage*. On l'établira de suite soit avec des

tubes en caoutchouc, en verre ou en métal, avec mèche intérieure (*Fig.* 41 et 42) suivant le procédé de H.Delagénière, ou sans mèche; soit avec de la gaze disposée en bandelettes ou en sac de Mikulicz, La collection aura été, bien entendu, vidée au préalable, au cours

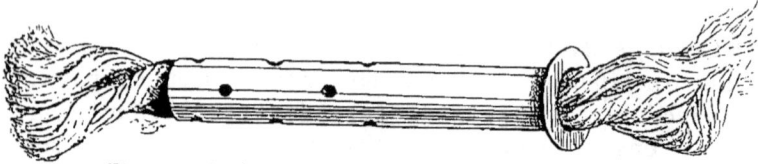

*Fig.* 41. — Drainage métallique et mèche à drainage ordinaire.

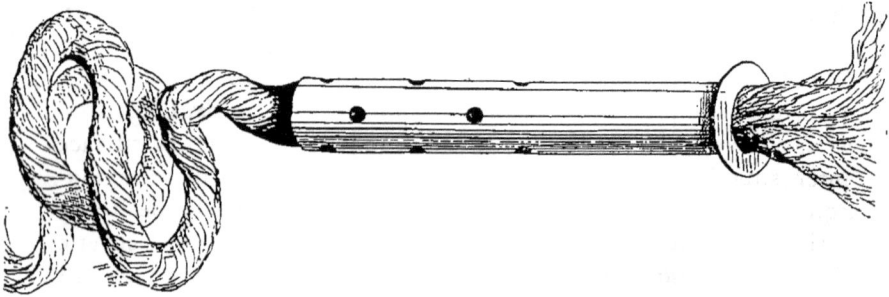

*Fig.* 42. — Drain de H. Delagénière avec large mèche.

de l'incision ou de l'exploration, pendant que les parties saines du péritoine, qui ont pu être ouvertes pendant les recherches, étaient protégées à l'aide de compresses, ou, au besoin, de sutures séro-séreuses. Les parois de ces poches, qui peuvent être rendues superficielles par la résection du bord inférieur du thorax, seront nettoyées à l'aide de tampons montés sur des pinces, et doucement curetées.

En cas de collections présentant un diverticule très étendu et déclive, une *contre-ouverture* pourra être nécessaire. On y procédera suivant les règles applicables aux incisions exploratrices elles-mêmes.

5° *Tamponnement.*—D'autres fois, la laparotomie devra être complétée par un *Tamponnement* bien réglé; mais c'est là une opération très importante pour le foie, et qui, d'après nous, mérite aussi une description particulière, à laquelle nous nous bornons à renvoyer le lecteur.

**Suites**. — Les suites d'une laparotomie exploratrice sont extrêmement variables, suivant les cas. On peut dire que, quand il n'y a pas de lésions organiques, elle est absolument *bénigne*, si du moins elle est *aseptique*.

Sinon, on est exposé à observer toutes les *complications* bien connues de la laparotomie exploratrice en général, sur lesquelles nous croyons inutile d'insister ici, pour ne pas sortir du cadre spécial que nous nous sommes imposé.

**Indications**. — I.—Laparotomie exploratrice. — La laparotomie exploratrice, proprement dite, est évidemment indiquée dans tous les cas d'*affections hépatiques* et *périhépatiques*, dont le diagnostic formel est impossible à faire avec les moyens médicaux actuels. Il est, croyons-nous, inutile d'insister sur ce point, pour ne pas tomber dans des redites perpétuelles. On est susceptible de découvrir ainsi les diverses affections du foie ou de son voisinage, opérables ou non. Comme généralement (sauf pour certains cas anciens de cancers malins en particulier) l'intervention n'aggrave pas l'état antérieur du malade, on devra y recourir dans un très grand nombre de circonstances.

Dans les cas de *Traumatismes*, cette laparotomie exploratrice se présente dans des conditions spéciales, et il est nécessaire de s'y appesantir. Il n'en est pas de même pour les autres affections du foie, pour lesquelles la laparotomie n'entraîne pas d'ordinaire à sa suite des manœuvres particulières, si ce n'est celles qui constituent les opérations réglées décrites plus loin, et que nous n'avons pas à résumer ici. Nous n'insisterons donc, en fait d'exploration vraie, que sur ce qui a trait aux lésions accidentelles de l'organe hépatique.

Traumatismes. — 1° *Moment de l'intervention*. — Une des principales indications de la laparotomie exploratrice parahépatique est fournie, en effet, par les *traumatismes du foie*. M. le Pr Terrier a dit avec juste raison : « Si la laparotomie *immédiate* et médiane est indiquée dès que l'on soupçonne une plaie pénétrante de l'abdomen, *a fortiori* doit-on la faire quand on suppose une plaie du foie ! ».

Marcel Baudouin, dans de nombreux articles sur l'Assistance chirurgicale instantanée, a insisté, d'une façon toute particulière sur l'importance de cette intervention absolument *immédiate*, car, lors de *déchirures* ou de *ruptures* du foie, comme lors de *plaies* par instruments coupants ou piquants, les accidents les plus

graves peuvent apparaître très rapidement. Et même les deux premières heures qui suivent les traumatismes sérieux sont à peu près
les seules pendant lesquelles on peut opérer avec de très réelles chances de succès. En intervenant de la sorte, on pare d'abord à l'hémorragie en nappe ou collectée [hématome sous-phrénique (Legueu),
périhépatique, etc.], et à la rupture des voies biliaires, si elle
existe.

Cette variété de laparotomie est donc tout-à-fait une opération de
grande urgence ; et tout médecin, pourvu par les circonstances du
matériel qu'elle nécessite, est autorisé à la pratiquer. En prenant
rapidement la décision de l'exécuter, il peut, en effet, sauver la
vie de nombreux blessés (Lejars).

Dans les cas de simple *Contusion* hépatique, sans symptômes
très nettement accusés d'hémorragie interne, on peut certes
attendre, pour agir, l'apparition du complexus clinique indiquant
le début d'une péritonite ; mais nous ne conseillons cette conduite,
qui est ce qu'on appelait jadis celle de l'*expectation à main armée*,
que dans des cas très spéciaux : inexpérience de l'opérateur ; pas
d'installation suffisante pour exécuter la laparotomie ; traumatisme
exceptionnellement léger. Dans les circonstances contraires, et surtout lors de choc intense sur le foie, il sera toujours plus scientifique, plus chirurgical, et plus humain, d'intervenir de suite, car,
de la sorte, on finirait par laisser échapper l'occasion de sauver le
blessé ! Mieux vaut cent laparotomies inutiles, forcément bénignes,
qu'une seule mort par intervention retardée ou non exécutée !
Beaucoup d'auteurs n'acceptent point une telle manière de voir,
sous prétexte que beaucoup de contusions graves du foie guérissent
spontanément. Mais leur raisonnement manque de base anatomique réelle et s'appuie souvent sur des observations incomplètes.
Nous croyons plus rationnel d'agir dès que le traumatisme a été
suffisamment intense pour laisser soupçonner la possibilité
d'une déchirure hépatique, si petite soit elle ! Dans le doute même,
il vaut mieux ne pas s'abstenir.

2° *Conditions de l'intervention.* — On peut être appelé à intervenir, lors des traumatismes du foie, dans deux circonstances bien
distinctes : ou bien l'*accident vient de se produire* et l'on peut
opérer une heure ou deux après la blessure ; ou bien il y a
*plusieurs heures* ou même *plusieurs jours* que le malade a été
blessé.

A. *Cas récents.* — *a*) Dans le premier cas (*accidents très récents*), quand il n'existe pas de plaie cutanée et que les *symptômes d'hémorragie interne font complètement défaut* (*contusion légère*), soit parce qu'elle ne se produit pas, soit parce qu'elle est très légère, la plupart des chirurgiens n'interviennent pas. Ils attendent les événements avant de prendre le bistouri. Mais, parfois, ils perdront ainsi des malades, car une hémorrhgie, très minime d'abord, peut devenir considérable, dès leur départ, à la suite d'un mouvement du traumatisé.

*b*) Si, au contraire, les signes d'*hémorragie intraabdominale* sont considérables (collapsus, petitesse du pouls, refroidissement des extrémités, accélération de la respiration, douleurs localisées, contraction des muscles de l'abdomen), tout le monde aujourd'hui est d'avis d'*agir le plus rapidement possible* par la *laparotomie exploratrice*, de façon à assurer une hémostase parfaite (*contusions graves, déchirures, ruptures*).

*c*) Quand il y a *plaie* de la paroi, l'indication est encore plus pressante, et l'opération est absolument de règle quand cette plaie est *pénétrante*. Parfois, il y a, par cette plaie, *hernie* de l'épiploon, de l'intestin, ou même du foie. Il faut *réduire* de suite, après débridement, toutes les fois que la chose est possible. Pour laparotomiser, point même n'est besoin de savoir si la plaie est réellement pénétrante : il est toujours beaucoup plus prudent de ne pas attendre que l'on soit fixé sur ce point, et d'agir de suite sur le foie lui-même

B. *Cas anciens.* — Dans les *faits anciens*, l'hémorragie s'étant généralement arrêtée d'elle-même, ce que l'on a à traiter, ce sont des *accidents d'infection*, dus à la déchirure de voies biliaires infectées, qui se manifestent d'ordinaire sous forme de *péritonites périhépatiques*, d'*abcès intrahépatiques*, ou même de *péritonites généralisées*. Dans tous ces cas, la laparotomie exploratrice doit toujours être la règle ; et elle devra être complétée par les manœuvres nécessaires à la guérison des complications indiquées, découvertes au moment de l'intervention destinée à assurer le diagnostic.

3° *Variétés du traumatisme.* — On agit ainsi dans les cas de CONTUSIONS, de RUPTURES, et de DÉCHIRURES ; de CORPS ÉTRANGERS INTRAHÉPATIQUES ; et, bien entendu, surtout dans le cas de PLAIES par *instruments tranchants et piquants, ou par armes à feu.*

a) *Contusions*. — Dans ces conditions généralement, on se borne au cours de la laparotomie, après avoir posé le diagnostic, à refermer l'abdomen, s'il n'y a pas d'épanchement de sang ou de bile. S'il en existe, au contraire, on l'évacue et on nettoie la cavité péritonéale. Les faits de cette catégorie ne sont pas très nombreux ; mais il faut rappeler pour mémoire celui de McMillan (1860),l'un des plus anciens de la chirurgie hépatique, quoiqu'il s'agisse probablement dans ce cas, d'une rupture des voies biliaires, plutôt que d'une simple contusion du foie.

b) *Ruptures et déchirures*. — Pour ce cas, quand la suture est impossible, on ne peut que recourir à la thermocautérisation et mieux au tamponnement. Les premiers faits d'interventions dans ces circonstances sont dus à Mc Millan (1860),Fitz-Patrick (1885), Dalton (1890-92, 2 cas), Page (1891, 2 cas), Körte (1892), Lambotte (1893), Zeidler (1894), Zoledziowski (1894), Krönlein, Schlatter (1895), Faure(1896), Villeneuve, Martin, Guinard (1897), etc., etc. On connait au moins trois décès post-opératoires (Körte, Lambotte, Villeneuve).

c) *Corps étrangers*. — Il ne faut pas s'acharner à les rechercher envers et contre tous ; et il faut bien se garder de fouiller le foie au stylet, alors même qu'on les soupçonne fort de se trouver logés dans la profondeur de la glande. On ne connaît d'ailleurs que de très rares faits d'extraction de corps étrangers intrahépatiques, d'origine traumatique, reconnus au cours d'une laparotomie. Smarth (1895), Dalziel (1894), et Peters (1898) sont intervenus pour des aiguilles placées dans le foie, et diagnostiquées avant l'intervention, dans le cas de Dalziel, grâce à des conditions spéciales. Nous reviendrons d'ailleurs ultérieurement sur ces curieuses opérations, qui méritent d'être étudiées à part.

d) *Plaies par instruments tranchants*. — Ce sont celles qui sont dues à des *couteaux*, des *poignards*, des *tranchets*, ou des *sabres*. Elles sont assez fréquentes et plusieurs auteurs ont opéré dans ces circonstances [Vollbrecht (1888), Dalton (1890-92, 6 cas), Broca (1891, 2 cas), Adler, Postempeski (1892), Burckhardt, Lupo (1893), Jones (1894), Poncet(1894), Zeidler (2 cas, 1894), Zérénine (1894), Schlatter, etc., etc.]

e) *Plaies par instruments piquants*. — Nous désignons sous cette dénomination les coups d'*épée*. Mais nous ne connaissons que deux opérations pour des plaies de cette nature ; elles sont de von Beck (1894) et de Lupo (1895).

*f) Plaies par armes à feu.* — Ce sont surtout pour *des coups de révolver*, très rarement pour des coups de *fusil* (Brenner 1892), ou de *pistolet* (Gage, 1892), ou une *explosion* (Brenner, 1894), qu'on est intervenu. Dans les cas de coups de révolver, les opérations de Flamerdhinghe, Gage, Jelks (1892), Körte (1892, 2 cas), Gangolphe, Ruepp, Lambotte (1895), A. Lewis (1895), Smarth (1895), Rougier (1896), Dubujadoux, Chauvel (1898), n'ont donné que des guérisons.

Parmi les observations plus récemment publiées, récentes, citons, en outre, celles de Kiefberg (1894), Longo, L. de Gaetano, Ricard (1897), etc., etc.

Il y au moins 5 cas de mort dus à Körte, Morton, H. Delagénière (1894), Lambotte et Hermann (1895), et Krönlein.

4° *Procédés opératoires spéciaux.* — Quelques remarques sont nécessaires, au point de vue du manuel opératoire de la laparotomie immédiate pour traumatismes hépatiques. Inutile d'insister sur la nécessité d'une *asepsie* parfaite, puisqu'elle doit toujours être de règle ; mais il faut dire ici que parfois *l'anesthésie* est presque dangereuse, en raison du collapsus profond, dû au choc ou à l'hémorragie intense et grave.

*a) Incisions.* — Les diverses *voies laparotomiques* sont de mise, comme pour les collections intrahépatiques. On a utilisé la *voie transpleurale* dans certains cas de plaies du foie, consécutives à des plaies pénétrantes de poitrine, dans lesquelles l'instrument avait traversé les espaces intercostaux, la plèvre et le diaphragme (Dalton, 1890 ; Adler, 1892). Parfois on a dû combiner cette voie transpleurale avec la voie abdominale (Adler, 1892 ; Terrier et Auvray, 1896).

Mais, la plupart du temps, on incise sur la paroi *abdominale*, tantôt sur la ligne médiane, surtout quand il n'y a pas plaie extérieure (Broca, 1891 ; Terrier, 1891), tantôt sur le bord externe du muscle droit. Cette laparotomie a l'avantage de permettre une orientation parfaite, car on a des points de repère constants. Quand on y a recours, on se reconnaît beaucoup plus facilement, surtout au milieu des différents organes de la face inférieure du foie.

La voie *lombaire* sera rarement indiquée.

On a eu recours également à l'incision cruciale, à l'agrandissement de la plaie primitive, après résection des bords infectés, à
la combinaison d'inci-
sions verticale et obli-
que, etc. D'après Lejars,
l'incision de choix est
*l'incision médiane* ou
*latérale, sus-ombilicale,
combinée,* s'il est utile,
à un *débridement paral-
lèle au rebord costal
droit.* On obtient ainsi
un lambeau, qui se rabat
en bas, et qui donne un
jour énorme (*Fig.* 43).

Si l'on se décide à
agrandir la plaie, après
nettoyage, on aura soin
de se rapprocher autant
que possible de l'une des
incisions classiques pa-
rahépatiques, de façon
à ne pas trop s'égarer et
à agir dans des conditions
analogues à celles des

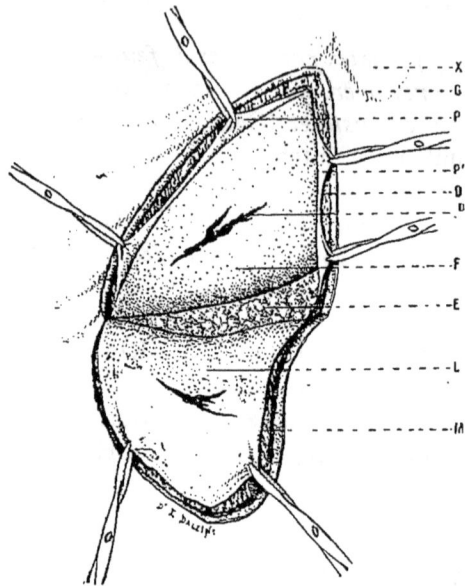

Fig. 43.—Laparotomie parahépatique *à lambeau,* pour
plaie du foie (Lejars). — *Légende :* L, lambeau ;
x, appendice xiphoïde; P, P',péritoine pariétal; D, grand
droit; F, foie; B, plaie du foie sur la face convexe ;
M, couche musculaire du lambeau ; E, grand épiploon;
G, couche sous-cutanée.

laparotomies habituelles. Dalton et Lejars insistent sur ce fait qu'il
vaut mieux faire une laparotomie médiane que d'agrandir chaque
plaie dans les cas de solutions de continuité multiples de la paroi ;
ils ont raison, et il suffira, après nettoyage soigné, d'oblitérer les plaies
accidentelles. On opère ainsi avec plus de sûreté et on a moins
à craindre l'apparition ultérieure d'éventrations parahépatiques.

Quoiqu'il en soit de la direction de l'incision, le point capital
est de la faire *suffisamment grande,* de bien en écarter les bords,
pour faire un examen absolument minutieux de l'organe et des
parties voisines. L'examen visuel doit toujours être préféré ; mais
l'exploration digitale peut rendre quelques services. Et, si on est
gêné dans l'exploration, il ne faut pas hésiter à *réséquer la quantité
de côtes* nécessaires pour y voir clair (Zoledziowski).

*b) Exploration.—* L'exploration, dans les cas de traumatismes, est
non moins importante, car elle doit être pratiquée dans des conditions spéciales, de façon à ne pas accentuer les lésions qui existent déjà.

L'exploration *visuelle*, la première à laquelle il faut avoir recours, permet de se rendre compte, dans la plupart des cas, de la variété et des caractères physiques de la blessure, si elle n'a pas été soupçonnée auparavant (étendue de la déchirure, forme de la plaie, existence d'un corps étranger, etc.). Elle peut être très facilitée, quand elle est combinée avec l'exploration manuelle, et en particulier quand on la fait précéder d'un abaissement du foie (Terrier et Auvray, Lejars).

L'exploration *digitale* est utile, surtout pour les régions d'un accès difficile au regard (face convexe, partie postérieure de la face inférieure, etc.); le doigt peut reconnaître une solution de continuité impossible à distinguer, si l'on n'a pas, au préalable, abaissé le foie.

La partie postérieure, quand on intervient par l'abdomen, est d'un abord malaisé; il ne faut pas oublier qu'elle est rarement atteinte. Il faut surtout concentrer son attention vers le hile et plus particulièrement sur les gros troncs vasculaires qui y pénètrent, car, dans cette région, des plaies peuvent passer inaperçues (cas de Broca).

L'emploi du *stylet explorateur* n'est pas à recommander en général; si l'on y a recours, il ne faut en user qu'avec une extrême prudence, et seulement s'il y a corps étranger probable.

*c)* Bien entendu, la laparotomie exploratrice est ensuite suivie des *manœuvres spéciales*, que peut nécessiter la variété de traumatismes diagnostiquée et que nous décrivons plus loin.

1° Parmi celles-ci, il faut signaler toutefois ici d'une façon particulière la *toilette du péritoine*. On doit éviter, certes, les grands lavages intra péritonéaux ; mais il faut *évacuer les caillots et le sang épanché* dans l'abdomen, et pour cela utiliser des compresses et des tampons stérilisés.

2° MM. Cornil et Carnot, en 1898, ont conclu, de leurs expériences sur la cicatrisation des *plaies du foie*, qu'un excellent moyen hémostatique consistait, au moins pour les plaies simples de petite étendue, dans l'emploi d'une *solution de gélatine stérilisée* à 10 °/°, que l'on fait couler sur la plaie. Pour plus de sûreté, lorsqu'on a affaire à une plaie étendue, on rapproche les deux lèvres à l'aide de *ligatures* sur la capsule de Glisson. Un peu de fibrine ou un caillot sanguin restant interposés entre les deux surfaces de la plaie, ne nuisent nullement à la cicatrisation, car ce caillot donne des matériaux de nutrition aux cellules endothéliales des vaisseaux qui formeront la cicatrice, et leur servent de support. D'après ces auteurs, on peut, sans inconvénient, pour régulariser une plaie, *enlever des fragments plus ou moins étendus du foie*. Si la perte de substance est superficielle, il est utile d'amener une *lame du grand épiploon, que l'on fixe* par un ou deux points de suture aux bords de la capsule de Glisson (*Épiplooplastie*). Lorsqu'une plaie s'accompagne de perte de substance qu'il est utile de remplir, on pourra se servir soit de fibrine humaine fraîche et obtenue aseptiquement, soit d'*éponge stérilisée*, imprégnée ou non de jaune

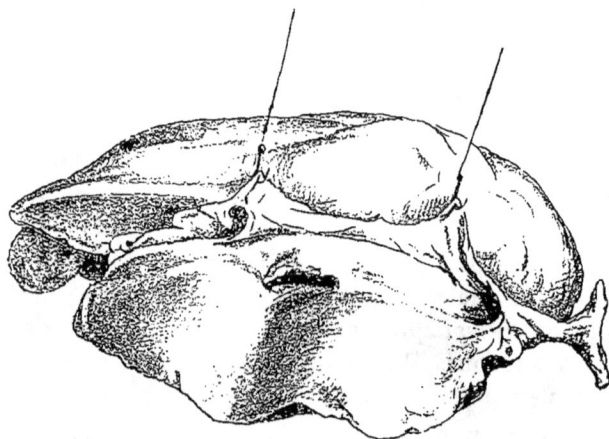

Fig. 44.— Plaie du foie du Président Carnot, traitée par le simple agrandissement de la plaie abdominale. — *Plaie d'entrée* (Face supérieure). — Les 2 crochets soulèvent le ligament suspenseur. L'encoche située à la partie antérieure de la plaie avait 4 millimètres (Poncet).

d'œuf. L'éponge présente moins d'avantages que la fibrine au point de vue de la rapidité d'organisation du tissu fibreux; mais elle offre plus de résistance et remplit mieux la cavité où elle est insérée. Toutefois il est si difficile de la stériliser que les chirurgiens feront bien de toujours lui préférer la *fibrine*.

3° Morton, dans un cas où il avait des doutes sur l'infection du sang tombé dans le petit bassin, n'a pas hésité à faire un *drainage* sus-pubien, à l'aide d'une petite laparotomie sous-ombilicale.

Dans ces circonstances, comme on a presque toujours à combattre une hémorrhagie par des *sutures* ou des *ligatures* difficiles à placer, à examiner des plaies allant parfois d'une face du foie à l'autre (Cas du Président Carnot (*Fig.* 44 et 45, etc.), le principal est d'y voir très clair. Il faut donc recommander une ouverture très *large*, de manière à mettre bien à nu les faces inférieure et supérieure de l'organe, suivant le siège de la plaie. Si les lèvres de la plaie cutanée ont été souillées, il ne faut pas hésiter à les *réséquer* et de suite, pour dégager complètement le champ opératoire, et ne pas infecter les parties profondes au moment des manœuvres.

On peut encore avoir affaire à des plaies compliquées de *corps étrangers*. On les enlèvera avec soin, si c'est possible, et on n'oubliera pas de nettoyer à fond les points où l'on aurait découvert des débris de vêtements, etc. Si un projectile s'est enfoncé profondément dans le foie et si son extraction exige des manœuvres intra-

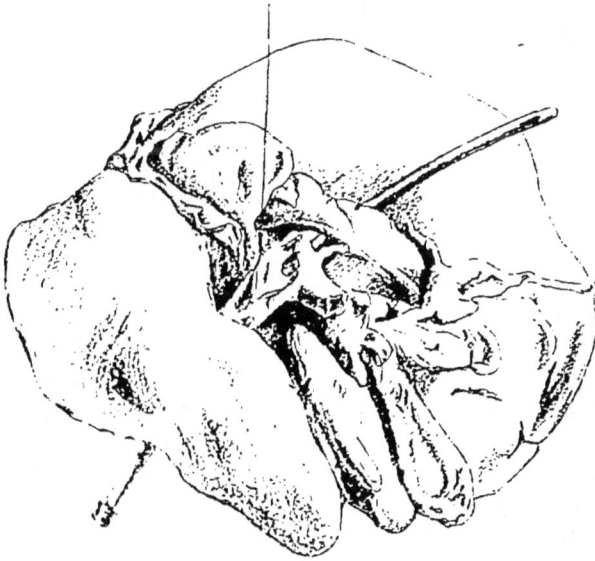

Fig. 15. — Blessure du foie du Président Carnot. — *Plaie de sortie et double plaie de la Veine porte (Face inférieure)*. — La sonde indique le trajet du poignard, de gauche à droite. L'encoche située à la partie postérieure de la plaie et à gauche de la sonde (la seule qui doit être marquée) avait une largeur de 8 millimètres. (Poncet).

hépatiques trop complexes, il est peut-être plus prudent de l'y laisser, en s'arrangeant de façon, par un drainage approprié, à lui préparer une voie de sortie, par le mécanisme utilisé pour l'ouverture de certains kystes ou abcès.

Si, ayant agrandi la plaie, on n'y voit pas suffisamment, il n'y a pas à hésiter : il faut ajouter de suite une large laparotomie, pour bien examiner la glande par toutes ses faces. Toute plaie du foie, *exactement* et *rapidement* diagnostiquée dans sa totalité, est, on peut le dire, à moitié guérie.

II. — Laparotomie thérapeutique. — Ce qui est encore beau-coup plus intéressant à étudier, c'est *l'action thérapeutique* que peut avoir la laparotomie dans les diverses affections hépatiques ou périhépatiques, pour lesquelles on a eu l'occasion de la pra-tiquer, souvent sans s'en douter.

a) *Affections hépatiques.* — 1° En ce qui concerne les *infections hépatiques*, on connaît un cas d'*hépatite tropicale,* très améliorée et peut-être absolument guérie (Segond). Dans deux cas de *cirrhose atrophique* (Quénu; J. Wallace, 1897), une laparotomie *ordinaire,* mais non pas *parahépatique,* a amené la disparition de l'ascite, si-non de la cirrhose elle-même; pourtant, Folet a eu un insuccès. Et Quénu et Dayot n'ont pas obtenu de guérison dans trois *cirrhoses hypertrophiques.* Pour la *tuberculose* [M. Robson (1893), etc.], les résultats sont bien moins probants que pour la *syphilis,* si l'on en juge par le fait de Villar (1891). Pour cette dernière affection, en effet, les cas de Thornton, de P. Delbet (1892), Ahlenstiel, Len-nander (1894), Rable (1893), Pantaloni (1897), Folet, Spencer (1898), Parke (1899), etc., sont plutôt favorables (il est vrai que le traitement médical a été employé en même temps).

2° Pour les *néoplasmes*, la question n'est pas moins discutée ; et beaucoup d'auteurs doutent même des diagnostics formulés le ventre ouvert. Quoiqu'il en soit, voici ce qui a été noté.

En ce qui concerne le *cancer*, les cas de Thornton sont douteux, les malades n'ayant pas été suivis assez longtemps, de même que ceux de Doyen (1892), de Terrier (1892), Hœddœus, Hasler (1896), etc. Mais il n'en est pas de même des faits de Lawson Tait (où il y eut un soulagement notable, car la malade ne mourut que deux années plus tard) ; de Mayo Robson (quatre améliorations sur qua-tre opérations et même disparition complète (?) d'un squirrhe(?); de Villar (mort neuf mois après, par accident); de Michaux (deux succès complets); de Tillmann (une guérison complète). Pour ces derniers cas, l'amélioration ne paraît pas discutable, quoiqu'elle n'ait guère été que passagère. Mais avait-on bien affaire à des néoplasmes malins ? Toute la question est là ; et la solution est impossible à donner aujourd'hui.

Ce que, par contre, l'on sait bien, c'est que, si l'on intervient dans certains cas de cancers très malins ou anciens, la laparotomie exploratrice peut aggraver la maladie (Czerny), ou même amener la mort à bref délai (Terrillon, Burkart). Ces cancéreux-là, malheu-reusement impossibles à soupçonner au simple examen, ne devraient pas être opérés ; leur affection trop avancée est un *noli me tangere.*

*b)* *Affections périhépatiques*. — La laparotomie parahépatique est la méthode de choix qui convient aux *péritonites périhépatiques*, avec collections enkystées.

« L'étude de ces péritonites montre, dit Defontaine, que si leur formation est entourée des plus grandes difficultés de diagnostic, et si l'on ignore presque toujours leur siège, leurs limites, leurs rapports, leurs prolongements, ce sont précisément ces conditions qui font que la laparotomie méthodique est le meilleur moyen de les attaquer en toute sécurité, sous le contrôle de la vue.

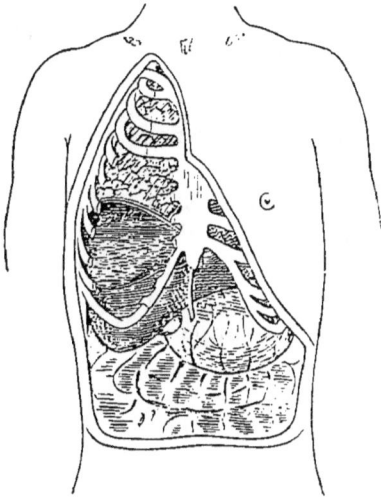

Fig. 46.— Schéma d'un abcès sous diaphragmatique *du côté droit (sus-hépatique)* à cavité entièrement remplie de pus (Waring).

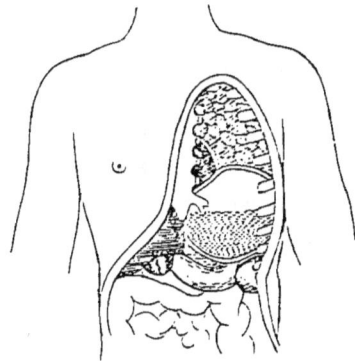

Fig. 47.— Schéma d'un abcès sous-diaphragmatique du *côté gauche*, renfermant du pus et des gaz. (Figure de Waring, destinée à montrer les analogies de ces abcès avec ceux du côté droit).

Elles occupent le plus souvent la *face convexe* du foie ; parfois elles sont sous-hépatiques. Dans quelques cas, enfin, elles sont à la fois *sus-hépatiques* et *sous-hépatiques*. La douleur locale, la palpation, quelquefois la percussion, sont les signes qui permettent de choisir l'emplacement de l'incision, qui est presque toujours utilement combinée à la résection du thorax et conduit quelquefois d'emblée sur un point du foyer (*Fig.* 46 et 47). S'il n'en est pas ainsi, l'existence d'adhérences à la surface du foie peut guider les recherches.

C'est avec prudence que l'exploration sera faite, pour éviter la destruction d'adhérences heureusement protectrices, ou l'ouverture, à l'improviste, d'une collection, dont le contenu pourrait venir infecter une partie non protégée du péritoine. C'est surtout du côté de la région sous-hépatique que les manœuvres de recherche doivent être sagement conduites, à cause du voisinage des voies biliaires souvent intéressées.» Mais alors nous retombons dans l'histoire spéciale de la laparotomie parabiliaire, à laquelle nous consacrons plus loin une étude spéciale.

Il ne faut pas oublier que ces collections péri hépatiques, étant presque toujours secondaires, sont souvent accompagnées de lésions graves des organes voisins : tube digestif, poumons et plèvre, sans parler des voies biliaires, et de diverticules en communication avec eux : d'où peuvent résulter des indications opératoires spéciales. Du côté du foie proprement dit, on cherchera, lors de collections tuberculeuses, des foyers de tuberculose intra-hépatiques (Lannelongue) ; et l'état des *côtes* sera examiné, car elles sont souvent altérées au voisinage de ces collections.

Cette laparotomie est aussi tout-à-fait indiquée dans les cas de *pyléphlébite* (Treves, 1894 ; Brault, 1897 ; etc.).

De même, pour les *fistules cutanées*, consécutives à des lésions péri-hépatiques, etc. Mais il est évident qu'ici il faut faire plus qu'inciser le trajet fistuleux ; il est indispensable de le *réséquer* : ce qui n'est plus du domaine de la simple laparotomie. Aussi retrouverons-nous cette intervention à la chirurgie biliaire.

## CHAPITREI V.

### 617.5559.812

### THERMOCAUTÉRISATION DU FOIE.

**Définition.** — On désigne sous ce nom un des moyens d'hémostase hépatique qu'on utilise d'ordinaire concurremment avec le tamponnement, quand la suture n'est pas possible, et qui a pour principe la *cautérisation à chaud* des tranches de tissu du foie sectionné, à l'aide soit d'un corps liquide ou solide, soit d'un gaz (l'air ou la vapeur d'eau, par exemple), portés à une très haute température.

**Variétés.** — 1° Actuellement, on n'a guère recours, au moins pour le foie, qu'à l'emploi de *corps solides* d'une température élevée : c'est la *thermocautérisation* classique, proprement dite, qu'on exécute avec des instruments *ad hoc*, thermocautères ou galvanocautères de divers modèles, etc. — 2° Pourtant, depuis peu de temps, on vante un autre procédé : la *thermocautérisation par les gaz chauds*, utilisée depuis assez longtemps en chirurgie dentaire (air chaud), et employée récemment dans certaines opérations sur l'utérus (vapeur d'eau chaude) par Snéguireff (1894), Goubareff (1897), Dührssen (1898), etc.

**Historique.** — Nous n'avons pas à retracer ici l'histoire générale de la cautérisation à chaud. Tout au plus pourrions-nous, à la rigueur, dire un mot de la thermocautérisation *hémostastique* en général. Nous nous en garderons bien cependant, pour ne pas sortir de notre sujet ; et nous nous bornerons à relater les essais successivement tentés à l'aide de ce moyen d'hémostase en chirurgie hépatique.

a) *La thermocautérisation par les corps solides* (cautères, thermocautères, galvanocautères, etc.) a été utilisée dès le début des interventions sur le foie (1). Dans divers cas de plaies du foie, Broca l'a employée dès 1891 avec peu de succès ; mais Zeidler, dans deux cas, au contraire, a obtenu de très bons résultats (1894).

(1) Lire, à ce propos, le cas intéressant de Martin (1873), relatif à une plaie du foie, produite par une *barre de fer chauffée au rouge*, et dans lequel l'hémorragie fut *peu* abondante.

*b*) *La thermocautérisation par les gaz chauds* est de date toute récente et sur ce sujet le premier travail, qui est de H. Schneider, ne remonte qu'à 1898. Cet auteur essaya d'abord la vapeur chaude, à l'imitation de Snéguireff, et des gynécologistes qui, en 1895 et 1896, ont suivi son exemple. N'obtenant pas par ce procédé peu pratique les résultats voulus, il eut alors l'idée d'expérimenter l'action hémostatique de *l'air surchauffé*, employé depuis plusieurs années déjà en odontologie comme moyen antiseptique, et préconisé ensuite en 1897, par Holländer, pour le traitement du lupus. En présence des succès enregistrés par l'air chaud, Schneider a complètement abandonné la méthode de Sneguireff.— A signaler, en outre, tout récemment, les mémoires de Petersen et surtout de Holländer (de Berlin) (1898), où ces auteurs ont fait connaître le résultat de leurs expériences, en ce qui concerne l'emploi de la thermocautérisation par l'air chaud pour le foie.

*c*) On n'a pas encore utilisé pour le foie de l'homme la *vaporisation* hépatique type de Sneguireff; mais tout porte à croire que les chirurgiens essaieront, un jour ou l'autre, ce procédé, auquel d'ailleurs ont déjà songé Terrier et Auvray : ce qui nous a engagé à le mentionner ici.

D'ailleurs, sur des animaux, Snéguireff a pu enlever sans hémorragie, par ce procédé, des portions de foie assez volumineuses. Tout récemment enfin, un procédé analogue a été expérimenté, également sur les animaux, mais avec une légère modification, par Fiore et Giancola (1898). Ces auteurs ont, en effet, étudié, sur huit chiens, les résultats obtenus, lors de résection hépatique, au point de vue de l'hémostase, avec un courant de *vapeur d'eau comprimée*.

**Manuel opératoire**. — Il faut, bien entendu, décrire à part les trois principaux modes de thermocautérisation, susceptibles d'être employés à l'époque actuelle, car ils n'ont de comparable entre eux que leur action et les résultats qu'ils donnent. Les appareils utilisés diffèrent essentiellement, il est inutile de le faire remarquer; mais tous marquent un progrès considérable sur l'emploi des cautères métalliques des anciens chirurgiens.

1° THERMOCAUTÉRISATION ORDINAIRE. — Pour cautériser les surfaces saignantes à l'aide d'appareils portés au rouge, on ne se sert plus désormais que de deux instruments : le *thermocautère* et le *galvanocautère*. Encore l'usage de ce dernier est-il des plus restreints, et n'est-il admissible que dans les salles d'opérations pourvues d'une excellente source électrique permanente ; sans cela, son emploi est des plus complexe.

Le thermocautère, d'usage courant à l'heure actuelle, est celui
de Paquelin, ou l'un des nombreux modèles récents qui sont dérivés
de cet excellent instrument, et qui ont été construits par Collin
(*Fig.*48), par Mathieu, etc., depuis que le brevet de l'inventeur est
tombé dans le domaine public. Ces appareils sont trop connus
pour que nous ayons à les décrire ; et, d'autre part, la manière de
les utiliser est décrite d'ailleurs dans tous les traités de petite chirurgie.

Il suffit de rappeler ici que, pour être *hémostatique*, le thermocautère doit être *chauffé au minimum* ; il doit, en théorie au moins,

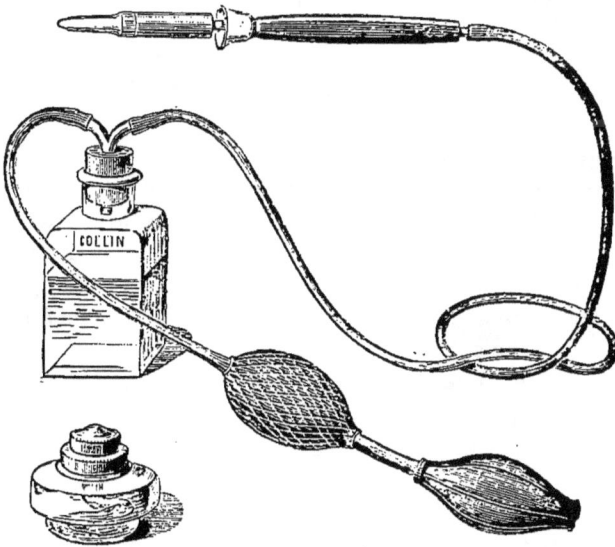

*Fig.* 48. — Type actuel de thermocautère.

pouvoir coaguler le sang, sans brûler les parties qui renferment
les vaisseaux. Résultat assez difficile à obtenir en réalité : ce qui
fait qu'on ne doit recourir à ce moyen d'hémostase qu'à la dernière extrémité.

2° THERMOCAUTÉRISATION PAR L'AIR CHAUD. — Le manuel opératoire de cette manœuvre a été décrit avec soin par Schneider, et
voici comment il procède. Il utilise l'instrumentation préconisée
par Holländer pour le traitement du lupus. L'appareil, imaginé à
cet effet par lui, se compose d'un serpentin métallique à double
courant, que l'on chauffe au rouge sur la flamme d'une lampe
de Bunsen. Ce serpentin présente deux orifices : l'un pour

l'écoulement, l'autre pour l'insufflation de l'air ; au premier peuvent s'adapter des embouts de dimensions variables, et le second est relié à un insufflateur à deux boules. La température de l'air qui traverse l'appareil peut être portée à 300° et au-dessus. On obtient ainsi un courant continu d'air surchauffé sous pression, courant qu'on peut interrompre à volonté et dont il est facile de régler la température. Le degré de chaleur de l'air qui s'échappe du serpentin peut être considéré comme suffisant pour l'emploi thérapeutique, lorsque cet air carbonise instantanément un morceau de papier placé à une distance de un à deux centimètres de l'orifice d'écoulement. Cet appareil permet de localiser très exactement l'action de l'air surchauffé. D'autre part, le chirurgien ne risque pas, en s'en servant, de se brûler les mains.

« Après avoir chauffé l'appareil de Holländer pendant cinq à dix minutes et s'être assuré qu'il carbonise instantanément un morceau de papier tenu à la distance de 1 centimètre de l'orifice d'échappement de l'air, on rapproche l'appareil de la plaie et on y insuffle lentement l'air. Tout en ayant soin d'éponger continuellement le sang qui s'écoule, on commence par diriger le jet d'air le long des bords de la solution de continuité, et ce n'est qu'ensuite qu'on le localise sur les parties centrales de la plaie. C'est en effet à la périphérie de la perte de substance que se produisent le plus souvent des ruptures de l'escarre due à l'action de l'air surchauffé, d'où la nécessité d'agir particulièrement sur cette région. Lorsque des jets de sang s'échappent des artères, on fait *comprimer l'organe* par un assistant, ce qui, tout en diminuant la perte sanguine, accélère et facilite l'*escarrification* de la plaie. En continuant à aller ainsi de la périphérie vers le centre, on voit bientôt se former une *escarre* sanguine noire, lisse et fine, mais fortement adhérente et qui empêche mécaniquement tout écoulement sanguin. Cependant, le sang qui se trouve au-dessous ne se coagule que lentement. Parfois, surtout lorsqu'on souffle trop rapidement, le sang resté liquide entre en ébullition, soulève l'escarre sous forme de bulle et la fait éclater. Dans ce cas, il faut comprimer l'escarre avec un tampon, puis traiter énergiquement par l'air surchauffé tous les points où des boursouflements et des ruptures se sont produits. L'hémorragie une fois complètement arrêtée, il est bon, pour contrôler la solidité et l'homogénéité de l'escarre, de faire passer sur toute son étendue un *jet d'air surchauffé*, en soufflant fortement dans l'appareil. On la voit alors se boursoufler ou se rompre, aux points où elle n'est pas suffisamment solide. »

L'auteur affirme que, si cette dernière épreuve réussit, il n'y a aucun danger à rentrer le foie dans l'abdomen et à l'y abandonner.

Nous n'avons pas à insister ici sur le mécanisme qui amène l'arrêt de l'hémorragie et sur les expériences diverses tentées à ce sujet. Bornons-nous à remarquer que l'air surchauffé ne produit pas d'élévation considérable de température dans les tissus sous-jacents et qu'il ne saurait par conséquent exercer sur le foie aucune action nuisible.

Cette thermocautérisation à l'air chaud met même un terme aux hémorragies qui proviennent des gros vaisseaux, au dire de Schnei-der. En tous cas, il est certain qu'elle assure l'hémostase sur ses faces saignantes étendues. Comme, de plus, l'escarre est toujours parfaitement aseptique (il ne doit pas y avoir de contact entre l'appareil insufflateur et les tissus), c'est évidemment là un moyen précieux à employer, le cas échéant.

3° Vaporisation. — La vaporisation hépatique, ou l'emploi de la vapeur d'eau comme moyen d'hémostase pour le foie, est

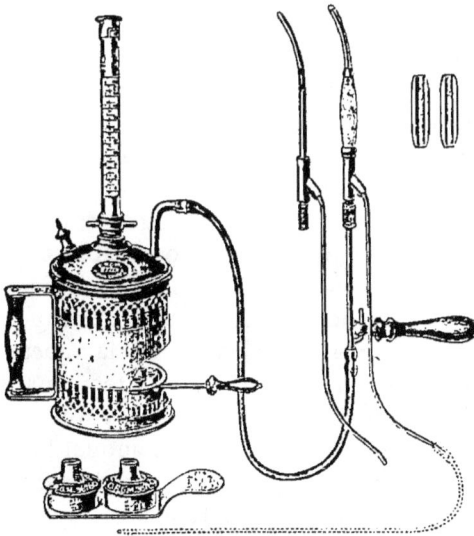

Fig. 49. — Appareil pour la vaporisation et vapocautérisation, de Pincus. — Lampe; chambre de chauffe; tubes à cautérisation utilisés en gynécologie (à modifier pour le foie).

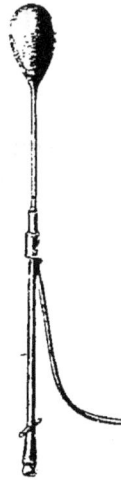

Fig. 50. — Appareil pour la cautérisation, de Pincus. — Boule chauffée pour cautérisation (à modifier pour le foie).

encore à l'état embryonnaire, en ce sens que le procédé type de Snéguineff n'a pas été employé chez l'homme pour cet organe;

mais, comme sans doute on ne tardera pas à y avoir recours, nous
nous permettons, par anticipation, de résumer ce que l'on sait à ce
sujet.

*a) Procédé type de Snéguireff.* — On met un cathéter aseptique
en communication, par l'intermédiaire d'un tube de caoutchouc,
avec une source de vapeur d'eau quelconque. Ce qu'il y a de plus
simple, c'est un *vaporisateur* du genre de ceux qu'on employait
jadis lorsqu'on faisait des pulvérisations antiseptiques. La vapeur
d'eau arrive sur la surface sectionnée et la modifie. Au bout d'une
minute ou deux (pour le foie, il faudra peut-être plus de temps
que pour l'utérus), on arrête le jet de vapeur.

En 1898, Pincus a décrit un appareil, un peu plus complexe, mais
d'un usage assez simple, qui se compose : 1° d'une *chaudière*, en
cuivre, chauffée au gaz ou à l'alcool, munie d'une soupape et d'un
thermomètre, et dans laquelle la vapeur d'eau peut être portée
à 125° ; 2° d'un cathéter spécial, communiquant avec la chaudière
à l'aide d'un tube de caoutchouc et destiné à porter la vapeur d'eau
au contact des parties (*Fig.* 49). Ce cathéter, qui a la forme générale et le volume de toutes les sondes, est composé de deux becs
métalliques concentriques s'emboîtant, de telle façon que la vapeur
d'eau arrivant par le tube intérieur, fasse retour par le tube extérieur, après avoir agi à travers les fenêtres que ce dernier porte à
l'une de ses extrémités (*Fig.* 50).

Le maniement de cet appareil n'offre pas plus de danger que
celui d'une sonde ordinaire : grâce à une disposition très simple,
qui assure à la fois l'issue de la vapeur et celle du sang et des caillots, l'opérateur ne court aucun risque d'explosion ou de brûlure.

Pincus a fait fabriquer plusieurs modèles différents de cet instrument. L'un d'eux, entre autres, ne présente aucune ouverture
au niveau de son extrémité, en sorte que l'action de la vapeur
d'eau ne s'exerce plus immédiatement par contact direct, mais
indirectement, en élevant à la température voulue la gaine de
métal dans laquelle elle circule. Ce dernier modèle, auquel l'inventeur a donné le nom de *Vapocautère*, est destiné, dans son
esprit, à un usage plus général que les autres. Il le croit appelé
d'ailleurs à remplacer le thermocautère, partout où une température inférieure au « rouge sombre » paraît indiquée.

*b) Modification de Fiore et Giancola.* — Mais déjà Fiore et
Giancola, comme nous l'avons signalé, ont modifié le procédé de
Snéguireff et l'ont expérimenté sur des animaux, pour le foie, cela

avec des résultats excellents. Ces auteurs, au moyen d'un *appareil spécial*, imaginé par Giancola, projettent un *courant de vapeur d'eau comprimée* sur la surface hépatique à hémostasier. Ils choisissent de la vapeur d'eau aseptique, et tiennent l'appareil à environ 10 cm. de la plaie. La vapeur d'eau a alors une température d'environ 70°. Quelques secondes suffisent pour obtenir la coagulation du sang à la surface.

Le contact prolongé de cette vapeur d'eau peut amener la destruction d'une partie assez étendue du tissu hépatique ; c'est pourquoi elle ne doit pas durer longtemps. Elle ne s'oppose pas, dit-on, à la réunion par première intention ; cela permettra peut-être de l'utiliser concurremment avec la suture : ce qui n'est pas possible par la thermocautérisation à l'air chaud. Il ne faut pas oublier que quelques accidents ont été cependant notés en chirurgie utérine (1898).

Fiore et Giancola ont constaté sur les chiens mis en expérience, la reproduction du tissu glandulaire du foie, confirmant ainsi les observations de Gluck, Ponfick, Meister, etc.

**Indications.** — La thermocautérisation est un moyen d'hémostase qui ne doit être employé que dans des circonstances données et non pas dans tous les cas d'hémorragie hépatique.

*a*) La *cautérisation ordinaire*, d'abord, n'est de mise que quand la *ligature* des vaisseaux saignants sur la tranche hépatique et la *suture du foie* lui-même ne peuvent pas amener une hémostase suffisante pour qu'on puisse être certain d'avoir arrêté l'écoulement de sang. Cela, parce qu'à elle seule, elle peut être inefficace, et parce que, d'autre part, elle ne saurait être qu'un pis aller, puisqu'on obtient une *escarre*, qui n'est pas toujours aseptique, et qui par conséquent peut être éliminée ultérieurement (de Rouville, 1899).

On ne devra guère y songer que pour des *plaies régulières, peu étendues, et peu saignantes*, dans un foie normal. Dans les deux faits de Zeidler, qui ont été d'ailleurs suivis de guérison, c'était le cas.

Par contre, Broca a eu un insuccès, en y recourant pour un foie très friable.

*b*) En ce qui concerne la *cautérisation à l'air chaud*, les opinions varient beaucoup suivant les chirurgiens : ce qui prouve que la question n'est pas mûre et que le problème est loin d'être résolu, malgré les affirmations de Schneider.

Pour les uns, elle vaut mieux que la suture, et, dans tous les cas, elle doit lui être préférée (Holländer): ce qui est peut-être exagéré. Pour les autres, elle ne vaut pas mieux que la cautérisation ordinaire (Krause), et par conséquent doit céder le pas à la suture. Schneider est cependant moins optimiste qu'Holländer, et pourtant plus ferme dans ses conclusions que Krause. Il est donc difficile, actuellement, de se prononcer. Le mieux, pour l'instant, est d'enregistrer simplement les opinions divergentes et les résultats déjà acquis, laissant au temps le soin de juger la question.

Holländer, en particulier, insiste beaucoup sur l'hémostase par l'air chaud, qui lui aurait donné d'excellents résultats, et qui, en outre permettrait de distinguer facilement les parties malades de la masse hépatique saine ; partant le foie serait de la sorte moins malmené que par les sutures. On obtient une escarre, il est vrai ; mais elle est aseptique, comme l'a signalé Schneider, et ne s'élimine pas : ce qui est précieux. A la clinique d'Heidelberg, Czerny a essayé cette méthode chez les animaux, avec de bons résultats. Toutefois Krause croit qu'il vaut mieux suturer des tissus normaux que des tissus *calcinés* (1898), et il persiste à croire que la cautérisation à l'air chaud est presque aussi inutile que l'autre !

c) Pour la *cautérisation à la vapeur d'eau comprimée*, ajoutons que Fiore et Giancola en sont de chauds partisans, qu'elle soit ou non combinée à la suture.

# CHAPITRE V.

## 617.5559.815

## TAMPONNEMENT PARAHÉPATIQUE.

**Définition**. — Le *tamponnement* d'une région donnée n'est, en médecine opératoire générale, qu'une manœuvre banale. Mais, en chirurgie hépatique, il devient une véritable opération, en raison des ressources restreintes que l'on a, jusqu'à aujourd'hui du moins, pour lutter contre les *hémorragies*, accidentelles ou opératoires, susceptibles de se produire dans les diverses parties du foie.

Dans la région hépatique et sous-hépatique, il a, en effet, une telle importance *hémostatique* que cette petite intervention mérite d'avoir une place, auprès de la laparotomie exploratrice, avant l'hépatotomie, et à côté de la suture du foie, de même que le tamponnement des fosses nasales en a une dans la chirurgie de la face.

**Variétés**. — Il existe deux variétés de ce tamponnement hépatique. 1° L'un est franchement sous-hépatique et doit porter plus spécialement le nom de *tamponnement parabiliaire*. 2° L'autre est vraiment *hépatique* et même *intrahépatique* ; et c'est celui qui nous intéresse le plus ici, car il doit à l'organe sur lequel on l'applique ainsi, après que le foie a été atteint par accident ou au cours d'une intervention, un caractère très-nettement *hémostatique*, caractère qu'il n'a pas à un tel degré dans la première variété, où il constitue plutôt un mode de *drainage*, à la vérité excellent.

Toutefois, nous reconnaissons qu'il est difficile de scinder l'étude de ces deux sortes de tamponnement, *moyen d'hémostase* ou *moyen de drainage*, suivant qu'il est appliqué sur la glande elle-même, ou au voisinage des voies biliaires. Aussi confondons-nous en une seule description ce qu'il est indispensable de dire sur ce sujet, d'autant plus que le même appareil de tamponnement peut jouer, en même temps, les deux rôles.

**Historique**. — Le tamponnement semble avoir été au début utilisé par Heister et par Zielewicz (1887) ; mais il a été surtout mis en honneur, pour les traumatismes hépatiques (plaies ou déchirures), par Dalton d'abord (1890), et avec succès, dès le début des interventions aseptiques pour accidents. En 1891, Broca y eut recours dans une plaie du foie par instrument tranchant ; mais l'insuccès obtenu n'est pas dû à la méthode ; citons encore un cas de Lupo (1895).

Brenner et Jelks, lors de traumatismes par armes à feu, furent plus heureux dès 1892. Puis Lupo a suivi ces exemples (1893) ; de même que Poncet, Martin, Zérénine, Zeidler, Zoledziowski (1894), Faure (1896), etc.

On y a eu recours de même dans un certain nombre de résections hépatiques, voire même après des curetages du foie (Schmidt, Mikulicz) ; et on le trouve mentionné dans plusieurs observations d'hépatectomie déjà vieilles de plusieurs années [Hochenegg (1890), Eiselsberg, Bergmann (1893), Israël (1894), Bastianelli (1895), Groubé (1896), Terrier, Elliot, Rosenthal (1897), etc., etc.].

**Manuel opératoire.** — Une laparotomie parahépatique devant être exécutée par un procédé quelconque, lorsque l'on suppose que l'on aura, au cours de cette dernière, à pratiquer un tamponnement parabiliaire ou intrahépatique, il faut faire préparer à l'avance le matériel nécessaire, c'est-à-dire une certaine quantité de *gaze stérilisée,* ou de gaze antiseptique, telle que la gaze iodoformée, disposée en longues bandelettes ou lanières, ou en sac à la Mikulicz, et de nombreux *tampons* d'ouate stérilisés à l'autoclave, enveloppés ou non de la même gaze.

Toutes les fois qu'on opère sur le foie, il est d'ailleurs toujours prudent d'avoir ainsi sous la main, tout prêt, à côté des appareils de drainage ordinaire (tubes de caoutchouc de calibre différent, etc.), ce qui est indispensable à un tamponnement bien réglé.

La technique opératoire varie un peu avec la lésion.

I. TAMPONNEMENT HÉMOSTATIQUE. — Nous nous occuperons d'abord du *tamponnement hémostatique,* auquel il faut recourir, de préférence à la cautérisation même, en face d'hémorragies en nappe provenant d'un parenchyme friable, quand aucune ligature ou suture ne peut être appliquée, ou quand elles sont insuffisantes.

a) Supposons qu'il s'agisse d'une *rupture* partielle traumatique d'un lobe du foie. Après fermeture des gros vaisseaux, soit par ligature, soit même à l'aide de pinces à demeure, quand on ne peut pas procéder autrement, il faut bourrer à l'aide du doigt ou d'une pince, la solution de continuité avec des lamelles de gaze et les tasser avec prudence entre les deux lèvres de tissu hépatique. On

CHIR. DU FOIE.                5

les place de manière à pouvoir les reconnaître les unes des autres
et à pouvoir les retirer séparément.

Si la plaie est assez grande, on peut y placer un sac de Mikulicz
et le remplir de petites bandelettes, préférables en l'espèce aux tampons ordinaires. Dans les cas de longs trajets *intrahépatiques*, on
peut, à l'exemple de Brenner, y placer un drain en verre, qu'on
entoure de gaze iodoformée; on enlève d'abord le tube, puis la gaze.
La plaie bourgeonne ensuite de façon à combler la perte de substance.

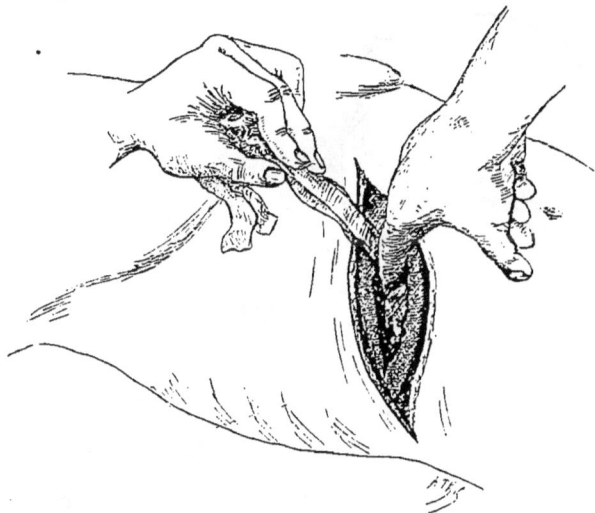

Fig. 51.— Tamponnement intrahépatique hémostatique après laparotomie.

Les chefs de la gaze ressortiront par la plaie de la laparotomie
et on les disposera méthodiquement, si possible, de façon à ce
qu'on ne soit pas obligé de tout enlever à la fois (*Fig.* 51). En ne
les entremêlant pas, on pourra, en effet, les extraire facilement les
jours suivants.

Souvent il faut développer une certaine pression et la quantité
de gaze employée a été parfois considérable. Dans un cas, Dalton
en a utilisé, paraît-il, un plein chapeau !

b) Pour les cas *de résection hépatique* à pédicule extrapéritonéal, Hochenegg a décrit un procédé spécial. Il place sur les deux
surfaces cruentées de la plaie hépatique, avant sa fixation à la paroi,
des *rouleaux* de gaze iodoformée, traversés par des fils de sutures,
passant également dans le tissu du foie voisin ; puis il serre ces
fils. Grâce à la pression exercée par les bords de la plaie appliqués
l'un contre l'autre, l'hémorragie s'arrête. Le foie est alors suturé
à la paroi par les procédés habituels. On enlève les tampons plusieurs jours après, lors du premier pansement.

II. Tamponnement parabiliaire. — Dans les cas de tamponnement *parabiliaire*, destiné à la fois à assurer l'hémostase et l'écoulement de la bile au dehors, il faut enfoncer la gaze aussi loin que possible, parfois au niveau même de l'hiatus de Winslow (Quénu). Dans ces circonstances, point n'est besoin d'exercer une pression considérable. Le but ici n'est pas de comprimer avant tout, mais bien d'aller pomper par capillarité les liquides dans le fond de la région sous-hépatique (*Fig.* 52).

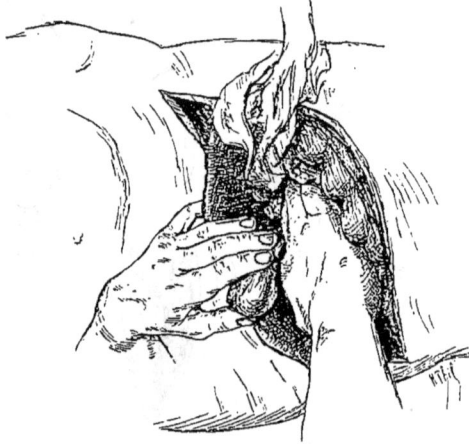

*Fig.* 52.— Tamponnement sous-hépatique ou parabiliaire après laparotomie.

Il est souvent très prudent, lors d'opérations délicates sur les voies biliaires, d'y avoir recours, et de ne pas refermer complètement l'abdomen : ce qui permet d'extérioriser la région dangereuse et de protéger le péritoine. Dans ces cas, on l'associe souvent au *drainage* ordinaire, pratiqué à l'aide de tubes en caoutchouc. Pour cela, on enveloppe les tubes mis en place à l'aide de plusieurs bandelettes ou de petits morceaux de gaze chiffonnée ou repliée sur le foie. Quand le drain a été ainsi couché au milieu de ce lit de matière spongieuse et absorbante, on peut soit le retirer seul, tout d'abord, au bout de vingt-quatre heures, soit l'enlever avec la gaze elle-même. On peut également environner de gaze une *pince laissée à demeure*, et, dans une certaine mesure, cette pince sert de drain tuteur (Faure).

Le tamponnement, on le sait, peut être aussi combiné à l'*Épiplooplastie*.

**Suites**. — Tout tamponnement, hémostatique ou non, doit rester en place au moins quarante-huit heures : c'est une règle formelle. On peut d'ailleurs le laisser trois ou quatre jours tel que, sans inconvénient.

Il n'en faut pas moins le surveiller ; et, si le pansement paraît imprégné outre mesure par les liquides s'écoulant de la plaie (bile ou sang), on ne doit pas hésiter à le renforcer, sans pour cela toucher aux bandelettes déjà placées. Les bandelettes seront retirées successivement le deuxième jour, ou les jours suivants, si on agit en plusieurs fois pour plus de sûreté, mais seulement les unes après les autres, et avec la plus grande douceur. En tout cas, il faut être prêt à tout événement et à faire instantanément un autre tamponnement, si par hasard une hémorragie venait à se produire lors de l'ablation de la gaze.

Dans un cas, Dalton a voulu le retirer après 24 heures seulement; et il a eu une hémorragie très abondante. Il dut le remettre en place et l'y laisser à nouveau les quarante-huit heures réglementaires. Par contre, Burckhardt, dans un autre cas, n'enleva le tamponnement qu'au sixième jour ; et il se produisit une *fistule biliaire*, qui fut peut-être due au trop long séjour de la gaze. Cette fistule ne guérit que sept mois après, grâce à une dilatation à la laminaire, de sa portion intraabdominale, et à un autre tamponnement iodoformé.

**Indications.** — Le tamponnement parahépatique ou parabiliaire est de mise dans une foule de circonstances, après la laparotomie faite pour des affections du foie.

I. — *a)* Quand on pratique simplement une exploration banale, qui ne permet de découvrir que des *épanchements périhépatiques*, *séreux* ou *purulents*, ouverts par l'incision, il rend déjà de grands services, comme *appareil de drainage*; de même, dans l'*hépatostomie* pour grands abcès intra-hépatiques, etc.

*b)* On lui doit aussi de très beaux succès dans tous les *traumatismes*, accidentels ou opératoires, portant sur les *voies biliaires* (déchirures et ruptures de canaux par traumatismes ; incisions chirurgicales du cholédoque, du cystique et même de la vésicule, impossibles à suturer en raison de la friabilité des tissus); et, dans ce cas, il joue déjà, à la fois, le rôle de *drain* et de moyen d'*hémostase*.

II. Mais le tamponnement est surtout *hémostatique* au niveau du foie lui-même, qu'il soit *péri* ou *intrahépatique*. C'est le procédé d'hémostase par excellence dans les *plaies irrégulières* du foie, c'est-à-dire dans les *ruptures* et les déchirures simples de l'organe (les compliquées étant presque au-dessus des ressources de l'art), dans le cas de solutions de continuité situées très profondement sous le diaphragme, et pratiquement impossibles à suturer ; dans les cas de *résection*, où la ligature, si bien placée qu'elle soit, et où la suture, si bien exécutée qu'elle soit, ne sont pas suffisantes pour arrêter l'hémorragie en nappe de la surface de section ; dans

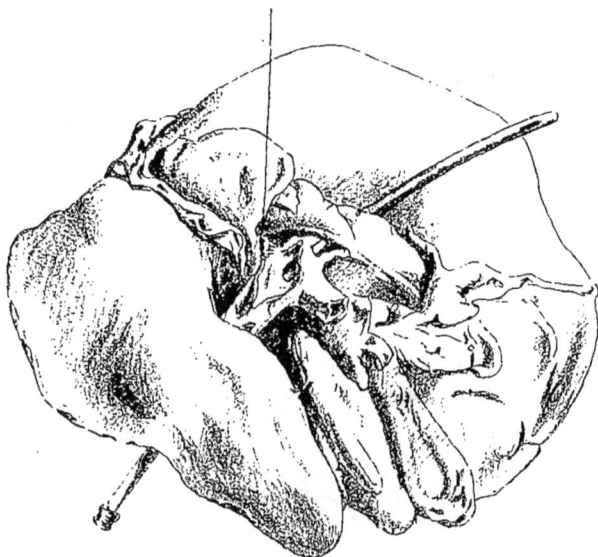

*Fig.* 53.—Plaie de la veine porte (Cas du Président Carnot), traitée par le tamponnement (Poncet).

les cas de *blessures des gros vaisseaux du hile* (*veine porte*, (*Fig.* 53); *veine cave inférieure* près du foie, etc.), lorsque la ligature est impraticable ou même anti-physiologique ; en un mot, dans tous les cas d'*hémorragie*, soit à l'extérieur, soit même à l'intérieur d'une cavité hépatique due à la suppuration (de Rouville, 1899).

Ce tamponnement, qui est sinon inutile dans la plupart des cas de *plaies par instruments tranchants*, du moins avantageusement remplacé par la *suture* seule (Zérénine), est, au contraire, d'après les statistiques publiées par Terrier et Auvray, d'une efficacité très remarquable dans les cas de *déchirures du foie*, comme le prouvent les faits de Dalton, de Zeidler, de Zoledziowski, etc. Il rend de même les plus grands services dans les *plaies par armes à feu* (Brenner, Jelks, Morton, etc.).

# CHAPITRE VI.

## 617.5559.895

## EXTRACTION DES CORPS ÉTRANGERS INTRA-HÉPATIQUES.

**Définition.** — Au cours d'une laparotomie exploratrice, on peut rencontrer en plein tissu hépatique des *corps étrangers*, de nature diverse, dont l'extraction peut être indiquée ; mais, jusqu'à présent du moins, on a très peu eu recours à cette manœuvre opératoire pourtant logique. D'autres fois, on peut les diagnostiquer à l'examen clinique (ils sont alors anciens) et tenter de les enlever, grâce à une intervention réglée à l'avance.

**Historique.** — On ne connaît guère que trois cas de corps étrangers intrahépatiques qui aient été extirpés. Le fait le premier en date est celui de Dalziel (1894) ; il a trait à un corps étranger *ancien* du foie, une aiguille, dont on reconnut avant l'opération l'existence, grâce à une fistule formée depuis deux mois. Le second se rapporte à un cas de projectile intrahépatique *récent*, reconnu au cours d'une laparotomie (Smarth, 1895). Le troisième, qui vient d'être publié, est dû à S. A. Peters (1898).

**Variétés.** — On peut donc être appelé à intervenir dans deux conditions très distinctes :

1° Au cours d'une laparotomie pour *traumatisme récent* : ce qui sera de beaucoup le cas le plus fréquent ;

2° Après diagnostic préalable, dans les faits de *traumatismes anciens*, avec ou sans complication parahépatique (abcès, fistules, etc.).

Toutefois le manuel opératoire diffère à peine dans ces deux circonstances.

**Manuel opératoire.** — La laparotomie étant exécutée, en présence d'un corps étranger reconnu en plein tissu du foie, soit par le doigt promené à la surface de la glande et rencontrant une proéminence dure (Smarth), soit par l'examen au stylet d'une plaie d'un des lobes (Dalziel), si l'on veut extraire le corps du délit, balle, aiguille, grain de plomb, etc., il faut faire une *Hépatotomie*, aussi restreinte que possible, au niveau de l'objet lui-même. Cette opération sera décrite plus loin ; mais nous devons dire ici que cette incision du foie doit avoir lieu au bistouri et être pratiquée soit directement sur la balle (Smarth), soit à l'endroit même où l'on sent l'aiguille (Dalziel). Peters avait aussi affaire à une aiguille à coudre.

Quand le bistouri a atteint le corps étranger, on s'efforce d'extraire ce dernier, en faisant le moins de délabrement possible, à l'aide de petites pinces à mors assez fines, mais solides.

Si les tissus ne sont pas déchirés, il faut s'efforcer de *suturer* avec soin le foie (Smarth). Si la suture ne tient pas, ou s'il y a eu une complication périhépatique antérieure, il vaut mieux se borner au *tamponnement* (Dalziel).

**Suites.** — Dans les cas cités, les opérés ont guéri très rapidement. Il n'y a eu aucune complication ; et ces faits sont de très bon augure. Toutefois il est évident qu'une complication grave, l'*hémorragie*, est à redouter. On s'efforcera de la prévoir, en ne dilacérant pas sans raison majeure l'organe hépatique, et de la traiter, si elle se déclare, par la thermocautérisation à l'air chaud, ou un tamponnement méthodiquement exécuté.

**Indications.** — Comme nous l'avons dit, il y a à distinguer deux variétés de cas.

1° *Corps étrangers reconnus au cours d'une laparotomie.* —Pour beaucoup de chirurgiens, dans les cas de ce genre, il ne faut pas chercher à découvrir *quand même*, dans la profondeur du foie, un corps étranger, surtout quand il s'agit d'un projectile d'arme à feu de petit calibre (révolver, pistolet), alors même qu'on a de très forts motifs pour supposer qu'il s'y trouve.

Soit. Mais, si on le découvre facilement, sans de longues recherches, que faut-il faire ? Les uns disent : Inutile de chercher à l'extraire ; il suffit de suturer par dessus la plaie du foie ou de drainer après désinfection, à moins toutefois que l'ablation ne soit trop aisée, et qu'il ne soit pas besoin de faire de grands délabrements pour l'enlever. Les autres pensent que, dans certains cas, on peut tenter au contraire, à l'exemple de Smarth, l'extraction d'un projectile même de petit calibre. Il est bon de remarquer toutefois que, dans ce fait, la balle n'était pas située à plus d'un centimètre et demi de profondeur.

La question reste donc en suspens, car il est difficile aujourd'hui de distinguer entre les cas où il faut ou non faire l'ablation.

2° *Corps étrangers diagnostiqués avant l'intervention, avec ou sans complication périhépatique.* — Ici encore il est bien délicat de se prononcer, le fait de Dalziel étant unique et très spécial. Tout dépendra des circonstances. Mais, à moins de corps étrangers siégeant superficiellement, s'il n'y a pas de fistule directrice (c'est-à-dire de complication périhépatique), il sera toujours délicat et aléatoire de s'engager à sa poursuite à travers le foie.

Plutôt que de poser des règles absolues, bornons-nous à enregistrer ces faits et à en attendre de nouveaux, *avec examens radiographiques* si possible, avant de discuter plus longuement.

# CHAPITRE VII.

## 617.5559.813

## CURETAGE DE CAVITÉS HÉPATIQUES.

**Définition**. — Par suite de divers processus anatomo-patho-logiques, il peut se produire, dans l'intérieur du tissu hépatique, des cavités plus ou moins bien délimitées, que certains chirurgiens, au cours d'une laparotomie, ont cru utile de nettoyer ou même de gratter à la curette, pour activer la réparation des parties.

C'est à cette manœuvre opératoire qu'on a donné le nom de *Curetage* (Fontan), par analogie avec le curetage des organes creux.

**Synonymie**. — *Grattage intrahépatique.* — *Toilette des abcès* (Zancarol).

**Historique**. — Il s'agit là d'un petit procédé opératoire tout moderne. Recommandé dès avril 1887 par Zancarol (d'Alexandrie), plutôt sous forme de *nettoyage* que de grattage, le *curetage* a été surtout préconisé par Fontan (de Toulon) pour les abcès du foie (1891), et cela avec une certaine ténacité. M. F. Bresson (1895) y a consacré sa thèse ; et on connaît encore une observation de Gallay (1894). Il a été aussi utilisé déjà, contre des gommes du foie, par Mikulicz et Schmidt (1893), Spencer (1898), mais un peu au hasard des événements.

Depuis, on a voulu l'appliquer également à des cavités bien closes, comme celles des kystes hydatiques, de façon à faire dispa-raître la membrane animale productrice d'hydatides ; mais ces ten-tatives de Bobrow (1898) et de Tuffier (1899) ne paraissent pas avoir rencontré beaucoup d'imitateurs.

**Manuel opératoire**.— La laparotomie parahépatique étant faite et la cavité à cureter largement incisée (*Hépatostomie*), on procédera à l'opération de la façon suivante, dans un cas d'abcès du foie par exemple, si l'on en croit les conseils de Zancarol.

I. Procédé de Zancarol (*Toilette digitale des abcès*). — Des écarteurs seront placés dans la cavité et confiés à un aide qui doit, pendant tout le temps, tenir les parois de l'abcès accolées aux parois thoraciques (à supposer que le foie n'ait pas été fixé au préalable, bien entendu).

Puis une *injection* antiseptique est faite dans la cavité, jusqu'à ce que l'eau de lavage sorte claire (Zancarol); mais cette irrigation n'est pas indispensable et elle peut même être très dangereuse. Dans un cas de kyste hydatique suppuré du foie, opéré en présence du Dr Schnell, nous avons failli perdre le malade par asphyxie sur la table d'opération, du liquide de lavage ayant pénétré dans les bronches à travers une perforation phréno-pleurale restée inaperçue. Aussi, pour notre part, nous y avons renoncé.

A ce moment on détache *avec les doigts*, ou avec des tampons

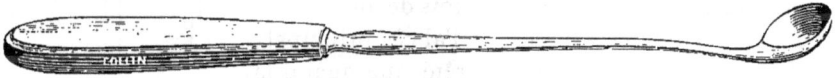

*Fig.* 54.— Curette à double courbure en cuillère.

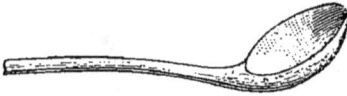

*Fig.* 55. — Cuillère tranchante
de la grande curette.

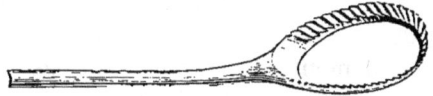

*Fig.* 56. — Curette à bords dentelés.

montés, les caillots, les masses purulentes qui adhèrent aux parois de la cavité, ainsi que toutes les parties sphacélées du tissu hépatique.

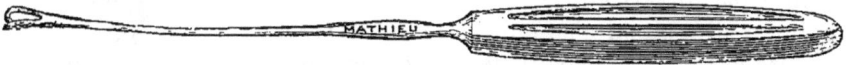

*Fig.* 57. — Curette fenêtrée à bec recourbé (modification de l'instrument de Sims).

II. Procédé de Fontan (*Curetage proprement dit*). — Zancarol. on le voit, n'est pas partisan, pour les abcès, de l'emploi de la curette; mais l'instrument tranchant a été utilisé par Fontan. On y a eu recours aussi pour des gommes. Voici comment.

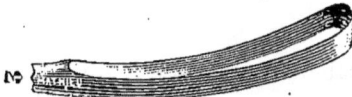

*Fig.* 58.— Curette à tranchant fenêtré.

Le procédé de M. Fontan est ainsi décrit par cet auteur. L'abcès ouvert, on introduit une curette utérine en cuillère (*Fig.* 54 et 55) ou à bords dentelés(*Fig.*56,57 et 58),et fait un curetage modéré,mais ferme sur toute la paroi. De temps en temps le doigt, préférable à la vue, s'assure du travail fait, et, si la boue hépatique est abondante, une *irrigation* entraîne toute cette raclure. La curette ne doit négliger aucune anfractuosité ; et, pour combiner les lavages au curetage, on peut se servir d'une curette à manche tubulé (*Fig.* 59).

Dans les tissus trop mous, l'instrument ne mord pas ; il faut alors les soutenir avec la pulpe de l'index ; le doigt et la curette font ainsi une sorte de pince capable de détacher les parties macérées et flottantes. Une sorte de *cri* se produit quand on arrive sur le tissu sain ; il faut alors s'arrêter. En procédant avec méthode, on n'observe pas d'hémorragie ; et, grâce au curetage, on peut parfois découvrir des poches purulentes voisines de l'abcès principal.

Le curetage ne doit être arrêté que quand la surface de la cavité est littéralement propre, rouge et granuleuse, dans les cas d'abcès ou de gomme ; quand la membrane adventive a été totalement enlevée dans les kystes (Bobrow).

On peut ajouter à l'opération un *tamponnement intrahépatique*. La laparotomie doit être terminée comme d'habitude.

**Suites.** — On n'a pas noté de complications propres au curetage proprement dit, dans les observations publiées, malgré les craintes émises par divers chirurgiens; mais ce n'est point à dire qu'on n'en puisse point observer, malgré la statistique favorable de Fontan, qui a trait à 21 cas au moins (1895).

*L'hémorragie*, que l'on pouvait en effet redouter *a priori*, n'a pas été, en réalité, observée une seule fois.

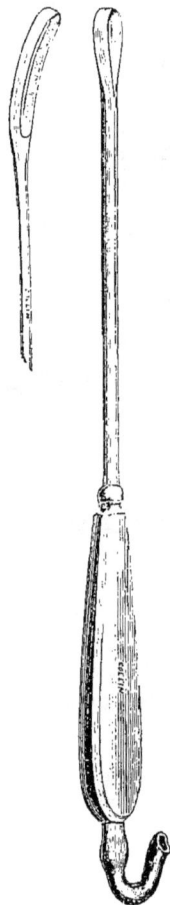

Fig. 59. — Curette à manche tubulé.

**Indications.** — Le curetage intrahépatique n'a été préconisé jusqu'ici que dans trois sortes d'affections : 1° Les *abcès*; 2° les *kystes hydatiques* ; 3° les *syphilomes*. Encore cette manœuvre opératoire n'est-elle de mise que dans certains cas, très spéciaux, de ces différentes affections.

1° *Abcès du foie*. — D'abord conseillé timidement par Zancarol (1887), sous le nom de « toilette de l'abcès », puis préconisé par Fontan (1891) comme manœuvre complémentaire de l'Hépato-stomie, dans la très grande majorité des cas, le curetage a paru, à beaucoup de chirurgiens, une complication inutile et même dangereuse (Pozzi, Monod, Segond). Pour nous, nous avons déjà dit (1894) que nous le considérions comme pouvant occa-sionner de sérieux accidents, tels que la *déchirure du foie* au fond de la cavité de l'abcès, en dehors de l'hémorragie ; mais nous devons reconnaître que jamais ces accidents n'ont été notés.

De plus, il faut avouer que le curetage a donné à ses défenseurs des résultats que nous ne pouvons passer sous silence. Zancarol et Fontan ont, en effet, enregistré 172 cas, avec 52.8 pour 100 de guérisons. Zancarol considère cette manœuvre « comme le temps le plus important » du traitement des abcès ; et Fontan, en 1895 encore, n'était pas moins affirmatif.

2° *Kystes hydatiques*. — Le curetage a été recommandé dans les *kystes hydatiques*, en particulier par Bobrow (1898), et par Tuffier (1899). Bobrow vide et curette la poche du kyste, puis lave la cavité et la referme complètement. Au début, Bobrow laissait dans la poche une solution de chlorure de sodium ; mais il y a renoncé désor-mais. Tuffier s'est borné à un grattage très léger des parois et a lavé la poche au sublimé; il l'a fermée avec une double suture de Lembert.

D'après Pierre Delbet, cette pratique, dans les cas de kystes hyda-tiques, expose à ouvrir les vaisseaux sanguins et les canaux biliaires, et peut conduire au drainage : ce qui montre qu'elle ne vaut pas le capitonnage qu'il a préconisé, et sur lequel nous insis-terons.

3° *Syphilomes*. — Le curetage de la cavité hépatique a été aussi utilisé après des *ablations de tumeurs* du foie, ou au cours d'opéra-tions faites pour les reconnaître. C'est ainsi que Mikulicz a énucléé, à l'aide d'une curette, une *gomme du foie*, sans enlever la capsule; il tamponna ensuite la plaie, qui guérit. De même, Schmidt, en 1893, incisa le foie au niveau d'une *masse sanguino-lente nécrotique*, et dut être obligé de cureter la cavité qui résulta de l'ablation de cette masse presque liquide. Peut-être s'agissait-il aussi d'une gomme dégénérée ? Plus récemment enfin, Spencer, en 1898, trouva à la laparotomie une *masse gommeuse*, qu'il enleva à l'aide d'un simple curetage : ce qui lui permit de ne pas recourir à

des sections hépatiques et par conséquent d'éviter toute hémorragie importante.

Tels sont les faits connus. L'avenir de ce procédé n'en reste
pas moins encore douteux, en particulier pour les kystes, où il
paraît presque inutile, comme on l'a d'ailleurs fait remarquer.
Nous nous bornons à enregistrer les faits, car ils ne sont pas encore
assez nombreux pour permettre une discussion profitable, en
dehors des abcès du foie. Mais, pour cette dernière affection, il est
indiscutable qu'il a donné des résultats, qui ne sont pas à négliger.

# CHAPITRE VIII.

## 617.3559.84

## SUTURE DU FOIE.

**Définition.** — On peut être appelé à pratiquer une *suture* sur le foie, comme sur le tissu rénal par exemple, dans tous les cas de solution de continuité, accidentelle ou opératoire, portant sur l'organe lui-même ou sur les vaisseaux qui le traversent.

Il ne faut pas confondre la *Suture,* ou *Hépatorraphie,* avec la fixation du foie par des sutures, qui est une opération différente (*Hépatopexie*).

**Synonymie.** — *Hépatorraphie.* — *Suture hémostatique* (Cecherelli et Bianchi). — *Ligature intrahépatique* (Auvray et F. Terrier).

**Historique.** — L'historique de la suture du foie ne se confond pas absolument, comme on l'a dit, avec l'histoire de l'hépatectomie partielle ou résection hépatique. Dès 1845, en effet, à l'Académie de Médecine, Roux recommandait de faire la suture ou ligature des plaies du foie, accessibles par l'ouverture de la paroi abdominale, et il obtenait une guérison. Ses conclusions, hardies pour l'époque, étaient cependant adoptées sans hésitation par Gerdy. De sorte que Bruns, un des premiers chirurgiens qui y recoururent, pendant la guerre de 1870-71, lors de l'ablation d'une portion de foie, chez un soldat atteint d'une plaie de l'abdomen par arme à feu, n'intervint, en somme, de la même façon que vingt-cinq ans plus tard. En un quart de siècle, à ce point de vue, on n'avait fait aucun progrès !

Depuis, dans des expériences sur des animaux auxquels on extirpa des parties de foie (Postempski, 1886), on a employé plusieurs fois la suture, de cette époque à nos jours.

Mais ce n'est qu'en 1886 que Lins l'utilisa chez l'homme, au cours d'une résection pour tumeur solide. Le 9 juillet de la même année, Tscherning y recourut pour une plaie opératoire ; et, en 1886 encore, Loreta l'utilisa dans une extirpation de kyste hydatique.

Deux ans plus tard, Garré s'en servait dans des résections identiques. En 1888 également, Langenbuch l'employa dans un cas
d'ablation d'un lobe flottant du foie, et Pozzi lors de l'extirpation
d'un kyste hydatique pédiculé.

Depuis cette époque, elle a été tentée à diverses reprises, comme
nous le verrons plus tard [Heusner (1889), Hochenegg (1890), etc.],
lors de résections hépatiques, et dans des plaies du foie, surtout à
partir de 1890.

Citons seulement le travail spécial de Babacci (1889) sur la suture
élastique ; les recherches de Postempski (1890 à 1892), les observations de Tricomi (1891), Micheli (1893), Bobroff (1894), Del Vecchio (1894) ; et enfin les remarquables recherches de Cecherelli et
Bianchi (1894), Kousnetzoff et Pensky (1896), Auvray (1897),
Manega (1897), Tansini (1898), etc., etc. Il est facile de voir par
cette énumération que c'est surtout en Italie que la question a
intéressé les chirurgiens.

Il y a presque autant de manières de pratiquer cette suture que
d'opérateurs ; malheureusement, tous n'ont pas publié avec détails
leur propre technique.

**Variétés**. — La suture du foie peut être exécutée dans différentes conditions. Tantôt, en effet, il s'agit simplement de *réunir
les lèvres d'une plaie* à bords nets ; tantôt, on doit placer une *ligature* sur une petite portion de tissu hépatique, de façon à pouvoir
enlever ultérieurement un morceau de l'organe ; tantôt enfin, il faut
faire des *ligatures dans le foie* lui-même, pour en isoler une partie
plus ou moins importante. — Dans ces trois conditions, on doit procéder différemment ; et nous devons décrire successivement ces
trois variétés de suture.

1° La *Suture simple* ou *Suture proprement dite du foie*, connue
depuis longtemps.

2° La *Ligature ordinaire* d'un pédicule hépatique, d'un usage plus
récent et plus spécial (1870).

3° Les *Ligatures intrahépatiques*, encore très peu connues, et
recommandées seulement dans ces dernières années (1894).

**Manuel opératoire**. — Pour exécuter une suture ou une
ligature du foie, après laparotomie exploratrice, il est indispensable d'avoir un outillage approprié, en dehors des instruments
nécessaires à toutes les interventions abdominales.

1° *Instruments.* — Nous ne nous arrêtons pas au matériel à sutures courant ; aux fils de *soie* ou de *catgut,* qui doivent être préparés à l'avance, et cela d'une façon irréprochable ; aux *liens de*

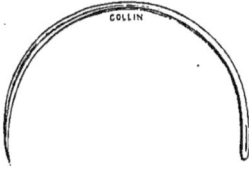

*Fig.* 60. — Aiguille courbe ordinaire pour sutures.

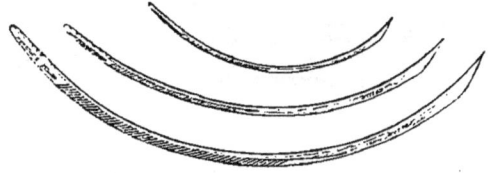

*Fig.* 61.— Grandes aiguilles à sutures (Modèle Doyen).

*caoutchouc,* utilisés pour la ligature élastique, qui doivent être très solides et aseptiques ; aux *aiguilles* à coudre, d'un usage courant, qui doivent être courbes (*Fig.* 60), assez fortes et assez grandes

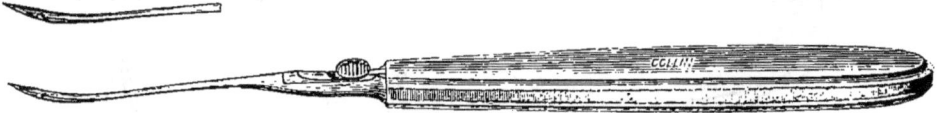

*Fig.* 62. — Aiguille droite de Reverdin.

comme celles de Doyen, par exemple (*Fig.* 61); voire même aux aiguilles de Reverdin, droites (*Fig.* 62) et courbes (*Fig.* 63), qui seront toujours utiles.

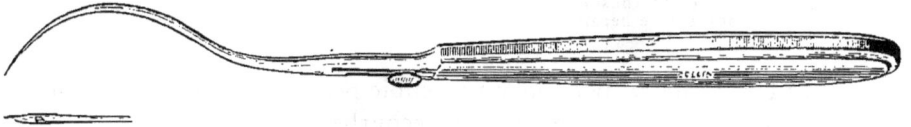

*Fig.* 63. — Aiguille courbe de Reverdin.

Mais nous insisterons seulement sur l'intérêt qu'il y a à avoir ous la main de grandes *aiguilles à manche,* légères et à grande courbure, plus ou moins analogues aux modèles les plus récents de Doyen (*Fig.* 64), et de l'aiguille d'Emmet à périnéorrhaphie (*Fig.* 65).

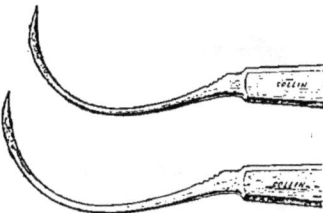

*Fig.* 64.— Aiguilles à manche. (Modèle Doyen).

*Aiguilles spéciales.* — Signalons d'abord qu'on a imaginé des *aiguilles spéciales pour la suture du foie,* et que récemment Kousnetzoff et Pensky (1896) (*Fig.* 66), puis Auvray (1897) (*Fig.* 68), enfin Waring (1898) (*Fig.* 67), en ont fait construire des modèles nouveaux, qui sont d'un usage assez commode.

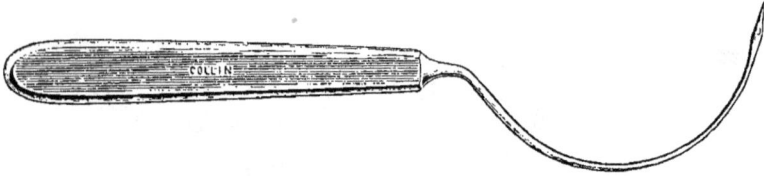

*Fig.* 65.— Aiguille à manche, à grande courbure.

a) *Aiguilles à sutures.* — 1° *L'aiguille de Kousznetzoff et Pensky* n'est qu'une aiguille courbe ordinaire, qui a été construite d'une façon un peu plus solide (*Fig.* 66). Elle est relativement courbe et peu incurvée ; mais elle est épaisse et a sa pointe un peu mousse.

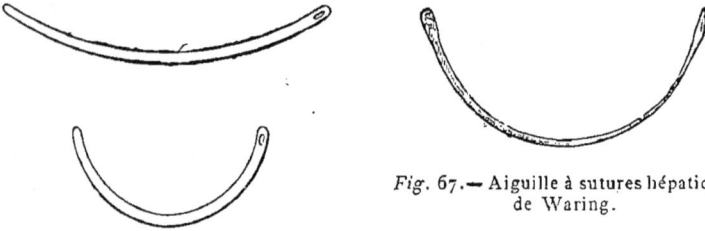

*Fig.* 67.— Aiguille à sutures hépatiques, de Waring.

*Fig.* 66.—Aiguille de Kousnetzoff et Pensky, pour suture hépatique.

2° *L'aiguille de Waring* y ressemble beaucoup (*Fig.* 67) ; mais elle est plus mince et encore plus recourbée.

b) *Aiguille à manche, d'Auvray.* — *L'aiguille d'Auvray*, construite par Collin (*Fig.* 68), rappelle par la longueur de sa courbure l'aiguille d'Emmet ; mais elle est d'une courbure à rayon plus

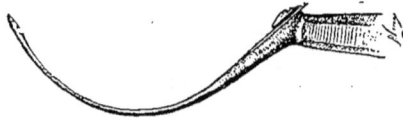

*Fig.* 68.— Aiguille à grande courbure, pour ligature du foie, d'Auvray.

grand. *C'est une aiguille à ligatures.* Elle peut ainsi perforer le tissu hépatique d'une face à l'autre et sa forme permet de la manier facilement quand on opère à une certaine profondeur. Une aiguille tout-à-fait droite déterminerait, en effet, des déchirures, et un instrument trop courbe serait difficile à introduire.

Elle est aplatie dans le sens latéral et présente une faible épaisseur : ce qui évite des dégâts dans la traversée du foie. Son extrémité, taillée en coin, est *mousse* : ce qui la rend d'un maniement moins dangereux que celle de Reverdin, car, dans l'épaisseur du foie, si elle rencontre un gros vaisseau, elle bute contre lui, au lieu de le transpercer, et il n'y a qu'à le contourner à droite ou à gauche.

Malgré sa courbure, cette aiguille est munie, comme celle de Reverdin, d'un chas mobile : ce qui est une supériorité sur le modèle d'Emmet.

2° *Aides.*— Pour la suture du foie, en dehors de l'anesthésiste, un *aide* au moins est nécessaire, pour enfiler les aiguilles, ou maintenir les parties à suturer.

I. SUTURE PROPREMENT DITE. — On peut appliquer au niveau du foie les différents procédés de suture ; mais, jusqu'à présent, on a surtout utilisé la *suture à points séparés* et le *surjet*.

1° *Suture à points séparés.* — On peut l'exécuter avec des aiguilles à coudre ordinaires courbes, ou celles de Kousnetzoff et Pensky, de Waring, mais mieux avec l'aiguille de Reverdin courbe (*Fig.* 63). Les points peuvent être simples (*Fig.* 69 et 70), ou en *anses* (*Sutures à capitons* ou *en U*).

Elle n'est guère de mise que dans les *plaies petites* ; que dans le cas où il n'est pas nécessaire de placer beaucoup de points de suture (*Fig.* 70, 71, 73 et 74). Si, en effet, il s'agit d'une longue incision du foie, pour obtenir la cessation de l'hémorragie, on doit recourir à un grand nombre de points et les faire très rapprochés : ce qui peut amener des déchirures.— Il est évident

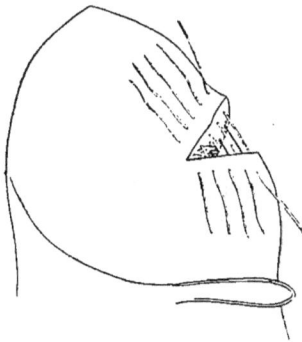

Fig. 69. — Suture du foie à points séparés, après résection cunéiforme d'une partie du foie (bord du lobe gauche). — Façon de placer les fils à sutures, vus de profil (Waring).

qu'il ne faut pas y avoir recours dans le cas de foie extrêmement friable. Le remède serait pire que le mal ; c'est au tamponnement qu'il faut songer en l'espèce

D'après Postempski entre autres, la suture d'une plaie du foie doit être faite de façon à ce que chaque point ait seulement la mission de *maintenir rappro-* chées les surfaces cru-entées*, et non de rapprocher réellement par lui-même chaque lèvre. L'aide, en se servant seulement d'une main, accole les bords de la plaie, après que les fils de suture ont été passés ; et, c'est après cette manœuvre seulement que les nœuds sont faits et serrés avec beaucoup d'attention. Il a employé deux fois ce pro-

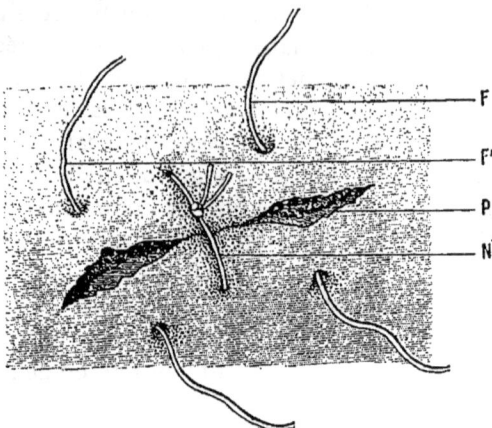

Fig. 70.— Sutures *à points séparés, non perforants,* d'une plaie du foie (Lejars). — *Légende* : P, plaie du foie ; N, fil passé et noué (on voit le froncement de la plaie) ; F, F', fils passés à travers le tissu hépatique, en plein parenchyme.

cédé, avec succès dans les deux cas. Les sutures furent faites au catgut. Mais il ne faut pas exagérer la friabilité de l'organe, et, dans beaucoup de circonstances, on peut serrer comme d'ordinaire les points de suture.

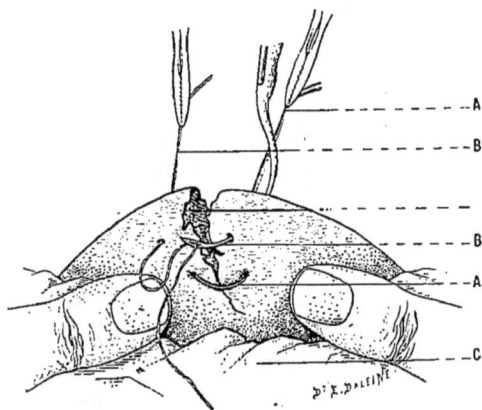

Fig. 71.— Suture d'une déchirure du foie, située sur son bord antérieur, *à points séparés perforants* (Lejars).— *Légende* : C, compresse sur laquelle est placé le foie; A, A, première anse de fil passée, serrée et nouée, dont les extrémités sont tenues à la face opposée par une pince ; B, B, placement, à l'aide d'une aiguille de Reverdin courbe, en deux temps, d'une autre anse *perforante*, à travers tout le bord du foie.

2° *Suture en surjet.* — La suture en surjet a été appliquée aux plaies du foie ; mais elle est surtout utilisable dans les *longues plaies*, qui sont dues à des instruments tranchants et qui ne sont pas trop profondes, et aux cas de plaies par résection opératoire.

*a) Suture classique.* — On peut l'exécuter

à l'aide d'un simple fil de *catgut* fort. Le catgut fort vaut mieux que la soie, parce qu'il déchire moins et qu'en se gonflant il obture en le remplissant le trajet de l'aiguille, fine par rapport à l'épaisseur du fil employé. On doit se servir d'une aiguille courbe à suture ordinaire (*Fig.* 60), car l'aiguille de Reverdin (*Fig.* 71) n'est pas d'un usage commode en la circonstance, pas plus que l'aiguille d'Emmet. L'aiguille de Kousnetzoff-Pensky (*Fig.* 66) es tout-à-fait de mise pour le surjet.

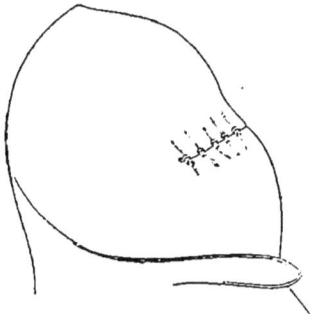

Fig. 72. — Suture à points séparés du foie, après résection. — Les fils placés ont été noués (Waring).

*b)* On peut, comme le signale Waring, recourir aussi à la *suture en bourse* (*Fig.* 75) pour les petites plaies ; de cette façon, dit-il, on évite plus sûrement de déchirer le foie avec les fils : ce qui n'est pas absolument certain.

On peut, à notre avis, employer tantôt la suture à *points séparés*, tantôt le *surjet*. Il est difficile de dire dans quel cas l'une vaut mieux que l'autre.

*c)* Suture sur tamponnement. — Kousnetzoff et Pensky, après la résection, ont conseillé de tamponner la plaie avec de la gaze iodoformée et d'établir par dessus ce tamponnement un *surjet au*

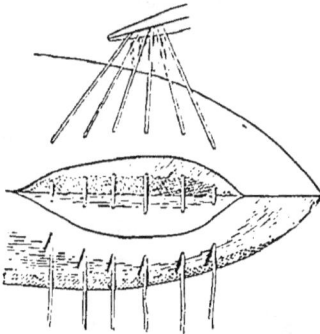

Fig. 73. — Suture du foie après résection hépatique en coin, correspondant à la surface de la glande, vue de face. — Les fils (points séparés) sont en place et maintenus en haut à l'aide d'une pince (Waring).

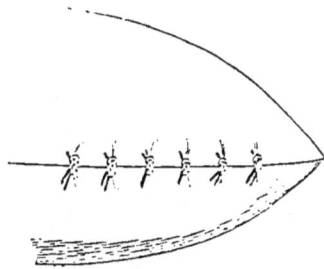

Fig. 74. — Sutures de la surface du foie. les fils ayant été noués (Waring).

*catgut*, réunissant les deux bords de la plaie et la gaze (*Fig.* 76). L'extrémité de celle-ci sort, bien entendu, par l'extrémité inférieure de l'incision abdominale, et, au bout de quelques jours, on tire avec précaution sur cette gaze. Le catgut étant alors résorbé, on peut la retirer en une ou plusieurs séances.

Cette méthode du surjet sur gaze a été employée au demeurant avec succès par Mikulicz, dans un cas d'intervention pour syphilome.

Pour nous, nous adoptons de préférence le procédé d'hémostase hépatique que préconise notre collègue et ami, M. Roux (de Lausanne).

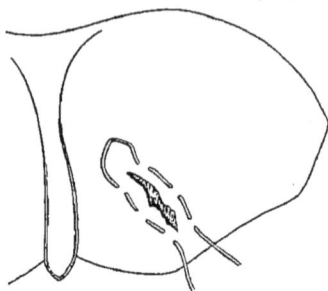

Fig. 75. — *Suture en bourse* dans un cas de petite déchirure de la surface du foie (Waring).

Nous nous servons tout simplement d'*aiguilles rondes* (courbes ou droites, suivant le cas), après y avoir passé, en son milieu, *le plus gros fil de catgut* possible, mené double au travers du parenchyme hépatique. Il bouche le trou de l'aiguille très sûrement et permet l'affrontement des tranches de foie, qu'on peut serrer suffisamment pour tarir l'hémorragie. Les pinces à mors plats, placées sur les vaisseaux saignants, sont enlevées avant la suture, ou prises dans une *ligature* en masse, à l'aiguille courbe, enfilée aussi de catgut double.

Ce procédé que nous avons employé plusieurs fois a l'avantage d'être d'une extrême simplicité; et surtout on peut compter sur le gonflement des fils de catgut sec dans leur canal, pour assurer l'hémostase dans les heures qui suivent l'opération. On n'a pas ainsi à redouter le passage de l'aiguille dans un vaisseau : ce qu'on peut craindre avec raison dans le mode ordinaire des sutures en masse au travers du parenchyme hépatique.

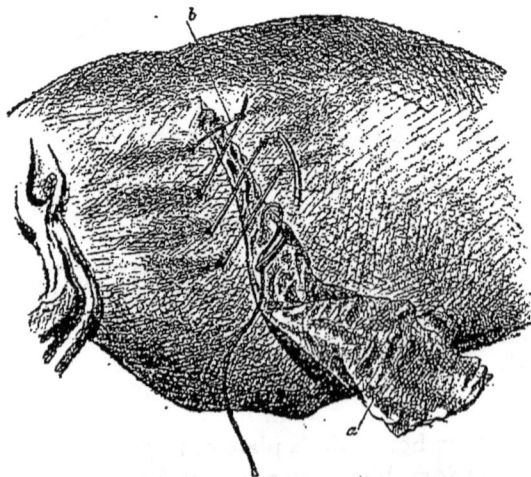

Fig. 76. — Suture du foie sur tamponnement par le procédé de Kousnetzoff et Pensky. — *Légende : a, b*, fil placé.

II. Ligature extrahépatique. — 1° *Ligature simple.* — Quand on a à pratiquer la section d'un pédicule hépatique relativement *petit,* comme par exemple celui qui réunit au foie un kyste hydatique presque totalement énucléé de

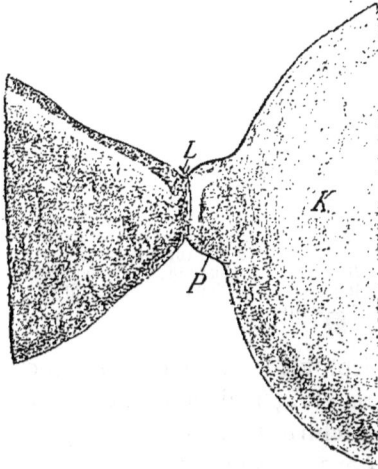

Fig. 77. — Ligature sur une tumeur pédiculée du foie. — *Légende :* F, foie ; P, pédicule ; L, ligature placée sur le pédicule (Doyen).

l'organe (*Fig.*77), ou même un lobe flottant de peu de volume, on peut se borner à employer une simple *ligature périhépatique* circulaire (*Fig.* 78).

Pour exécuter une ligature périhépatique, il faut soit de la *soie* très forte, soit du gros *catgut,* soit un solide *lien élastique* de caoutchouc. Mais la technique varie, comme bien on pense, avec les auteurs, qui ont cru, avec raison, devoir perfectionner la simple ligature circulaire.

2° *Double ligature simple* (*Procédé de Bruns et Langenbuch*). — Bruns, qui y a eu recours, de même que Langenbuch, a partagé la base de la tumeur en plusieurs parties, à l'aide de fils passés dans le tissu hépatique, et a serré chacune de ses ligatures isolément. Il ne restait plus alors qu'à sectionner la portion de glande ou la tumeur à enlever, en avant des ligatures. — Ce procédé, par trop primitif, a été suivi, comme on le devine aisément, d'hémorragie dans les deux cas cités, au niveau de points insuffisamment serrés ; et on dut, isolément ensuite, *lier, sur la tranche de section*, des vaisseaux qui donnaient.

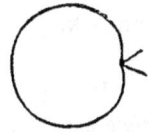

Fig. 78.—Ligature circulaire simple d'un pédicule hépatique.

3° *Ligature double avec nœuds* (*Procédé de Doyen*). — Doyen (1892) a eu recours à une ligature plus complexe, mais plus logique ; et son intervention a été suivie de succès dans un cas, simple d'ailleurs (kyste hydatique). Dans cette ligature circulaire pourvue d'une sorte de nœud à la Lawson Tait, les extrémités sont passées à deux reprises au travers du pédicule, afin d'en assurer la fixité. Les fils sont croisés (*Fig.* 79) ou non (*Fig.* 80 et 81).

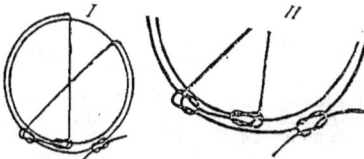

Fig. 79.— Ligature double *croisée,* à nœud de Doyen, utilisable pour un pédicule hépatique. — *Légende :* I, ensemble de la ligature ; II, détails des nœuds de cette ligature.

4° *Ligatures par nœuds divers (Procédé de Tait, H. Delagénière, etc., etc.)* — On pourrait se servir pour le foie des différentes

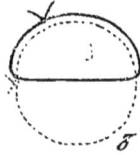

Fig. 80. — Schéma de la ligature d'un pédicule (Doyen). — On place un fil sur une des moitiés du pédicule, supposé isolé et noué ; en pointillé (2), fil circulaire, entourant tout le pédicule, supposé isolé et noué, prenant en chaîne le fil précédent.

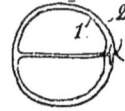

Fig. 81.— Ligature double à nœud, *sans croisement*, pour hémostase du pédicule d'une tumeur du foie (Doyen). — *Légende* : 1, fil divisant le pédicule en deux parties ;|2, fil circulaire.

sortes de nœuds proposés en gynécologie : tels ceux de Bantock, de Lawson Tait, de H. Delagénière, etc. ; mais nous ne croyons pas qu'ils aient jamais été utilisés en chirurgie hépatique. Comme ils sont aujourd'hui bien connus, nous nous bornons à en reproduire les figures ; ils sont d'ailleurs aussi simples que ceux imaginés par Doyen.

*a)* Le *nœud de Bantock (Fig.* 82) et le *nœud de Lawson Tait (Fig.* 83) sont faciles à comprendre et à faire ; ce dernier, qui porte aussi le nom de *Staffordshire Knot* (ce qui rappelle comment Lawson Tait fut amené à s'en servir), est plus solide que celui de Bantock.

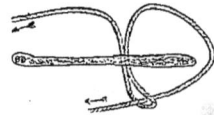

*b)* Le *nœud à boucle passée,* de H. Delagénière est un peu analogue à celui de Doyen.

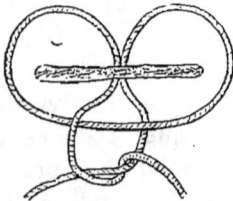

Fig.82.— Nœud de Bantock pour les petits pédicules (D'après Pozzi).

Fig. 83. — Nœud de Lawson Tait pour les pédicules des annexes, applicable à la chirurgie hépatique (D'après Pozzi).

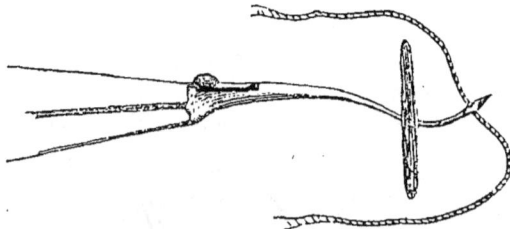

Fig. 84.— Nœud à boucle passée, de H. Delagénière (du Mans).— 1er *temps* : L'aiguille traverse le milieu du pédicule et saisit le milieu du fil placé derrière.

Les figures ci-jointes le font comprendre, sans qu'il soit besoin de le décrire longuement (*Fig.* 84, 85, 86 et 87) (1). Il est fait avec un seul fil, en une fois, par l'opérateur seul. Le pédicule est traversé en son milieu et divisé en deux moitiés également ser-

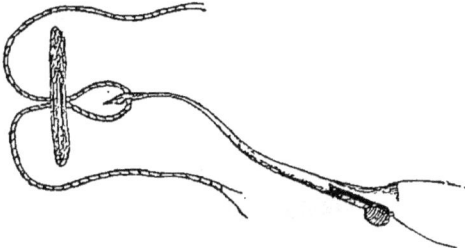

rées. La traction des chefs des fils est horizontale, au lieu d'être verticale, comme dans le nœud de Lawson Tait.

Fig. 85. — Nœud à boucle passée. — 2ᵉ *temps* : L'aiguille passe la boucle à travers le pédicule.

5° *Ligature élastique (Procédé de Babacci).*— La ligature élastique, bien connue en gynécologie (*Fig.* 88), a été étudiée tout d'abord pour le foie par Babacci (1889). Terrillon a insisté sur la commodité de cette ligature, exécutée avec un *tube de caoutchouc rouge*, bien solide et bien préparé.

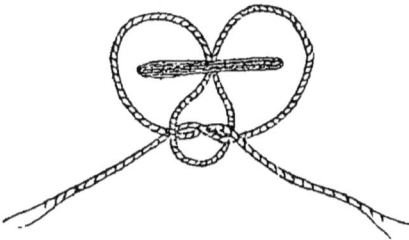

Fig. 86. — Nœud à boucle passée. — 4ᵉ *temps* : Les deux chefs du fil sont croisés, puis noués dans l'intérieur de la boucle.

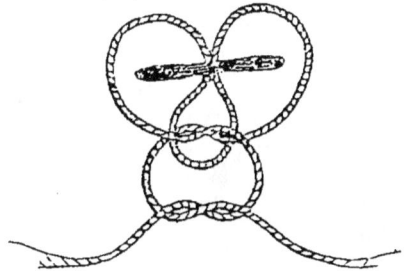

Fig. 87. — Nœud à boucle passée. — 4ᵉ *temps* : Les deux chefs du fil sont renoués par-dessus la boucle, pour tenir le nœud.

Ce lien coupe moins les tissus que la soie. Mais on a rarement fait ainsi une ligature intra-péritonéale perdue, comme on l'a tenté pour l'utérus (*Fig.* 88).

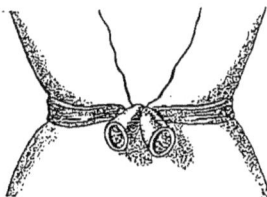

Fig. 88. — Ligature élastique (Procédé de Hégar), qu'on peut utiliser en chirurgie hépatique.

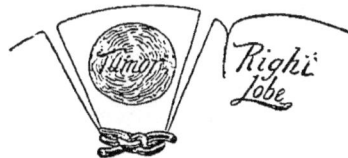

Fig. 89. — *Ligature élastique*, appliquée sur le pédicule d'une tumeur du foie (angiome), artificiellement créé à l'aide d'incisions latérales, faites au thermocautère (Keen).

(1) On en trouve d'ailleurs la description complète dans la *Chirurgie de l'Utérus* de cet auteur (Paris, Inst. de Bibliogr., 1898, p. 313-314).

6° *Ligature sur gaȝe.*— Lücke a pris encore plus de précautions. Pour éviter la section du parenchyme hépatique sous-jacent par le lien circulaire, accident arrivé à Doyen, il a entouré la base de la tumeur de *gaȝe* iodoformée, par-dessus laquelle il a placé une ligature élastique.

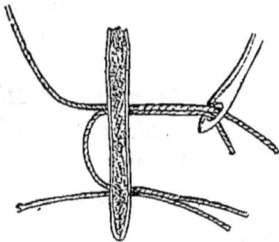

Fig. 90. — Ligature en chaine ordinaire à plusieurs anses. — Manière de placer les anses.

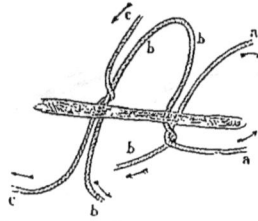

Fig. 91. — Ligature en chaine. Croisement des fils en place (D'après Pozzi). — *a, a,* 1er fil; *b, b,* 2e fil; *c, c,* 3e fil.

Remarquons que les deux derniers procédés, formant une transition toute naturelle avec la *ligature intrahépatique,* ont été utilisés dans les cas de résection avec *pédicule fixé à la paroi* (Voir

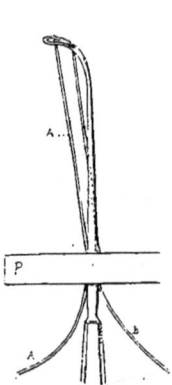

Fig. 92. — Ligature en chaine, de Wallich — 1er *temps :* aiguille traversant le pédicule P, au moment où le fil A est saisi au voisinage de la pointe.

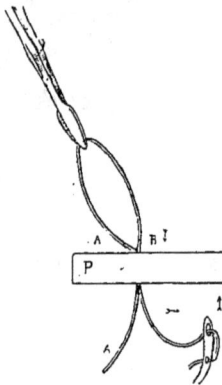

Fig. 93.—Ligature en chaine, de Wallich. — Fil A B, maintenu par une pince. L'aiguille glisse sur le fil pour pratiquer le second point.

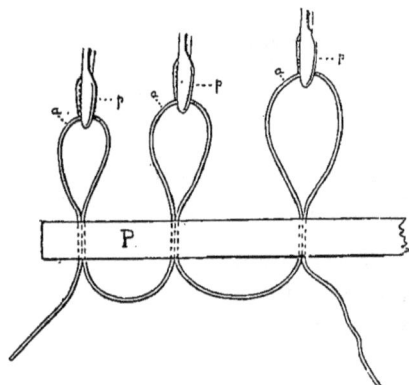

Fig. 94. — Ligature en chaine, de Wallich. — Tous les fils *a* sont en place, maintenus par les pinces *p*; P, pédicule.

Keen (*Fig.* 89), tandis que les premiers, au contraire, ont trait à des résections à *pédicule perdu.* C'est dire que les uns et les autres ont leurs indications particulières, et qu'il n'y a guère à repousser que la ligature simple, qui n'est pas suffisamment sûre.

III. Ligature intrahépatique. — Les ligatures intrahépatiques sont destinées à *isoler* une partie du foie et à assurer l'hémostase dans le reste de l'organe, après l'ablation de la partie à extirper. Ce sont, en somme, des *ligatures en chaîne*.

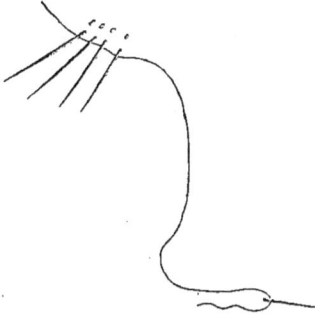

Fig. 95. — Ligature de Long. — Aiguilles enfilées pour la suture en chaîne. de Long. — *Légende* : B, C, D, E, 2ᵉ, 3ᵉ, 4ᵉ, 5ᵉ aiguilles.

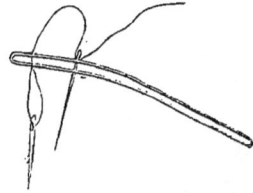

Fig. 96. — Ligature en chaîne, de Long. — Placement du 1ᵉʳ point et de la 2ᵉ aiguille.

Il est évident qu'on peut ici recourir aux divers procédés de *ligatures en chaîne* connus : telle la *ligature classique* à anses simplement croisées (*Fig.* 90 et 91); telle la *ligature de Wallich* (1888) (*Fig.* 92, 93 et 94); telle la *ligature de Long* (1888) (*Fig.* 95, 96 et 97); telle la *ligature de Martel* (1897) (*Fig.* 98), et qui peut se résumer ainsi : aiguille à double encoche, introduite non chargée, ramenant toujours deux fils simples, mais distincts, le dernier fil saisi étant le premier lâché, et l'autre fil étant toujours tordu autour de lui.

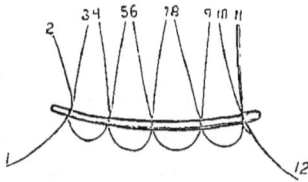

Fig. 97. — Ligature en chaîne, de Long. — Tous les points sont placés. — *Légende* : 1, 2, 1ᵉʳ point; de 3 à 12, points successifs.

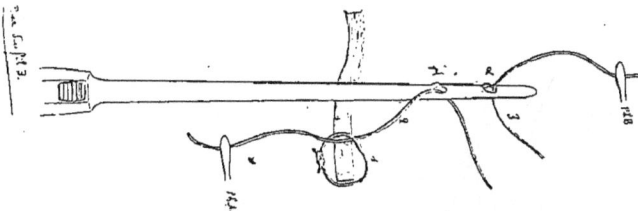

Fig. 98. — Ligature en chaîne, de Martel.

Mais les premiers chirurgiens qui ont vraiment songé à la possibilité de l'emploi, en chirurgie hépatique, de la *ligature*

*en chaîne*, sont Cecherelli et Bianchi (1894) ; puis sont venues
les recherches expérimentales de Kousnetzoff et Pensky (1896),
d'Auvray (1897). Nous décrirons succinctement ces trois procédés.

1° *Ligature à supports (os de baleine) (Procédé de Cecherelli et
Bianchi)*. — Cecherelli et Bianchi sont partis de cette idée que,
pour obvier à la friabilité de l'organe, il fallait donner un point
d'appui aux ligatures, les fils reposant sur cet élément étranger et
non pas sur le foie. L'élément qu'ils ont choisi, de nature animale,
résistant et homogène, facilement résorbable ou enkystable, est
l'*os de baleine décalcifié*, taillé en tranches très minces et plates,
ramollies et désinfectées (On avouera qu'on aurait pu choisir une
autre substance, moins rare). En tous cas, on y creuse des trous
pour laisser passer l'aiguille.

Lors de résection du foie, Cecherelli et Bianchi circonscrivent

---

*Fig.* 99. — Aiguille à suture, droite, un peu longue.

la partie à enlever à l'aide de deux petits rectangles préparés
comme nous venons de le dire ; et chacun d'entre eux est appliqué
sur l'une des faces supérieure et inférieure du foie (*Fig.* 100). Une
aiguille fine ordinaire (*Fig.* 99), armée d'un double fil de soie,
transperce le foie de part en part, et passe à travers chaque trou des
deux lamelles osseuses. On place ainsi une série de fils doubles
(*Fig.*100). Reste à les nouer. Les chefs des groupes les plus rapprochés des extrémités des lamelles sont noués les premiers et de la

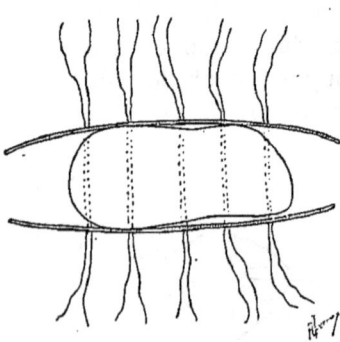

*Fig.* 100.—Ligatures intra-hépatiques par le procédé de Cecherelli et de Bianchi. — Façon de placer les fils.

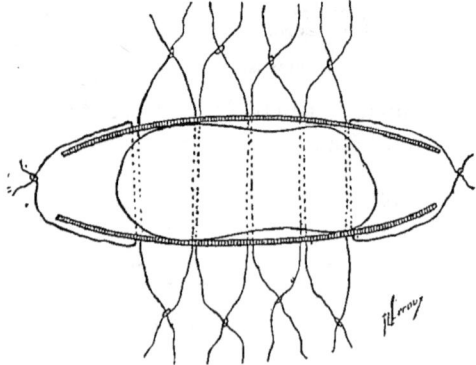

*Fig.* 101.— Ligatures intra-hépatiques par le procédé de Cecherelli et Bianchi.— Façon de faire les nœuds.

façon suivante. Le premier des chefs supérieurs est lié au premier
des chefs inférieurs du même groupe (*Fig.* 101); mais l'autre chef

supérieur est noué avec le chef supérieur du groupe le plus voisin.
Ainsi de suite pour la face supérieure et l'inférieure (*Fig.* 102).

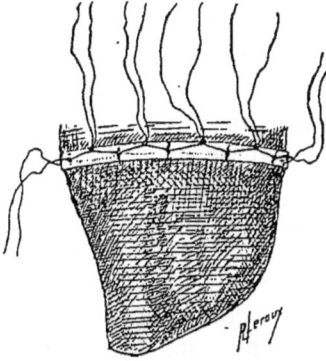

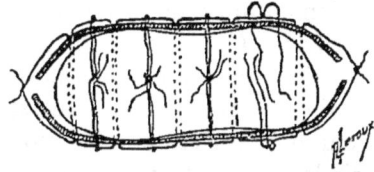

Fig. 103.— Procédé de Cecherelli et Bianchi.—
Coupe schématique du foie, montrant les fils
en place.

Fig. 102.— Procédé de Cecherelli et
Bianchi. — Aspect des fils noués sur
un lobe du foie.

Il en résulte, quand tous les fils sont serrés et noués (*Fig.*103),
une compression assez énergique, qui est exercée sur le tissu hépatique par les lamelles osseuses : et, si elle est suffisante, elle suffit à
arrêter l'hémorragie pendant la section du foie. Pour éviter plus
sûrement encore l'hémorragie, on peut compléter l'opération,
après la résection, en nouant ensemble les chefs supérieurs (*Fig.* 102)
et inférieurs non coupés ; et, de cette façon, la surface cruentée ne
reste pas à découvert.

2º *Ligature discontinue (Procédé de Kousnetzoff et Pensky).* —
Ce procédé, qui ne paraît jusqu'ici avoir été employé que chez les
animaux, consiste à passer à
travers le foie, à l'aide d'une
*petite aiguille mousse, spéciale*
(*Fig.* 66), armée d'un double fil,
une rangée de ligatures en masse,
cela tout le long du morceau à
extirper (*Fig.* 104). Le fil doit
être préparé assez long.

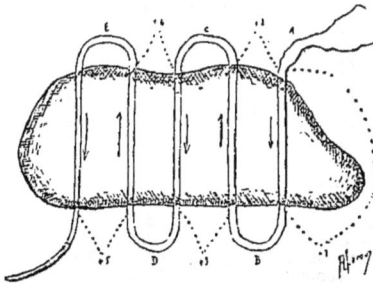

Fig.104.— Schéma de la ligature du foie par
le procédé de Kousnetzoff et Pensky. —
*Légende :* A, B, C, D, E, double fil de
soie avec ses anses 1, 2, 3, 4, 5.

Voici comment on opère. On
enfonce l'aiguille armée d'un fil
double, en A, et venant en B
(*Fig.* 104); à ce moment, on coupe
le fil extérieur de l'anse AB, en 1, et on noue, par un double nœud,
en 1, les bouts du fil extérieur. Le second bout du fil B est élevé

suffisamment pour qu'on puisse procéder avec un nouveau fil double. On fait passer l'aiguille à un centimètre de la piqûre inférieure, pour gagner, à travers tout le foie, la face supérieure, en C. Là, même manœuvre ; on coupe le fil extérieur de l'anse B, et on le noue, sur la face supérieure, avec le fil intérieur de l'anse AB, en 2. Puis reculant d'un centimètre de la seconde piqûre supérieure, on enfonce derechef l'aiguille à travers tout le foie pour obtenir l'anse CD, et au point D, on opère comme au point B. On obtient ainsi des nœuds alternatifs et une suture analogue à celle que Bishop a essayée pour l'intestin. Le canal creusé dans le foie contient toujours les deux fils qui y ont passé, de façon à toujours obtenir le trajet ; l'un des fils agit à droite et l'autre à gauche, d'une façon analogue à celle de la ligature en chaîne classique. (*Fig.* 90 et 91). Les nœuds et les anses alternent de façon telle que les nœuds sont tantôt sur la face supérieure, tantôt sur la face inférieure.

Pour ne pas avoir d'hémorragie après cette ligature, il faut serrer les fils d'une façon assez forte. Sinon la plaie continue à saigner. Ce mode de ligature n'a pas encore été expérimenté sur un foie humain vivant.

3° *Ligature continue en chaîne et à anse* (*Procédé d'Auvray*). — Le foie étant extériorisé, on passe à travers une épaisseur, de la face supérieure à l'inférieure, deux fils de forte soie plate n° 5, qui doivent être placées en contact l'un de l'autre et qui doivent avoir 25 à 30 centimètres de long. La partie moyenne de chaque fil répond au parenchyme hépatique et on forme deux anses qui regardent l'une à droite, l'autre à gauche. Il est très important d'entrecroiser ces deux anses et de les rendre solidaires, afin d'empêcher qu'au moment où on serre les fils, les anses ne s'écartent pas l'une de l'autre en déchirant le tissu hépatique intermédiaire (*Fig.* 105). Pour le passage de ces fils, on se sert de l'aiguille que nous avons décrite plus haut (*Fig.* 68).

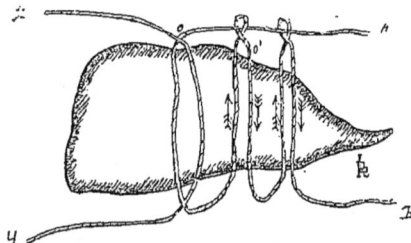

Fig. 105.— Schéma du procédé de ligature intra-hépatique de M. Auvray. — *Légende* : XY, AB, deux fils de la ligature croisés en O, point de croisement de ces deux fils; O', nœud des chefs de l'anse AB. — Les flèches indiquent la direction suivie par le chef B de l'anse AB.

Les deux fils XY et AB, mis en place et en chaîne, en O, on prend le chef B de l'anse du fil AB (*Fig.* 105) et on le fait passera travers le foie de bas en haut, à l'aide de l'aiguille spéciale, qui a été enfoncée de haut en bas, à un centimètre environ du point O, l'a accroché et le fait remonter à la face supérieure du foie, suivant le sens de la flèche. On fait alors un nœud simple avec les chefs A et B et on exerce sur chacun d'eux, en serrant, une traction *lente* et *continue*, de façon à sectionner le tissu hépatique dans l'anneau qu'ils forment ; *les vaisseaux seuls sont pris et rassemblés par la ligature* et il n'y a pas d'hémorragie. On arrête la traction quand l'anse est complètement serrée et quand on sent que tout le tissu hépatique est déchiré. Pendant ce temps un aide a immobilisé l'anse XY, en tenant en main les deux chefs. On assure la fixité de la ligature par un second nœud. A ce moment, l'aiguille est enfoncée de bas en haut *dans la déchirure produite* en serrant la première anse, va chercher le chef B à la face supérieure du foie, après le nœud O, et le ramène à la face inférieure. On répète la même manœuvre pour l'anse suivante et ainsi de suite avec le chef B. Puis on fait exactement la même chose pour l'anse XY. Ces ligatures sont faites assez rapidement et quand l'hémostase est ainsi arrivée, on sectionne le foie au bistouri ou aux ciseaux. Bien entendu, le foie se réduit de suite tel quel dans l'abdomen et l'expérience sur les animaux et le cadavre a montré qu'il n'y a jamais d'hémorragie secondaire. Chez l'homme, quand il s'agit d'enlever de grosses tumeurs, au lieu des deux anses de fil XY et AB, il faut placer deux à trois *anses doubles*, c'est-à-dire de 4 à 6 fils, en rapprochant le plus possible les fils. Après la section, on voit pendre les *pédicules*

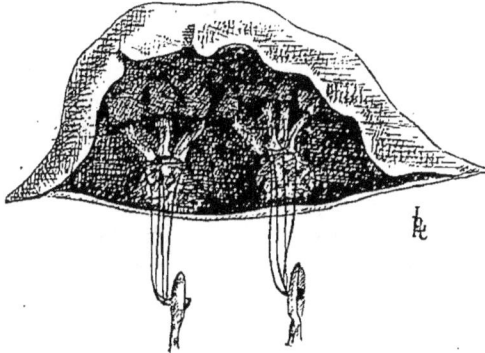

Fig. 106. — Pédicules vasculaires (Procédé d'Auvray) — Détails de la constitution des pédicules.

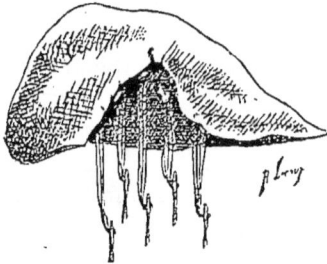

Fig. 107. — Pédicules vasculaires (Procédé d'Auvray), apparaissant à la surface de section, en forme de coin, d'une tumeur supposée située sur le bord du foie.

*vasculaires* (*Fig.* 106 et 107) d'autant plus nombreux que les groupes de deux fils ont été placés en plus grand nombre et qu'ils sont très solidement fixés.

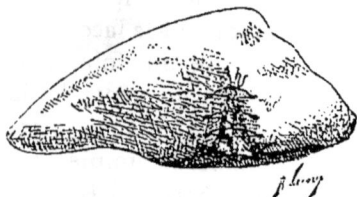

Fig. 108. — Rapprochement des bords de la surface de résection par les fils passés en plein parenchyme hépatique, de part et d'autre de la solution de continuité (Procédé d'Auvray).

Si, au niveau de la surface de section, il se produit alors une petite hémorragie en nappe, Auvray conseille de l'arrêter en promenant le thermocautère à la surface du foie, ou de rapprocher les deux bords de la solution de continuité (*Fig.* 108), jusqu'à ce qu'ils arrivent au contact, et d'assurer ce contact à l'aide de fils en anses, traversant de part en part le tissu hépatique et modérément serrés pour ne pas déchirer le parenchyme. On pourrait, bien entendu, recourir aussi au tamponnement. Il faut avoir soin de placer la série des ligatures le plus loin possible du tissu néoplasique, à cause de la friabilité des parois vasculaires altérées et de la récidive.

**Suites opératoires.** — Les diverses méthodes de ligatures en chaîne intrahépatiques, quand elles sont appliquées aux cas où elles sont de mise, donnent de réels résultats, comme l'ont montré surtout Kousnetzoff et Pensky, Auvray et Terrier. On obtient ainsi une hémostase rigoureuse, aussi bien sur le vivant (cas de Terrier) que sur le cadavre, à condition d'exécuter méthodiquement ces ligatures.

Quant à la suture proprement dite et à la ligature simple, si on ne les emploie qu'à bon escient, on obtient aussi de beaux succès, comme le prouvent de nombreuses observations; et on arrête ainsi facilement des hémorragies, qui auraient été graves.

Reste à fixer dans quels cas particuliers on doit recourir à ces méthodes, de préférence aux autres moyens d'hémostase.

**Indications.** — I. SUTURE PROPREMENT DITE. — Il est inutile d'insister sur ce fait que la *Suture hémostatique* du foie n'est guère de mise que dans les cas de TRAUMATISMES, *accidentels* ou *opératoires* (*Hépatostomie, Résection*), tandis que la *Suture fixatrice*, dont nous n'avons pas à nous préoccuper dans ce chapitre, est surtout employée dans l'*Hépatopexie*, l'*Hépatostomie*, et quelques variétés de *Résection*.

1º *Conditions d'utilisation de la suture dans les traumatismes.*—La suture a été au moins employée 10 fois pour des *plaies par instruments tranchants*, 4 fois pour des plaies par *armes à feu*, 2 fois pour des *déchirures*, 2 fois pour des *extractions de corps étrangers* (après *Hépatotomie*) : ce qui donne déjà un total de près de vingt observations pour traumatismes. Mais elle a été essayée un très grand nombre de fois dans les mêmes conditions et cependant n'a pas pu être menée à bien ; aussi, dans ces circonstances, a-t-on dû l'abandonner et la remplacer par une autre manœuvre opératoire plus indiquée.

En présence des résultats qu'elle doit théoriquement donner (de Rouville, 1899), et que pratiquement elle a déjà fournis dans certaines plaies (Terrier et Auvray), il est évident qu'il n'existe pas de moyen plus scientifique et plus efficace pour traiter les plaies franches du foie. Malheureusement, elle n'est pas toujours praticable, même dans le cas de section nette, cela en raison de deux circonstances principales.

Dans le premier cas, elle échoue parce que le tissu hépatique est trop *friable*, et se déchire sous l'influence de la traction du fil : ce qui est arrivé chez un alcoolique (Broca), dont le foie était cirrhotique. D'autres fois, la *plaie est presque inabordable* pour l'aiguille à suturer ; située très profondément, on ne peut pas l'atteindre facilement et l'on doit se borner alors à la tamponner. Dans ces circonstances évidemment, des chirurgiens habiles et expérimentés, comme Dalton, Terrier, etc., pourront l'éxécuter; mais il ne faut pas croire que la manœuvre soit à la portée du premier opérateur venu.

2º *Variétés de traumatismes.* — *a*) La théorie indique que la suture du foie convient surtout aux *plaies nettes et franches* du tissu hépatique, à celles qui sont la conséquence de coups de couteau, de sabre, de tranchet, d'épée, etc. Et précisément la pratique a montré, dès les premières tentatives cliniques, qu'elle était souvent applicable à ce genre de *traumatismes par instruments tranchants*, et qu'elle fournissait là les meilleurs résultats. Sur les 10 cas rapportés par Terrier et Auvray, elle a donné 9 guérisons; et encore le décès noté n'est-il dû qu'à une faute opératoire, impossible à éviter : ce qui permet d'affirmer que, sur 9 cas où elle a été possible et bien employée, on a eu 9 succès (1). C'est donc dans ces circonstances qu'on doit surtout compter sur elle. Mention-

_____

(1) Il y a cependant d'autres cas de mort (Socin, 1897); mais les détails manquent.

nons en particulier les observations de Escher, Postempski et Manega (1897), Pomara (1899), passées inaperçues.

b) Pour les *plaies par armes à feu*, de même que pour les *déchirures* et les *ruptures* hépatiques, on devra, au contraire, moins y songer, et forcément on y renoncera souvent, donnant la préférence au tamponnement. Dans les traumatismes par choc direct ou indirect (déchirures, etc.), elle n'a guère fourni d'ailleurs que des insuccès, tandis qu'avec le tamponnement on a obtenu plusieurs guérisons. Elle n'a donné également que des résultats très-médiocres dans les plaies par armes à feu ; mais, dans les cas d'extraction de balles, on a été plus heureux.

La conclusion à tirer de ces quelques remarques est, par suite, que la suture doit être réservée aux *Traumatismes par instruments coupants* ou à *l'Hépatotomie opératoire,* par exemple celle utilisée pour la recherche des corps étrangers intrahépatiques ; pour la résection de kystes hydatiques pédiculés (Loreta, Pozzi, Tricomi, Bobroff), ou de quelques tumeurs [Heusner (1889), Hochenegg (1890), Micheli (1891), Del Vecchio (1894), Tansini (1898), etc.].

Pour de Rouville (1899), elle ne donnerait de bons résultats que si l'écartement des bords de la plaie n'excède pas un demi-centimètre ; mais cet auteur n'ayant fait que des expériences sur les animaux, son opinion est loin d'être admissible sans restriction.

II. Ligature extrahépatique. — Les méthodes de *ligature extrahépatique* peuvent être utilisées dans deux circonstances différentes : a) quand on a affaire à une partie du foie ou à une tumeur à pédicule peu considérable, et que l'on désire faire une *résection à pédicule perdu intrapéritonéal* ; b) quand on veut traiter un pédicule de même nature, mais plus gros, par la *méthode extrapéritonéale.* Dans ce cas, on recourt alors à la *ligature élastique.*

a) Le premier procédé a été surtout employé pour des *tumeurs* à pédicules très minces ou des *morceaux de foie déchiré* (Bruns) ; pour des *kystes hydatiques* (Doyen), presque énucléés du parenchyme hépatique, etc. Il conserve toujours ses indications très nettes, car c'est là une excellente méthode opératoire, qu'on pourra d'ailleurs perfectionner, en se servant des différents nœuds employés en chirurgie générale (nœud de Bantock, de Lawson Tait, et autres).

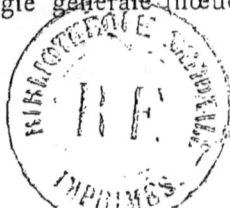

CHIR. DU FOIE. 7

*b*) La seconde variété de ligature extrahépatique est d'un avenir plus douteux, quoique cette méthode ait rendu de réels services aux débuts de la chirurgie du foie. Il est évident, en effet, qu'elle ne constitue pas l'idéal auquel doit tendre le chirurgien. On ne l'utilisera donc que quand on ne pourra pas faire autrement, dans les grandes *résections* de l'organe pour tumeur. Nous l'avons employée avec succès, dans un cas de *kyste hydatique*, où nous avons dû fixer à la paroi un pédicule gros comme le poignet.

III. Ligature intrahépatique. — La *ligature intrahépatique* est, au contraire, une méthode appelée à se perfectionner chaque jour ; car c'est grâce à elle qu'on pourra faire des *résections hépatiques idéales*, c'est-à-dire à pédicule rentré. Très certainement le dernier mot n'est pas dit sur son manuel opératoire, dont l'étude n'a été que commencée par Cecherelli et Bianchi, Kousnetzoff et Pensky, Auvray et Terrier. Indiscutablement, entre des mains expérimentées, elle donnera de beaux succès, comme celui de Terrier. Mais, avant de se prononcer sur le procédé à recommander, il faut attendre d'autres recherches cliniques.

C'est là une voie ouverte à l'initiative des opérateurs ; et le chemin, de ce côté, n'est pas près d'être obstrué.

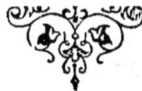

## § II.

## *GRANDES OPÉRATIONS SPÉCIALES SUR LE FOIE.*

### CHAPITRE I.

### 617.5559.85

### HÉPATOTOMIE.

**Définition**. — Nous désignerons sous ce nom toute *incision* pratiquée sur le foie ou sur une tumeur qui en dépend ou en est émergée, autrement dit, toute *section* hépatique, suivie ou non de *suture* du tissu glandulaire.

Nous opposons cette dénomination au terme *Hépatostomie,* qui pour nous, correspond à l'ouverture d'une cavité intrahépatique, avec fixation, dans la grande majorité des cas, des lèvres de l'incision à la paroi, et tout au moins avec persistance d'une fistule pendant un certain temps.

**Étymologie.** — ἧπαρ-τος, foie ; τέμνω, couper : *Incision du Foie.*

**Synonymie.** — *Incision* ou *Section hépatique.*

**Variétés.** — Il existe deux grandes variétés d'Hépatotomie, tout à fait distinctes au point de vue pratique, et qu'il faut absolument décrire à part. Ce sont :

1º L'Hépatotomie en plein tissu hépatique, malade ou sain, mais sans cavité kystique ; c'est l'*Hépatotomie véritable* ou *typique.*

2º *L'Hépatotomie* d'un kyste intrahépatique ou juxtahépatique, ou *Kysto-Hépatotomie,* suivie ou non de *suture* (mais presque toujours accompagnée d'une suture), en tous cas sans création d'une ouverture permanente de la cavité kystique, c'est-à-dire d'une fistule.

## I. — Hépatotomie typique.

**Historique.** — L'Hépatotomie typique a été exécutée dans différentes circonstances, et elle remonte à une date assez ancienne, puisqu'elle a été pratiquée en 1883, pour un cas très spécial de monstruosité, comme nous le verrons plus loin.

Depuis, on y a eu recours, comme nous l'avons vu, dans trois cas de corps étrangers intrahépatiques, qu'on a extraits grâce à cette opération (Dalziel, 1894 ; Smarth, 1895 ; Peters, 1898).

Mais il est probable qu'on a fait de 1883 à 1894, à différentes reprises, bien d'autres *hépatotomies exploratrices*, sur lesquelles les auteurs n'ont pas eu l'attention attirée d'une manière particulière.

**Manuel opératoire.** — L'*hépatotomie exploratrice* est le type de l'opération que nous avons en vue, et on peut avoir à l'exécuter au cours d'une laparotomie parahépatique quelconque.

Si on la pratique de parti pris, on fera, bien entendu, une *laparotomie parahépatique* à l'endroit où l'on veut agir, dans la région que l'on désire explorer plus spécialement.

Ayant le foie sous les yeux, il faudra l'inciser, au point déterminé à l'avance, avec le *bistouri* de préférence ; il ne faudra recourir au thermocautère que quand des circonstances particulières, par exemple s'il s'agissait d'un foie cirrhotique, ou d'une incision à pratiquer au niveau d'une tumeur du foie, maligne ou très vasculaire.

L'incision doit être faite franchement et très régulièrement, de façon à pouvoir ultérieurement appliquer des sutures sur le tissu glandulaire, sans de trop grandes difficultés.

S'il s'agissait non plus d'une simple hépatotomie exploratrice, c'est-à-dire d'une incision limitée à une très petite étendue de la surface du foie, mais bien d'une *véritable section* de tout un lobe ou d'une partie dégénérée, il serait préférable d'appliquer au préalable, soit de chaque côté de la partie à sectionner, soit, tout au moins sur la partie du foie qui ne sera pas enlevée, des *ligatures intrahépatiques* exécutées suivant les méthodes modernes.

**Suites.** — L'*hémorragie* est le seul danger à redouter, en dehors, bien entendu, des *accidents septiques* qu'on doit aujourd'hui pouvoir prévenir. On prendra bien entendu toutes les précautions pour éviter cette hémorragie, surtout quand il s'agira de section importante, portant sur tout un lobe. On y parviendra à l'aide de la technique rationnelle et perfectionnée des ligatures intrahépatiques préalables.

Lors d'hépatotomie exploratrice, si l'on pense qu'un gros vaisseau veineux se trouve dans le voisinage, on fera bien de déplacer un peu, si possible, son incision, pour le laisser de côté et passer en dehors de lui.

**Indications.** — *a*) *Hépatotomie exploratrice.* — Comme nous l'avons signalé, l'Hépatotomie est surtout une intervention *d'exploration intrahépatique.* A ce point de vue, elle a déjà rendu de grands services pour la recherche des *kystes hydatiques intrahépatiques,* comme nous le montrerons plus loin, et a permis leur *énucléation totale.* Elle peut aussi permettre de reconnaître des *noyaux néoplasiques* ou *syphilitiques,* situés dans l'intérieur même du tissu glandulaire. Elle a permis à trois reprises la découverte et l'extraction des *corps étrangers* (balle, aiguilles).

*b*) *Hépatotomie pour ablation.* — Cette opération constitue aussi le temps le plus important de toute *Résection partielle* du foie ; mais nous renvoyons le lecteur à la description de cette dernière opération.

*c*) Enfin, nous devons mentionner le rôle important de l'hépatotomie typique dans une intervention très rare, la *séparation des monstres doubles xiphopages vivants,* rôle signalé pour la première fois par Marcel Baudouin (1892). Cette hépatotomie a été pratiquée en 1883, dans un cas de Xiphopagie, opéré par Biaudet et Bugnion. Ces auteurs ont eu un insuccès, parce qu'à cette époque on ne savait alors comment traiter la section hépatique pour éviter l'hémorragie ; mais, aujourd'hui, avec les progrès considérables réalisés en chirurgie hépatique, il est presque probable qu'on obtiendrait un succès, quoiqu'on ait à opérer sur des enfants très jeunes.

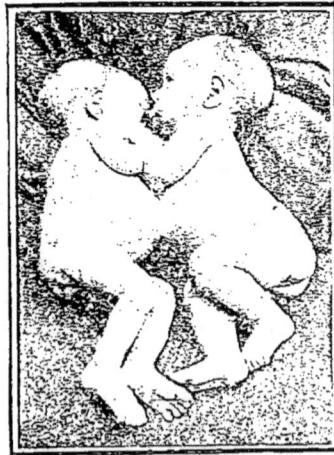

Fig. 109.—Cas de Xiphopagie de Biaudet et Bugnion, dans lequel on fit la séparation des foies (M. Baudouin).

Dans ces cas, nous pensons, avec Marcel Baudouin, que l'incision, pour séparer les deux sujets, ne devrait pas être faite circulairement, ni exécutée *perpendiculairement* au grand axe du pédicule (*Fig.* 109). Il faudrait lui donner la forme d'une *ellipse* très allongée, oblique sur cet axe, ou plutôt celle d'un *losange*, dont les deux angles obtus correspondraient aux parties inférieure et supérieure du pédicule, et les angles aigus à la partie latérale de l'hypochondre gauche, par exemple, de chacun des sujets. De cette façon on obtiendrait, pour chaque sujet, de petits *lambeaux*, pris sur le voisin, destinés à combler la perte de substance réalisée, et à rendre plus facile l'obturation de l'ouverture faite aux deux parois abdominales, au-dessus de l'ombilic. Arrivé dans la cavité péritonéale, après avoir pris les plus grandes précautions, en raison des adhérences intestinales, possibles, sinon probables, on rechercherait avec soin le pédicule hépatique qu'on suppose réunissant les deux foies. Après l'avoir bien isolé et examiné, avant de le sectionner, on ferait de chaque côté de sa partie moyenne, deux *ligatures*, soit par exemple par le procédé de Delagénière, s'il était *petit*, soit par le procédé d'Auvray, s'il était plus *volumineux*. Bien entendu, on pourrait employer l'une quelconque des autres méthodes de suture connues. On ne couperait le foie qu'après s'être assuré que les ligatures tiennent parfaitement. La section doit être faite au bistouri; ce qui est aussi sûr qu'au thermocautère, qui d'ailleurs pourrait être utilisé pour oblitérer les vaisseaux que n'a pas fermés la ligature.

A ce procédé, dans lequel on a recours au traitement *intrapéritonéal du pédicule*, et qui est le plus chirurgical, on pourrait préférer la *pédiculisation extrapéritonéale* du lobe hépatique sectionné à la manière de divers auteurs ; mais nous ne la conseillerions pas, surtout chez de jeunes sujets où les pansements seraient difficiles à maintenir longtemps aseptiques.

Il n'est pas probable que dans la masse réunissant les deux sujets on trouve d'autres organes que le foie, ainsi qu'il ressort de l'autopsie très probante des frères Siamois (Marcel Baudouin). Mais, à supposer qu'on rencontrât des *adhérences intestinales*, impossibles à détruire, on en serait quitte pour sectionner l'anse intestinale de communication et à la suturer, ou à l'anastomoser avec une anse voisine, si besoin était. S'il y avait (ce qui n'est pas supposable un instant) des *adhérences stomacales*, on se conduirait de la même façon. On sait aujourd'hui traiter l'estomac exactement comme l'intestin grêle ou le côlon.

## II. — Hépatotomie pour Kystes hydatiques.

**Définition.** — On doit donner plus spécialement ce nom d'*Hépatotomie* (par opposition à celui d'Hépatostomie), ou de *Kystotomie hépatique* (par opposition à celui de Kystostomie), à l'opération qui consiste à *inciser* et à vider un kyste du foie, et à rapprocher par une suture *ad hoc* les parois de la poche, de façon à faire disparaître autant que possible la cavité du kyste.

**Synonymie.** — Le mot de *Kysto-Hépatotomie* est acceptable. Celui de *Kystotomie hépatique* est plus logique; mais on ne l'emploie presque pas. L'opération est plutôt désignée sous le nom de *Suture sans drainage* des kystes du foie, ou de *Capitonnage*, en raison d'un mode de suture spécial employé par P. Delbet, en France.

**Étymologie.** — ἧπαρ-τος, foie; τέμνω, couper : *ouverture du foie*, sans fistulisation de la poche, par opposition au terme Hépatostomie (ἧπαρ, foie ; στόμα, bouche, fistule).

**Historique.** — Ce procédé opératoire est de date toute récente. Il a été imaginé en Angleterre, par Thornton, en 1883 ; puis très perfectionné par Alexandro Posadas, en 1895, et par P. Delbet, en 1896. L'historique de cette intervention a été publié avec détails dans la thèse de Baraduc (1898).

Les observations sont encore assez peu nombreuses. Baraduc a cité les suivantes : Thornton (1883); Bond (1891); Billroth, (1892, 8 cas); Chaput (1894, 2 cas); Russell (H.) (1895); Poulton (1895, 3 cas); Posadas (1895, 3 cas); Castro (1895); Moore (1897); O'Connor (1897); Stirling (1897); Barnett (1897, 12 cas). Ajoutons-y les 6 cas de P. Delbet, du 13 décembre 1895 à janvier 1899, et les faits de Nélaton (1897), Bouglé (1899), etc. Dans ces derniers temps, la méthode a été fort discutée à la Société de Chirurgie de Paris (1899); vantée à nouveau par P. Delbet, elle a été critiquée par Segond, Quénu, Bazy et Tuffier. On connait actuellement au moins une quarantaine d'observations.

Il faut citer, à côté des travaux de Delbet, ceux de Bobroff, quoique cet auteur joigne le *curetage* à la suture du kyste.

**Manuel opératoire.** — L'opération a pour caractéristique la *suture totale de la poche* par un procédé quelconque, et surtout la réduction totale de la cavité kystique sans drainage. Le but poursuivi est exclusivement la *suppression complète de la poche*, obtenue grâce à la suture ordinaire ou une suture en capitons, et ayant pour résultat la réduction, dans l'abdomen, du kyste sans marsupialisation. On évite de cette façon les fistules, longues en général, quelquefois permanentes, qui suivent la kystostomie.

Technique opératoire. — Le procédé consiste donc à faire d'abord une *laparotomie* exploratrice parahépatique, qui généralement sera abdominale et médiane. Après ponction aspiratrice exploratrice, on *incise* le kyste aussi largement qu'il est utile pour le vider complètement, en prenant les précautions d'usage. La cavité étant bien nettoyée et asséchée, on *résèque,* si besoin est, c'est-à-dire si elles sont irrégulières ou un peu déchirées, les lèvres de l'incision kystique, de façon à bien régulariser les parties à *suturer* et à leur permettre de bien s'appliquer l'une sur l'autre.

Pour pratiquer la *suture*, il y a plusieurs procédés, qui peuvent se réduire à deux :

1° *Incision avec suture simple de la partie incisée* (Procédé de Thornton) ; 2° *Incision avec sutures en capitons de toute la paroi* (Procédé de Posadas-Delbet).

1° *Incision avec suture simple.* — Ce procédé est en quelque sorte l'intermédiaire entre la méthode de Posadas-Delbet et la marsupialisation ; il sert de passage entre la kystostomie et le procédé d'Hamilton Russell, conseillant de réduire dans l'abdomen le kyste vidé, sans même prendre la peine de le suturer ou de le drainer.

Il consiste, après avoir fixé (Thornton, Barnett, Stirling), ou non (Billroth, O'Connor, Poulton, etc.), le kyste à la paroi abdominale, à complètement refermer l'incision de ce kyste à l'aide d'une suture simple et à refermer l'abdomen sans drainer.

Certains opérateurs ont introduit des liquides dans le kyste avant de le fermer (Billroth et O'Connor : émulsion iodoformée ; Bobroff : glycérine iodoformée, puis chlorure de sodium) ; mais P. Delbet a critiqué avec raison cette manière de faire, qui peut entraîner des accidents d'intoxication et n'empêche pas la suppuration.

La fixation du kyste à la paroi semble de même tout à fait inutile ; on peut ne pas y recourir ; car, si le kyste vient à suppurer, il s'ouvre de lui-même à la peau (exemples de O'Connor et de Poulton). Elle peut être, de plus, nuisible, en créant des adhérences, susceptibles d'immobiliser le foie en position vicieuse.

Ce procédé de suture simple ne doit être, d'après Thornton, recommandé que dans les *kystes stériles*, à contenu clair.

2° *Incision avec capitonnage de la poche.* — a) *Procédé de Delbet.* — Le procédé a été surtout décrit par Pierre Delbet. Il consiste à accoler les deux parois par des fils de catgut passés dans leur épaisseur. Avec des aiguilles à pédale coudées et très courbes (*Fig.* 110),

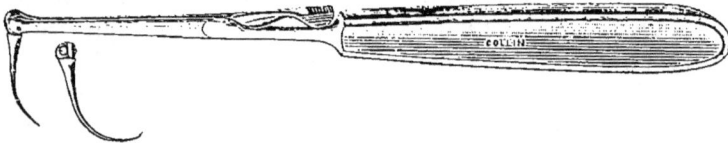

*Fig.* 110.— Aiguille à pédale coudée et courbée (Modèle Reverdin-Chaput).

Delbet passe un gros catgut dans l'une des deux parois. Ce fil entre et sort par la face interne, embrochant une épaisseur de tissu suffisante pour que ce point d'appui soit solide.

Il n'est pas nécessaire que cette épaisseur soit considérable, car la membrane adventice est résistante ; quelques millimètres suffisent. En revanche, on s'applique à ce que l'aiguille chemine longuement dans la paroi même, de façon que l'orifice d'entrée et l'orifice de sortie soient éloignés de 1 cent. 1/2 à 2 cent., et même davantage. On passe ensuite le même fil de la même façon au point symétrique de la paroi opposée. Les deux chefs du fil sont saisis dans des pinces ; il ne faut pas faire le nœud immédiatement, car il deviendrait alors presque impossible de passer les autres fils. On place ainsi deux, trois ou quatre fils en commençant par le plus profond. Grâce au long cheminement de chaque fil dans la paroi, on arrive à supprimer la cavité d'un kyste considérable avec un petit nombre de points. Il ne faut pas chercher, du reste, à obtenir une suppression totale de la cavité, ni à affronter les deux parois opposées dans toute leur étendue, car il importe assez peu qu'il reste par places quelques millimètres entre les deux parois.

Le capitonnage terminé, on ferme l'incision de la membrane du kyste. Un *surjet* suffit pour cela. Si les parois au niveau de l'incision, sont assez minces pour se laisser plier, on passe le fil à la manière de Lembert. Si les parois sont rigides, on fait un surjet ordinaire ; mais, en principe, les points de Lembert sont préférables.

On peut *réséquer* une partie de la paroi ; mais P. Delbet a remarqué que ces résections partielles étaient inutiles, en raison de la rétraction facile des kystes les plus volumineux.

Le kyste, capitonné et suturé, est *réduit* dans l'abdomen et on suture la paroi abdominale, sans le moindre drainage. Le kyste n'étant nullement fixé à la paroi abdominale, il peut se rétracter librement et les organes reprennent leur fonction normale.

*b) Modification de Defontaine.*—Voici, d'autre part, la technique qu'a proposée Defontaine, en 1897, pour ce capitonnage ; nous la donnons in extenso. « Des fils de soie (numéro 2 ou 3) ou de gros catguts stériles qui, plus difficiles à placer, auraient l'avantage de ne pas couper les tissus, sont passés à l'aide d'aiguilles très courbes ou de l'aiguille courbe à pédale (*Fig.* 110), prenant une assez grande épaisseur de tissus, sans cependant s'exposer à blesser les organes auxquels la paroi suturée peut adhérer. Le fond de la poche étant rendu accessible à l'aide d'écarteurs qui l'étalent et le transforment en surface aussi plane que possible, l'aiguille prenant un point du fond de la poche, pénètre dans les tissus, en ressort pour y pénétrer de nouveau à deux centimètres plus loin, en ressortir définitivement et entraîner un fil. Les deux chefs de ce fil étant serrés, noués et coupés, il existe au-dessus et au-dessous du nœud deux crêtes saillantes que d'autres points séparés réunissent, constituant ainsi une première et profonde rangée de sutures perdues. La profondeur de la poche est diminuée d'autant. Son fond rétréci est traité de même par l'application d'une deuxième rangée de sutures perdues. En continuant ainsi, prenant soin, non pas de faire des rangées de sutures régulières, mais bien de ne laisser sans suture aucune partie de quelque étendue, aucune cavité virtuelle pouvant se transformer par l'accumulation de liquide, en cavité réelle, on voit peu à peu la profondeur de la poche diminuer, sa largeur se rétrécir, et on arrive à son orifice que l'on ferme à son tour (1) ».

**Suites.** — L'intervention étant radicale, comme une kystectomie, les opérés guérissent d'ordinaire sans encombre, en une quinzaine de jours. On ne connaît pas de cas de *mort.*

_____

(1) C'est une application de la méthode des *sutures perdues,* et l'on fait pour la poche kystique ce qui réussit si bien pour les déchirures du périnée et de la cloison, lorsqu'on a fait leur avivement par réouverture des lignes cicatricielles et dédoublement de la cloison. A mesure que les sutures sont placées et nouées, on voit la plaie se rétrécir peu à peu jusqu'à disparaître. Dans ces cas, on pourrait être tenté d'employer des surjets pour gagner du temps, car le nombre des sutures à placer peut être énorme. Mais toute suture continue présenterait des inconvénients sérieux. La constriction ne serait pas régulière. Chaque point séparé doit être noué dès qu'il est placé, et le rapprochement des tissus qu'il détermine indique à l'opérateur l'endroit voisin où il doit faire porter le point suivant. Cet avantage n'existe pas avec le surjet qui créerait des rangées d'affrontement trop régulières, s'adaptant mal aux dispositions des surfaces à réunir, et laissant entre elles des espaces décollés. J. Reverdin a recommandé le catgut pour les sutures perdues, et Delbet a employé du gros catgut pour capitonner une poche de kyste hydatique. Mais la soie nous a toujours bien réussi pour les sutures perdues, surtout lorsqu'elle n'est pas en contact avec des tissus aponévrotiques.

La *Cholerragie*, complication assez fréquente de la marsupialisation, n'a pas été observée après le capitonnage, malgré les craintes
de Segond : ce qui se conçoit, puisque cet accident paraît dû au
frottement des drains contre la paroi, ou plutôt à des infections
secondaires de la poche.

Ce procédé est d'autant plus anodin dans ses suites qu'il sup-
prime complètement le drainage et la fistulisation. Dans certains
cas toutefois, il est difficile d'obtenir une coaptation absolument
exacte des parois ; mais on peut, sans inconvénient, comme l'a
montré Delbet, laisser entre elles cet intervalle de quelques millimètres, car, en pratique, c'est comme s'il n'existait pas.

D'autre part, les *résultats éloignés* paraissent meilleurs que dans
les cas de marsupialisation, d'après les quelques faits jusqu'ici
publiés. On n'a pas constaté de *récidive* et beaucoup d'opérés ont
été revus à une période assez éloignée de l'intervention. Dans
aucun cas, on n'a noté d'*éventration*.

**Indications.** — Pour P. Delbet, qui s'est fait le défenseur
de cette méthode, le capitonnage doit être un procédé général de
traitement des kystes hydatiques du foie, tandis que, pour Quénu,
ce ne saurait être qu'un procédé d'exception, ne pouvant s'appliquer qu'aux kystes *petits*, *superficiels*, faisant saillie à la surface
du foie.

Les seules contre-indications sont, pour M. Delbet: 1° La *suppuration* du kyste, qui devient de moins en moins fréquente, à mesure
qu'on recourt de plus en plus à la laparotomie d'emblée; 2° L'*incrus-
tation calcaire* des parois, susceptibles de rendre la membrane d'enveloppe absolument inflexible : ce qui d'ailleurs ne s'observe que
dans les cas de kystes très anciens.

Pour lui, la *fistule biliaire* n'est plus une contre-indication. Mais
Segond et Bazy ont eu raison de faire remarquer que le capitonnage
est presque impraticable quand le kyste est *intrahépatique*, ou à la
fois intraabdominal et intrathoracique.

*a*) Il est indiscutable qu'il s'agit là d'une méthode très rationnelle,
qui a l'immense avantage d'oblitérer la cavité kystique d'emblée,
de supprimer le drainage, conformément aux préceptes de la
chirurgie moderne, qui, par conséquent, est supérieure à la *Kysto-
Hépatostomie*, et peut être comparée à l'*excision totale* des kystes,
au point de vue des résultats opératoires obtenus, la guérison
étant rapide.

Permettant une réunion complète, elle évite les chances d'*infection*, auxquelles exposent les pansements répétés, qui deviennent nécessaires lorsqu'on laisse une cavité ; elle évite également les chances de voir une fistule persister quelquefois longtemps. Son emploi est indiqué toutes les fois que la marsupialisation s'impose, et que la poche, accessible dans toute son étendue, n'a été antérieurement *infectée* à aucun degré, par ponction ou par tout autre cause. On peut, bien entendu, et on doit même, d'après Defontaine, sinon d'après Delbet, toutes les fois qu'on le peut, lui combiner la résection partielle de la poche.

*b*) Reste à voir dans quels cas spéciaux ce capitonnage est particulièrement de mise. Il est facile, *a priori*, de soupçonner qu'il est surtout utile dans les *kystes antéro-inférieurs*, en partie extra-hépatiques, adhérents au foie par une large surface et rendant l'extirpation presque impossible. Mais, pour l'instant, en l'absence de faits cliniques plus caractéristiques, il serait prématuré d'aller plus loin. Ajoutons toutefois que Delbet a opéré au moins un cas de *kyste antéro-supérieur* (1898).

# CHAPITRE II.

## 617.5559.86

## HÉPATOSTOMIE.

**Définition**. — Nous désignons sous ce nom l'incision d'une cavité intrahépatique ou périhépatique, ayant pour but d'amener, au moins pendant quelque temps, la communication de cette cavité avec l'extérieur.

Certes, cette intervention n'est en rien comparable aux autres *stomies*, pratiquées sur des organes creux, comme par exemple l'estomac, et destinées à fistuliser, souvent d'une façon définitive ou tout au moins prolongée, des cavités naturelles ; mais, à l'exemple de quelques auteurs (M. Baudouin, etc.), nous avons accepté cette dénomination, parce qu'un mot analogue est déjà employé pour le rein (*Néphrostomie*, Albarran), même quand il s'agit de cavités intrarénales (et non pas par conséquent du bassinet : *Pyélostomie*), et qu'il nous a semblé inutile de forger un terme nouveau.

Il faut, d'autre part, bien distinguer désormais l'*Hépatostomie*, que nous venons de définir, de l'*Hépatotomie* typique, simple manœuvre opératoire consistant à *sectionner en plein tissu hépatique*, normal ou pathologique, mais n'ayant pas pour but d'ouvrir des cavités placées dans l'intérieur ou dans le voisinage immédiat du foie.

**Étymologie**.—ἧπαρ-τος, foie; στόμα, bouche: *Bouche* ou *ouverture sur le foie*.

**Synonymie**. — Les synonymes sont extrêmement nombreux. *Hépatotomie* était le terme le plus utilisé jadis; mais il a l'inconvénient de ne pas exprimer l'idée d'une *ouverture persistante d'une cavité*, et il est à rejeter parce qu'il ne désigne qu'une *incision* faite sur le foie.

De même, bien entendu, le mot *Incision* lui-même, qui doit garder son véritable sens. Le terme d'*Ouverture* est plus logique ; mais il prête encore à la confusion.

**Variétés.** — Au point de vue de la pratique de la chirurgie, il existe deux grandes variétés cliniques d'Hépatostomie, qu'il faut absolument décrire à part, même dans un livre didactique, car le praticien ne comprendrait pas, et avec raison, l'intérêt d'une étude d'ensemble. Ce sont :

1° L'Hépatostomie pour les *Abcès du foie dits intrahépatiques*, *et même les abcès périhépatiques*.

2° L'Hépatostomie pour les *Kystes du foie*, rarement *intrahépatiques*, plus souvent *périhépatiques*, qu'ils soient à moitié ou non inclus dans l'organe. Ces cavités sont, dans l'immense majorité, des cas, des *kystes hydatiques*.

Au lieu donc de consacrer une description générale à l'Hépatostomie, nous diviserons son étude en deux parties, nettement délimitées, nous réservant toutefois de montrer chemin faisant qu'il y a des kystes hydatiques *suppurés* qui sont presque en tous points comparables, au point de vue de l'intervention, à de vulgaires abcès du foie, en partie énucléés.

## I.— Hépatostomie pour Abcès du Foie.

**Historique.** — L'ouverture des abcès du foie remonte déjà
très loin; et, des débuts de la chirurgie à la période opératoire moderne, c'est-à-dire à la découverte de l'Antisepsie, on s'est ingénié
à trouver une foule de procédés qui encombrent surtout la littéra·
ture du xixᵉ siècle, jusqu'en 1870 environ.

Tous, sans exception, sauf l'un d'eux, *l'incision large*, sont tombés
dans l'oubli, et cela à juste titre. Mais, pour être complet et pour
ne pas manquer de reconnaissance envers ceux qui ont ouvert
la voie aux chirurgiens actuels, on nous permettra de retracer,
aussi brièvement que possible, les grandes lignes de cet historique.

Du temps d'Hippocrate on ouvrait déjà, soit à l'instrument
tranchant, soit aux cautères, les abcès hépatiques. Celse parle
aussi d'ouvertures au scalpel; de même qu'Arétée, les Arabes, et
Albucasen. Mais, au xviᵉ et xviiᵉ siècles, bien qu'on connût ces
procédés opératoires, on les laissa tomber dans l'oubli. Au
xviiiᵉ siècle, on revint enfin aux saines doctrines avec Petit,
Morand, etc. (1).

Mais, à la fin du siècle dernier, alors même qu'on avait appris à
parfaitement diagnostiquer les abcès intrahépatiques par l'étude
approfondie des symptômes, on ne songea bientôt plus à l'ouverture de ces abcès, en présence des insuccès obtenus. Malgré les
travaux de Récamier, Graves, Bégin, Portal (1841), on recourut à
une autre méthode et on chercha à les vider soit par la ponction
seule, soit par la ponction combinée à d'autres méthodes; et cette
opération, comme nous l'avons vu, a été en honneur de longues
années, qu'on utilisât de petits, de moyens ou de gros trocarts
[Jobert, (Cambay 1843), etc.].

Mais, voyant que la ponction simple demeurait parfois insuffisante, on chercha à la perfectionner, soit en la répétant plusieurs
fois, soit en y ajoutant une sorte de drainage permanent, soit en
faisant en même temps deux ponctions (Boinet, van Leent), soit
en élargissant au bistouri ou au cautère l'orifice de la ponction ou
des ponctions, etc., etc.

Quoiqu'il en soit, la méthode d'ouverture des abcès ne fit des
progrès sensibles que vers 1825, avec Massau, qui recommanda dans
ce but l'usage des caustiques. C'est le procédé qu'on a décrit depuis

(1) Lire les travaux de Tode (1705), Frobisius (1728), Le Thieullier (1744), O. Bougourd
(1755), Bourdier de la Moulière (1784), etc., etc.

sous le nom de Méthode de Récamier, qui, en 1826, s'en servit aussi pour les kystes hydatiques. Plus tard, Graves (1827) et Bégin (1830) firent connaître leurs procédés.

Mais, vers 1850, on en était encore revenu presque à l'abstention, même aux Indes ; et cette doctrine a, on peut le dire, prévalu jusqu'à l'époque de la découverte de l'Antisepsie, quoiqu'on puisse rencontrer dans la littérature une foule d'observations isolées d'ouverture d'abcès.

Le premier cas d'*incision antiseptique* est, paraît-il, de U. Aitken et ne remonte pas au delà de 1872. Depuis on a enregistré les faits d'Henderson (1873), Ralfe (1874), Barker (1877), un nouveau cas d'Henderson et Mac Lean (1878), enfin les opérations de Stromeyer-Little et d'Ayme (1880), de Tait (1880, 1er cas), qui eurent, grâce à l'intervention de Rochard, un grand retentissement en France.

Malgré la priorité manifeste d'Aitken et d'Henderson, on donne encore dans notre pays le nom de *Procédé de Stromeyer-Little* à cette méthode opératoire ; et il serait plus juste, au dire de Bertrand et de Fontan, de la désigner sous le nom de *Méthode de Shangaï*, du nom de la ville où elle a été longtemps employée, avant les opérations des chirurgiens que nous venons de mentionner.

Zancarol, en 1887, a perfectionné de son côté l'ouverture large, en s'arrangeant de façon à explorer toute la face interne de la cavité, et à enlever jusqu'à la dernière goutte du pus par une toilette minutieuse de l'abcès.

Depuis dix ans, de nombreux travaux ont été publiés sur l'incision des abcès ; mais nous ne voyons rien de spécial à signaler en dehors de la tentative de Fontan, recommandant le *curetage* de la cavité intrahépatique, de façon à obtenir une guérison encore plus rapide que par le *modus faciendi* un peu timide de Zancarol, et celle de Petridis (1899), proposant l'*exploration intraabdominale* de l'abcès à l'aide d'une *aiguille*, exploration qui, de la sorte, ne se fait plus à l'aveugle.

**Technique opératoire.** — Nous ne décrirons ici avec détails que le procédé opératoire actuellement en usage pour les abcès du foie, celui auquel on a donné récemment le nom d'*Hépatostomie* large et aseptique, *en un seul temps*.

Variétés. — L'*Hépatostomie en un seul temps* peut s'exécuter de trois façons différentes :

1° En incisant le foie et en ne le suturant pas à la paroi (*Procédé de l'incision libre avec drainage*) ;

2° En incisant d'abord la paroi de l'abcès et en la fixant ensuite à la paroi de l'abdomen (*Hépatostomie à fixation dernière et incision première*) ;

3° en fixant d'abord l'organe hépatique, quand il ne l'est pas déjà par des adhérences, et en n'ouvrant qu'ultérieurement la collection purulente (*Hépatostomie à fixation première et à incision dernière*). C'est cette dernière méthode qui est de beaucoup la plus sûre, sinon la plus employée encore aujourd'hui ; nous commencerons donc par la décrire, en raison de sa grande importance pratique ;

4° A la fin de ce paragraphe pourtant, mais simplement à titre historique, nous ferons connaître les procédés d'incision en *deux temps,* aujourd'hui complètement abandonnés, de même que quelques autres également tombés dans l'oubli.

## I. — Hépatostomie a fixation première.

Historique. — Cette méthode paraît avoir été surtout préconisée par Defontaine (du Creusot), qui a insisté un des premiers sur ses avantages très réels (1890).

« Nous nous sommes rangé, dit-il, parmi les premiers défenseurs de l'utilité de la *suture première* du foie à la paroi pour protéger la cavité péritonéale. Cette manière de faire est d'ailleurs aujourd'hui celle de nombreux chirurgiens et est l'application de la loi, défendue surtout par Terrier, qui n'autorise l'ouverture des collections purulentes de l'abdomen qu'après clôture de la séreuse, et peut s'appuyer de l'autorité de Segond. Après la suture du péritoine, les vomissements, les quintes de toux, la rétraction brusque ou tardive du foyer évacué, ne peuvent plus laisser craindre la formation d'un espace béant entre ses deux feuillets, ni l'issue de l'intestin ou de l'épiploon au milieu du pus qui baigne la plaie. »

Manuel opératoire. — Voici, presque textuellement, la description que Defontaine, en 1897, a donné de ce procédé opératoire.

Nous ne revenons pas, bien entendu, sur la laparotomie parahépatique, qui est pratiquée comme nous l'avons déjà exposé.

Quand la fluctuation est certaine, l'*incision* peut être faite sans conducteur, au point saillant, et suivant le grand axe de la tumeur.

Si la *ponction* exploratrice a été nécessaire, le *trocart* introduit servira de guide, et l'incision passera par le point de ponction ; mais on aura eu soin de ne pas vider l'abcès, car la voussure qu'il peut produire aide toujours l'opérateur et facilite la rétraction des lèvres de l'incision. Les couches superficielles doivent être divisées dans une plus grande étendue, pour faciliter les manœuvres consécutives et l'issue du pus. L'hémostase et l'évacuation de la cavité purulente par aspiration sont complétées avant l'ouverture du péritoine.

1er *Temps : Fixation hépato-pariétale.* — Ce n'est qu'ensuite, mais avant l'ouverture large de l'abcès, qu'on procède à la fixation du foie à la paroi, s'il n'y a pas d'*adhérences*, bien entendu. Son exécution, en présence d'une cavité purulente ouverte, augmenterait les chances d'infection.

Pour cette suture, les *fils d'argent* doivent être repoussés comme difficiles à passer et à tordre, coupant et déchirant le tissu friable du foie. Ils ont été la cause de la proscription de la suture par un certain nombre d'opérateurs.

Les *fils de soie* sont de beaucoup préférables et doivent être de grosseur moyenne (n° 1 ou 2, suivant le cas). Trop fins, ils couperaient plus facilement et rempliraient mal le canal créé par le passage de l'aiguille. On ne doit les serrer que fort peu, juste assez pour accoler les surfaces séreuses et pas au-delà ; c'est le moyen d'éviter qu'ils coupent la partie du foie qu'ils comprennent dans leur anse.

Les *sutures* ont été placées de bien des manières. Le point important est que le fil ne passe pas profondément dans le tissu hépatique. Plus il pénétrera loin, plus il aura de chances de passer dans la cavité de l'abcès, de s'y contaminer, et d'en laisser filtrer le contenu. Moins il comprendra dans son anse de parenchyme hépatique, essentiellement friable, et moins il se desserrera, moins abondante sera aussi la petite hémorragie qui se fait par chaque trou d'aiguille. Aussi convient-il de ne faire pénétrer l'aiguille qu'à un ou deux millimètres dans le foie, et très obliquement, pour ressortir à quatre millimètres environ du point d'entrée.

Une aiguille de Reverdin, fine et à grande courbure (*Fig.* 15), analogue à celle qui est employée pour les sutures conjonctivales, convient pour cette manœuvre.

Les *points séparés*, d'après Defontaine, sont préférables, pour cette *fixation première*, à toute suture continue, malgré ce qu'on a écrit et en dépit de l'opinion de Bertrand et Fontan ; et ils doivent être assez multipliés. — Defontaine exagère certainement, et on peut très bien ici recourir au *surjet*. On peut en placer deux rangs, le premier constitué par des points passés parallèlement aux lèvres de la plaie. L'aiguille, traversant de dehors en dedans par le feuillet pariétal du péritoine, entre dans le foie à une profondeur de un ou deux millimètres tout au plus, pour ressortir environ à quatre millimètres plus loin et traverser à nouveau au point correspondant, et de dedans en dehors, le péritoine pariétal. Chaque fil est noué avant le passage du suivant.

La deuxième rangée concentrique a pour but de soutenir la première et d'obvier à ses imperfections. Les points qui la constituent seront donc placés surtout là où la première rangée paraît incom-

plète. Ils peuvent être dirigés vers le centre de la plaie, suivant des
directions radiées, en traversant une seule fois de dehors en dedans
le péritoine pariétal, près de son incision, pour piquer très
superficiellement le foie et ressortir à trois millimètres du point
d'entrée.

2ᵉ *Temps: Incision.* — Il ne reste plus qu'à inciser toute l'épaisseur du tissu hépatique, qui recouvre l'abcès dans l'étendue circons-
crite par les *sutures de fixation* (six à huit centimètres, l'incision
cutanée en ayant huit à neuf).

Un *bistouri*, ordinaire ou boutonné (*Fig.* 9 et 10), introduit
dans l'orifice laissé par le retrait du trocart, est employé sans
inconvénient.

Le thermocautère peut être utilisé, si l'on a des raisons particulières de craindre une hémorragie du parenchyme hépatique.
Quelques chirurgiens cependant, tels que Zancarol (d'Alexandrie),
en font toujours usage pour les abcès du lobe droit.

3ᶜ *Temps : Traitement de la cavité purulente.* — Comme le foie
est alors suturé à la paroi, on peut procéder immédiatement au
*lavage antiseptique* ou *aseptique* de la poche purulente ; car, rarement, on s'en dispense. L'injection complète l'évacuation du pus
et des détritus solides qu'il peut renfermer ; elle diminue la septicité du foyer. On emploie un liquide tiède, poussé avec une force
très modérée, en ayant soin de lui laisser toujours une large issue.
Il serait imprudent de s'exposer à la rupture du fond, quelquefois
si fragile, de la cavité, en la distendant, ou en projetant un courant trop fort. On emploie de préférence l'eau stérile ou des solutions antiseptiques faibles.

Puis on procède au *curetage.* Quoi qu'en aient dit ceux qui n'en
ont pas l'expérience, le curetage d'abcès du foie est sans danger
et n'expose à aucun accident d'hémorragie ou de cholerragie.
Cela est dû à ce que, *dans l'étendue de quelques millimètres, le
tissu hépatique qui entoure l'abcès est thrombosé*, ainsi que le
prouvent de nombreuses autopsies.

Ce curetage est pratiqué avec une curette utérine ordinaire. On
râcle doucement les parois, s'arrêtant lorsqu'on perçoit ce que
Bertrand et Fontan appellent le *cri hépatique.*

Mais, en dehors de ces manœuvres ordinaires, l'examen et l'exploration méthodique de la cavité de l'abcès doivent être faits avec
le *doigt,* souvent aidé de la vue. On peut ainsi découvrir des *cal-*

*culs* intrahépatiques, qui ont été la cause de l'abcès et qu'il y a lieu d'extraire, ou encore reconnaître l'existence d'*abcès voisins*, qu'il ne faudrait pas manquer d'ouvrir dans la cavité de l'abcès principal.

On termine par le *drainage* à l'aide de *tubes volumineux*, pénétrant au fond de la poche, si la toilette de l'abcès n'a pas été parfaite. Si, au contraire, elle a pu être très satisfaisante, on peut simplement remplir de gaze antiseptique sa cavité (*Tamponnement intrahépatique*).

4° *Pansement.* — Le pansement nécessite quelques précautions spéciales. Il doit être disposé de façon à laisser le libre écoulement des liquides, tout en permettant d'exercer sur l'ensemble de la région (base du thorax, et partie supérieure de l'abdomen), une *compression* méthodique, l'immobilisant autant que possible. Tous les auteurs insistent sur la nécessité de cette compression. L'*immobilité* absolue du malade est indispensable pendant quarante-huit heures ; et l'emploi de ces précautions s'impose particulièrement dans les cas où la suture hépato-pariétale n'a pas été pratiquée.

Soins consécutifs. — Lorsque les accidents opératoires immédiats sont conjurés, la guérison est la règle dans les cas d'abcès uniques. Les soins à donner à l'opéré consistent en *pansements aseptiques*, soigneusement faits, et renouvelés toutes les fois que les liquides les traversent ; ils seront donc de plus en plus rares à mesure des progrès de la

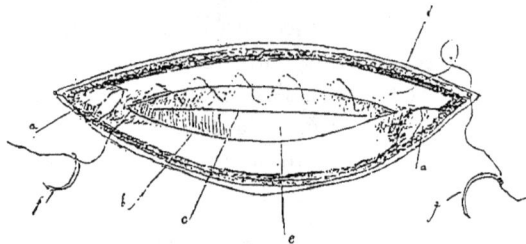

Fig. 111. — Hépatostomie à fixation première par laparotomie transpleurale. — Façon d'exécuter la suture pleurale costo-diaphragmatique (Bertrand et Fontan). — *Légende : a, a,* bout de la côte réséquée ; *b,* lèvre de la plèvre réséquée ; *e,* diaphragme ; *c,* lieu de l'incision du diaphragme ; *d,* point initial de la suture ; *f,* aiguille qui a suturé la lèvre supérieure ; *g,* aiguille qui va suturer la lèvre inférieure.

réparation. — Les *injections intrahépatiques*, utiles d'après les uns, les premiers jours, pour nettoyer la cavité de l'abcès et établir son asepsie, complètement inutiles d'après d'autres, seront bientôt cessées ou même complètement laissées de côté. La marche de la température constitue à cet égard un guide assez sûr.

Dès que les exacerbations fébriles, indice de la persistance des phénomènes septiques, seront tombées, on devra abandonner les injections comme inutiles, et pouvant porter plutôt obstacle au retrait de la cavité.

Les *drains* seront peu à peu raccourcis, en ayant soin de ¡ne pas les pousser tout à fait à fond pour n'entraver ni leur fonctionnement, ni la rétraction de la poche. Leur nombre sera également réduit ; mais un dernier drain doit rester, autant que possible, jusqu'au jour qui précède la guérison complète. Celle-ci survient après une durée variable, suivant l'étendue de l'abcès et l'état général des malades, dans une période de quatre à six semaines. Quelquefois, une petite *fistule* persiste quelques mois.

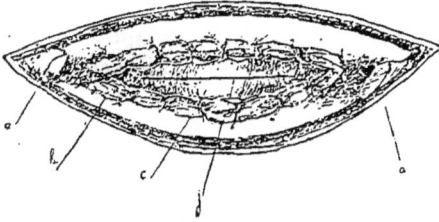

Fig. 112.—Hépatostomie à fixation première par laparotomie transpleurale. — Suture pleurale terminée (Bertrand et Fontan). — *Légende : a, a,* bout de la côte réséquée ; *b,* suture de fixation diaphragmatique ; *c,* foie à nu ; *j,* ligne d'incision du foie.

L'opération que nous venons de décrire est l'*hépatostomie* la plus commune, celle qu'on pratique par la *voie abdominale antérieure.*

Le manuel opératoire est exactement le même pour les autres voies. Quand on traverse le diaphragme, il y a intérêt à *fixer séparément* d'abord ce muscle à la peau de la paroi, avant de suturer le foie lui-même, comme nous le verrons plus loin. (*Fig.* 111 et 112).

## II. — Hépatostomie a fixation dernière.

Une autre méthode consiste à faire une laparotomie et à inciser le foie avant de le fixer à la paroi. C'est une de celles qui ont été employées au début. Elle a encore aujourd'hui des défenseurs, qui la jugent d'une exécution plus aisée que la précédente et presque tout aussi sûre, à condition de surveiller d'une façon toute spéciale le temps de l'incision.

Manuel opératoire. — Bien entendu, on commence par une ouverture de la cavité abdominale, suivant la voie indiquée par le siège présumé de l'abcès. Si le diagnostic n'est pas absolument ferme, il ne faut faire la laparotomie que lorsque, par la *ponction* exploratrice, ou l'*aiguillage* de Petridis (1899), sorte d'acupuncture exploratrice intraabdominale, on aura trouvé le pus.

*1er Temps : Incision.* — On a sous les yeux l'abcès ou du moins la partie du foie où il se trouve. Avant d'inciser au bistouri ou au thermocautère, ou à l'aide d'instruments spéciaux (par exemple l'*aiguille hépatotome* de Gries, 1898), au voisinage du point de ponction, il faut avoir soin de recommander à l'aide de bien maintenir le foie contre la paroi abdominale, pour éviter tout écoulement de liquide dans l'abdomen.

Faisant donc appuyer à plat la main de l'aide sur la partie supérieure de la plaie, laquelle enfonce la peau, de façon à diminuer, autant que possible, toute entrée d'air, soit dans le thorax, si l'on opère par la voie transpleurale, soit par le péritoine, on *incise rapidement* la séreuse *au-dessous de la main* de l'aide. On arrive ainsi sur le foie.

Au moment de l'ouverture, le pus s'échappe à flots; et, avant même que l'écoulement paraisse s'être arrêté, on procède de suite à la fixation du foie, avant de nettoyer la cavité de l'abcès.

Si l'on opère par la voie transpleurale, le champ opératoire représente alors une ellipse très allongée, dont les bords résistants sont formés par la peau, par les muscles et le diaphragme, et dont le fond est constitué par la voussure qui correspond à l'abcès.

*2e Temps : Fixation.* — On peut fixer le foie à la paroi par deux procédés : *a*) à l'aide de *sutures fixatrices* ; *b*) à l'aide d'*instruments spéciaux*.

*a) Fixation par sutures.* — La fixation par sutures se fait par les deux lèvres de l'incision hépatique. Voici comment nous avons procédé, dans des cas d'opération par la voie transpleurale en particulier.

Pour fixer le foie à la paroi thoracique désossée, il est indispensable de recourir à une aiguille à très grande et très forte courbure, à un instrument presque comparable à celui d'Emmet (*Fig.* 18). De la sorte, on plonge facilement à travers paroi et substance hépatique et ressort assez loin du point d'entrée. Nous avons eu recours personnellement à une longue *suture en surjet*, qui présente l'avantage de s'exécuter assez facilement et assez rapidement (*Fig.* 113). Mais il est possible, si l'on est habitué à l'usage de l'aiguille de Reverdin, de faire une série de *points séparés*. Toutefois, avec le surjet, on évite les nœuds : ce qui a bien ses avantages et diminue certainement les chances de déchirures du foie, c'est-à-dire d'hémorragie. D'autre part, l'accolement du foie paraît plus aisé et se fait sans froncement. — Pour nous, nous recommandons donc d'une façon toute spéciale l'emploi du *surjet,* effectué avec de simples aiguilles courbes.

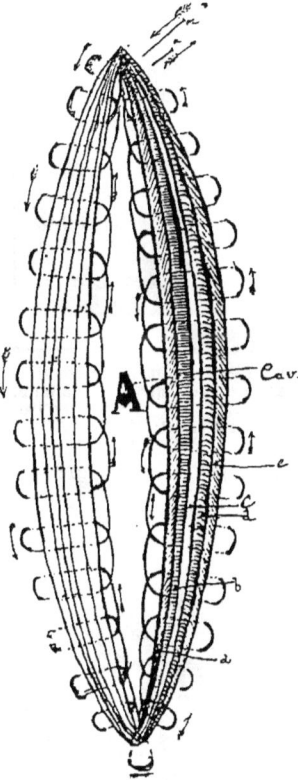

Fig. 113.— Suture du foie à la paroi (Pantaloni). — *Légende : A,* paroi hépatique de l'abcès; *b*, diaphragme; *c*, les deux feuillets de la plèvre formant le cul-de-sac pleural; *d*, le périoste costal et les tissus intercostaux; *e*. peau ; *A*, cavité de l'abcès; les *flèches* indiquent dans quel sens le fil de soie a été passé.

Le *fil* à employer nous paraît être la *soie* plate. On réduira ainsi au minimum les chances de déchirures du tissu hépatique. Chaque anse de fil comprend, à la fois, et la paroi de l'abcès, c'est-à-dire le foie, et le tissu fibro-musculaire de la paroi thoracique, dépourvue à ce niveau de ses côtes. Évidemment, la peau n'est pas d'habitude prise dans les anses de la soie. Rien n'empêche de le faire ; mais cela semble tout à fait inutile. Les sutures hépato-sous-cutanées doivent être à points suffisamment serrés pour assurer un bon affrontement du péritoine hépatique et du péritoine pariétal ; mais on se gardera de tirer avec trop d'énergie sur la soie,

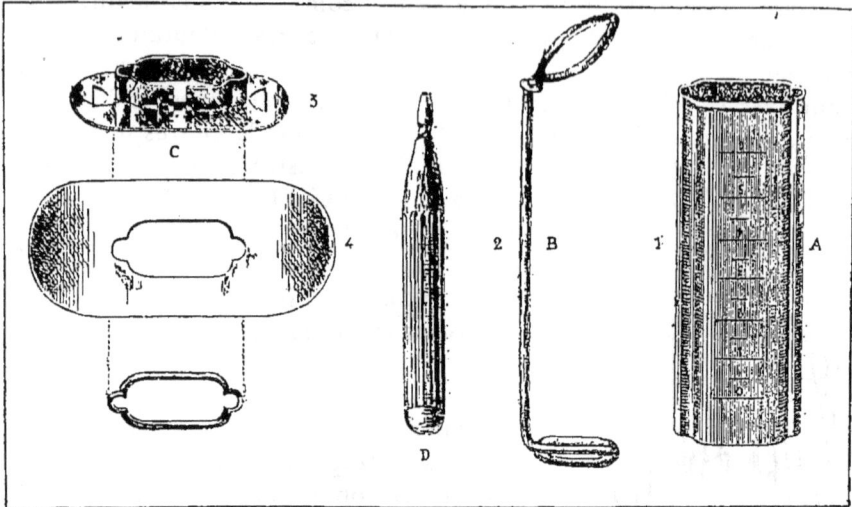

Fig. 114.— L'*Obturateur péritonéal d'Atgier* pour les abcès du foie. — Instrument démonté. —
*Légende* : 1, partie centrale de l'appareil ; A, drain métallique gradué en centimètres ; 2, ailettes
à poignées ; B, tige réunissant l'ailette à l'anneau de manœuvre ; D, tige pour manœuvrer l'ailette ; C, les autres parties de l'appareil ; 3 et 4, les deux parties de la collerette fixatrice.

de crainte de couper le segment de tissu que contourne et enserre
l'anse de fil.

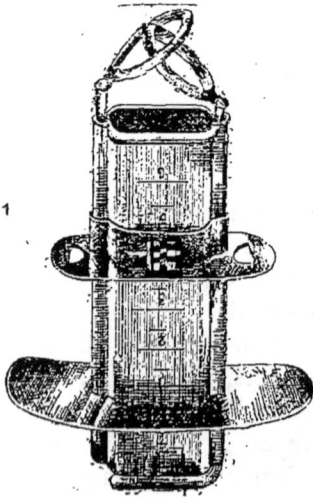

Fig. 115. — L'Obturateur d'Atgier prêt
à être introduit dans l'abcès. — *Légende :* 1, les deux parties de la collerette fixatrice sont écartées. Les ailettes sont rentrées pour faciliter l'introduction de l'appareil.

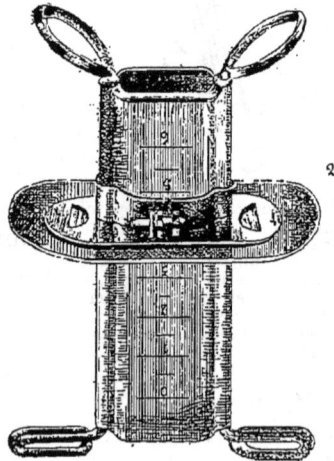

Fig. 116. — L'Appareil d'Atgier, complètement monté et développé.— *Légende :*
2, collerette fixatrice en place.

b) *Fixation par instruments spéciaux*. — On peut assurer le contact du foie incisé avec la paroi abdominale, de façon à empêcher le pus de tomber dans le péritoine, à l'aide *d'appareils particuliers*, qui ont été tout récemment imaginés.

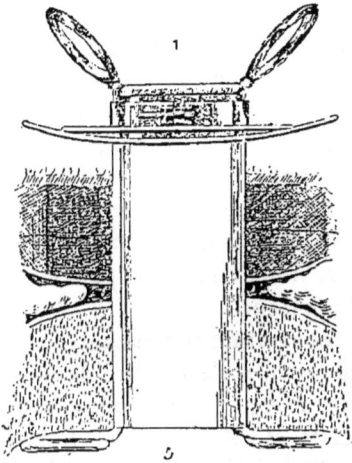

Fig. 117. — L'obturateur au moment de la mise en place. — L'appareil est introduit dans la cavité de l'abcès (5), mais n'est pas encore fixé. Le foie est accolé à la paroi, grâce aux ailettes qui ont été développées.

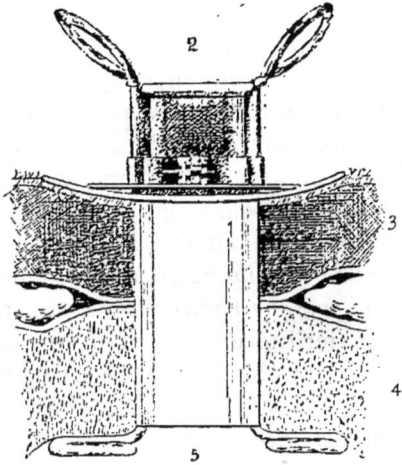

Fig. 118. — L'Obturateur en place dans un abcès du foie. — *Légende* : 2, appareil en place ; 3, paroi abdominale en coupe ; 4, tissu hépatique en coupe ; 5, cavité de l'abcès hépatique.

Le plus connu d'entre eux est *l'Obturateur péritonéal d'Atgier* (1893), que nous nous bornons à figurer (*Fig.* 114 à 118), car la seule inspection de ces figures peut rendre compte de son mécanisme et de son fonctionnement. Nous n'insistons pas davantage, l'instrument n'étant nullement employé d'une façon courante.

3° *Temps* : *Traitement de la cavité*. — La fixation terminée, on se trouve exactement dans les mêmes conditions qu'au moment de l'incision dans le procédé précédemment décrit ; et on exécutera exactement les mêmes manœuvres.

III. — Hépatostomie sans fixation ou secondaire.

*Procédé de l'Incision libre avec Drainage (Pas d'adhérences).*

Un certain nombre d'opérateurs, tout en adoptant l'Hépatostomie méthodique en un temps, ont conservé le mépris des adhérences, qu'ils ne détruisent pas cependant quand ils ont l'occasion
d'en rencontrer. Tels Zancarol, Bertrand et Fontan, etc., etc.

Certes, bien des abcès ont été guéris, sans qu'aucune suture
protectrice ait empêché le pus de s'insinuer entre les feuillets
péritonéaux. Ce fait s'explique quelquefois par *l'existence d'adhérences de voisinage* restant inaperçues, mais surtout par la
*stérilité presque habituelle* du pus intrahépatique.

Cette stérilité est cependant loin d'être constante; elle est même
plus rare dans les cas d'abcès d'origine calculeuse, c'est-à-dire dans
ceux qui s'observent le plus souvent dans nos pays. En tout cas,
on n'a, d'avance, aucune certitude sur cette stérilité du pus. Par
conséquent, nul n'a droit d'y compter. Des péritonites ont été la
conséquence de ce défaut de protection de la séreuse (Ramonet,
Véron, Mac Lean, etc.) ; et il sera toujours plus prudent, quoiqu'on
en puisse dire, de rechercher la production des adhérences, ou tout
au moins de fixer le foie.

1er *Temps : Incision.*— Comme on n'a pas pratiqué la fixation du
foie, il faut avoir soin de faire comprimer par un aide la partie
postéro-inférieure du foie, pour tenir les parois du ventre en contact avec la surface hépatique et éviter l'épanchement des liquides
dans le péritoine au moment où l'on veut agir sur le tissu hépatique. Ce n'est qu'après cette précaution qu'on procèdera soit à la
*ponction* complètement évacuatrice, si elle n'a pas déjà été faite, soit
à l'*incision.*

Cette dernière est faite *assez bas,* eu égard au retrait du foie
après l'évacuation. Dès que l'incision est suffisante pour permettre l'introduction de l'index gauche dans la cavité de l'abcès,
*ce doigt sert de crochet pour maintenir le foie,* l'accoler à la paroi
et guider les écarteurs plats (*Fig.* 19 et 23), qui, une fois l'incision
agrandie, viendront maintenir les lèvres de l'abcès béantes et accolées à la paroi. Les écarteurs placés, la compression des parois sur
le foie, exercée par l'aide, est abandonnée.

Ici la fixation du foie à la paroi ne se produit qu'ultérieurement et l'*Hépatostomie* n'est en réalité que *secondaire*, que consécutive à l'*hépatotomie*, c'est-à-dire à la simple incision.

2ᵉ *Temps : Traitement de la cavité purulente.* — Comme le foie n'est pas suturé à la paroi, il faut, avant de procéder à son nettoyage, examiner avec grand soin si la poche est bien accolée à cette paroi ; sinon un aide a soin de la maintenir en bonne position avec des écarteurs.

Cette précaution est absolument indispensable, car il ne faut pas ici, comme dans les cas de kyste, compter qu'on pourra attirer les parois au dehors et lui faire faire hernie en quelque sorte par la plaie, de façon à protéger la grande cavité péritonéale. Dans certaines circonstances, en effet, l'écart entre le péritoine pariétal et le foie est tel qu'on pourrait y placer la main.

## IV. — Procédés divers anciens.

1° *Hépatostomie rapide* ou *Procédé de Stromeyer-Little.* — Elle consiste à faire une *hépatostomie en un seul temps, à incision libre*, mais en *sectionnant d'un seul coup la paroi abdominale et la paroi de l'abcès*, en tranchant à la fois au bistouri toutes les parties molles. Au lieu de pratiquer d'abord une *laparotomie* parahépatique, puis une *hépatotomie*, on fait ici, en un seul temps, une *Laparo-hépatotomie*.

En se guidant sur le trocart de la *ponction* exploratrice, on peut y arriver sans trop d'accroc. C'est un procédé très rapide et très hardi, sinon très sûr. Mais, en tous cas, dans cette méthode, qui n'est en rien chirurgicale, les auteurs paraissent ne pas avoir saisi l'intérêt des adhérences préalables.

C'est un procédé certainement aveugle (1), qui peut, d'autre part, exposer le chirurgien à blesser la vésicule biliaire, l'estomac, l'épiploon, et surtout l'intestin (Defontaine). Actuellement, il est complètement abandonné au profit de l'*Hépatostomie méthodique*, quoiqu'il ait joui jadis d'un très grand renom en Orient.

2° *Hépatostomie lente* ou *en plusieurs temps.* — Il y a plusieurs procédés, dits de *lenteur* ; et tous, à l'encontre du précédent, ont été inspirés par le désir de produire au préalable des *adhérences péritonéales*. Mais ils n'ont plus aujourd'hui, où l'on sait que l'on peut instantanément obtenir le même résultat avec les sutures fixatrices, qu'un intérêt historique.

a) *Procédé des Caustiques* (Récamier). — Cette méthode (2) consiste à disposer une ou plusieurs traînées de potasse caustique sur la tumeur. L'escarre était fendue vers le huitième jour, et, dans le fond de l'incision, on déposait une nouvelle quantité de caustique. Après avoir répété trois ou quatre fois ces applications, on ouvrait la poche au bistouri.

Le procédé était vraiment d'une lenteur désespérante ; parfois il ne se développait pas des adhérences suffisantes ; et il y avait toujours une perte de substance considérable.

(1) On peut, dans une certaine mesure, en rapprocher les méthodes de J. Guérin [*procédé d'ouverture sous-cutanée* (1880)] ou de Mac Lean (1865).
(2) Voir les Mémoires de Cabasse (1864), Merle (1865), Vinay (1887 et 1878), Duc (1881), Omont (1889), etc

*b)Procédé en deux temps à incision extrapéritonéale* (Graves).—
Il consiste à n'inciser que la moitié de la paroi dans un premier
temps, c'est-à-dire à n'ouvrir que jusqu'aux muscles en s'arrêtant
près du péritoine. L'ouverture se faisait seule par les progrès de la
suppuration.

C'était là de la demi-chirurgie évidemment.

*c) Procédé en deux temps proprement dit* ou *à incision intrapéritonéale* (Bégin). — Ce procédé comprend l'incision type en
deux temps : 1er *temps*, incision de la paroi abdominale, et temps
d'arrêt, à moins d'adhérences de la séreuse ; 2e *temps* : incision de
l'abcès, après la formation des adhérences, c'est-à-dire quatre ou
cinq jours après.

C'est là une méthode bien connue, qui a donné des succès,
surtout à une époque où l'on n'était pas encore accoutumé à l'asepsie ; mais elle ne vaut plus le procédé qui a pour base les sutures
de fixation.

**Suites opératoires et Complications**. — L'incision large et aseptique, quel que soit le manuel opératoire qui ait été employé pour la réaliser, peut présenter quelques *complications*, sur lesquelles il faut insister, quoiqu'à l'heure actuelle elles soient bien moins fréquentes qu'au début de cette chirurgie.

A. — *Accidents au niveau du foie*. — a) *Hémorragie*. — Elle peut avoir pour cause l'ouverture d'un vaisseau hépatique, au moment de l'incision de la paroi de l'abcès ; mais, dans ce cas, elle est presque négligeable. On s'en rend maître soit par une ligature, soit par un sérieux tamponnement. Il y a pourtant des circonstances où cet accident peut donner de grandes inquiétudes, par exemple quand l'hémorragie a sa source dans les parties les plus profondes des parois de l'abcès (Bertrand et Fontan, Loison et Arnaud), et surtout au voisinage du hile. Zancarol, pour ne pas avoir à se préoccuper de cet accident, incise au thermocautère.

On a mentionné aussi des hémorragies *ex vacuo*, c'est-à-dire dans l'intérieur de la cavité vidée ; mais elles paraissent chimériques, malgré les affirmations de Sachs. Nous n'insistons pas non plus sur les hémorragies provenant de la section de la branche de la mammaire interne, cette complication se rapportant plutôt à la laparotomie qu'à l'hépatostomie.

En tous cas, lors d'hémorragie intrahépatique, le meilleur moyen d'hémostase est le *tamponnement* de la cavité avec de la gaze aseptique, d'après la manière de Mikulicz.

b) *Cholerragie*. — L'écoulement de *bile* par la cavité de l'abcès est très rare ; Bertrand (1892) n'en cite que trois cas. Il ne faut pas confondre cet accident avec une certaine coloration du pus, due à la présence du sang et de détritus du tissu hépatique.

c) *Perte du parallélisme des bords de la plaie*. — Cette complication, qui ne s'observe que lorsque le foie n'a pas été fixé à la paroi, peut empêcher le drainage de l'abcès. On la préviendra en suivant le conseil des chirurgiens français (Périer, Bouilly, etc.), c'est-à-dire en commençant par assurer le maintien de l'organe hépatique derrière la paroi abdominale incisée.

B. — *Accidents spéciaux aux opérations par voie abdominale*. — a) *Hernies*. — Au cours d'une opération par la voie abdominale, on peut observer des *hernies épiploïques* ou *intestinales* ; elles se produisent d'ordinaire quand l'incision d'accès est rapprochée de la ligne médiane et voisine du rebord costal.

Pour l'*épiploon*, en raison de la possibilité de sa souillure par le pus de l'abcès, on pourra le fixer dans l'angle de la plaie et le protéger avec de la gaze.

Quant à l'*intestin*, avant de le réduire, on fera bien de le nettoyer avec soin.

*b*) *Blessure de l'intestin*. — C'était un accident possible, en particulier lorsqu'on incisait la paroi abdominale et l'abcès en un seul temps ; mais il n'est pas à craindre avec le procédé opératoire moderne, qui est parfaitement réglé.

*c*) La *Péritonite* suppurée par inoculation sera évidemment de moins en moins fréquemment observée, grâce aux progrès de la technique aseptique. Mais il ne faut pas oublier qu'elle a été signalée par Villemin, en 1882, par Ramonet, en 1887, etc.

C. —*Accidents spéciaux aux opérations par la voie transpleurale*. — Quand on opère par la *voie transpleurale*, on peut avoir des accidents d'un ordre tout différent, mais non moins sérieux, par exemple du pneumothorax et même du pyothorax ; parfois on a blessé le poumon.

*a*) *Pneumothorax*. — C'est là encore une complication très rare, dépendant plutôt de la laparotomie transpleurale que de l'hépatostomie elle-même ; nous n'y insistons donc pas, malgré le cas de Ferron, qui d'ailleurs a guéri.

*b*) *Pyothorax et pleurésie purulente*. — Il n'en est pas de même du *pyothorax*, qui a réellement pour cause l'inoculation de la plèvre par le pus de l'abcès incisé. C'est d'ailleurs la complication la plus sérieuse qu'on ait notée, comme le démontrent les observations de Bertrand et Fontan.

**Indications**. — I. **Générales**.— On peut dire, avec Bertrand et Fontan, que, toutes les fois qu'il y a une *cavité purulente intrahépatique*, il faut lui donner immédiatement issue. De même, pour les *collections périhépatiques*, ayant pour origine un abcès du foie et communiquant avec lui, comme bien entendu, pour tous les abcès périhépatiques en général, dont nous avons signalé les indications opératoires spéciales, en étudiant la laparotomie exploratrice parahépatique.

L'évacuation doit être faite dès que le diagnostic est posé. Lorsqu'on soupçonne un abcès, il faut donc recourir immédiatement après la ponction exploratrice et dans la même séance opératoire, à l'ouverture de la cavité purulente. Quand on tient du pus hépatique au bout de son aiguille, il ne faut pas le lâcher (Bertrand).

Nous avons décrit les deux procédés principaux *d'incisions larges*, entre lesquelles on peut choisir ; le plus sûr est indiscutablement, dans la majorité des cas, celui qui consiste à fixer d'abord le foie à la paroi abdominale ou thoracique, si possible, avant d'ouvrir (*Hépatostomie à fixation première*). On a complètement abandonné aujourd'hui les méthodes en deux temps de Récamier, Graves, Bégin, etc.

II. **Spéciales**. — Mais, dans certains cas particuliers, il faut recourir plutôt à tel procédé qu'à tel autre ; et ce sont ces circonstances qu'il nous reste à examiner.

Des observations personnelles nous ont montré, en effet, qu'il ne saurait y avoir, pour tous les abcès du foie, un seul procédé pratique *d'incision directe en un seul temps*, c'est-à-dire une seule manière de faire l'*Hépatostomie* ; et il est aujourd'hui parfaitement admis que cette méthode doit présenter des variétés, suivant le siège de l'abcès. Comme l'a répété récemment M. Zancarol, l'abcès du *lobe gauche* est, en effet, très différent d'un abcès du *lobe droit*, au point de vue de son traitement opératoire en particulier.

D'autre part, et pour des raisons analogues, a ajouté avec raison le même auteur, un abcès qui communique avec le *poumon*, cavité ouverte à l'extérieur, ne doit pas être traité de la même façon qu'un abcès qui n'est en communication qu'avec la *plèvre*, cavité close, etc.

I. Siège des abcès. — La plupart des auteurs, et M. Zancarol même, ont réuni en un seul bloc, au point de vue du procédé opératoire, tous les *abcès du lobe droit*. A notre avis, les collections peuvent occuper dans ce lobe des situations très différentes, qui nécessitent des interventions spéciales, car, dans le choix de la voie à suivre dans la recherche du pus, il est absolument indispensable de tenir compte de la localisation précise de la cavité à ouvrir.

Il n'y a donc pas un seul mode opératoire, mais bien plusieurs, ayant chacun leurs indications propres, que les abcès soient d'origine dysentérique, intestinale, ou autre.

Les abcès du lobe droit, les plus fréquents (Rendu) comme les kystes hydatiques d'ailleurs, peuvent siéger en différents points. Il y a en effet : 1° Les *Abcès antérieurs*, qui sont : a) soit *supérieurs*, b) soit *inférieurs*. Les supérieurs, très communs, se trouvent au niveau du dôme du foie ; les inférieurs, bien plus rares, non loin de son bord inféro-antérieur (Bien entendu cette distinction n'est possible que pour les collections purulentes de volume moyen; elle ne l'est plus quand il s'agit d'abcès énormes). 2° Les *abcès postérieurs*, dont l'accès est beaucoup plus difficile ; ils sont généralement *postéro-supérieurs*.

Nous pensons que chacune de ces catégories d'abcès du lobe gauche et du lobe droit doit être traitée par un procédé particulier; et nous allons nous efforcer d'établir quel est le meilleur qui convient à chacun des cas donnés.

I. *Abcès du loqe gauche.*—M. Zancarol a opéré en un seul temps ces abcès, à l'exemple de Little et des chirurgiens de l'Inde, etc. Il a eu des décès, même pour les faits d'abcès unique ; toutefois il ne faut pas oublier que la plupart de ces opérés étaient profondément atteints, malades depuis longtemps, porteurs de collections purulentes énormes, s'accompagnant parfois de lésions des organes voisins.

Pour le chirurgien égyptien, voici quelle doit être la conduite à suivre pour ces abcès du lobe gauche.

1° *S'il y a des adhérences* : ponction et ouverture directe de l'abcès par incision franche des adhérences et du foie. Ce qui se comprend bien : c'est l'*Hépatostomie en un temps*. rapide et sûre.

2° *S'il n'y a pas d'adhérences* : *compression*, par la main d'un aide, à la partie inférieure du foie, pour tenir les parois du ventre en contact avec la surface hépatique et éviter l'épanchement des liquides dans le péritoine ; puis *ponction* au trocart explorateur ; enfin, *incision franche* du foie au bistouri, *faite un peu plus bas* que pour le lobe droit. On abandonne la compression dès que des écarteurs ont été placés sur les lèvres de l'incision hépatique.

Ce manuel opératoire peut certes se défendre. d'autant plus que M. Zancarol n'a fait qu'imiter la conduite de chirurgiens experts en la matière. Mais il est bon de rappeler que même les statistiques de M. Zancarol ne sont pas très brillantes, et que, sur un total de 3o cas, il a eu 13 morts : ce qui certainement n'est pas un résultat très brillant. Comme l'a fait remarquer Marcel Baudouin, on pourrait, et cela sans le moindre inconvénient, employer dans ces abcès, comme dans ceux du lobe droit, le procédé d'*hépatostomie à fixation première*, recommandé depuis par les classiques modernes (Segond, Reclus, Defontaine, etc.).

Répétons qu'il consiste à suturer l'organe à la paroi abdominale, au niveau de la périphérie de la saillie formée par l'abcès, à l'aide d'une série de sutures à points passés, plus ou moins analogues, toutes proportions gardées, à celles que l'on place sur l'estomac quand on fait la gastrostomie par le procédé de M. Terrier ou d'une suture en surjet. Cette manière de faire ne prolonge pas trop l'opération et lui donne une sécurité presque absolue, en empêchant le pus de tomber dans la cavité péritonéale, car on ne sait pas toujours s'il est stérile ou non.

La suture est d'autant plus de mise dans ces abcès que, comme M. Zancarol l'a remarqué, ils ne donnent jamais lieu à des hémorragies sérieuses, lors de l'incision du tissu hépatique. Les perforations dues à l'aiguille ne sauraient donc présenter ici le moindre inconvénient, ni causer des ennuis, comme le soutient M. Chauvel.

A notre avis donc, surtout si l'on est obligé d'agir immédiatement, de donner issue de suite au pus, à cause de la gravité de la situation, il vaut mieux recourir à la *fixation primitive* et *opérer en un seul temps*. On pourrait certes employer la *méthode en deux temps ;* mais, quoi qu'ait pu en penser Verneuil, ces opérations ne représentent pas du tout l'idéal qu'un chirurgien doit désormais poursuivre. Il ne faut s'y résoudre que quand on ne peut pas, que quand on n'ose pas faire mieux : ce qui nous est arrivé à nos débuts.

Quant à la *méthode de Little pure,* vantée de nouveau pour ces abcès par M. Zancarol, elle ne nous paraît pas suffisamment sûre, le pus pouvant être microbien et pouvant facilement glisser dans le péritoine, malgré une compression énergiquement exercée sur les parois de l'abdomen. On peut pratiquer le *curetage à la curette,* vanté par M. Fontan, mais je le crois inutile: ce qui est l'opinion de la plupart des chirurgiens actuels. Et je ne suis pas absolument certain qu'il ne puisse, à un moment donné, être dangereux de gratter ainsi l'intérieur d'une collection hépatique!

Un point reste à élucider : Comment faut-il faire l'incision de la paroi? Comme ces abcès du lobe gauche font nettement saillie d'ordinaire au creux épigastrique, au-dessous de l'appendice xiphoïde, il faut les attaquer franchement par la voie la plus directe et la plus simple, par la laparotomie médiane sus-ombilicale, suivant la ligne *A, A,* de la *Fig.* 24. De cette façon, on arrive immédiatement sur l'abcès ; et, qu'il y ait ou non des adhérences, l'on s'y reconnaît beaucoup mieux.

II. *Abcès du lobe droit.* — Nous avons dit que les abcès du lobe droit pouvaient être *antérieurs* ou *postérieurs,* et que les antérieurs étaient eux-mêmes soit *supérieurs,* soit *inférieurs.* Voyons quelle intervention est préférable dans ces différents cas.

1º *Abcès antérieurs.* — *a*) Les *abcès antéro-inférieurs* du lobe droit ressemblent assez à ceux du lobe gauche. La voussure hépatique, qui leur correspond, siège seulement plus à droite, au-dessous du rebord costal. Ils sont aussi faciles à atteindre que les précédents, et on arrive très sûrement à leur niveau à l'aide d'une incision, analogue à celle représentée par la *Fig.*24 (*C*,*C''*), c'est-à-dire parallèle au bord inférieur du gril thoracique et se dirigeant de l'appendice xiphoïde vers le prolongement de la ligne axillaire. Cette laparotomie oblique et latérale donne beaucoup plus de jour que tout autre et favorise singulièrement l'accès du tissu hépatique, l'adaptation parfaite des lèvres de l'abcès et des bords de l'incision pariétale, le lavage de la cavité et son drainage.

Pour ces abcès, on peut très certainement recourir à la méthode de Stromeyer-Little, quand il n'y a pas d'adhérences. Mais, si nous avions à inciser une telle collection purulente (dans une de nos observations il y avait des adhérences solides), avec un foie libre, nous n'hésiterions pas à le *fixer avant de l'ouvrir* ; cela nous paraîtrait beaucoup plus prudent.

*b*)  Les *abc.s supéro-antérieurs* sont d'un accès plus difficile, car ils font généralement saillie un peu plus haut que les précédents, c'est-à-dire sous le plastron cartilagineux du côté droit de la partie antéro-inférieure de la cage thoracique. La même incision transversale, C, C', de la *Fig*. 24, permet bien de les atteindre. Elle n'a même pas absolument besoin d'être faite exactement sur le bord cartilagineux (D, D'); il vaut mieux qu'elle soit située un peu au-dessous, à un ou deux centimètres (C, C'). Mais elle n'est cependant pas suffisante pour permettre au bistouri d'agir là exactement où l'abcès fait la saillie la plus notable.

Pour obtenir un jour suffisant pour les manœuvres ultérieures, il est indispensable, en effet, dans la plupart des cas, de recourir au procédé, que, dès 1888, M. Lannelongue a décrit sous le nom de *résection du bord inférieur du thorax*, et qui a fait l'objet de la thèse de M. Canniot. Cependant, grâce à la dénudation des cartilages costaux, on a pu atteindre l'abcès, après section aux cisailles d'un plastron cartilagineux formé par le 7e, le 8e, le 9e et le 10º cartilages et les espaces intercostaux correspondants. On n'a pas de suture à faire quand il y a des adhérences très fermes. Si ces adhérences font défaut, on peut fixer très utilement, au préalable, le foie à la paroi.

Nous n'insistons pas sur le manuel opératoire de cette résection du rebord costal, que nous avons déjà décrit à la *laparotomie explo-ratrice*. Quand le plastron est enlevé, le foie est extraordinairement accessible. En écartant les fausses côtes, qui ne sont plus solidaires les unes des autres, on peut explorer du regard et de la main

toute la face convexe du lobe hépatique correspondant. Rien n'est plus facile alors que d'attaquer l'abcès, comme s'ils s'agissait d'une collection du lobe gauche.

Pendant la résection, d'après Defontaine, il est incommode et dangereux de laisser en place le trocart explorateur. On le retire donc après avoir évacué autant que possible le contenu de l'abcès. En cas de blessure de l'intercostale, il est facile de la pincer et de la lier. Zan-

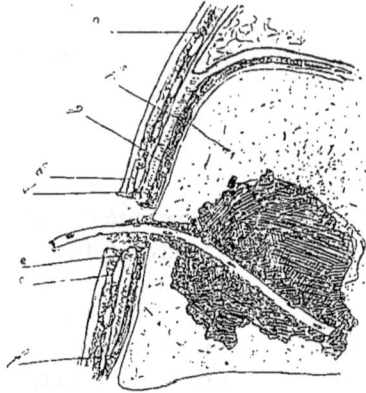

*Fig.* 119.— Abcès antéro-supérieur du foie ouvert par hépatostomie transpleurale (Bertrand et Fontan). — *Légende : a*, poumon ; *b*, 8ᵉ côte ; *c*, 10ᵉ côte ; *d*, partie supérieure de la plèvre fermée par la suture costo-diaphragmatique ; *e*, partie inférieure de la plèvre suturée de la même façon ; *f*, fond du sinus pleural ; *g*, diaphragme ; *h*, foie.— Le drain est en place dans la cavité de l'abcès.

carol, qui opère au thermocautère, dit même qu'il suffit d'enlever la côte et d'ouvrir l'abcès pour voir l'hémorragie s'arrêter.

L'application du manuel opératoire de Little semble encore plus dangereuse que par la voie sous-costale, puisqu'il y a une séreuse de plus à traverser. En outre, comme elle ne comprend pas de résection costale, elle donne une ouverture trop étroite. Le meilleur moyen, pour mettre à l'abri de l'infection des séreuses, est, ajoute Defontaine, de suturer deux à deux les feuillets de chacune d'elles, aussitôt qu'elles viennent d'être divisées. C'est ce que réalise en partie le manuel opératoire conseillé par Thornton, utilisé par Bertrand et Fontan. Ouvrant au point le plus saillant, on incise les plèvres pariétale et diaphragmatique, qu'on suture ensemble, de manière à créer, à travers la séreuse, un canal complet ; puis on traverse le diaphragme. Dès lors, rien n'empêche d'ouvrir l'abcès, après avoir, si possible, suturé la surface du foie au diaphragme et au péritoine sous-diaphragmatique. L'exécution de cette dernière suture ne peut se faire, dans bien des cas, qu'avec une résection costale et une boutonnière transpleurale étendues. Mais elle est moins indispensable que pour les abcès ouverts par la région sous-costale.

Ici, en effet, la brusque hernie de l'épiploon ou de l'intestin est impossible ; et le foie étant normalement en rapport avec les parties incisées, on a moins à craindre de voir l'ouverture hépatique cesser de leur correspondre, par suite de la rétraction du foyer. Le thermocautère est utile pour l'hépatostomie de ces abcès du lobe droit, qui donnent quelquefois une hémorragie bien plus sérieuse que ceux qui proéminent à l'épigastre.

Si la suture du foie au péritoine sous-diaphragmatique n'a pas été faite, on aura soin, immédiatement après l'ouverture de l'abcès, d'introduire dans sa cavité, d'abord l'index gauche en crochet, puis deux écarteurs qui, confiés à un aide, maintiendront accolés les feuillets du péritoine. Zancarol n'emploie pas d'autre moyen pour protéger le péritoine et la plèvre, et a obtenu des succès. Cela tient peut-être, à ce qu'on n'ouvre ni la plèvre refoulée et adhérente, ni le péritoine, qui manque dans une partie de la face supérieure du foie (Forgue et Reclus). Quoi qu'il en soit, la suture de la plèvre paraît indispensable, et toutes les fois qu'on le peut, il serait imprudent de n'y pas recourir.

Le traitement de l'abcès lui-même (lavage, drainage, pansement) s'exécute comme pour les autres abcès ouverts à travers la paroi abdominale.

2° *Abcès postérieurs.* — Les abcès postérieurs du lobe droit sont presque toujours, pour ne pas dire toujours, situés à la partie supérieure de l'organe. Et leur siège est tout à fait comparable à celui des kystes hydatiques du foie, désignés jadis par Bulaü, Israël et Genzmer sous le nom de collections sous-diaphragmatiques. Aussi, pour les atteindre et les guérir, faut-il recourir au procédé recommandé pour le traitement de ces kystes par ces mêmes auteurs (1879), et vulgarisé en France principalement par P. Segond (1888), c'est-à-dire à la méthode transpleurale. Certes, on peut, pour ces abcès, se livrer aux mêmes considérations que P. Segond pour ces kystes, et dire qu'il est possible, comme le prétendent Landau, Bouilly et Potherat d'une part, et Canniot d'autre part, d'atteindre, avec ou sans résection thoracique antérieure, les collections hépatiques sous-diaphragmatiques. Mais, comme Segond, nous n'en restons pas moins convaincu que, pour les abcès pos-

térieurs du foie profondément situés, l'incision par la voie transpleurale avec résection costale suffisante, doit rester la méthode de
choix.

Ici, encore plus qu'ailleurs, la méthode en deux temps n'est pas
de mise. Quand on place, comme il convient, les sutures de fixation, on n'a rien à craindre en opérant en un seul temps et on a
tous les avantages d'une évacuation totale et définitive. Quand on
a affaire à semblable localisation de la collection purulente, il ne
faut pas hésiter : on doit *l'attaquer franchement et largement*. Et,
plus on aura sacrifié de côtes, plus le reste de l'opération sera facile.
Certainement, il ne faut rien exagérer ; mais la brèche doit être
assez grande pour qu'on puisse manœuvrer à l'aise, inciser le foie
sur une étendue suffisante. Si besoin est, on enlèvera donc 4 côtes,
au lieu de 2 ou de 3, avant de fixer l'organe à ouvrir.

Les cavités abdominale et pleurale étant bien closes, on peut
désormais couper hardiment en plein tissu. On arrive d'ailleurs rapidement sur le pus, qui s'écoule à flots, sous forme de bouillie rougeâtre, mêlée de lambeaux sphacélés. Reste à traiter l'abcès comme tous les autres abcès du foie, c'est-à-dire à le laver, soit à l'eau
stérilisée, soit, comme nous l'avons fait, à l'eau salée cuite et
chaude ; puis à le drainer avec un ou deux gros drains ou une
mèche de gaze très légèrement iodoformée. Ici se pose encore la
question du *curetage* et des *lavages*. Nous sommes d'avis, nous
le répétons, que le curetage à la curette tranchante est inutile et
peut être dangereux. Le mieux est de le pratiquer avec les doigts,
chose facile, grâce aux larges incisions. Quant aux lavages, notre
avis a un peu changé depuis nos premières opérations. Nous pensons actuellement que, quand ils sont trop fréquents, ils retardent
la guérison.

La guérison est plus rapide avec un seul lavage, très abondant,
soigneusement fait jusqu'à ce que l'eau sorte absolument limpide,
sans entraîner de détritus. C'est d'ailleurs l'avis de notre ami
Ayme, médecin principal de la Marine, qui a vu des guérisons
complètes au bout de 20 à 30 jours, avec cette façon de faire.

Le pansement ne présente rien de particulier, sauf qu'il est indispensable de mettre au-dessous du bandage de corps une bonne
quantité d'ouate antiseptique ou aseptique, pour arrêter au passage
le suintement assez abondant dans les premiers jours et prévenir
l'infection secondaire, cause principale de retard dans la cicatrisation.

II. Abcès compliqués. — *a) Abcès ouvert dans la plèvre.* — Dans les cas d'abcès ouvert spontanément dans la *plèvre*, la marche de l'opération est la même que pour les abcès antéro-supérieurs du lobe droit; mais il est bon de réséquer au moins deux ou trois côtes, pour avoir une *ouverture large*, correspondant autant que possible au point de communication de l'abcès avec la cavité pleurale.

S'il y a *empyème simple*, sans communication avec l'abcès du foie, il faut l'ouvrir avec résection costale. On a ainsi deux cavités superposées qui seront traitées séparément.

*b) Abcès ouvert dans le poumon.* — Les abcès ouverts dans les *poumons* sont surtout des abcès postérieurs, et c'est en arrière que la ponction doit être faite ainsi que les résections costales destinées à en permettre le traitement. Le nettoyage de ces abcès sera d'ailleurs fait exclusivement à l'aide de tampons ou de curettes, en s'abstenant rigoureusement de toute injection.

* * *

### Hépatocolostomie.

On a décrit un mode très curieux d'ouverture des abcès du foie, qu'il nous faut mentionner ici (car nous croyons inutile de lui consacrer un chapitre spécial), au moins au point de vue historique, de crainte que la trace de ce bizarre procédé ne parvienne à se perdre au milieu des innombrables méthodes de traitement préconisées jusqu'ici. Cette hépatostomie, d'un genre nouveau, a ceci de particulier qu'elle ne se fait plus à l'extérieur, c'est-à-dire vers la peau, mais bien dans l'*intestin*.

M. Bichon, qui a imaginé cette méthode en 1890, lui a donné le nom d'*Hépatocolostomie*, ayant proposé, pour plus de facilité, l'ouverture dans le côlon, c'est-à-dire une *hépatostomie colique*.

Cette opération serait surtout de mise dans les abcès de la face inférieure, qu'on ne peut conduire à l'extérieur, et qu'on ne peut atteindre qu'en traversant la totalité de la masse hépatique. Il serait, a dit cet auteur, plus aisé de les évacuer par le côlon, situé immédiatement au-dessous.

Pour y parvenir, il suffirait de considérer la poche hépatique ou sous-hépatique comme une vésicule biliaire, et de l'anastomoser avec le côlon, comme si l'on avait à faire une vulgaire cholé-cystentérostomie. Il va sans dire que, s'il y a des adhérences entre la paroi de l'abcès et l'intestin, l'opération est aisée ; sinon, on est obligé de faire les sutures habituelles.

M. Bichon décrit ainsi le procédé à employer pour obtenir cette ouverture :

1° Incision, sur le bord externe du muscle droit, du niveau de l'ombilic aux côtes.

2° Le côlon étant mis en rapport avec l'abcès préalablement incisé, vidé et lavé au sublimé, toujours par l'intermédiaire de l'aspirateur, on fait une première suture transversale comprenant la partie la plus éloignée de l'abcès et du côlon. Puis huit points de sutures sont placés suivant deux lignes longitudinales, éloignées de 1 centimètre environ : quatre d'un côté, quatre de l'autre. Le fil ne comprendra pas, autant que possible, toute l'épaisseur des parois (procédé de Terrier pour la cholécystentérostomie). Un dernier point transversal, comme le premier, est placé sur la partie la plus rapprochée. On circonscrit ainsi un rectangle, qui met en présence le côlon et l'abcès. Des pinces à forte pression maintiennent les extrémités des fils (catgut). Après avoir serré le premier point transversal et les points latéraux, on pratique, avec un bistouri étroit, une ouverture correspondant aux parois accolées, dans laquelle on passe un drain flexible de 5 à 6 centimètres de long. On achève d'isoler la fistule, en serrant le dernier point transversal. Suture de la paroi abdominale et pansement antiseptique.

J. L. Faure considère cette hépatocolostomie comme une opération tout à fait exceptionnelle. Pour nous, elle nous semble digne d'aller rejoindre de suite, dans les Champs élyséens, les procédés antiques des premiers chirurgiens anglais ou indiens. Il n'est pas d'abcès hépatiques, si profonds soient-ils, qu'on ne puisse ouvrir à l'extérieur, à condition, bien entendu, de recourir au drainage sous-hépatique.

## II. — Hépatostomie pour Kystes hydatiques.

**Synonymie.** — *Kysto-hépatostomie* — *Kystostomie.* — *Fistulisation* ou *Marsupialisation des Kystes.*

**Historique.** — Il ne faudrait pas croire que l'ouverture des kystes hydatiques du foie date de nos jours, et, fait bien connu de tous les historiens de la chirurgie, c'est le procédé utilisé à l'époque actuelle qui a été employé dans les premiers temps de la médecine opératoire ancienne. En voulant faire mieux, on compliqua les choses, et ce n'est qu'en revenant aux méthodes de simplicité et de propreté des premiers chirurgiens, qu'on trouva enfin la véritable voie.

Il y a plusieurs observations d'incision de kystes hydatiques du foie antérieures à ce siècle ; mais il s'agissait dans ces cas, de *kystes suppurés*, c'est-à-dire de véritables abcès, opérés par conséquent avec une absence totale de diagnostic précis. C'est ainsi qu'opérèrent Wolcherus, d'après Joachim Camerarius, Mailly et Dodart, Panaroli, Ruysch, Sue, au dire de Lassus et de Davaine.

Mais l'*ouverture de propos délibéré* des kystes, après diagnostic posé aussi complètement que possible, est due au chirurgien français Récamier, qui fit cette opération par l'ancien procédé, c'est-à-dire par l'incision simple, à l'Hôtel-Dieu, en 1826. A cette époque, l'ouverture de ces tumeurs était formellement condamnée et il fallait de l'audace pour ne pas craindre de les attaquer ; Récamier eut un insuccès, et c'est pourquoi il dut recourir ensuite à la méthode des caustiques, imaginée pour les abcès, et avec laquelle il fut plus heureux.

Comme on ne connaissait rien de mieux à cette époque, cette méthode acquit bientôt une grande vogue ; mais il paraît avéré que Récamier avait été guidé dans cette conception par les recherches de Massau, qui aurait eu l'idée d'ouvrir les abcès du foie d'une façon analogue, dès 1825.

En 1830, Bégin vanta un procédé nouveau, autre modification de Graves (1827), mais qui paraît être aussi de la conception de Récamier ; quoi qu'il en soit, il obtint des guérisons indiscutables. Plus tard, Russell (1838), Velpeau (1844), employèrent ces méthodes ; puis Jarjavay modifia le procédé de Bégin (1858). De son côté,

Dolbeau perfectionna la technique de Récamier (1856), conduite qui fut imitée ultérieurement par Demarquay (1873) et Tillaux (1881).

Dans tout cet intervalle de temps, on n'avait employé le procédé classique ancien que quatre fois : (Devilliers père, (1849); Otto Weil (1845); Otto Rietzau (1843); Montet (1872), sans résultats notables d'ailleurs. Jusque-là, au demeurant, malgré tous les perfectionnements successifs des procédés de Récamier, l'opération ne donnait pas de brillants résultats; et, d'après Harley, elle présentait alors une mortalité de 36 o/o environ, chiffre encore considérable.

Les nouvelles doctrines chirurgicales, qui se développèrent avec rapidité en Allemagne après la découverte de Lister, vinrent bouleverser cette médecine opératoire par trop primitive. Dès 1871, on revint, en effet, à l'aide de l'antisepsie à l'intervention en un temps, c'est-à-dire à la véritale *Hépatostomie* ou *Kystostomie* pour kystes hydatiques du foie. Pratiquée pour la première fois par Kirchner, l'ouverture antiseptique fut exécutée ensuite par Sänger (1876), et décrite avec soin par Lindemann, en 1879 et surtout par Landau, en 1880. Mais, dès cette même année, Lawson Tait, en Angleterre, avait adopté la nouvelle méthode; et son exemple avait été suivi par Olivier, H. Cripps, etc.

En 1887, on avait aussi appliqué l'antisepsie à la méthode en deux temps, sous l'impulsion de von Volkmann et pendant quelques années, surtout avant les publications de Landau, cette méthode eut quelques succès et il y eut des observations publiées par Rumcke (1887), Korach (1883), Lithotsky (1886), etc., etc. La France ne suivit ces progrès que d'un pas assez lent, comme le montrent les travaux d'ensemble de Poulet, de Reclus, de Braine (1886), de Marcel Baudouin (1887), de Potherat (1889), etc., et les premières observations ne paraissent guère sur ce sujet que dans les revues et les thèses précédentes. Les deux procédés, alors en vogue, portent les noms de von Volkmann et de Lindemann-Landau.

En 1879, on s'était attaqué même aux kystes faisant saillie dans le thorax, et cela par la voie transpleurale (Israël, Genzmer, Choquet) ; mais cet exemple ne fut suivi qu'en 1885, par Bulaü, puis en 1887, par Owen, et en France, en 1888, par Segond.

Depuis le mémoire de Ménard (1889), les opérations se sont multipliées, et l'incision en un seul temps est désormais universellement pratiquée.

Comme publications d'ensemble, nous avons à noter les mémoires de Toussaint (1886), Demars (1888), Minjard (1890), Morin (1891), Vincent (1893), Pantaloni (1895), Ricardo Cortés y Gonzalez (1897), Defontaine (1897), auquel nous avons fait de larges emprunts; Baraduc (1898), Delbet (1899) ; enfin les articles des grands traités récents, dus à Segond (1898) et à Faure (1899).

**Variétés.** — Actuellement, il existe deux grandes méthodes d'ouverture des kystes hydatiques du foie.

1° *La méthode en un seul temps*, procédé aujourd'hui tout à fait classique. C'est d'ailleurs celui qu'employaient les chirurgiens du siècle précédent; celui qui a été inutilement compliqué par les opérateurs de ce siècle, en raison de la malpropreté avec laquelle ils intervenaient; celui enfin qui rallie le monde à l'heure actuelle, depuis l'emploi de l'antisepsie et de l'asepsie.

2° *La méthode en deux temps*, qui perd de plus en plus de terrain ;

## I. — Méthode en un seul temps.

C'est, comme nous l'avons dit, la méthode de choix, car elle va de suite au but et est aussi radicale, aussi rapide que possible.

HISTORIQUE. — C'est la vieille, la très vieille, la plus vieille méthode chirurgicale, utilisée dès le xviii° siècle pour l'ouverture des kystes et des abcès ; celle qui précéda les procédés de Récamier et autres, mais qui ne donna plus de résultats dès que les hôpitaux de Paris eurent été envahis par les infections chirurgicales d'ordre opératoire. Elle n'a pas pu renaître, malgré quelques essais infructueux, épars dans la littérature, de 1820 à 1870, qu'avec le triomphe des doctrines listériennes. Elle a repris son essor en Allemagne ; et comme nous l'avons dit, elle a été surtout bien décrite par Lindemann et Landau, vers 1880. En France, les premières observations sont dues à Terrier (1885), Championnière, Richelot, Trélat, Segond, Bouilly, Monod (1885) et les premiers travaux d'ensemble sont ceux de Braine (1886) et Marcel Baudouin (1887). Depuis, un très grand nombre d'articles de journaux ont été consacrés à cette méthode, en Europe et aux États-Unis.

VARIÉTÉS. — Il y a plusieurs façons d'opérer un kyste en un seul temps (*Kystostomie*), comme il y a plusieurs procédés d'Hépatostomie en un temps pour abcès, suivant que l'on fixe ou non à la paroi abdominale la paroi de la poche avant de l'ouvrir ; d'où les deux variétés opératoires :

1° *Hépatostomie, ou Kystostomie à fixation première ;*

2° *Hépatostomie, ou Kystostomie à fixation dernière.*

Dans le cas particulier de *Kystostomie*, la fixation première n'a pas le même intérêt que lors d'abcès du foie, à moins qu'il ne s'agisse de kystes hydatiques *suppurés* ; et, en raison, d'une part, de la facilité avec laquelle beaucoup de kystes peuvent être vidés presqu'en dehors de la cavité abdominale, de la rareté de leur infection, d'autre part, on peut dire que, pour cette affection, c'est la méthode *d'incision à fixation dernière* qui est la plus *logique*. Elle permet seule, ultérieurement, d'autres manœuvres, très utiles, et peut-être aussi efficaces que la fixation elle-même, à savoir, *la résection de la totalité* ou d'une *partie de la poche kys-*

*tique (Kystectomie partielle ou totale)*, ou la *suture avec capitonnage* de la paroi, et fermeture complète de la poche, etc., etc.

Nous décrirons donc en premier lieu le procédé classique, c'est-
à-dire celui dans lequel on ne *marsupialise* qu'à la fin de l'opération, et quand on ne peut pas faire mieux, c'est-à-dire réséquer ou
suturer la totalité du kyste.

### I. — KYSTOSTOMIE A FIXATION DERNIÈRE.

MANUEL OPÉRATOIRE. — Supposons, pour la facilité de la
description, qu'il s'agisse d'un kyste ordinaire, non suppuré, à
développement abdominal, et partiellement inclus dans le foie,
c'est-à-dire du type des kystes hydatiques qui sont d'habitude
traités par la *marsupialisation*, à savoir, les *kystes antéro-inférieurs non pédiculisés*.

La laparotomie parahépatique étant faite au niveau de la partie
saillante de la tumeur (1), on a sous les yeux la poche kystique,
qui monte et descend avec les mouvements respiratoires ; car
si le kyste n'est pas suppuré, il n'y a pas généralement d'adhérences persistantes assez importantes pour empêcher le diaphragme
de faire sentir son influence.

Après avoir procédé à l'exploration, après s'être bien rendu
compte de la forme du kyste, de ses rapports, et de ses adhérences
avec la masse intestinale et surtout avec le tissu du foie, après
avoir vérifié qu'il n'est pas pédiculé (auquel cas on procèderait à une
autre opération : *l'ablation d'emblée*), on commence par *ponctionner* la tumeur avec un trocart de l'aspirateur Potain (2). « Pour
cela, dit Defontaine, les aides, refoulant les flancs avec les mains,
la surface convexe du foie est bien appliquée contre la paroi abdominale pour éviter l'effusion des liquides dans le péritoine. Lorsque
l'évacuation est faite en grande partie, la paroi kystique, devenue
flottante, peut être attirée au dehors. Une pince à cadre, saisissant
cette paroi, oblitère l'orifice de ponction, au moment même où le
trocart est retiré. Pendant ce temps, des compresses aseptiques
protègent le péritoine. C'est alors que la poche, détendue, est

---

(1) On a suturé, au début de l'opération, le péritoine pariétal aux deux lèvres de la plaie ;
mais cette précaution complique l'opération sans grands avantages (Defontaine).

(2) Dans des cas exceptionnels, le trocart de moyen calibre, employé pour les kystes de
l'ovaire, a été utilisé ; mais il fait une ouverture trop grande, qui expose à l'issue du liquide
kystique sans avoir plus de chances d'évacuer le contenu du kyste, s'il est rempli de vésicules filles.

doucement attirée au dehors, autant que cela peut être fait sans effort et sans tiraillement notable, car il faut prévoir son extrême friabilité. Puis on place à chaque extrémité de la plaie un point de suture, comprenant, dans son anse, la poche qui se trouve dès lors immobilisée. Au lieu de ces points de suture, on peut (Lindemann) simplement passer, dans la paroi kystique, deux anses de fil, parallèles à l'axe de l'incision, et dont les chefs sont tenus par l'aide.

1° *Incision*. — Le kyste est alors *incisé*, parallèlement à l'ouverture cutanée ; et ses lèvres sont appliquées et ectropionnées contre la plaie pariétale. Grâce à cette précaution, la filtration du contenu du kyste dans le péritoine est plus sûrement évitée, pendant que, par déclivité ou à l'aide d'instruments (pinces, cuillers), on achève de sortir le reste du liquide et les vésicules qu'il peut renfermer.

Cette évacuation doit être complète. Malgré le volume qu'atteignent parfois les vésicules, elle se fait facilement, grâce à l'étendue de l'ouverture obtenue.

*Excision partielle*. — On peut alors songer à diminuer la paroi kystique qui a pu être extériorisée, à un niveau tel que les bords restants puissent être bien affrontés aux bords de l'incision cutanée. Quand on le peut facilement, on résèque, ainsi que l'a fait Terrier un des premiers, la plus grande étendue possible de la paroi kystique. Puisque l'idéal serait l'extirpation complète, recommandée également par Terrier dès 1885, il convient de tendre à « transformer une cavité plus ou moins profonde en une surface plate, collée à la paroi abdominale, sur le même plan et sans diverticule ». Mais il y a lieu de répéter que cette résection, très facultative n'est pas indispensable à la guérison, qu'elle n'accélère même pas sensiblement (Delbet, etc.). Sa véritable utilité (Poulet, Segond) serait d'empêcher la stagnation des liquides et les chances d'infection, en supprimant les diverticules déclives (Segond) ; mais Delbet conteste ces avantages. Par conséquent, il ne faut pas la tenter au prix de tiraillements qui pouraient exposer à une déchirure de la poche, et créer une condition défectueuse pour les sutures, si les parties qu'elles rapprochent ne devaient s'affronter qu'avec effort.

En faisant la résection, on évitera soit certains points minces de la poche, soit les plaques cartilagineuses ou calcaires très friables qui s'y rencontrent quelquefois, car les sutures les couperaient. Si la solidité de certaines parties semblait douteuse, il serait prudent de comprendre le tissu hépatique voisin dans la suture.

Quand des adhérences, même incomplètes, maintiennent le kyste, chercher à les décoller serait aggraver inutilement l'opération. Abandonnant dès lors toute excision, on examinera donc attentivement s'il n'existe pas, entre les adhérences, de fissure par où le contenu du kyste pourrait filtrer dans le péritoine, afin de le protéger par des compresses-éponges pendant la ponction et l'ouverture du kyste, et on terminera par des sutures, permettant aux adhérences déjà existantes de se compléter.

2° *Fixation*. – Qu'il y ait eu excision ou non, on affronte les bords de l'ouverture kystique à ceux de l'incision cutanée. Cet affrontement est fait par des points de suture rapprochés, prenant le péritoine pariétal (*Fixation dernière*). Les points étant pris parallèlement à l'ouverture, chaque anse affronte, sur une certaine étendue, les deux feuillets de la séreuse. On peut faire des points assez étendus affrontant deux ou trois centimètres. Le fil peut cheminer dans la paroi kystique, si elle est très épaisse. L'usage du fil de soie est préférable en cas de paroi kystique friable. On obtient ainsi l'ouverture de la cavité en même temps que l'occlusion du péritoine.

3° *Traitement de la cavité*. — Après la fixation du kyste, et seulement alors, une *injection* aseptique peut être faite pour compléter l'évacuation de son contenu, et faire sortir les vésicules retenues dans sa profondeur. Mais il faut s'en abstenir autant que possible, et, si on la juge nécessaire, ce qui est l'exception, on doit la faire doucement, car elle pourrait être dangereuse. Des morts subites ont été signalées par suite de ces injections et paraissent attribuables à des phénomènes d'inhibition ou à des réflexes graves.

On examine s'il n'y a pas de kyste voisin du kyste ouvert et proéminent dans sa cavité. Si on trouve le fond de la poche bombé et fluctuant, on y fait une ponction, et, s'il y a lieu, on incise au thermocautère la cloison mitoyenne. On peut ainsi ouvrir et nettoyer successivement plusieurs loges contiguës d'une masse kystique multiloculaire. Il ne faut pas *gratter* la face interne de la poche, ce qui exposerait à la perforer en ses points les plus friables, quoique ce grattage ait pourtant été recommandé (Bobroff, Tuffier).

*Pansement*. — On termine l'opération en plaçant dans la cavité soit des chiffons de gaze aseptique, très modérément tassés (cavité à ouverture très large et à fond accessible), soit un ou plusieurs gros drains, plongeant jusqu'au fond de la poche et fixés par un fil aux bords de la plaie. Si le kyste a été bien vidé, si son contenu n'est pas purulent, on s'abstient d'injection immédiate. Dans le cas contraire, on fait usage d'un liquide aseptique tiède, poussé lentement, car nous avons vu que l'injection peut avoir ses dangers. Le pansement doit être aseptique, mollement compressif, dépassant largement la région opératoire.

## II. — KYSTOSTOMIE A FIXATION PREMIÈRE.

MANUEL OPÉRATOIRE. — Ce manuel opératoire, comme l'a montré Defontaine (1897), doit s'appliquer surtout à des cas particuliers. Il donne de beaux résultats dans deux circonstances : 1° lorsque la ponction n'arrive pas à détendre la poche, parce qu'elle est pleine d'hydatides : ce qui est relativement fréquent ; 2° quand une couche de tissu hépatique recouvre le kyste, et qu'on a affaire à un *kyste* véritablement *intrahépatique*.

1° *Fixation*. — Aussi est-ce en réalité presque toujours le foie et non pas le kyste, qu'on commence par fixer. Quoi qu'il en soit, la fixation du foie ou de la paroi kystique au péritoine pariétal doit se faire à la soie n° 2, dont la souplesse déchirera moins les tissus que les fils de métal ou de catgut, dit Defontaine. — On peut faire cette suture en *surjet* : ce qui est assez rapide et donne un bon affrontement, mais présente l'inconvénient de nécessiter le passage, dans chaque trou de piqûre, d'une assez grande longueur de fil qui peut scier le tissu friable du foie ou de la paroi kystique, et de rendre, en outre, moins facile le degré de constriction de chaque anse ; enfin, si une anse vient à couper le tissu du foie, l'ensemble du surjet peut se trouver desserré. — Il faut préférer les *points séparés*, qui n'ont aucun de ces inconvénients, et dont l'application est seulement un peu plus longue. On place une couronne de points, passés parallèlement aux lèvres de la plaie, et fixant la base de la collerette du péritoine pariétal. L'aiguille, traversant de dehors en dedans le feuillet pariétal du péritoine, entre dans le foie ou la paroi kystique à une profondeur de un à deux millimètres au plus, pour ressortir à quatre millimètres plus loin et traverser à nouveau de dedans en dehors le péritoine pariétal. Chaque fil est noué avant le passage du suivant. Ce rang de sutures est suffisant, si les points sont assez rapprochés pour ne pas laisser d'intervalles perméables entre eux. Si quelque partie mérite d'être renforcée, il est facile de placer des points complémentaires, qui peuvent être posés suivant une direction radiée, et ne traverser qu'une fois le péritoine pariétal près de son incision.

Quel que soit le mode de suture adopté, il importe que le fil ne dépasse pas profondément dans le tissu hépatique ou dans la paroi kystique. On utilisera une aiguille fine et courbe de Reverdin (*Fig.* 16) telle que celle qui est employée pour les sutures conjonctivales, ou l'aiguille à pédale de Reverdin-Chaput, qui est un peu grosse, mais convient aussi (*Fig.* 17) (1).

2° *Incision.* — Le péritoine étant ainsi fermé, si l'on a un kyste partiellement inclus, que la ponction n'a pu réduire, il n'y a plus qu'à l'inciser.

Si l'on a un *kyste* totalement inclus, une *ponction* est souvent utile, si elle n'a pas été faite avant la suture pariétale. On conservera son trocart comme guide pour exécuter l'hépatotomie proprement dite.

Pour diviser le tissu hépatique (*Hépatotomie*), on emploie le bistouri; et on ne préférera le thermocautère au sombre que si on a une grande épaisseur de tissus à traverser et des craintes d'hémorragie. Celle-ci est d'autant moins redoutable que la partie du foie, recouvrant le kyste, est en général sclérosée. L'attouchement au perchlorure de fer est recommandé (L. Tait), pour arrêter le saignement du parenchyme hépatique. Si une hémorragie inquiétante se produisait, on aurait recours à la thermo-cautérisation, et, s'il le fallait, au tamponnement à la gaze, remettant l'ouverture du kyste, si elle n'était déjà faite, et tamponnant fortement autour d'un gros drain à paroi résistante, dans le cas contraire.

Lorsqu'on est arrivé dans la poche kystique, on agrandit l'incision dans l'étendue permise par les sutures hépato-pariétales. Après l'évacuation du kyste, il est bon, si la paroi hépato-kystique n'est pas trop épaisse, de renforcer la fixation par quelques points passés à l'aide d'une grande aiguille courbe d'Emmet (*Fig.* 18), de l'intérieur de la cavité kystique à la paroi abdominale, et passant à un centimètre au plus de l'ouverture. On ne cherchera pas à faire la résection, même partielle, du kyste.

Cette opération est surtout utile dans le cas de kyste *totalement inclus*; elle ressemble alors à l'ouverture d'un abcès placé au même point. Elle est parfaitement réalisable et n'est pas d'une exécution trop délicate. Elle a le mérite de pouvoir être exécutée en un seul temps, et l'opération de von Volkmann seule peut être mise, dans ces cas particuliers, en parallèle avec elle.

(1) A défaut de ces instruments, une aiguille ordinaire courbe et à bords non tranchants (*Fig.* 12) est commode, surtout pour le surjet. L'aiguille ordinaire de Reverdin, et *a fortiori* celle de Lamblin, dont le taquet mobile fait de trop gros trous, doivent être rejetées.

## II. — Méthode en deux temps.

HISTORIQUE. — C'est l'ancienne méthode de Massau (1825) et Récamier (1826), Graves (1827), Bégin (1830), Russell, Jarjavay, Ried et Brehme (1857), Ruysch, etc., reprise et simplifiée sous le couvert de l'antisepsie, par von Volkmann : d'où le nom de *Méthode de Volkmann.*

Aussi bénigne avec l'asepsie qu'elle était grave au début du siècle, grâce aux manœuvres compliquées dont on l'accompagnait, elle est aujourd'hui d'une exécution des plus faciles ; on peut dire qu'elle est à la portée de tous.

Utilisée d'abord en Allemagne par son promoteur, puis par Trendelenburg, Kœnig, Madelung, Korach, Albert (de Vienne), elle n'avait été employée en France, en 1887, que par Chauvel et M. Sée, au dire de Poulet et Marcel Baudouin. Depuis, c'est à peine si l'on a publié, du moins dans notre pays, quelques opérations de cette nature.

MANUEL OPÉRATOIRE. — Les préparatifs d'une laparotomie ordinaire étant faits, après que l'on a choisi l'endroit où l'on doit inciser la paroi abdominale, on ouvre le ventre au niveau même de la partie la plus saillante de la tumeur, dans la plupart des cas.

Après hémostase, on ouvre le péritoine ; on a alors sous les yeux la tumeur.

1er *Temps.* — L'*exploration* terminée, et elle doit être aussi réduite que possible, on rentre l'épiploon et les anses intestinales, si ces organes ont une certaine tendance à sortir.

2e *Temps.* — Au bout de quatre à cinq jours suivant les uns, de huit à dix suivant les autres, il y a des *Adhérences* suffisantes entre le kyste et la paroi.

A ce moment, on procède au deuxième temps de l'opération, sans anesthésie générale, bien entendu, car elle est inutile ; on se borne à insensibiliser localement la région à l'éther, au chlorure d'éthyle ou à la cocaïne. Après avoir enlevé le pansement, on incise au bistouri, ou au thermocautère (quand il y a un peu de tissu hépatique en avant du kyste), toute la paroi de la poche qui est sous les yeux. L'*incision* doit être aussi large que possible, de façon à bien vider la tumeur des nombreuses vésicules qu'elle peut renfermer. On traite la cavité du kyste comme nous l'avons dit précédemment et de la même façon. Il n'y a rien de particulier à signaler à ce point de vue. La cavité diminue progressivement, comme il est de règle.

Cette méthode ne présente aucune difficulté opératoire ; et il ne peut y avoir de fautes commises au cours d'une intervention aussi élémentaire: ce qui explique qu'elle n'a guère donné que des guérisons, s'il faut en croire les statistiques publiées.

Elle s'applique très bien aux kystes proéminents au-dessous des fausses côtes, surtout s'ils sont recouverts d'une couche de tissu hépatique. Mais il est possible que les adhérences obtenues n'aient pas toute la solidité désirée. Enfin, l'inconvénient de ne pas débarrasser d'un coup le malade et de lui donner deux fois les ennuis d'une intervention devient quelquefois, particulièrement en cas de kyste suppuré, un réel danger. Heureusement, on peut, sans attendre, obtenir aussi sûrement, dans une seule séance, le même résultat, souvent un résultat plus complet, comme nous l'avons montré déjà.

L'examen doit principalement porter sur ce fait, si la tumeur kystique est franchement intrahépatique, ou un peu énucléée de la glande ; dans ce cas, l'ouverture est bien moins complexe, car il n'y a pas crainte d'hémorragie au cours de l'incision de la paroi kystique. Quand il n'y a pas d'adhérences, on arrête là les manœuvres opératoires, remettant à une date ultérieure l'ouverture. Ce temps opératoire, on le voit, est des plus simples : il suffit d'un peu d'attention dans l'ouverture du péritoine, pour ne pas inciser en même temps la poche sous-jacente. En allant avec lenteur, on reconnaît de suite la séreuse, à moins qu'il n'y ait des adhérences ; dans ce cas alors, le premier temps de l'opération se confond de suite avec le second.

La cavité abdominale étant ouverte dans une étendue de 8 à 10 centimètres, de façon à bien mettre à nu la paroi du kyste, on peut procéder de deux façons différentes.

*a)* Tantôt *on fixe le kyste à la paroi par quelques points de sutures fixatrices*, pour aider les adhérences à se développer ; cela n'a été fait que rarement.

*b)* Tantôt, ce qui est parfaitement suffisant, l'on se borne à *bourrer la plaie de gaze aseptique*, de façon à obtenir un léger tamponnement, qui suffit à provoquer le développement des adhérences.

On applique ensuite un *pansement serré*, afin de limiter autant que possible les mouvements du foie, en immobilisant la base du thorax, et de favoriser de la sorte la formation des adhérences autour de l'incision faite au péritoine pariétal, en forme de collerette pseudo-membraneuse.

**Suites et Complications**. — Quelle que soit la méthode employée, les jours qui suivent l'ouverture du kyste, le *pansement* doit être renouvelé plus ou moins souvent, suivant la quantité de liquide qui s'écoule. S'il est sec, si la température est normale, il peut durer quatre à six jours. Mais, pendant les premiers jours, l'abondance du liquide qui s'écoule oblige souvent à le renouveler plusieurs fois par vingt-quatre heures. Sauf en cas de *septicité* et d'élévation de la température, les *injections* sont inutiles.

Les sutures de fixation seront enlevées vers le huitième jour, les adhérences entre le kyste et la paroi étant établies.

La cavité se rétracte progressivement ; les tubes sont raccourcis peu à peu, mais ne doivent être enlevés que lorsque la cicatrisation profonde est assurée. Six à huit semaines sont la durée ordinaire nécessaire à la guérison. Mais, pour les grands kystes, elle est bien supérieure et atteint souvent quatre à cinq mois.

Il est bon, au point de vue de la rapidité de la guérison, lorsque la poche ouverte en avant présente un cul-de-sac postérieur, de *faire lever de bonne heure* les opérés. Lorsqu'ils restent debout longtemps, la poche se vide mieux (Pantaloni).

**Complications**. — a) Aux premiers pansements, le contenu du kyste présente parfois une *odeur fécaloïde,* due aux modifications subies par la bile (Terrier), et il faut savoir que cette odeur n'indique pas l'existence d'une communication avec l'intestin.

b) Un écoulement biliaire, ou *cholérragie*, n'est pas rare. Il est d'ordinaire temporaire et d'un pronostic relativement bénin.

D'après Defontaine, il serait indépendant de toute lésion des gros canaux biliaires et paraîtrait provenir des canalicules.

En réalité, dans les kystes hydatiques, quand il y a cholérragie, c'est qu'il y a infection légère ; la face interne de la membrane adventice du kyste s'exfolie et l'écoulement peut être assez abondant pour affaiblir les opérés (Delbet). Souvent l'exfoliation, qui amène l'infection, est due au frottement des drains ou des mèches. C'est donc là un phénomène tout à fait comparable aux hémorragies secondaires.

*c*) Souvent des *hydatides sortent* pendant le pansement, quand la poche n'a pas été nettoyée à fond.

*d*) Quelquefois il persiste une petite *fistule*, qui, sauf pour quelques kystes énormes, ne tarde pas à se tarir.

*e*) Delbet a montré récemment que les suites éloignées de la marsupialisation n'étaient pas toujours favorables. Sans parler de la persistance plus ou moins longue de la fistule, il a signalé des *éventrations*, qui se comprennent assez, étant donné la faiblesse de la paroi abdominale au niveau de la cicatrice.

*f*) Des accidents possibles de *tuberculose pulmonaire* peuvent être en rapport avec une suppuration interminable du trajet fistuleux.

*g*) *Autres accidents*. — Le *collapsus*, la *péritonite*, la *pleurésie* et la *septicémie* sont des accidents possibles, mais assez rares.

En cas d'accidents septiques et d'élévation de la température, que l'on peut surtout observer à la suite de l'ouverture de ces kystes énormes, qui nécessitent des pansements nombreux, exposant à l'infection, on a, dans l'*irrigation* continue, tiède, à petit débit, de liquide très faiblement antiseptique, un moyen efficace d'abaisser la température et d'arrêter la septicité. L'irrigation doit être portée à la partie la plus profonde de la poche, à l'aide d'un tube de caoutchouc, sans ouvertures latérales, et ressortir librement. Lorsque la température est abaissée, on fait l'irrigation continue ou intermittente, environ deux heures, matin et soir, pendant quelques jours.

Il est d'ailleurs indiscutable que la marsupialisation ne saurait être qu'un pis-aller, en raison de la lenteur de la guérison. Pourtant, de suite après l'opération, et bien avant la guérison complète, les malades ne souffrent plus ; leur état général s'améliore rapidement, sauf en cas de cholérragie.

**Indications.** — Faut-il opérer tous les kystes et en particulier tous les kystes hydatiques du foie ? La question est résolue aujourd'hui par l'affirmative, car il n'est pas de moyen médical vraiment efficace de faire complètement disparaître ces productions kystiques.

I. **Générales.** — Où la discussion est possible, c'est dans le choix de l'opération à faire ? Pour les uns, dans beaucoup de cas, la *ponction*, avec ses dérivés, telle l'*injection intrakystique*, suffit parfaitement, puisqu'elle donne des guérisons indiscutables. Pour les autres, il faut agir plus énergiquement et pratiquer au moins *l'ouverture de la poche*, quand on ne peut pas faire plus, c'est-à-dire *l'extirper*. Comme dans beaucoup de circonstances, la vérité est peut-être entre ces deux solutions extrêmes. Dans le cas particulier, nous ne le croyons pas pourtant ; et, à notre sens, on doit dire que la très grande majorité des kystes hydatiques du foie sont susceptibles d'une *laparotomie exploratrice*, suivie soit d'une *ouverture*, soit d'une *résection partielle* ou *totale* de la poche, soit du *capitonnage*.

Est-ce à dire qu'il faille, d'une façon absolue, repousser la *ponction* et l'*injection intrakystique* ? Non. Dans un chapitre précédent, nous avons indiqué quels sont les cas, il est vrai peu nombreux, qui nous paraissent surtout pouvoir être traités, au moins tout d'abord, par ces petits moyens. Nous n'y reviendrons pas, proposant franchement et d'emblée pour tous les autres l'un quelconque des procédés que nous venons de décrire, qui sont plus rapides, plus radicaux, et même plus prudents ! Nous avons déjà vu ce qu'il fallait penser du *capitonnage* et du *curetage* du kyste.

Parlons ici de la simple *Hépatostomie* ou *Marsupialisation*.

II. **Spéciales.** — Etant donné qu'il faut ouvrir, et de bonne heure, faut-il opérer toujours de la même façon ? Non, évidemment. Tout dépend du *siège du kyste* et de son *aspect*, et de ses *complications*.

*A.* — SIÈGE DES KYSTES. — On distingue à ce point de vue, depuis M. Baudouin (1887) et Segond (1888), les kystes du foie en plusieurs catégories :

1° Les *kystes antéro-inférieurs* ; 2° les *kystes antéro-supérieurs* ; 3° les *kystes postéro-inférieurs* ou *lombaires* ; 4° les *kystes postéro-supérieurs* ou *sous-diaphragmatiques* ; 5° les *kystes intrahépatiques* ou *inclus*.

1° *Kystes antéro-inférieurs.* — Ce sont ces kystes que nous avons pris pour type dans notre description d'ensemble ; nous n'insisterons donc ici que sur certaines particularités, qui les concernent seuls.

*a)* Mais il faut d'abord éliminer certains d'entre eux qui ne sont nullement justiciables de la marsupialisation : ce sont ceux qui sont nettement sous-hépatiques et qui ne sont réunis au foie que par un *pédicule très peu important*. Ces *kystes pédiculés*, analogues à des kystes de l'ovaire, et qui se sont presque complètement énucléés du tissu glandulaire, doivent être traités par l'*ablation totale* dans la très grande majorité des cas, ou au moins autant que faire se peut.

*b*) Il nous reste à nous occuper des kystes antéro-inférieurs classiques, c'est-à-dire *adhérents* au foie par une surface assez large, ou en partie inclus. C'est à eux que s'est adressée plus particulièrement jadis *l'incision directe à fixation dernière*, parce qu'on peut d'ordinaire, avec la plus grande facilité, combiner l'ouverture avec une *résection très étendue* de la poche kystique (*Kystectomie*). Quelle que soit l'utilité absolue de ces résections, aujourd'hui discutées, on pourra toujours y recourir, car elles ne compliquent en rien l'opération.

En dehors de l'excision, une manœuvre, que Segond a mise en usage dans un cas où il y avait un diverticulum inférieur très déclive, et consistant à pincer le fond du diverticule et à l'amener vers l'extérieur, créant ainsi une sorte de grand éperon, qui est maintenu, grâce à des sutures le traversant de part en part, peut rendre des services. Mais encore l'exécution de cette manœuvre est-elle subordonnée à la mobilité absolue du diverticule attiré, et à la consistance de ses parois.

Mais la marsupialisation, à fixation *première* ou *dernière*, de cette variété de kystes est actuellement fort battue en brèche par deux autres méthodes qui lui font une sérieuse concurrence : 1° *l'énucléation totale* par décortication, facile à mener à bien pour certains de ces kystes ; 2° et surtout *l'hépatotomie* (*Kystotomie*) *avec suture par capitonnage et réduction sans drainage*, recommandée récemment, en particulier par P. Delbet.

Il est fort probable que dans l'avenir ces trois procédés se partageront à peu près également les kystes antéro-inférieurs non pédiculés ; mais il est difficile de dire aujourd'hui dans quelle proportion, malgré les affirmations de Delbet, Segond, Quénu, etc. (1899).

2° *Kystes antéro-supérieurs.* — Nous laissons de côté ceux de ces kystes qui sont nettement intra-hépatiques, pour ne nous occuper ici que des poches, en grande partie énucléées, du tissu hépatique. Le procédé qui convient le mieux à cette variété est certainement la laparotomie parahépatique antérieure, médiane ou latérale, suivie de l'*incision directe, avec fixation première*.

Au début de l'emploi de la méthode de Lindemann-Landau, Braine, M. Baudouin, Potherat, Segond, avaient insisté tout spécialement sur l'intérêt des *excisions partielles* de la *poche* dans les kystes de cette nature. Depuis on a reconnu que ces résections n'accéléraient pas la guérison (Poulet), et qu'elles n'avaient pour avantage que de faire confondre la plaie abdominale avec la partie la plus déclive du kyste : ce qui favorise le libre écoulement des

liquides et permet d'éviter tout phénomène de rétention, surtout
dans les cas d'infection. Elles sont toutefois contre-indiquées en
cas d'adhérences péritonéales, de kystes trop inclus, et de friabilité
excessive de la poche. Dans ce cas, en effet, une résection, même
très limitée, de la poche, est difficile ; elle serait en réalité presque
inutile (Delbet).

Ainsi, quand, après un examen attentif du kyste, on a constaté
qu'on ne pourrait pas *l'extirper en totalité* facilement, il est plus
simple de se résoudre de suite à la marsupialisation à fixation première, plus sûre et plus rapide, d'autant plus que la suture avec
capitonnage est rarement possible dans cette circonstance. Toutefois, si la fixation préalable du kyste devait par trop gêner l'incision et le nettoyage, on pourrait très bien recourir au procédé à
incision première.

3° *Kystes postéro-inférieurs* ou *lombaires*. — Les kystes, qui se
développent en arrière et en bas, du côté du rein, peuvent être
attaqués par la voie *abdominale antérieure* ou par la région *lombaire*.
Mais certains kystes postéro-inférieurs sont trop profonds pour
être abordés par l'incision antérieure ; ils ne pourraient être attirés
jusqu'au niveau de la paroi abdominale. Il y a donc lieu, dans des
cas de ce genre, de faire un examen attentif du malade, pour choisir
la voie convenable.

Pour ceux qui recommandent la *voie abdominale antérieure*, la
laparotomie *médiane* classique est l'ouverture de l'abdomen, qui
doit être choisie, comme si on avait à vider un kyste antérieur.

*a*) Pour les autres, au contraire, partisans de *l'incision lombaire*,
on peut avoir recours à la laparotomie *postérieure*, ou tout au moins
à la laparotomie *latérale*. Telle est l'opinion émise en particulier
par Villaret, en 1896, et défendue encore récemment par P. Segond. Villaret, après avoir fait remarquer que ces tumeurs poin-
tent toujours plus ou moins au niveau de la région des lombes, à
la manière des collections rétro-péritonéales, a insisté sur la facilité
qu'on a à aller les ouvrir par ce chemin, qui paraît en effet le plus
court. Segond trouve cette façon de voir fort rationnelle et dit
à son tour qu'on arrive ainsi plus rapidement sur le kyste. On n'a
pas à se préoccuper du péritoine, et le drainage est fait au lieu
d'élection. Segond ajoute, d'autre part, que l'incision, même sans
résection des parois kystiques, semble possible pour les kystes
postéro-inférieurs.

D'après Defontaine, un kyste proéminent près du rein peut, le
péritoine refoulé, être ouvert en un point qui favorise sa vacuité

constante. L'incision lombaire secondaire a été nécessaire pour guérir des malades opérés par la voie abdominale, et il est des cas dans lesquels un kyste abordé par cette voie, serait avantageusement traité par une contre-ouverture lombaire, avec ou sans suture totale de l'ouverture antérieure.

*b)* Nos observations personnelles prouvent toutefois qu'il est possible d'opérer avec facilité par la *voie* abdominale *antérieure*, et qu'il n'est pas malaisé dans ces cas, comme dans les kystes antérieurs, d'ajouter à l'incision une *résection* assez considérable des parois de la poche, si du moins l'on opère par la voie antérieure.

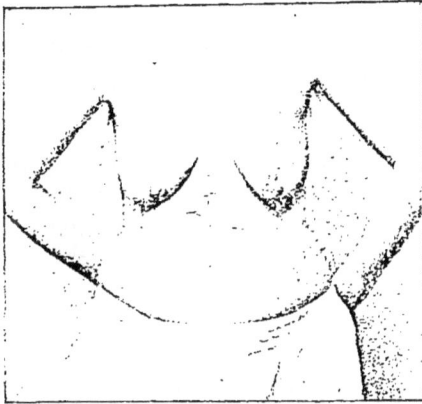

*Fig.* 120. — Aspect de la cicatrice chez une femme opérée d'un kyste postéro-inférieur du lobe droit du foie, par la voie abdominale antérieure (Incision, résection et fixation de la poche à la paroi) (Pantaloni).

Segond lui-même a procédé deux fois ainsi, il est vrai, sans succès complet. Mais Potherat, dans sa thèse, a rapporté plusieurs exemples où la guérison a été obtenue comme dans le fait que nous avons publié nous-même (1895) (*Fig.* 120). Quoi qu'on ait pu dire, la voie antérieure permet d'arriver sans difficulté sur le kyste, de le bien voir, de l'avoir sans embarras, et de réséquer les parois quand le contenu a été évacué. Certes il y a à se préoccuper du péritoine ; on en est quitte pour n'opérer qu'avec un outillage aseptique.

D'ailleurs, il ne faut pas croire qu'en intervenant par la voie lombaire, on n'ouvrira jamais la cavité péritonéale, même quand les kystes ne sont pas suppurés. Lorsqu'on passe, d'autre part, à travers les lombes, on doit se frayer un chemin dans une région où il est malaisé d'avancer en toute sécurité. La brèche que l'on fait est forcément petite, et l'on voit mal la tumeur à la recherche de laquelle on est parti, les organes qu'on rencontre sur sa route et qu'il faut respecter.

La résection est, en outre, plus difficile quand on opère par la voie lombaire. Inutile de faire remarquer aussi que la fixation du kyste à la paroi est beaucoup plus aisée, quand on opère par la voie abdominale. La laparotomie médiane permet donc, non seulement d'inciser et de vider complètement le kyste avec facilité, mais même de réséquer une partie plus ou moins grande de la poche. Si l'on a soin de *faire lever les malades de bonne heure*, dans les cas d'intervention par la voie abdominale antérieure, et de les *faire rester debout* ou *assis*, dans la position dite de lecture au lit, pendant une grande partie de la journée, on obtient une guérison rapide, sans être obligé de faire une contre-ouverture lombaire.

4° *Kystes postéro-supérieurs.* — Les *Kystes postéro-supérieurs* ou *sous-diaphragmatiques* sont accessibles par les deux voies, *abdominale* et *transpleurale*.

Ces kystes ne doivent pas, d'après Defontaine, être évacués trop brusquement, sous peine d'exposer à une congestion pulmonaire et à des phénomènes analogues à ceux connus sous le nom d'expectoration albumineuse. Aussi cet auteur conseille-t-il de les traiter d'abord par la méthode de Baccelli et de n'opérer que plus tard.

Si même l'ouverture chirurgicale est nécessaire, il est bon de la faire précéder, ajoute-t-il, de vingt-quatre ou quarante-huit heures, par une ponction, évacuant très lentement une partie de leur contenu. Nous devons avouer toutefois qu'aujourd'hui on craint moins d'aborder ces kystes par une laparotomie d'emblée.

*a*) La *voie abdominale* semble aujourd'hui presque abandonnée. Elle est cependant acceptable, et, dès 1886, Landau en avait publié quatre cas très nets. Il suffit, pour pouvoir l'utiliser utilement, d'*abaisser fortement* le foie, au moment où on l'attaque, et de ne l'inciser qu'après l'avoir fixé, c'est-à-dire de recourir à la *Kystostomie à fixation première*.

L'application de la voie abdominale varie suivant que la tumeur, tout en s'étant développée du côté du thorax, a repoussé le foie en antéversion, c'est-à-dire en abaissant son bord antérieur plus que le postérieur, ou en rétroversion, abaissant surtout son bord postérieur.

Dans le premier cas, par une ouverture parallèle à l'arc costal, on cherche à exagérer l'antéversion du foie, en le repoussant en bas jusqu'à ce qu'on ait placé dans le champ opératoire sa partie kystique. On le fixe dans cette position par des sutures aux parois abdominales (Landau). On termine par l'ouverture de la poche.

C'est en pareil cas que la *résection du bord antérieur du thorax* est applicable, car elle permet de découvrir une plus grande étendue de la face convexe du foie que les manœuvres d'abaissement et de fixation de Landau. La voie abdominale, avec résection du bord antérieur du thorax, sans ouverture de la plèvre, est applicable, même lorsque le kyste a pris un grand développement du côté de la poitrine. Mais cette voie ne doit être choisie de préférence à la voie transpleurale que si la déformation, la voussure, et la ponction montrent qu'on a un kyste qui se rapproche de la partie antérieure de la septième à la dixième côte.

Dans le cas où le développement de la tumeur en arrière a, au contraire, placé le foie en rétroversion, abaissant sa partie

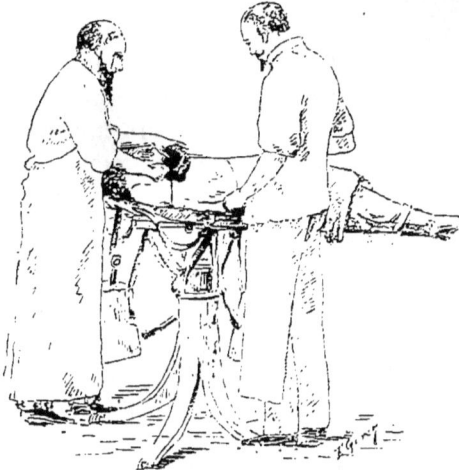

postérieure, Landau fait une *incision sous-costale*, bien moins antérieure, atteignant la ligne axillaire. Par cette ouverture, il saisit le bord du foie dont il augmente la rétroversion, le poussant vers l'angle inférieur de la plaie auquel il le fixe par des sutures ; puis il complète l'isolement de la cavité péritonéale, et incise le kyste. Sauf en cas de kyste développé à la fois du côté du thorax et de la région rénale, variété qui pour-

*Fig. 121. — Hépatostomie transpleurale sur table de Trendelenburg, pour kyste hydatique postéro-supérieur (Dessin d'après une photogravure de Doyen).*

rait être aussi attaquée par la voie lombaire, la voie *abdomino-latérale* de Landau peut exposer à des difficultés qui méritent certainement de lui préférer la voie transpleurale, comme plus facile et plus sûre.

*b)* La voie *transpleurale*, utilisée par Israël, Genzmer, Choquet, Bulau, Owen, Segond, Pantaloni, est bien plus directe et bien plus sûre, au dire de tous les chirurgiens modernes (*Fig.* 121). Genzmer et Bulau ont opéré en un temps ; Israël et Owen en deux temps. Segond, pour prévenir le pneumothorax, s'est contenté de faire déprimer la paroi thoracique par un aide et est intervenu en un seul temps. On suivra son exemple, comme l'ont fait Maunoury et Bœckel, et comme l'a recommandé Bergada dès 1889 (*Fig.* 121).

Ce procédé est certainement moins dangereux que la méthode de Landau, qui exige l'abaissement, la bascule, voire même une luxation véritable du foie.

5° *Kystes intrahépatiques.* — Lorsque le kyste est *totalement inclus* et est recouvert d'une couche plus ou moins épaisse de tissu hépatique, il faut inciser cette couche pour l'atteindre : on doit exécuter alors une véritable *Hépatotomie.* Si l'on n'est pas certain de la position du kyste ou de sa profondeur, on s'éclaire par une *ponction*, qu'il ne faut faire qu'en cas de nécessité, car elle peut toujours laisser filtrer intempestivement un peu de liquide.

*a) Kystes inclus.* — Dans ces cas, il est toujours prudent de faire la *Kysto-hépatostomie en un temps et à fixation première.* Il n'y a pas, en effet, à compter sur la possibilité de saisir sa paroi, rendue flasque et mobile par évacuation, pour l'attirer au dehors et ectropionner ses lèvres. La couche de parenchyme hépatique qui recouvre le kyste pourra même, après son ouverture, s'opposer à cette manœuvre, d'autant mieux que le kyste sera plus profond et moins volumineux.

*b) Kystes superficiels.* — Quand le *kyste est apparent à la surface du foie*, mais plein d'hydatides et irréductible par la ponction, il faudrait, si la fixation première n'avait pas été faite, redoubler de précautions pour éviter la pénétration du liquide dans le péritoine, et faire exercer, par des aides habiles, des pressions méthodiques dans les flancs.

Mais ces manœuvres ont inspiré à Reclus, dit Defontaine, de telles craintes que, jugeant « presque impossible de suturer la poche avant son incision large », il n'hésiterait pas, en pareil cas, à recourir à la *méthode en deux temps*.

Cependant on peut procéder autrement, lorsque la ponction, faite avant la fixation hépato-pariétale, permet de *plisser la partie du tissu hépatique* qui recouvre le kyste. On la fixe alors avec une pince à kyste, on passe des fils de transfixion, fixant kyste et paroi hépatique, pour ouvrir ensuite le kyste en traversant le tissu hépatique qui le recouvre, attirer au dehors cette paroi hépato-kystique, et la réséquer dans une étendue notable (Segond).

On fait ainsi une *Hépatectomie partielle*, en traitant le kyste totalement inclus suivant la technique opératoire usitée pour ceux qui ne sont que partiellement inclus. Cette pratique n'est applicable qu'à des kystes volumineux, relativement superficiels dans une grande étendue, et à paroi peu friable. Elle favorise la guérison, mais n'est pas indispensable ; la fixation sans résection présente moins d'aléa.

c) *Kystes très profonds*. — D'après Defontaine, il est des kystes placés à une profondeur telle qu'il est prudent de renoncer à leur ouverture large (Michaux), et qu'il faut lui préférer la *ponction simple* ou *suivie d'injections modificatrices*. En réalité, c'est dans ces cas que l'*extirpation du kyste et du lobe du foie correspondant* a donné de beaux résultats.

B. — COMPLICATIONS DES KYSTES. — 1° *Suppuration simple*. — Dans les cas de suppuration des kystes, qui est la plupart du temps la conséquence d'une infection opératoire par le Streptocoque (*Fig.* 122) au cours d'une ponction exploratrice ou thérapeutique, mais pas toujours (Bousquet, 1898), il n'y a aucune hésitation à avoir.

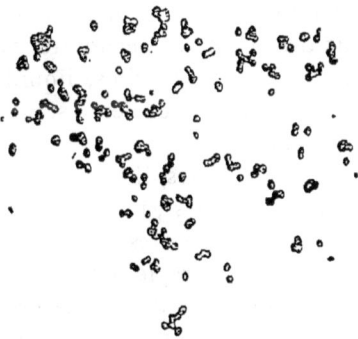

Fig. 122. — *Streptococcus pyogenes*, microbes d'un kyste hydatique du foie suppuré (Doyen) (Grossissement de 1,000 diamètres).

Il faut, dans tous les cas, sans exception, recourir à la *Kysto-hépatostomie*, ou *Marsupialisation*. L'incision doit être directe, large, et surtout *immédiate*. Il ne faut pas attendre, dès que le diagnostic est posé. C'est là en effet le seul traitement admissible. — Un *kyste suppuré* ne saurait, en effet, être différent d'un *abcès du foie*, et il faut le traiter comme tel.

Comme, dans la très grande majorité des cas, le kyste est *adhérent* à la paroi, l'*incision en un temps* est tout indiqué, et il n'est pas souvent besoin d'avoir à fixer au préalable la poche kystique ou le foie à la peau avant d'ouvrir. Si, par exception il n'y avait pas d'adhérences, il faudrait, bien entendu, utiliser le procédé d'*hépatostomie à fixation première*, pour éviter toute infection de la cavité abdominale.

2° *Suppuration avec Fistulisation des kystes*. — Les kystes, après suppuration, peuvent s'ouvrir spontanément à l'*extérieur*, dans les cavités splanchniques ou dans des organes voisins du foie, le *péritoine*, la *plèvre*, les *bronches*, etc.

Chacune de ces complications nécessite un traitement chirurgical spécial.

*a) Kystes ouverts à la paroi.* — Il n'y a rien à dire de particulier pour ces kystes. Il ne faut pas s'occuper de la fistule existante, insuffisante bien entendu pour nettoyer le kyste. On devra donc attaquer la poche comme s'il n'y avait pas de fistule, et comme s'il s'agissait d'un kyste suppuré ordinaire. Il sera même plus pratique de ne pas comprendre la fistule dans l'incision à faire, et, le kyste ouvert largement, de réséquer cette fistule, dont les parois sont toujours très infectées.

*b) Kystes ouverts dans l'abdomen.* — Les kystes ouverts dans le péritoine peuvent être l'occasion des manœuvres les plus diverses. Lorsque l'ouverture d'un kyste hydatique dans le péritoine est diagnostiquée, il faut recourir à la *laparotomie médiane.* Cette intervention peut même devenir urgente, si des accidents péritonéaux se montrent brusquement. Lorsqu'il y a, non-seulement des signes d'épanchement péritonéal, mais des signes de péritonite, on est en droit d'accuser la septicité des liquides épanchés, liquide hydatique pur ou mélangé de bile. La laparotomie n'en est que plus urgente ; mais son pronostic est réservé.

Lorsqu'il n'y a pas de phénomènes péritonitiques, il y a lieu de penser que les liquides épanchés étaient aseptiques ; mais, comme ils peuvent s'infecter secondairement, la laparotomie reste indiquée avec un pronostic plus favorable. Elle est, d'ailleurs, le seul moyen de tarir la cause des accidents. L'incision médiane devra être prolongée assez haut pour l'examen du foie, dont la main explorera soigneusement les deux faces, afin de s'assurer du siège exact du kyste rompu. On examinera aussi l'état des voies biliaires, surtout quand le liquide évacué est teinté de bile.

Lorsque l'origine de l'épanchement péritonéal est trouvée, on la traite d'une façon différente suivant les cas. Si l'on trouve une poche kystique renfermant encore des hydatides, on les enlève soigneusement, et on suture ses bords à la paroi (*Marsupialisation*). Si elle est trop rétractée pour l'exécution de cette manœuvre, on établit entre elle et la paroi un *tamponnement-drainage* à la gaze. Ce même drainage est applicable s'il y a une déchirure des voies biliaires en dehors de la cavité kystique, même si on a pu la réparer par des sutures, ou si on a été conduit à une cholécystectomie.

En faisant la toilette du péritoine, surtout dans les cas où la rupture n'est pas très récente, on examinera s'il n'existe pas de greffes hydatiques en divers points de la séreuse et jusque dans la partie la plus inférieure, pour les extirper ou les ouvrir, les suturer à la paroi, et les drainer si des kystes volumineux sont déjà formés.

En dehors du drainage supérieur, fait du côté du kyste hépatique primitif et des voies biliaires, un drainage inférieur est utile en cas de kystes secondaires du péritoine et du bassin, ou de lésions péritonitiques. Périer (1890) a opéré un cas de cette nature avec un beau succès.

c) *Kystes ouverts dans les bronches et la plèvre.* — Les kystes ouverts dans les bronches ou la plèvre doivent être incisés et drainés. La voie transpleurale est nettement indiquée en pareil cas, car elle permet le traitement simultané de la cavité pleurale ; et, de plus, les kystes, qui se sont ouverts dans les poumons ou la plèvre, sont généralement des kystes de la partie droite de la face convexe, abordables par le même chemin (Segond).

La recherche de la cavité intrahépatique, dont le contenu s'est déjà en grande partie évacué, présente pourtant des difficultés réelles, d'après Defontaine (1897) que nous continuons à citer textuellement. La ponction peut être ici encore un guide précieux ; mais une résection costale suffisante pour l'introduction de la main, est toujours utile. Elle sert aux ponctions successives, curetages et manœuvres qui peuvent être nécessaires, soit au traitement des poches kystiques, soit à la recherche et à la découverte de kystes multiples. L'enlèvement de huit à dix centimètres de deux à trois côtes (huitième et neuvième en général) est le minimum.

L'imprévu des manœuvres qui seront nécessaires impose, presque d'une façon absolue, l'opération en *un seul temps*, et doit même faire abandonner toute fixation première. Ce n'est qu'après avoir protégé le mieux possible les parties saines du péritoine ou de la plèvre, qui peuvent se trouver ouvertes, et après s'être rendu compte, par des manœuvres suffisantes, des dispositions anatomiques des lésions, qu'on pourra songer à la fixation de la paroi kystique à l'extérieur.

En cas d'ouverture du kyste dans la *plèvre*, ou de suppuration de cette dernière, on devra faire isolément le drainage de chacune de ces cavités, établissant ainsi un drainage à deux étages. S'il existe, ou si l'on soupçonne simplement une communication avec les *bronches*, on devra s'abstenir de toute injection ; on se contentera du nettoyage de la poche kystique à l'aide de curettes maniées avec la plus grande prudence, et le plus souvent à l'aide de tampons stériles.

## CHAPITRE III.

### 617.55559.87

### HÉPATECTOMIE PARTIELLE.

**Définition.** — On donne le nom d'*Hépatectomie* à l'ablation d'une partie, plus ou moins étendue, de la glande hépatique.

En réalité, il s'agit toujours d'*Hépatectomie*, l'extirpation totale de la glande ne paraissant pas possible, chez l'homme au moins.

**Synonymie.** — *Hépatectomie partielle.* — *Résection du Foie.* — *Ablation* ou *Extirpation d'un lobe du Foie.*

**Étymologie.** — ἧπαρ-τος, foie ; ἐκτός, au dehors : *Ablation d'une partie du Foie.*

**Historique.** — Les premiers médecins qui se sont livrés à des études sur la chirurgie hépatique, ne se sont pas beaucoup préoccupés, on le soupçonne aisément, de cette intervention, l'une des plus graves et l'une des plus délicates de la médecine opératoire actuelle.

Pourtant, comme nous l'avons fait remarquer, à propos de la suture du foie, ce n'est pas une intervention aussi récente qu'on l'a dit, et le premier cas (1) paraît remonter bien avant 1870, époque où Bruns, pendant la guerre franco-allemande, eut l'occasion de pratiquer l'ablation d'une partie du foie chez un soldat ayant reçu un coup de feu dans le ventre.

En effet, dès 1836, Fricke, cité par Nélaton, rapporte qu'on fit une résection pour *hernie traumatique du foie* ; et en janvier 1846, Macpherson opéra de la même façon et dans le même but. J. C. Massié, de son côté, en 1852, publiait un cas de résection d'une forte portion du lobe droit du foie pour plaie de l'organe hépatique, et Roustan, en 1875, citait quatorze faits analogues.

Certes, il s'agit là d'une *résection spéciale*, *extrapéritonéale* pour parler exactement ; mais c'est bien là une véritable résection

(1) Celse dit, en effet, qu'on doit exciser la partie du foie qui pend hors d'une plaie de l'abdomen.

cependant, et on ne peut pas passer ces faits sous silence, sous prétexte que le procédé utilisé alors (pédicule extérieur) n'est plus de mise aujourd'hui, et qu'il s'agit là d'une indication particulière.

Pour revenir à la *résection intrapéritonéale*, disons qu'on fit bien quelques expériences sur les animaux, de 1876 à nos jours ; mais le premier fait moderne ne date que de 1886 et a trait à l'extirpation d'une tumeur solide (Lins). Un an plus tard (1887), Langenbuch opérait de même un lobe flottant du foie d'une façon analogue.

De 1887 à nos jours, les observations de résection hépatique se sont multipliées; et il est impossible de les énumérer toutes, puisqu'elles atteignent déjà presque le chiffre respectable de la centaine. Nous les retrouverons d'ailleurs lorsque nous envisagerons les diverses tumeurs qui ont été extirpées. Bornons-nous à mentionner ici les travaux intéressants de Cecherelli (1887), Tiffany (1888), Loreta (1888), Garré (1888), Tansini (1891), Keen (1892), Cuneo (1891), Tricomi (1894), Del Vecchio (1895), Kousnetzoff et Pensky (1896), Ullmann, Schrader, Rosenthal, Elliot (1897), la discussion à la Société de Chirurgie de Paris (1897), la thèse de Fleck (1897), les recherches d'Auvray (1897), la brochure de R. Palacio (1898), le mémoire que cet auteur a publié récemment en collaboration avec M. le P$^r$ Terrier(1898), l'article de W. Meyer (1899), etc.

Parmi les auteurs qui se sont livrés à des études expérimentales, il faut absolument citer les noms de Glück, Griffini, Podvisotzky, Pick, Ponfick (1890), Lukjanow(1890), von Meister (1891 et 1894), Carnabel (1892), Roger (1892), Kauffmann (1895), Pensky (1895), Hedon et Delezenne (1896), Kousnetzoff et Pensky (1896), Auvray (1897) et Corniol et Carnot (1897). Plusieurs de ces travaux, en particulier ceux de Ponfick, von Meister, Kousnetzoff et Pensky, et Auvray doivent être mis à part et en relief, en raison des nombreuses et utiles expériences qu'ils relatent, surtout au point de vue de la médecine opératoire.

**Technique opératoire.** — La résection du foie est une opération grave et une intervention difficile. Elle exige, pour être menée à bien, une réelle expérience de la chirurgie viscérale, et ne devra être tentée que par un chirurgien sûr de lui et ayant fait ses preuves. Le danger consiste surtout à se laisser entraîner et à enlever une partie trop considérable de l'organe : ce qui peut causer, sinon des désordres fonctionnels graves, du moins des difficultés énormes dans l'*hémostase* au cours de l'extirpation du néoplasme.

1° *Instruments*. — L'instrumentation, en dehors de celle habituelle à toute laparotomie, devra surtout être choisie pour permettre l'arrêt des hémorragies. On devra avoir à sa disposition tout l'arsenal des *pinces à pression*, en choisissant, bien entendu, des modèles appropriés à l'organe, depuis les petites pinces, destinées à la forcipressure temporaire des vaisseaux saignants à la surface de la section hépatique, jusqu'aux pinces à longs mors flexibles, analogues à celles de l'hystérectomie vaginale ou mieux à celles qui servent aux opérations sur l'intestin. Holländer (1898) emploie pour l'hémostase des grosses veines une grande *pince spéciale* à mors élastiques.

On y joindra quelques *curettes tranchantes*, au cas où le curetage serait indiqué.

Il ne faut pas oublier un *thermocautère*, peut-être même un galvano-cautère, si l'on peut disposer d'un modèle pratique, et surtout faire préparer à l'avance tous les matériaux nécessaires pour un *tamponnement* sérieux.

Le matériel pour les *ligatures* et les *sutures* doit être aussi choisi avec soin. Fils de soie et de catgut aseptiques, de différentes grosseurs; liens de caoutchouc, de qualité vérifiée par la traction. On fera bien d'avoir à sa disposition, comme aiguilles à sutures, en dehors d'aiguilles à coudre ordinaires enfilées, une ou deux aiguilles de Reverdin courbe et droite, une aiguille d'Emmet à grande courbure, et même une aiguille d'Auvray à suture hépatique, sinon celle de Kousnetzoff et Pensky, etc.

Au cas où l'on aurait à fixer le pédicule, il faut se munir d'une broche, analogue à celles utilisées pour l'hystérectomie supravaginale, et aussi d'un trocart courbe, aplati en fourreau de sabre.

2° *Aides*. — Il sera prudent d'avoir deux aides, en dehors du chloroformisateur, quand on le pourra, car, pour favoriser l'hémostase ou pour empêcher les hémorragies, on n'aura pas trop de quelques mains disponibles, soit pour passer les instruments, soit pour comprimer le foie, ou les vaisseaux qui s'y rendent.

**Manuel opératoire.** — Il est, dans l'état actuel de la chirurgie, on ne peut plus malaisé de formuler des règles précises pour l'ablation d'un lobe du foie, car, on doit l'avouer, il n'est pas un cas clinique comparable à un autre. De plus, une foule de circonstances peuvent se présenter, qui obligent l'opérateur à modifier, séance tenante, la technique ayant ses préférences. On est donc presque obligé, aujourd'hui, sinon de donner un manuel opératoire spécial pour chaque sorte de lésion qu'on a à enlever, du moins d'utiliser une foule de procédés divers d'*incisions hépatiques*, de moyens hémostatiques, et de procédés de suture, suivant que l'on a à intervenir dans telle ou telle circonstance.

Toutefois un certain nombre de règles, communes à tous les cas, peuvent dès maintenant être dégagées des nombreuses observations publiées; et nous devons nous efforcer de les mettre en relief.

Elles ont trait : 1° à l'*exploration* de la partie malade, au début de la laparotomie exploratrice; 2° à l'*extériorisation de la partie à réséquer*, autant du moins que cela est possible; 3° au mode d'*attaque* de la lésion (emploi d'instruments spéciaux), c'est-à-dire aux procédés divers de *section hépatique*; 4° aux différents procédés utilisés pour obtenir l'*hémostase* absolue du pédicule hépatique; et ce traitement du pédicule a désormais acquis toute l'importance qu'avait jadis celui de l'hystérectomie supra-vaginale, que l'on se borne à des ligatures ou des sutures, ou que l'on recoure en outre, à des pis-aller, suggérés par chaque cas particulier.

**I. Exploration du foie.** — Supposant la laparotomie exécutée, quelles recherches spéciales faut-il faire au cours de l'exploration d'un foie, dont on soupçonne qu'on aura à réséquer une partie ? Cet examen est, en effet, d'une utilité primordiale, car, on le sait, *toutes les lésions hépatiques ne sont pas opérables.* Avant de commencer l'ablation, il faut avoir une idée particulièrement nette de l'état du foie. Le diagnostic de l'affection ayant été posé après une exploration ordinaire, il faut désormais entrer dans l'examen des détails cliniques.

On s'efforcera de reconnaître d'abord s'il s'agit, dans le cas de *tumeur*, le plus fréquent, d'une localisation *primitive* ou *secondaire* du néoplasme (on sait que les auteurs sont d'accord pour ne plus recommander aujourd'hui, sauf exception, l'intervention dans les cancers secondaires); si la tumeur est *unique* ou *multiple*, étant primitive; si elle *siège* en un point facilement accessible à l'opérateur (ce qui rendra l'intervention moins aléatoire), ou si elle est intrahépatique; si elle a un *pédicule*, ou non; si elle présente ou non des *adhérences* avec la paroi abdominale, ou avec les viscères du voisinage, etc., etc. Tous ces problèmes doivent être étudiés avant d'attaquer le foie, et il faut avoir tiré de ces diverses constatations toutes les conséquences qu'elles comportent, avant d'aller plus loin.

L'exploration doit être aussi complète que possible, et, dans le choix de l'incision abdominale, on devra tenir un grand compte de cette considération. Qu'on l'ait faite médiane ou latérale, oblique

ou non, il ne faut pas hésiter, si besoin est, à l'*agrandir* autant qu'il
est nécessaire, à la *compléter* par des incisions de dégagement,
comme le font souvent les opérateurs allemands. Aux grands
maux, les grands remèdes; et l'on s'en trouvera bien!

II. **Extériorisation du néoplasme.**— Avant de prendre le bistouri, le chirurgien devra s'efforcer, autant que possible, d'*extérioriser la partie du foie à extirper*, de l'énucléer pour ainsi dire de
l'abdomen à l'aide de ces incisions, qu'il faut par suite pratiquer
suffisamment grandes.

Cela dans le but, soit de la fixer plus tard à la paroi, soit de
faciliter la résection. On *détache d'abord les adhérences* et tire
doucement le foie au dehors. Ce temps est quelquefois très délicat
et peut exposer à la *déchirure* soit de la partie à enlever, soit du
parenchyme hépatique voisin.

Si un élargissement de la voie ouverte peut faciliter la manœuvre,
il ne faut pas hésiter à y avoir recours. Et, si l'on déchirait à ce
moment le foie, il faudrait faire de suite l'hémostase. Dans ce but,
certains auteurs ont été très loin et ont eu recours à des artifices
plus ou moins ingénieux.

*a) Laparotomie à lambeau (Procédé de Micheli).* — Micheli
a proposé récemment de faire *deux incisions verticales*, commençant à la hauteur de la cinquième côte, et se réunissant à deux travers de doigt au-dessous du rebord costal par une *troisième incision
transversale*, de façon à obtenir un véritable *volet* ou lambeau
comprenant les parties molles, les côtes sectionnées, le sac pleural
et le diaphragme, et facile à réduire en haut, sans ouvrir la cavité
pleurale. Cette sorte de laparotomie à vaste lambeau pourra peut-
être donner quelques résultats dans les cas de grosses tumeurs, ou
de néoplasmes de la face supérieure du foie.

*b) Résection du bord inférieur du thorax (Procédé de Lanne-
longue).* — O. Lannelongue a préconisé la résection de la partie
inférieure du thorax, dont nous avons parlé au chapitre de la
laparotomie exploratrice parahépatique.

*c) Section des Ligaments hépatiques (Procédé de Tricomi).* —
Dans un cas, Tricomi, pour énucléer le lobe gauche du foie, n'a
pas hésité à pratiquer la *section des ligaments coronaire et triangulaire gauche*. La section du ligament coronaire doit être faite
avec prudence, car on pourrait très facilement perforer le centre
aponévrotique du diaphragme, et ouvrir la plèvre et le péricarde.

Toutefois, à supposer que cet accident se produisît, il ne faudrait pas s'effrayer ; il suffirait de suturer de suite avec soin le diaphragme ou le péricarde, pour n'avoir rien à redouter, si l'intervention avait été aseptique.

III. **Section hépatique**. — On a attaqué le foie à l'aide d'un certain nombre de procédés, qu'on peut réunir en trois groupes, suivant que l'on a essayé de faire l'hémostase *avant, pendant,* ou *après* la section du tissu hépatique.

1° Les procédés où l'hémostase est faite, au moins dans une certaine mesure, *au moment même de la section*, sont ceux qui sont basés sur l'emploi d'un instrument à la fois *coupant* et *hémostatique* : le *thermocautère*, le *galvanocautère*, etc.

2° Les procédés, où l'on s'efforce d'assurer l'hémostase *avant* la section, sont ceux dans lesquels on n'intervient qu'après avoir placé sur le foie des *ligatures intrahépatiques* ou des *sutures* spéciales, destinées à isoler la partie malade, et à comprimer à l'avance les vaisseaux à sectionner.

3° Enfin, les procédés dans lesquels on réalise l'hémostase *après* l'ablation de la tumeur, ont pour base la *section au bistouri* ou *aux ciseaux*, ou même le *curetage* (Schmidt, Mikulicz), et l'arrêt de l'hémorragie par les moyens chirurgicaux habituels : *forcipressure* temporaire ou définitive ; *ligature des vaisseaux sur la tranche* ; *thermocautérisation* (fer rouge, vapeur d'eau, ou air chaud) *de la tranche* ; *tamponnement de la plaie* et du voisinage ; *ligature,* ou *suture hémostatique* du foie ; voire même, en désespoir de cause, la *ligature à distance des vaisseaux hépatiques* (ligature simultanée de la veine porte et de l'artère mésentérique supérieure : Langenbuch, 1896).

Ces derniers procédés sont évidemment les plus chirurgicaux, sinon les plus pratiques, dans les conditions ordinaires. Dans beaucoup de cas pourtant, ceux de la seconde catégorie, surtout quand il s'agit de *tumeurs pédiculées*, peuvent donner d'excellents résultats, qu'on emploie des ligatures, ou même des compresseurs ou des pinces *ad hoc*.

A. La *section à chaud*, c'est-à-dire au *thermocautère*, perd de jour en jour du terrain. Elle n'est guère défendable à l'heure actuelle que dans les cas de pédicule petit et peu vasculaire. Encore dans ces circonstances semble-t-il préférable de recourir aux ligatures préalables. Jacobs a utilisé ce modus faciendi pour la section du pédicule d'un cancer relié au bord du foie; mais Eiselsberg a échoué et a dû recourir, pour arrêter l'hémorragie, à d'autres procédés.

Il est bien évident que dans ces circonstances le thermocautère doit être *à peine rouge*. Dans ce cas, la section effectuée, il n'y a pas de suture ultérieure à faire. On abandonne dans le ventre la partie cautérisée. En réalité, cette section est très peu hémostatique dès que le pédicule présente un certain volume.

*B*. Quand on veut attaquer le foie, *l'hémostase étant assurée à l'avance*, il faut procéder de différentes façons suivant les cas.

*a) Tumeur à petit pédicule.* — Dans les cas où la tumeur a un certain degré de *pédiculisation*, le procédé ordinaire de la *simple ligature* est applicable. On place une ligature *circulaire*, aussi serrée que le permet la résistance du tissu hépatique, sur la tumeur, au niveau de son point d'attache à la glande : ligature dont nous avons précisément fait connaître les principales variétés. On choisira, suivant ses préférences, le manuel opératoire, car il est difficile de dire aujourd'hui quels sont les procédés de ligature les plus sûrs, permettant de réduire le foie après résection.

Si, pour une raison quelconque, on ne voulait pas faire la réduction, on choisirait de préférence la *ligature élastique*.

La ligature placée, il reste à sectionner, soit au thermocautère, soit au bistouri, le pédicule. Toutefois, dans beaucoup de circonstances sur cette surface de section, il a fallu ensuite soit toucher au thermocautère, de façon à cautériser la plaie saignante, soit lier des vaisseaux, qui donnaient assez abondamment.

*b) Pas de pédicule.* — Quand le pédicule est trop considérable ou quand il n'existe pas du tout, il faut absolument avoir recours à des procédés de *ligature plus complexes* encore, dits *intrahépatiques*.

Les premiers essais dans ce sens ont été faits par Cecherelli et Bianchi (1894); malheureusement leur méthode est d'une exécution très délicate. Puis sont venues les recherches de Koustnetzoff et Pensky (1896), et celles plus récentes d'Auvray (1897). Les procédés opératoires de ces auteurs n'ont pas encore fait leurs preuves au point de vue clinique, quoiqu'ils aient été quelquefois employés chez l'homme; mais ils sont à retenir. Aussi renvoyons-nous le lecteur au paragraphe que nous leur avons consacré au chapitre de la *Suture* proprement dite du foie.

*C.* Le procédé d'ablation d'une partie du foie qui devrait être le plus communément employé, est celui qui consiste à attaquer l'organe au *bistouri,* et à faire l'*hémostase* au cours de cette extirpation, ou immédiatement *après la résection.*

Mais les procédés varient suivant que l'on emploie la méthode *intrapéritonéale* ou *extrapéritonéale,* c'est-à-dire suivant qu'on laisse dans l'abdomen la surface de section, ou qu'on la fixe à la plaie abdominale, exactement comme dans l'hystérectomie supra-vaginale.

I. Méthode intrapéritonéale. — C'est la méthode qui aujourd'hui tend à prévaloir, quoiqu'elle soit la plus difficile à exécuter. En tous cas, c'est certainement là le procédé de l'avenir, dont il ne reste d'ailleurs qu'à fixer certains détails, relatifs à l'hémostase. Toutefois, ici encore, il faut distinguer deux cas.

*a) Tumeur pédiculée.* — Quand il s'agit d'une tumeur bien pédiculée, d'un lobe flottant par exemple, rien de plus simple. Un coup de *bistouri* ou de *ciseaux* suffit. On n'a ensuite qu'à faire l'hémostase par les procédés que nous indiquerons. Bruns y a eu recours dès 1870, dans un cas de lobe détaché par une déchirure traumatique, et beaucoup de ceux qui ont extirpé des kystes hydatiques pédiculés n'ont pas procédé autrement.

*b) Tumeur intrahépatique.* — Quand il s'agit d'une *tumeur intrahépatique,* non pédiculisable, deux procédés ont été utilisés: 1° le *curetage*; 2° la *section au bistouri* par *dissection,* ou l'*énucléation.*

1° Le *curetage* ou *grattage* d'une tumeur intrahépatique a été utilisé plusieurs fois. Nous nous bornons à renvoyer le lecteur à ce que nous avons dit de cette manœuvre, qui est ici tout à fait exceptionnelle, et ne peut s'appliquer qu'à des cas très particuliers (Schmidt, Mikulicz, etc).

2° *La section au bistouri* est le procédé idéal. Quand on est résolu à l'employer, le principal est de garder tout son sang-froid, de façon à parer de suite aux hémorragies, parfois abondantes, qui peuvent se produire.

Après avoir vérifié que l'on a bien sous la main tout l'appareil nécessaire pour lutter contre le sang, on attaque franchement, en plein tissu sain, si la tumeur ne se présente pas dans des conditions telles qu'une *énucléation* soit possible, comme dans les cas de kystes intrahépatiques (hydatiques ou biliaires) par exemple. On la dissèque assez vite, sans se presser toutefois, en prenant bien garde de ne pas laisser de parties dégénérées.

Israël a utilisé cette méthode et a abandonné librement le foie dans le ventre après la résection, bien entendu après hémostase par les procédés que nous citerons plus loin.

Si possible, on s'arrangera de façon à faire une résection qui permette d'obtenir deux lambeaux minces, plus faciles à suturer. C'est ce qui s'est passé en 1892, dans un des cas de Keen (*Fig.* 123). C'est également l'opinion de Krause (1898), qui recommande vivement cette résection *cunéiforme*. Un ou deux assistants compriment le tissu hépatique avec leurs mains tout autour de la partie à enlever, pendant qu'on l'extirpe aux ciseaux ou au couteau. Après la suture seulement, on fait cesser la *compression*.

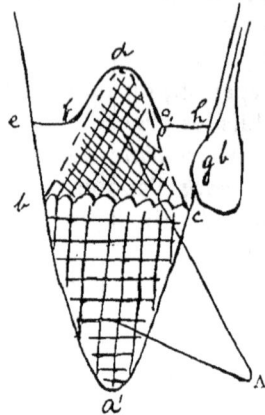

Fig. 123.—Schéma d'une résection hépatique, dans un cas d'adénome (Keen).— *Légende :* A, l'adénome dans son ensemble; *a'*, *b*, *c*, limites de la tumeur à l'examen clinique; *a'*, partie saillante de l'adénome; *b*, *c*, *a*, partie de la tumeur se prolongeant dans le tissu hépatique; *c*, *f*, *a*, *g*, *h*, ligne de section hépatique pour l'ablation ; *f*, *a*, *g*, partie de la tumeur énucléée avec l'ongle; *e*, *f*, *d*, *g*, *h*, lambeaux obtenus par ablation de l'adénome; *g b*, vésicule biliaire.

L'*énucléation* des kystes hépatiques, avec suture ultérieure du foie, peut rentrer dans cette catégorie de faits (Vigneron, etc.).

Cette méthode donne aussi de bons résultats, quand elle est utilisée pour les résections très limitées qui accompagnent la cholécystectomie (*Fig.* 124). Rien n'est plus aisé alors de terminer par une suture ou un tamponnement (Greig, Ullmann, Holländer, etc.).

II. MÉTHODE EXTRA-PÉRITONÉALE — Pratiquée au début, en Allemagne, elle a été recommandée par les chirurgiens français surtout, mais elle tend désormais à perdre du terrain. Elle consiste à fixer le pédicule à la paroi abdominale, pour pouvoir le surveiller en tout temps, et souvent pour intervenir en plusieurs temps.

On peut l'exécuter par plusieurs procédés : 1° *Ligature élastique*, avec *fixation* ; 2° *Fixation à l'aide de Sutures seulement*. D'autre part, la fixation peut être faite après ou avant la *résection* ; enfin, la résection peut être faite en *un* ou *plusieurs temps*.

1° *Fixation avec ligature élastique*. — Defontaine a insisté avec prédilection sur cette manière d'opérer (1897), après Terrillon d'ailleurs. D'après lui, le procédé de la ligature élastique est le meilleur moyen de se garantir contre les accidents d'hémorragie immédiate ou retardée (expériences et observations de Terrillon).

La tumeur étant détachée de toute adhérence, est attirée doucement au dehors, et, si on ne peut pas y parvenir, il est généralement préférable de renoncer à l'hépatectomie (Defontaine). L'application du lien élastique, destiné à mortifier et séparer la tumeur, suit l'extériorisation.

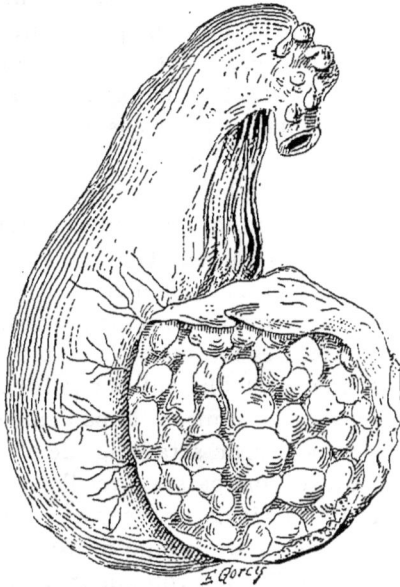

Fig. 124. — Extirpation partielle du foie et de la vésicule biliaire (D'après Ullmann).

*a) Opération en un temps, à fixation première.* — D'après Defontaine, ce lien doit porter sur des tissus sains. Son application est simple, si la tumeur est nettement pédiculée. Mais, pour constituer un pédicule en cas de tumeur sessile, et surtout de tumeur s'avançant un peu dans le parenchyme hépatique, il devient nécessaire de placer une *double ligature élastique.* A cet effet, un *trocart courbe,* aplati en fourreau de sabre et à pointe mousse, est introduit dans le foie, qu'il traverse de haut en bas en passant derrière la tumeur. Dans ce trocart sont introduits deux liens élastiques, qui restent en place après son retrait, et sont serrés l'un à droite, l'autre à gauche de la tumeur ; on a ainsi deux ligatures divergentes, qui limitent dans leur angle la partie à enlever.

Si la tumeur, tout en présentant une large base d'implantation, est proéminente, il suffit de placer à sa base une seule ligature, au dessus d'une *broche* destinée à empêcher son glissement. Cette broche d'acier, d'un calibre bien inférieur à celui du trocart, peut elle-même être enlevée immédiatement après la constriction du lien élastique, si celui-ci s'est creusé un sillon capable d'assurer contre son glissement. Le degré de constriction du lien élastique est difficile à préciser, mais ne doit pas être d'emblée trop fort pour ne pas déchirer les tissus, et il vaudrait mieux l'augmenter au besoin, les jours suivants.

Avant de circonscrire la partie à lier, le lien élastique, encore rectiligne, doit être légèrement tendu dans son ensemble, et on maintient cette tension pendant qu'on achève d'entourer la zone de section. Quand il y a ligature unique, c'est-à-dire ne pénétrant pas dans l'intérieur du tissu, il est bon de faire deux tours élastiques, si le lien employé n'est pas de fort calibre. Les deux chefs sont saisis par une pince à pression qui les maintient provisoirement et à laquelle on substitue immédiatement une ligature à la soie de gros calibre, dont les chefs sont coupés longs, afin de pouvoir ultérieurement attirer le lien élastique pour en augmenter la constriction et placer plus loin une nouvelle ligature. On fait ensuite la *fixation du pédicule à la paroi*, en refermant, bien entendu, par trois plans de suture, la partie de l'incision qui ne doit pas rester béante et fixée directement au pédicule. Des sutures à la soie placées sur toute la circonférence de ce pédicule, établissent sa fixation.

De courts surjets entrecoupés peuvent convenir, si le pédicule est très volumineux; mais, dans bien des parties, on sera obligé de placer des points séparés nombreux. Les sutures sont passées avec l'aiguille fine et courbe de Reverdin, ou l'aiguille à pédale, de façon à prendre la capsule de Glisson dans l'étendue de quatre à cinq millimètres, et à ne pénétrer dans le tissu du foie qu'à une profondeur de un à deux millimètres. Une première rangée doit unir le péritoine pariétal à la zone hépatique voisine, mais en s'écartant le plus possible du lien élastique, de façon à laisser l'espace nécessaire pour placer un autre rang de sutures unissant le foie aux aponévroses. Cette deuxième rangée ne demande pas la régularité exigible de la suture péritonéo-hépatique, qui doit assurer l'occlusion de la cavité séreuse, mais elle est nécessaire pour soutenir cette dernière et résister efficacement à la tendance que la tumeur extériorisée peut avoir à rentrer surtout pendant les mouvements inévitables de l'opéré.

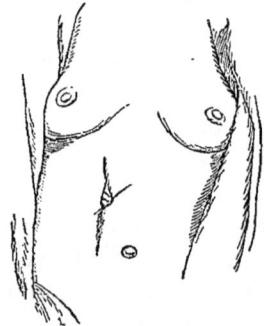

Fig. 125. — Aspect de la paroi abdominale au niveau du foie, après extirpation, par la méthode extrapéritonéale, d'un angiome du lobe gauche. (Dessin de Keen, d'après une photographie).

Cette méthode, avec quelques variantes, a été employée par Sklifossowsky, Rosenthal, Bastianelli, Keen, (*Fig.* 125) etc., etc. L'opération se trouve terminée quand l'excision de la tumeur a été faite (*Opération en un temps, à fixation première*).

*b) Opération en deux temps.* — Mais souvent la section de la tumeur est considérée comme inutile, car elle ne pourrait être complète sans porter trop près du lien élastique et exposer, par sa chute prématurée, à des hémorragies, le travail d'oblitération vasculaire n'ayant pas eu le temps de se produire. Un pansement est alors placé, en attendant la *mortification aseptique de la tumeur.*

Il n'est levé, après quarante-huit heures, que si l'on juge à propos de surveiller la constriction du lien élastique et de l'augmenter, soit par l'établissement d'une ligature au-dessus de la première, soit en plaçant un deuxième lien élastique par dessus celui qui a été posé pendant l'opération. Lorsque la tumeur est mortifiée, ce qui

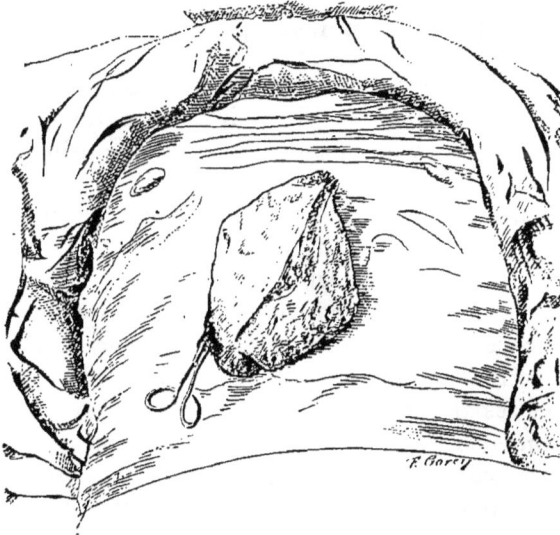

Fig. 126. — Aspect de la région hépatique d'un malade qui a subi la résection du foie d'après la méthode extrapéritonéale (Vue de la surface réséquée, avec pédicule faisant hernie) (D'après Tricomi).

demande une semaine, mais seulement au bout de ce temps, qui assure aussi la fixation du foie à la paroi (*Opération en deux temps* de Tillmans, Tricomi (*Fig.* 126), etc.). Terrillon a enlevé la partie gangrenée au 7ᵉ jour ; Lucke, le 9ᵉ jour, Tricomi, le 14ᵉ jour. On peut sectionner la tumeur auprès du lien élastique, que l'on enlève ensuite. Le thermocautère convient pour exécuter cette section et cautériser sa surface, constituée par le tissu hépatique. La cicatrisation se fait ensuite régulièrement. On voit qu'il s'agit là parfois d'opération en plusieurs temps.

*c) Résection première.* — D'autres fois, on fait la section hépatique et l'hémostase avant de fixer le foie. C'est ainsi qu'a procédé

Hochenegg. Il a appliqué des rouleaux de gaze iodoformée sur la surface d'incision (mode de tamponnement spécial que nous avons déjà signalé), puis a fixé le foie à la paroi, à l'aide d'une tige qui traversait ces rouleaux de gaze, de même que la capsule hépatique et le tampon qui obturait la plaie. Treize jours après, il a enlevé le tout et le foie adhère à la paroi.

2° *Fixation à l'aide de sutures simples.* — Schmidt s'est contenté de suturer le foie à la plaie extérieure, avant d'enlever la tumeur, et il recouvrit le tout de gaze iodoformée, sans employer la ligature élastique préalable. Mais ce procédé, qui a été utilisé par d'autres opérateurs (Hochenegg, etc.), paraît moins sûr que le précédent et en tout cas a été beaucoup moins employé.

IV. **Hémostase**. — L'hémostase est le temps le plus important de la résection hépatique, du moins quand il s'agit véritablement de l'extirpation, par le bistouri, d'une tumeur intrahépatique assez volumineuse, qu'on désire traiter par la *méthode intrapéritonéale*, c'est-à-dire suivant le procédé qui satisfait le mieux l'esprit et qui deviendra de jour en jour plus courant, au fur et à mesure des perfectionnements de la technique.

Un grand nombre de moyens ont été préconisés dans ce but ; mais nous ne reviendrons pas ici sur ceux que nous avons déjà étudiés, qui sont d'ailleurs les plus importants : la *thermocautérisation*, avec ses divers procédés ; le *tamponnement ;* les *ligatures* ou *sutures intrahépatiques*. Nous nous bornerons à dire quelques mots des *deux procédés*, auxquels nous n'avons pas cru devoir consacrer préalablement un chapitre spécial, en raison de leur emploi si fréquent en chirurgie générale, et que, partant, nous supposons connus du lecteur dans leurs grandes lignes : 1° La *forcipressure* en plein tissu hépatique ; 2° La *ligature intrahépatique* des vaisseaux.

1° *Forcipressure.* — a) La *forcipressure temporaire* peut être employée sur le foie, comme sur bien d'autres organes.

Elle a été utilisée nombre de fois au cours d'interventions diverses, et on comprend que nous n'ayons pas ici à insister sur cette manœuvre par trop élémentaire. Il suffit de remarquer qu'il faut employer des *pinces* de force moyenne et ne pas pincer le foie comme un utérus ; quelques ménagements sont nécessaires.

b) La *forcipressure à demeure*, ou définitive, est aussi de mise, car l'expérience a prouvé qu'on peut laisser en place des pinces sur

CHIRURGIE DU FOIE.

la glande hépatique. Pour obtenir sans inconvénient un résultat appréciable, il suffit de combiner l'emploi de ce moyen d'hémostase

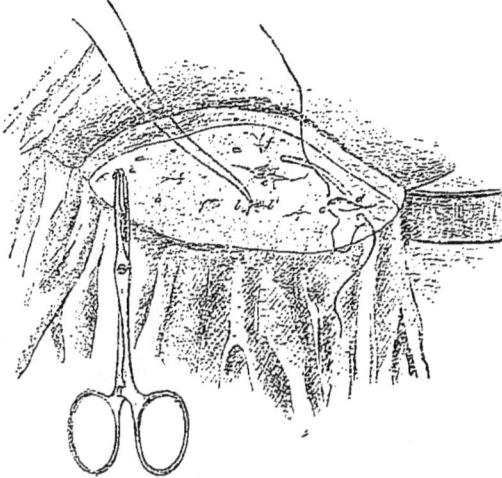

Fig. 137.— Technique de l'hémostase.— Application, dans un cas de résection du lobe gauche du foie, de fils à ligatures sur les vaisseaux sectionnés.— *Légende : a,* vaisseau saisi par une pince à forcipressure et supportant la traction ; *b,* fil de soie pour ligature appliqué sur un vaisseau ; *b',* parenchyme détruit par dénudation du vaisseau; *cd,* vaisseau coupé obliquement avec *ligature médiate*; *e,* vaisseau béant ; *f,* trabécule de la capsule de Glisson (Kousnetzoff et Pensky).

avec le *tamponnement.* Faure y a eu recours dans ces conditions, de même que Segond (1897).

2° *La ligature des vaisseaux hépatiques,* au niveau de la tranche d'une hépatectomie ou d'une plaie accidentelle du foie, est également possible dans beaucoup de cas. Eiselsberg, en enlevant un angiome, s'en est bien trouvé. Dalton, dans un cas de plaie, y a eu recours aussi, etc., etc. D'ailleurs Kousnetzoff et Pensky ont plus tard (1896), étudié expérimentalement ce moyen d'hémostase et montré que sur le cadavre cette ligature était praticable. Quand l'occasion s'en présentera, on pourra donc tenter de l'utiliser, mais sans trop s'attarder à cette manœuvre et étant prêt à recourir à d'autres procédés, si besoin est (1).

A l'aide d'une pince, il faut attirer le vaisseau et l'énucléer pour ainsi dire, après l'avoir saisi, de la substance hépatique ; il fait hernie assez facilement, en raison des faibles adhérences de la capsule

(1) Kousnetzoff et Pensky ont montré qu'il faut des tractions de 800 gr. pour rompre les vaisseaux du foie sectionnés transversalement.

de Glisson qui entoure les vaisseaux et le parenchyme glandulaire. Il est alors aisé d'appliquer une ligature avec un fil fin
(*Fig.* 127).

Les vaisseaux du foie, cela est démontré, sont assez résistants pour
que le fil tienne. Mais, pour que la ligature ne dérape pas, il faut
que la dénudation vasculaire soit suffisante; la petite hémorragie
qui accompagne cette dernière manœuvre est insignifiante.

**Suites et complications.** — Nous avons vu quelle était
la conduite à tenir dans la méthode d'extirpation extrapéritonéale.
Quand le foie a été réduit, aucun pansement spécial n'est nécessaire. Tout devrait se passer comme dans une laparotomie ordinaire.

1° Pourtant des accidents de diverse nature, il va sans dire, ont
été notés au cours d'interventions aussi graves. Inutile de répéter
que l'un des plus sérieux est l'*hémorragie* secondaire, soit au niveau du pédicule, et par conséquent à l'extérieur, dans les cas
d'extirpation extrapéritonéale, soit dans l'abdomen, quand ce
pédicule a été réduit. Pourtant, sur six cas de mort opératoire relevés par Auvray en 1898, l'hémorragie n'a été mortelle que dans
deux circonstances. Nous n'ajoutons pas à nouveau que, lorsqu'elle se déclare, il ne faut pas hésiter, si besoin est, à rouvrir
l'abdomen.

2° Une complication très grave a été signalée tout récemment par
Hochenegg (1898). Dans un cas d'extirpation de tumeur, il dut
recourir au tamponnement pour arrêter une hémorragie *veineuse*
considérable; mais le malade mourut deux heures et demie après, et
on reconnut, à l'autopsie, qu'il s'était produit une *embolie gazeuse*,
ayant probablement pour point de départ la veine hépatique sectionnée. Il est évident que, s'il s'agit de la section d'une grosse
veine hépatique, on peut assister à l'entrée de l'air dans le
système de la veine cave inférieure, en raison du voisinage du
cœur et du thorax. C'est donc là un accident très sérieux, dont la
possibilité devra être toujours être présente à l'esprit

3° Parmi les autres complications, qui ont entraîné la mort, on a
noté le *shock opératoire*; il serait dû soit à une infection, soit à une
mauvaise technique (laissant perdre trop de sang à l'opéré), soit
encore à un défaut de soins après l'intervention. Quand on le soupçonnera ou le croira possible, il ne faudra pas hésiter à employer,
même préventivement, les *injections de sérum artificiel*, qui ont
donné de si bons résultats dans toutes les opérations sérieuses.

4° Quant à la *septicémie*, qui malheureusement a été observée, on parviendra à l'éviter, en n'opérant que dans des conditions d'asepsie parfaite et à l'aide de méthodes opératoires bien réglées à l'avance, dans lesquelles on ne laissera rien au hasard.

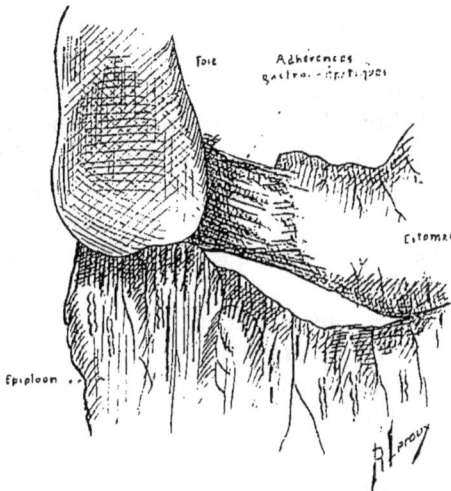

Fig. 128.— Suites des résections expérimentales (Auvray). — Adhérences du lobe réséqué à l'épiploon et à l'estomac.

Il est impossible aujourd'hui d'étudier avec profit les *résultats éloignés* de l'hépatectomie. Envisagée d'ailleurs dans son ensemble, cette revue des cas connus n'aurait aucun intérêt, en raison, d'une part, de la diversité des faits, et, d'autre part, du peu de renseignements que l'on possède sur les suites lointaines des opérations publiées.

Nous dirons, dans le paragraphe suivant, à propos des diverses affections traitées de cette façon, quels résultats immédiats ont été notés pour chaque catégorie. Ajoutons seulement ici que, d'après les recherches expérimentales, et celles d'Auvray en particulier, souvent le foie, après la résection, présente des *adhérences* avec les organes voisins, soit avec l'estomac (*Fig.* 128), soit avec l'épiploon, soit avec le duodénum (*Fig.* 129); et il est probable qu'il doit en être de même chez l'homme. Ce fait est à

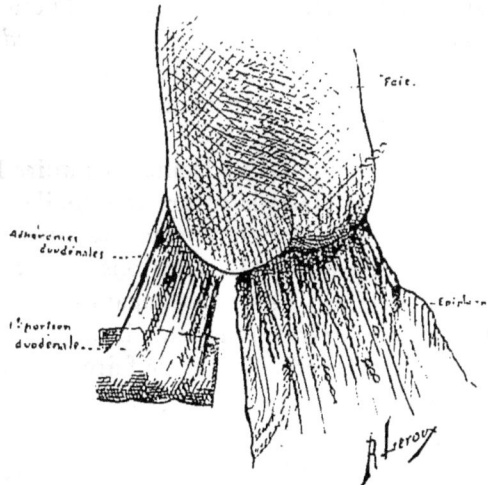

Fig. 129. — Suites des résections expérimentales (Auvray). — Adhérences unissant le lobe réséqué à l'épiploon et à la première partie de l'anse duodénale.

retenir, car il pourra sans doute donner l'explication de certains phénomènes douloureux consécutifs à l'intervention.

**Indications**. — On est autorisé à recourir à l'*Hépatectomie partielle* dans un certain nombre d'affections hépatiques, présentant toutes pour caractère spécial et indispensable d'être *localisées* à la surface de la glande, sur le bord libre, dans un lobe, ou dans une région peu étendue du foie. On conçoit aisément, en effet, que, si la maladie s'étend à presque la moitié de l'organe, l'ablation de la lésion devienne trop grave pour être tentée. On ne doit opérer, en outre, au dire de Spencer (1898), que s'il n'y a pas de lésions prononcées de cirrhose.

Ceci dit et admis une fois pour toutes, on peut grouper ces affections sous les titres suivants : 1° *Traumatismes* (Ruptures, Plaies, Hernies); 2° *Infections chroniques localisées*, formant *tumeur* ; 3° *Anomalies* (Lobes accessoires, supplémentaires, congénitaux, ou formés d'une façon pathologique) ; 4° *Tumeurs* diverses ; 5° *Affections des voies biliaires propagées au tissu du Foie*.

1° TRAUMATISMES. — Les premières résections hépatiques qui aient été exécutées ont trait précisément à des traumatismes du foie : *Plaies, déchirures, hernies.*

*a) Plaies et déchirures.* — C'est ainsi que, dès 1852, J. C. Massie, pour une *plaie* du foie, réséquait une large portion du lobe droit. On sait d'autre part, qu'en 1870 Bruns fit une opération très analogue. Marcel Baudouin, dans le *Progrès médical*, en 1897, a brièvement signalé un très curieux cas de résection pour une lésion traumatique; mais ce fait paraît d'une authenticité scientifiquement discutable.

Actuellement, la médecine opératoire hépatique est mieux connue et l'on sait faire la suture comme il convient ; aussi ne sera-t-on obligé de recourir que dans de très rares cas de *déchirures étendues* d'un lobe du foie à des résections de ce genre. Mais il est évident que, si la lésion a amené la séparation d'une partie de la glande sur une très grande longueur, il sera plus simple et plus prudent de réséquer le pédicule que de faire une longue suture, qui pourrait ne pas réussir et amener de la nécrose (1).

*b) Hernies du Foie.* — Il y a longtemps qu'on est intervenu par la résection dans les cas de *hernie traumatique* du foie à travers une plaie de l'abdomen.

_____

(1) On sait que, dans certaines ruptures du foie, des parties considérables de l'organe se sont détachées, réalisant ainsi une sorte de *résection accidentelle*, qu'on doit désormais traiter par la suture ou le tamponnement.

Comme nous l'avons mentionné déjà, Fricke, dès 1836, en rapporte un exemple, cité par Nélaton, et suivi de guérison; et, en janvier 1846, Macpherson fit une opération de ce genre, encore avec succès. Nous savons qu'en 1895 Roustan, citait déjà quatorze faits analogues, très intéressants au point de vue historique, malgré les conditions non aseptiques de l'intervention.

C'est là d'ailleurs une indication qui, dans l'avenir, se posera nettement pour certains cas. Toutes les fois, en effet, que, lors de hernie traumatique d'un lobe hépatique à travers la paroi abdominale lésée, on craindra d'infecter le péritoine par sa réintroduction, il ne faudra pas hésiter à recourir à cette opération, qu'on pourra d'ailleurs pratiquer d'une façon *extrapéritonéale*, et par conséquent, en courant d'autant moins de risques que souvent des adhérences se seront déjà développées entre la séreuse pariétale et le pédicule hépatique à sectionner.

2° INFECTIONS. — Parmi les infections chroniques localisées, qui peuvent autoriser l'ablation d'un lobe du foie, nous pouvons citer : *a*) La *cirrhose hépatique,* simple, localisée à une région limitée de l'organe ; *b*) la Tuberculose [*Tuberculome*]; *c*) la Syphilis [*Syphilome*]; *d*) l'Actinomycose [*Actinomycome*] ; *e*) l'Infection hydatique [*Kyste hydatique intrahépatique*].

*a*) Jusqu'ici on n'est guère intervenu, à ce que nous sachions du moins, que pour les *cirrhoses périvasculaires,* dont nous parlerons plus loin, à propos des lésions spéciales à la vésicule biliaire, la *syphilis,* et l'infection *hydatique.*

*b*) Toutefois, remarquons que Bergmann, dans un cas d'adénome, avait peut-être affaire à un *tuberculome* (qu'à l'exemple de Terrier et Auvray nous pensons qu'il vaut mieux cependant, jusqu'à nouvel ordre, laisser parmi les adénomes du foie); et que Keen (1889) a cité un cas de résection pour une infection hépatique d'origine *coccidienne.* La tuberculose du foie, comme l'ont signalé Terrier et Auvray, n'a qu'un maigre intérêt pour le chirurgien, en raison de la multiplicité des lésions dans cet organe lui-même ; et il n'y a guère que la *tuberculose à gros nodules* qui pourrait un jour être susceptible d'une intervention heureuse.

*c*) *Syphilome.* — Les cas de syphilomes extirpés sont déjà nombreux ; mais le premier en date, celui de Wagner (1890), ne fut pas heureux. Tillmans, qui, la même année, a publié un fait du même genre, puis Czerny, Hochenegg et Albert, toujours en 1890, ont au contraire obtenu chacun un beau succès ; mais Lauenstein, en 1890, eut encore un insuccès. Il faut citer ensuite les cas de Schmidt (1893), de Tricomi (1894), de Bastianelli (1895), de Dennis, de Mikulicz (1896), de Abbe (d'après Elliot, 1890), qui se terminèrent heureusement. Dans un fait tout récent, Spencer (1898) fit une véritable *énucléation* du syphilome, après avoir attiré le néoplasme dans la plaie abdominale, au lieu de pratiquer une résection typique, et tamponna la cavité. (Dans un autre cas, il procéda à une sorte de *raclage* de la masse gommeuse, qu'il enleva ainsi sans être obligé de recourir à une section hépatique). A la clinique d'Heidelberg, l'extirpation d'un syphilome a donné un succès (Petersen, 1898).

Des faits précédents, et malgré les échecs anciens de Wagner et de Lauenstein, on peut conclure que l'intervention est tout à fait justifiée, dans les cas de syphilis hépatique à *manifestations localisées*, et surtout dans les faits de *tumeurs syphilitiques*, dites *syphilomes*. Dans les cas de tumeurs bien délimitées, la résection, ou même le simple curetage, peut donner d'excellents résultats. Si, à la laparotomie, on constatait que, vu ses dimensions, la lésion est inopérable, il resterait encore la ressource d'un traitement médical, administré cette fois avec un diagnostic précis, avec une idée très nette des manifestations morbides à faire disparaître si possible.

Toutefois, il est bien entendu qu'on ne doit proposer une opération pour syphilome du foie qu'après un examen approfondi du malade, qu'après un traitement antisyphilitique longtemps poursuivi en connaissance de cause. Et il faut ajouter que le difficile est précisément le diagnostic, et que souvent on n'a reconnu la gomme qu'à la laparotomie exploratrice.

*d)* On ne connaît pas encore de cas de résection pour *Actinomycose*, à ce que nous sachions.

*e) Kystes hydatiques.* — L'infection hydatique dans le foie peut se localiser dans différentes parties de l'organe ; mais, parfois, le kyste est *tout à fait* extériorisé, c'est-à-dire *pédiculé*, ou au contraire *tout à fait* inclus dans la glande ; et il est alors plus pratique et plus simple de l'enlever que de l'ouvrir. Il s'agit, dans ces cas, d'*extirpation totale du kyste* et d'*énucléation*.

A. Dans l'une ou l'autre de ces alternatives, on ne touche aucunement au foie lui-même, ou plutôt on ne pratique pas la résection d'un lobe. Ce qu'on se borne à enlever, c'est la *tumeur* qui s'y est développée, et cela en totalité ou en partie.

1° Les cas d'*extirpation totale de kystes hydatiques* sont assez rares, malgré la fréquence de cette affection. On peut citer parmi les plus anciens ceux de Jacoby (1879), Balls-Headley (1881), et Bird (1883). Les autres sont plus récents : Terrier (1885), Segond (1887), Postempski, Tricomi et Valeggia, Praskin (1891), Schwartz, Bandandi, Doyen (1892), Beckhaus, Clarke (1893), Jones (1894), etc.

2° Une mention spéciale doit être réservée aux cas d'*énucléation* proprement dits. L. Tait (1885), Championnière (1885), Whitehead (1887), Pozzi (1888), Martin (1892), Bruce, Clarke, Marchand (1893), Tansini (1893), Morgan (1895), Spiegelberg et Ricard, (1895), etc., ont opéré des kystes de cette façon, et cette intervention a été étudiée dans son ensemble, en 1895, dans la thèse de Vigneron.

Sous ce nom, on doit entendre plus spécialement l'opération d'exception qui consiste à extraire du parenchyme hépatique ou de son voisinage, la totalité du kyste, grâce à un simple décollement ou décortication, sans ablation du tissu du foie à proprement parler. L'intervention est due à Lawson Tait, qui la pratiqua le 7 mai 1885. La mortalité est nulle jusqu'ici ; mais le manuel opératoire est long et difficile, comme l'a montré Baraduc (1899).

B. D'autres fois, au contraire, de *véritables résections* du foie ont été pratiquées pour extirper des *kystes hydatiques intrahépatiques* peu volumineux ; et la statistique la plus complète publiée jusqu'ici, est celle de Keen, qui remonte à 1892. Nous citerons en particulier les cas de Loreta et Garré (1888), qui paraissent les premiers en date ; puis ceux de Ruggi (1889), Boggi (1889), Vohtz (1889), Decès (1890), Tansini (1891), Terrillon (1891), Cuneo (1891), Depage (1897) ; il faut y ajouter un fait de la clinique d'Heidelberg (Petersen (1898), suivi de succès, et un cas de Krause (1898), suivi de mort. La plupart de ces faits ont trait à des guérisons radicales. C'est donc là une excellente intervention, qui mérite d'être mieux connue et plus employée.

3° ANOMALIES. — *a) Lobe du foie flottant.* — Langenbuch, dès 1887, fit une résection pour un lobe du foie flottant et pratiqua une hépatectomie partielle à pédicule perdu ; mais il se déclara une hémorragie interne et le malade ne guérit que grâce à une seconde intervention. En 1890, Lauenstein tenta d'enlever également un large lobe du foie flottant, très mobile et rattaché au lobule de Spiegel ; mais son opérée mourut le 12° jour, de septicémie (Il est vrai qu'en réalité il s'agissait d'un *syphilome* du foie). Bastianelli, plus récemment, en 1895, au cours d'une laparotomie, a opéré de la même façon. Enfin, en 1897, Martin a publié un quatrième cas, suivi de guérison.

Sur ces quatre faits, on a donc obtenu trois succès. Il n'est pas probable pourtant qu'on suive à nouveau ces exemples, car la résection du foie est une opération plus délicate et plus dangereuse que l'*hépatopexie partielle*, qui paraît suffire dans le cas de lobe du foie flottant, susceptible d'exiger une intervention, ou découverte au cours d'une laparotomie exploratrice.

Ce ne serait donc qu'en cas d'insuccès de la fixation préalable du lobe hépatique mobile qu'on devrait songer à l'extirper.

*b) Hernie congénitale du foie.* — D'après Kousnetzoff et Pensky, Girard aurait opéré une enfant de deux jours et demi, pour une hernie du lobe gauche à travers l'ombilic. Il enleva le lobe gauche tout entier au thermocautère, ainsi que la vésicule ; mais cette opération a été suivie de mort.

4° TUMEURS. — Les *Tumeurs du foie*, qu'on a extirpées, peuvent être classées sous les rubriques suivantes :

I. TUMEURS BÉNIGNES : 1° *Fibromes, Fibro-myomes, Fibro-sarcomes,* et *Lipomes.* 2° *Angiomes* et *Lymphangiomes.* 3° *Kystes simples* et *Kystes alvéolaires.*

II. TUMEURS MALIGNES : 1° *Adénomes* ; 2° *Sarcomes* ; 3° *Cancer.*

I. Les *tumeurs bénignes* sont évidemment plus faciles à extirper que les tumeurs malignes ; et, dans ces cas, l'opération a indiscutablement un pronostic bien moins grave.

1° *Fibromes.* — C'est ainsi qu'en ce qui concerne les *fibromes*, Sklifossowsky, en 1890, a opéré avec succès un *fibromyoma lipomatodes sarcomatodes,* gros comme le poing, chez une jeune femme de 24 ans ; mais nous retrouverons ce cas en étudiant les sarcomes. De même, nous ne nous occuperons pas ici des *lipomes*.

2° *Angiomes et lymphangiomes.* — Les observations de cette nature sont encore rares. Le premier cas d'angiome opéré semble appartenir à Hanks (1892) ; mais on ne fit qu'une laparotomie exploratrice, et une ponction de la tumeur.

Le premier *angiome* réellement extirpé est donc celui cité par Eiselsberg (1893). Il l'a décrit sous le nom de *cavernome* (*Fig.* 130). La tumeur pesait 470 grammes ; et la malade guérit très bien. On connaît trois autres faits plus récents : l'un de Rosenthal (1897), l'autre de Keen (1897), et un second de Rosenthal (1897), tous les trois suivis de guérison. Il s'agissait d'*angiome fibreux*, dans les faits de Rosenthal.

Cette tumeur est évidemment opérable, à condition que son volume ne soit pas trop considérable. Il faut donc, si l'on veut continuer à intervenir avec succès, que les médecins fassent opérer ces tumeurs bénignes d'aussi bonne heure que possible.

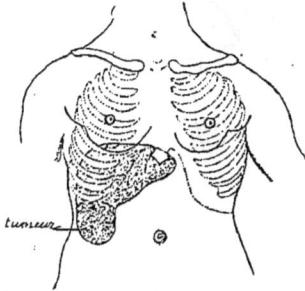

Fig. 130. — Angiome (Cavernome) du foie opéré par Eiselsberg (D'après Kousnetzoff et Pensky). — La tumeur était presque pédiculée.

3° *Kystes biliaires.* — Il existe dans le foie des kystes biliaires, qui ne sont souvent que des dilatations des ramuscules intrahépatiques. L'ablation de ces kystes constitue donc, à proprement parler, la *Cholangiectomie*, opération qui consiste dans la résection des canalicules biliaires. Toutefois, comme on enlève forcément en même temps du tissu hépatique proprement dit, il est manifeste qu'on fait également une résection du foie. Comme nous étudierons plus tard ces faits dans tous leurs détails, bornons-nous, dans ce paragraphe, à rappeler qu'on en connaît quatre pour lesquels le doute n'est pas permis : ce sont ceux de Berg, Kaltenbach, Kœnig, et Müller, desquels il faut rapprocher peut-être un cas de Martin.

II. TUMEURS MALIGNES. — 1° *Adénomes.* — Le premier adénome du foie paraît avoir été enlevé par Lins et Escher en 1887 ; mais, dans ce cas, quoique la tumeur fût *pédiculée* légèrement, par suite de fautes opératoires, l'opéré mourut rapidement d'hémorragie.

Kœnig, en 1887, a opéré un adénome kystique des voies biliaires.

Un des adénomes les plus volumineux qui aient été extirpés, est celui décrit par Keen en 1892. Il s'agissait d'une tumeur développée aux dépens des conduits biliaires (*Fig.* 131 et 132). Keen obtint un très beau succès.

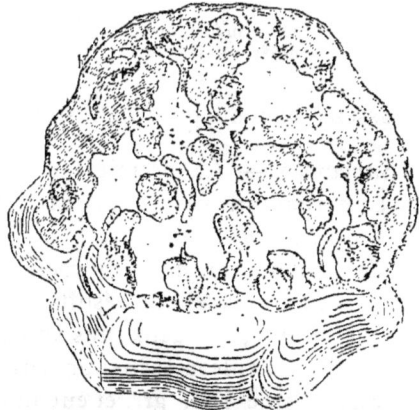

Fig. 131. — Adénome kystique du foie (et des conduits biliaires), enlevé par Keen. — En bas, substance hépatique normale.

Les autres cas sont dus à Schmidt (1892) et à Bergmann (1893);
il n'y avait pas de ré-
cidive au bout d'un
an dans le dernier
cas. Tricomi, en 1894,
a enlevé un adénome
de 930 gr.; et l'opéré
a vécu 3 ans 1/2. A
l'autopsie on trouva
une récidive, sous
forme d'adéno-carci-
nome du foie. Depuis,
mais toujours en 1894,
le même chirurgien a
fait la même opération
et a obtenu également

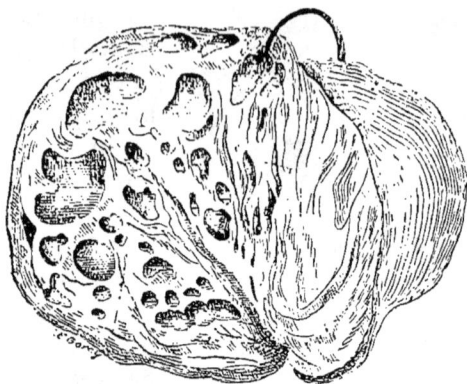

Fig. 132. — Adénome kystique du foie, enlevé par Keen, après section de la tumeur, pour montrer son caractère nettement kystique.

un succès. Citons enfin le cas opéré par Groubé (de Karkow), en 1896 (*Fig.*133) ; mais ici la récidive survint onze mois après.

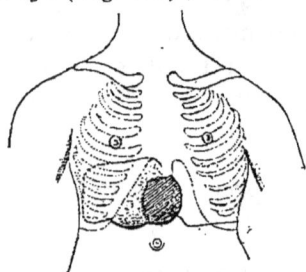

Fig. 133. — Adénome du foie, opéré par Groubé (D'après Koustnetzoff et Pensky).

Les résultats opératoires obtenus pour les adénomes, sont encore plus beaux que ceux fournis par les autres néoplasmes, et même supérieurs à ceux qu'on a enregistrés pour les syphilomes. Toutefois, sans attribuer à ces statistiques plus de valeur qu'elles n'en ont, ajoutons que l'ablation d'un adénome est une intervention d'une relative bénignité.

Quant aux résultats éloignés, ils sont assez éloquents pour qu'il soit nécessaire d'insister d'avantage.

2° *Sarcomes.* — La première observation de sarcome du foie enlevé ne remonte qu'à 1891. Elle est due à Sklifossowsky, qui extirpa un *fibromyoma lipomatodes sarcomatodes*, variété très spé-ciale de sarcome, un *fibro-sarcome*, une tumeur à moitié bénigne. Il enregistra un excellent résultat. En 1892, Bardeleben eut un succès identique, et deux ans après, il n'y avait pas encore de récidive. Israël enleva (1894) un sarcome *télangiectasique* volumi-neux, du poids de 1215 gr., et eut une guérison opératoire ; mais la récidive survint en 110 jours. Dans le cas d'Elliot (1897), qui a trait à un *sarcome alvéolaire*, développé entre la vésicule et le foie, on note aussi un succès opératoire ; mais, trois mois après, l'intestin était atteint à son tour. Enfin, à la clinique d'Heidelberg, on a enlevé trois sarcomes, mais avec deux décès (Petersen, 1898).

On voit que, là encore, les résultats opératoires proprement dits sont assez bons (on n'a noté que deux morts immédiatement après l'intervention), si la récidive survient d'ordinaire : ce qui prouve qu'on doit opérer de très bonne heure. Par conséquent, l'avenir de cette indication est uniquement entre les mains des médecins.

3° *Cancer*. — Le premier cas de résection hépatique pour *cancer* paraît être celui de Bruns (1888). On enleva au bistouri un noyau de *cancer secondaire* de la grosseur d'une fève ; et l'opération fut suivie d'un bon résultat. Un des premiers faits de cancer du foie extirpé est encore celui de Garré, qui date de la même année ; ce chirurgien enleva un morceau de foie, du volume d'une noisette. Il s'agissait d'un nodule carcinomateux métastatique ; et on obtint une guérison opératoire. Le troisième fait, dû à Hochenegg, est relatif à une excision au bistouri de 4 à 5 centim. cubes de foie atteint de carcinomatose secondaire (*Fig.* 134), qui fut suivi de même de succès chez une femme de 58 ans (1890).

Lücke a obtenu aussi un excellent résultat en 1891, pour un cas de carcinome *primitif*; jusqu'ici on n'avait enlevé que des noyaux carcinomateux secondaires. Von Winiwarter, au cours d'une cholécystostomie, enleva la même année un morceau de foie dégénéré. D'autres faits ont été signalés ; nous nous bornons à citer ceux de Jacob (1891), de Ludlam (1892), Jawadynski (1893), Tuffier et Claude (1895), Robson, Segond (1896), Poirier et Chaput, d'Urso, Terrier, Routier, Lapointe, Schrader (1897), etc., etc., sans parler ici des cas opérés pour propagation au foie d'un néoplasme de la vésicule, point sur lequel nous reviendrons plus loin d'une façon spéciale.

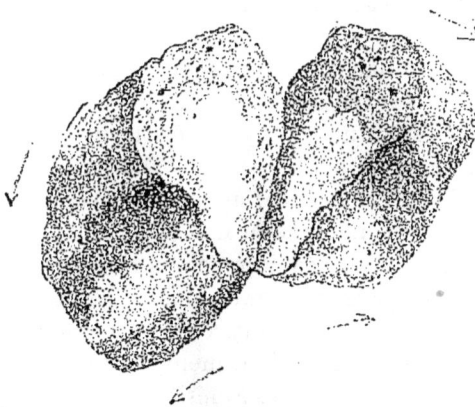

*Fig.* 134. — Partie d'un Carcinome secondaire du foie, enlevé par Hochenegg.

On remarquera qu'au début (1888) on s'est attaqué surtout aux noyaux cancéreux *secondaires*, et qu'on n'a osé extirper qu'en 1891 un cancer *primitif* du foie (Lücke). On a suivi depuis cet exemple encourageant, car Lücke n'a perdu son opéré que deux ans après son opération. Mais il y a pourtant des cas de morts opératoires rapides (Segond, Tuffier, Routier) et des récidives assez précoces, au bout de six et sept mois, comme dans les observations de Jacob et de Poirier. Et, chose curieuse, presque tous les insuccès pour cancer sont dus à des chirurgiens français : ce qui prouve seulement que, dans notre pays, on intervient trop tard, à une époque où les malades sont déjà épuisés.

En sorte qu'il ressort de l'étude de Terrier et Auvray et de nos propres recherches, que l'ablation du cancer du foie est une opération absolument à recommander aujourd'hui, surtout quand on a le bonheur, en dépit des médecins traitants, de pouvoir intervenir de très bonne heure.

*Remarques.* — Comme nous y avons déjà fait allusion, les diverses tumeurs du foie que nous venons de passer en revue sont loin d'être opérables dans tous les cas. Cela dépend, en effet, de plusieurs de leurs caractères anatomiques et de certaines propriétés physiques qu'elles doivent nécessairement présenter pour pouvoir être extirpées. Aussi ces interventions seront-elles toujours relativement rares.

C'est ainsi qu'on doit, sauf exceptions, presque renoncer à opérer les *tumeurs secondaires*, car elles sont d'ordinaire l'indice d'une généralisation en marche, le foie étant un organe qui est frappé un des premiers. Pour pouvoir intervenir avec quelques chances de succès durable, il faudrait que le *cancer primitif* ait été au préalable enlevé, ou puisse être extirpé en même temps.

Pour les *tumeurs primitives*, elles sont généralement *multiples* et disséminées çà et là dans la glande. Dans ces conditions, il ne faut agir que si l'on peut tout enlever en une seule fois, en un seul bloc, à cause des difficultés de l'hémostase. Quand la tumeur est *unique* et de volume restreint, il n'y a pas, par contre, à hésiter.

Il faut savoir aussi que la tumeur peut se trouver *placée en une région du foie très difficile à aborder* pour le chirurgien, parfois même impossible à atteindre, sans que l'opéré coure de grands risques. Il est donc indispensable de borner ses prétentions, pour ne pas être entraîné à des délabrements énormes, du genre de ceux qu'a dû effectuer Tricomi dans un cas intéressant.

Certes, les méthodes opératoires vont chaque jour se perfectionnant et reculent les limites de l'opération ; mais il est prudent toutefois de ne pas tout oser quand même, surtout lors de tumeurs non pédiculées ou non pédiculisables. Et cette notion de la pédiculisation des tumeurs a une importance aussi grande au point de vue des indications de l'intervention qu'au point de vue de la technique opératoire. Lorsqu'elle est réalisée, elle autorise toutes les audaces ; sinon, avant de tenter l'ablation d'une partie volumineuse du foie, il faut se rendre bien compte des moyens dont on pourra disposer sûrement pour l'hémostase.

5° AFFECTIONS DE LA VÉSICULE. — On peut être amené à faire des résections, d'ailleurs très limitées, de tissu hépatique dans certaines affections de la *vésicule biliaire*, qui se propagent aux parties voisines de la glande. Ces affections sont : 1° Les *inflammations chroniques* ou *scléroses* ; 2° les *tumeurs*.

*a) Cholécystites chroniques.* — Parfois, dans certains cas de cholécystites chroniques calculeuses anciennes, on a dû pour extraire les calculs, faire des résections partielles de vésicule et en même temps d'une certaine portion de parenchyme hépatique. Tel un cas de Heussner, qui remonte à 1889.

*b) Tumeurs de la vésicule.* — Dans quelques cas de tumeurs de la vésicule, extrêmement adhérentes au foie, on est obligé de compléter la cholécystectomie, c'est-à-dire l'ablation de la vésicule atteinte, par une résection partielle du foie, plus ou moins large, le néoplasme ayant envahi une certaine étendue de l'organe.

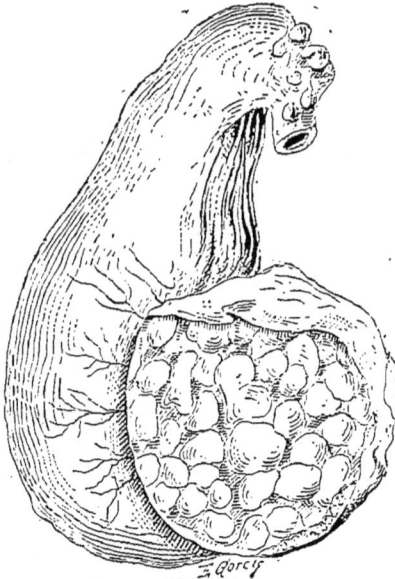

*Fig.* 135.— Résection d'une partie du foie, en même temps qu'une cholécystectomie pour tumeur (D'après Ullmann).

Nous insisterons plus tard sur ces faits, lorsque nous étudierons la médecine opératoire de la vésicule biliaire ; qu'il nous suffise pour l'instant de dire que divers chirurgiens ont dû en arriver là, en particulier Hochenegg (1890), Küster (1892), Greig (1893), Watson (1896), Ullmann (1897) (*Fig.* 135), Duret (1898), etc.,etc.; enfin Holländer, qui a été obligé de faire une résection hépatique assez étendue pour un cancer de la vésicule ayant envahi le foie d'une façon très notable, et qui cependant a obtenu, grâce à une technique appropriée, un excellent résultat (1898).

Remarquons seulement, pour terminer ce paragraphe, que ce qui a lieu pour la vésicule pourra très bien s'observer, un jour ou l'autre, pour les *canaux hépatique*, ou *cholédoque*. Le cas de von Winiwarter, déjà cité, se rapproche de cette catégorie de faits.

# CHAPITRE IV.

### 617.555978.88

## HÉPATOPEXIE PARTIELLE.

**Définition.** — L'*Hépatopexie partielle* est l'opération qui
consiste à fixer à la paroi antérieure de la cavité splanchnique une
partie du foie, et plus particulièrement un *lobe du foie plus ou
moins flottant*, l'organe hépatique étant lui-même bien maintenu
en place.

Cette intervention, forcément précédée d'une laparotomie exploratrice parahépatique, ne doit pas être confondue avec l'*Hépatopexie totale*, et décrite en même temps qu'elle, comme on l'a fait, à
tort selon nous, jusqu'à présent. Elle exige, en effet, un manuel
opératoire spécial ; et ses indications n'ont rien de commun avec
celle de l'opération destinée à fixer le foie dans sa totalité.

Il importe donc, pour apprécier à leur juste valeur les résultats
qu'elle fournit, de l'étudier dans un chapitre particulier, poussant
ainsi à ses dernières limites une distinction déjà établie en principe, et à juste titre, par Faure et Defontaine.

**Synonymie.** — *Fixation d'un lobe du foie flottant.* — On
doit rejeter, aussi bien pour l'hépatopexie partielle que pour
l'hépatopexie totale, le mot d'*Hépatorraphie*, proposé par E. A.
Tscherning en 1888, et un moment accepté, car il peut donner lieu
à une confusion avec la *Suture du foie*, qui est une opération bien
différente.

**Étymologie.** — ἥπαρ-τος, foie ; πῆξις, fixation.— Le mot a été
créé, dès 1890, par Marcel Baudouin, précisément pour l'hépatopexie partielle, et a été formé à l'imitation du terme « Hystéropexie ».

**Variétés.** — La fixation partielle du foie peut être *directe* ou
*indirecte*.

1° Elle est directe, et c'est là la véritable *Hépatopexie partielle*,
quand on agit spécialement sur le lobe du foie lui-même à l'aide de
sutures.

2° Mais cette fixation peut être *indirecte*, si l'on intervient sur l'une des annexes de l'organe hépatique, les voies biliaires par exemple, utilisée comme moyen de suspension (Riedel, Terrier et M. Baudouin, Terrier et Auvray). Toutefois, en réalité, il ne saurait s'agir dans ces faits d'*Hépatopexie* vraie, malgré les résultats qui ont pu être notés (1).

**Historique.** — La première opération d'hépatopexie partielle a précédé, bien entendu, la fabrication du mot qui la désigne ; elle remonte au 21 mars 1884. Elle a été pratiquée par Billroth (de Vienne), et publiée en 1886 par von Hacker. La seconde est due à Tscherning (de Copenhague), et date du 9 juillet 1886 ; mais elle n'a été publiée qu'en 1888.

Dès 1886, Landerer a publié une observation de cholécystite suppurée non calculeuse, avec adhérences périhépatiques, qu'il a opérée; et, au cours de cette intervention, en outre du drainage de la vésicule, il aurait fait une ponction du foie, avec une fixation de l'organe à la paroi ; mais il n'a pas insisté alors sur le point particulier de la fixation.

Le 8 avril 1888, M. le P$^r$ Terrier pratiquait une sorte d'hépatopexie partielle, mais indirecte, en fixant la vésicule biliaire à la peau, dans un cas de lobe du foie flottant ; mais il trouvait déjà plus rationnelle, à cette époque, l'opération de Billroth.

Le 6 décembre 1889, Heussner, dans un cas de cholécystotomie à sutures perdues intrapéritonéales, après résection partielle de la vésicule, fit une hépatectomie très limitée, et une fixation du foie à

(1) La fixation de la vésicule biliaire (cholécystostomie classique, cholécystotomie avec cholécystopexie, suture du pédicule de la cholécystectomie à la paroi abdominale du flanc droit) ne saurait, en effet, être comparée à l'opération que nous avons en vue. Et il ne faudrait pas assimiler la fixation partielle du foie à la paroi à l'aide d'une partie quelconque des voies biliaires (fond de la vésicule, par exemple) à la symphyse utéro-pariétale par l'intermédiaire des annexes de l'utérus (ligaments larges, ligaments ronds et tubo-ovariens), et dire qu'il s'agit là de véritable *Hépatopexie partielle indirecte*. Pour la même raison, la suture du foie à la paroi, lors de l'ouverture d'un abcès ou d'un kyste hydatique de cet organe, ne doit pas être comparée à l'hystéropexie dite complémentaire, et appelée *hépatopexie complémentaire*. Cela, parce que, dans toutes les interventions de ce genre, on n'a pas en vue, généralement du moins, la formation d'adhérences destinées à soutenir la glande hépatique ; celles-ci sont uniquement recherchées dans le but de défendre l'entrée de la cavité péritonéale aux éléments septiques.

Il y a pourtant des circonstances où les choses se combinent et l'un des exemples remarquables de ces faits est, à côté des sept mentionnés par Riedel, le cas de cholécystostomie que F. Terrier et M. Baudouin ont publié (1888). Dans ce cas, il y avait, en effet, à la fois lobe du foie flottant et calcul de la vésicule biliaire, et il n'est pas déraisonnable de penser que la cholécystostomie pratiquée a contribué dans une certaine mesure à empêcher de s'accentuer la ptose hépatique, assez notable lors de l'opération du lobe flottant. Hâtons-nous d'ajouter pourtant que cette observation montre qu'à ce point de vue le soulagement a été peu considérable, et que partant il ne faut pas compter absolument sur une fixation aussi rudimentaire.

l'abdomen ; mais il ne s'agit pas là d'une hépatopexie partielle proprement dite (1).

En 1890, Langenbuch, au contraire, fit une véritable *hépatopexie* costale, avec un succès remarquable. Le 21 mai 1891 son exemple était suivi par Körte ; opérant pour une dilatation de la vésicule, ce chirurgien trouva, au cours d'une cholécystotomie à suture intrapéritonéale, un lobe du foie très flottant, et en même temps fit une fixation costale à l'aide de deux points de suture.

Depuis cette époque, les cas d'Hépatopexie partielle ne se sont guère multipliés, et il ne faut pas y joindre le second fait de Langenbuch (1891), qui a trait à une hépatopexie abdominale totale. Bornons-nous à citer le seul que nous connaissions, celui de Genouville (1898).

Péan a bien dit en 1896 : « J'ai souvent *transfixé le foie avec des fils de soie*, lors de déplacements de petits lobes hépatiques (ou dans les cas d'excision partielle de la glande, quand il s'agissait d'hémorragie que ne pouvaient arrêter ni le pincement, ni les cautérisations) ». Mais nous n'avons pas retrouvé le détail de ces observations (2).

**Manuel opératoire.** — Comme nous l'avons fait remarquer, cette opération doit être forcément précédée d'une laparotomie exploratrice.

Il faut donc préparer tous les *instruments* habituels ; et nous n'avons, à ce propos, aucune particularité à signaler, si ce n'est que l'on fera bien de se munir de grandes *aiguilles à manche*, plus ou moins analogues à celle d'Emmet ou d'Auvray, pour pouvoir plus facilement placer les sutures fixatrices.

1° Comme, au début, on a opéré surtout lors d'erreurs de diagnostic (reins mobiles, etc.), on a utilisé des *incisions* un peu

(1) Cette *fixation indirecte* a lieu par le mécanisme suivant. Après la cholécystostomie, dans les cas bien entendu où le cholédoque, est bien perméable, la vésicule biliaire fistulisée s'atrophie : sa cavité disparaît. Elle se transforme en une sorte de canal très petit, occupant le centre d'un *tractus fibreux*, résistant, allant du hile du foie à la paroi abdominale. Cette bride, du volume d'une plume d'oie environ, soutient dans une certaine mesure le foie, qui est en quelque sorte à cheval sur elle (Jalaguier).— Dans la cholécystectomie, le pédicule de la vésicule, c'est-à-dire le canal cystique sectionné, ne peut être suturé, en raison de la profondeur où la section est faite, à la paroi abdominale. Partant les adhé-rences, qui pourraient parfois se produire ultérieurement entre cette paroi et l'origine du canal cystique, ont un très médiocre intérêt, au point de vue de la suspension du foie. Il n'y a même pas fixation indirecte dans ce cas.

(2) Nous répétons que l'*Hépatopexie proprement dite* n'a rien à voir, en effet, avec la suture du foie à la paroi abdominale, au cours de l'ouverture d'un *abcès* du foie ou d'un *kyste hydatique* du même organe (ce n'est alors qu'un temps de l'*Hépatostomie*), ni même avec la fixation à la paroi abdominale du *pédicule d'un lobe de foie flottant réséqué* (c'est alors une manœuvre propre à un procédé particulier de résection hépatique).

extraordinaires; mais il ne faudra pas imiter cette conduite, si l'on intervient après maladie nettement reconnue.

L'incision à pratiquer, celle qui, d'ordinaire, semble préférée, est l'incision *oblique droite* (Langenbuch), quoique Tscherning inclina en 1888 pour une ouverture lombo-abdominale, après avoir cependant incisé lui-même de la douzième côte à l'épine iliaque antérieure et la crête iliaque.

Billroth a fait une incision de 13 cent., allant de l'appendice xiphoïde à la crête iliaque.

L'incision faite à la paroi, pour aborder le lobe qui doit être fixé, doit varier suivant les circonstances. C'est surtout sur la *situation* de la tumeur qu'il faut se régler. Si la fixation d'un lobe flottant est décidée à la suite d'une laparotomie exploratrice, on se trouvera le plus souvent en présence d'une laparotomie verticale, médiane, ou latérale, au niveau de l'extrémité antérieure de la neuvième côte en dehors du muscle droit, suivant le point où proéminait la tumeur. Si on avait l'espoir de faire une extirpation, on pourrait être obligé d'utiliser, comme Billroth, une laparotomie antérieure oblique, plus commode dans ce cas. Enfin, une incision postérieure ou lombo-abdominale conviendra quelquefois, pour fixer certains lobes situés très à droite et en arrière.

On le voit, la direction de l'incision est assez secondaire ; l'important est que ses dimensions soient suffisantes, pour qu'on puisse y voir clair. Quand on le peut, il est préférable de la faire oblique ; on a plus de jour.

2° La *fixation* doit être faite à l'aide de points de *sutures perdues* (Tscherning), avec de gros fils de *soie*, ou plutôt de *catgut*, pour ne pas couper les tissus.

a) *Fixation abdominale.* — Elle a pour but, d'ordinaire, d'intimement unir le lobe flottant à la *paroi abdominale* latérale. Les fils ne doivent généralement pas pénétrer à plus de quelques millimètres dans le tissu hépatique. Ils seront placés de préférence sur les points de la *capsule*, qui paraîtront les plus épais et les plus résistants, et chemineront dans le foie sur une longueur de huit à dix millimètres. Leurs chefs, passés à travers le *péritoine* et les *muscles*, seront noués et laissés en *sutures perdues*, sans jamais perforer la peau, qui doit les recouvrir.

On place ainsi un certain nombre de points séparés, perdus, nombre variable suivant les cas. Billroth a placé un fil ; Tscherning et Körte, deux fils; Langenbuch, huit fils; Genouville, deux fils (deux échelons de catgut).

Comme le lobe du foie est soutenu déjà par un pédicule plus ou moins large, il suffit d'habitude d'un nombre restreint de fils fixateurs.

Cette *fixation abdominale* est parfaitement suffisante et doit constituer aujourd'hui le procédé classique.

*b) Fixation costale.* — Toutefois, Langenbuch et Körte ont fait jadis, non pas cette fixation à la paroi abdominale, mais une *fixation costale*. Le premier de ces chirurgiens a traversé, en effet, le lobe du foie avec huit gros fils de soie, et, avec l'aiguille, transpercé les cartilages costaux environnants. Les fils furent noués au devant des cartilages. Mais Langenbuch enleva ces sutures au dixième jour ; elles furent donc *temporaires*, comme dans le cas de Billroth, qui retira le 4e jour le fil qu'il avait placé.

Il faut, bien entendu, éviter de déchirer le parenchyme hépatique, si l'on veut que l'hémorragie soit à peu près nulle.

On termine l'opération comme pour une laparotomie ordinaire.

**Suites.** — Dès 1892, Faure a fait remarquer que l'hépatopexie partielle est très peu grave ; elle est, peut-on dire, aussi innocente qu'une laparotomie ordinaire, vu le peu d'importance qu'ont, dans ces cas, les sutures fixatrices.

Le seul point à retenir, c'est d'éviter l'*hémorragie*, en plaçant avec méthode les fils suspenseurs.

Les *résultats éloignés* sont également excellents, d'après les observations, assez rares d'ailleurs, consignées dans le mémoire de MM. Terrier et Auvray.

**Indications.** — 1° L'*Hépatopexie partielle* est l'opération de choix, à laquelle il faut recourir de parti pris, toutes les fois que le diagnostic de LOBE DU FOIE FLOTTANT a été nettement posé. Elle est indiquée dès que les *troubles généraux* et les *accidents douloureux* viennent forcer la main au chirurgien. Inutile d'ajouter que toutes les fois qu'au cours d'une laparotomie, faite pour d'autres lésions, on trouvera une affection de ce genre, on est absolument autorisé à fixer le lobe flottant du foie à la paroi abdominale.

On voit que ces règles, formulées par MM. Terrier et Auvray. sont beaucoup plus précises que celles de Defontaine, qui ne conseillait encore, au début de 1897, l'hépatopexie partielle que d'une façon assez timide.

2° L'hépatopexie d'une partie du foie est parfois, en outre, obligatoire, quoiqu'il s'agisse là de cas très exceptionnels, dans certains faits de HERNIE DU FOIE, consécutive à des plaies de la région hépatique, accompagnée de lésions variées ou de contaminations indiscutables, qui font qu'on ne peut pas réintroduire la partie herniée de l'organe, même après lavage à l'eau stérile.

Dans ces circonstances, où l'hépatopexie est une intervention de nécessité, une opération d'*isolement* d'un organe dangereux pour l'organisme, on peut se borner à cette fixation et laisser agir les processus naturels. Parfois, il est possible de la faire suivre d'une hépatectomie partielle ; mais alors nous rentrons dans une des variétés de résection hépatique, celle dans laquelle on ne sectionne qu'après formation d'un pédicule, comme dans l'hystérectomie supra-vaginale.

## CHAPITRE V.

### 617.5559.88

## HÉPATOPEXIE TOTALE

**Définition.** — L'*Hépatopexie totale* est l'opération qui consiste à maintenir en place la totalité du foie, devenu mobile et généralement prolabé, en le fixant à la paroi abdominale. Elle a pour but de remplacer l'appareil suspenseur normal, trop relâché, de l'organe hépatique, et d'empêcher la masse du foie de tomber trop bas, et d'appuyer lourdement sur l'intestin sous-jacent.

Elle est toujours précédée, bien entendu, d'une laparotomie exploratrice très large.

**Synonymie.** — *Fixation* ou *Suspension du foie.* — On doit, comme nous l'avons fait remarquer, repousser complètement, surtout pour cette variété d'hépatopexie, le mot d'*Hépatorraphie*, tout à fait insuffisant, et qui d'ailleurs ne peut s'appliquer à deux des méthodes opératoires qu'on a coutume de grouper sous la rubrique Hépatopexie.

**Variétés.** — L'hépatopexie totale est presque toujours *directe*.

En effet, la *fixation des voies biliaires* à la paroi abdominale, et en particulier celle de la vésicule, alors même que cette dernière serait transformée en une bride fibreuse résistante, ne saurait suffire pour maintenir relevée la masse hépatique prolabée en totalité, beaucoup trop lourde. Toutefois il faut reconnaître que cette suspension biliaire *indirecte* pourrait peut-être apporter un certain soulagement dans les cas d'hépatoptose légère.

Dans l'hépatopexie *indirecte*, on pourrait peut-être, comme nous le montrerons plus loin, faire rentrer aussi les procédés de Depage et de Péan, qui utilisent le premier, la restauration des *ligaments* du foie, le second, le *péritoine parahépatique*, comme moyen de soutènement de l'organe prolabé.

**Historique.** — L'hépatopexie totale est de date toute récente, et, quoiqu'elle n'ait pas encore dix années d'existence, cette opération a déjà provoqué l'apparition de travaux importants.

D'après Langenbuch, qui a bien étudié l'historique de cette opération, l'hépatopexie se trouve en germe dans la méthode de Kisbert.

Cet auteur, en 1884, proposa, en effet, d'ouvrir l'abdomen au niveau du rebord costal et de suturer le foie mis en place, aux lèvres péritonéales de la plaie, comme dans une néphropexie typique. De son côté, Lesser avait émis l'idée de faire cette fixation en deux temps, comme dans la méthode de von Volkmann pour les kystes hydatiques du foie ; après incision, il recommandait de suturer les lèvres péritonéales de la plaie à la peau, et de fixer le foie dans cet orifice en le bourrant avec de la gaze phéniquée ou iodoformée, de façon à obtenir une adhérence très solide. Landau (1885), en citant ces vues théoriques, ne les a pas critiquées trop vertement, et il a bien fait, si l'on tient compte de ce que l'avenir nous a appris ; mais, à l'époque où il parlait, il n'en croyait pas moins la fixation du foie impossible.

Quoi qu'il en soit, l'hépatopexie n'a été tentée en France pour la première fois que le 21 mars 1891, et cela par Gérard Marchant (de Paris). Puis elle a été étudiée, avec l'hépatopexie partielle, par J.-L. Faure, dans sa thèse de 1892 ; mais on trouve dans ce travail des données plutôt théoriques que pratiques, et plus de considérations générales que de faits cliniques.

Actuellement, on connaît plus de vingt observations d'hépatopexie totale, consignées dans les thèses de Couturier (1895), Chevalier (1898), P. Robin-Massé (1898) ; et l'important travail de MM. Terrier et Auvray, venant après celui de Defontaine (1897).

Elles appartiennent à Langenbuch (1891), Desguin (1892), Doyen (1892), Richelot (1893), Depage (1893, 3 cas), Lannelongue (1895), Bobroff (1895), Péan (1896, 2 cas), Areilsa (1896), Franck (1896, 2 cas), H. Delagénière (1897), L. Championnière (1897), Ramsay (1897), Blanc (1897), Ferrari (1897), Reclus (1897), Michel (1897), Legueu (1897, 2 cas), Péan (1897), Routier (1898), etc., etc.

**Manuel opératoire.** — Rien n'est plus délicat que de maintenir en place un organe aussi lourd que le foie. De plus, son tissu étant en général assez friable et les fils suspenseurs ne devant pas pénétrer à tort et à travers, au hasard, de crainte de léser avec l'aiguille des vaisseaux hépatiques importants, on doit les localiser soit à la partie antérieure, quand il s'agit de rapprocher le plus possible le foie de la paroi abdominale, soit dans certaines régions ; et on conçoit dès lors que l'opération demande une certaine pratique de la chirurgie abdominale. D'autre part, en raison de la masse à soutenir, il faut utiliser soit des sutures fixatrices en très grand nombre, soit recourir à des moyens de suspension très détournés. Cela n'est pas fait non plus pour faciliter une intervention, qui doit porter, en somme, soit sur une substance friable, soit même sur des annexes peu utilisables au point de vue de la suspension.

**Variétés.** — Jusqu'à présent on connaît trois procédés principaux d'hépatopexie totale, d'après la classification qu'en ont donnée MM. Terrier et Auvray.

1° *L'hépatopexie simple ou typique* (G. Marchant) ;

2° *L'hépatopexie par formation d'une cloison séreuse artificielle* (Péan);

3° *L'hépatopexie avec laparoplastie*, ou reconstitution de la paroi abdominale (Depage).

Nous décrirons successivement ces trois méthodes opératoires, aussi intéressantes les unes que les autres ; nous insisterons toutefois plus particulièrement sur *l'hépatopexie par sutures fixatrices*, la plus communément employée jusqu'ici, et ferons remarquer de suite que les deux autres procédés ne constituent pas, à proprement parler, de véritables hépatopexies. Mais, pour ne pas rompre avec les habitudes admises, et pour ne pas scinder en trois chapitres le traitement d'une même maladie, l'Hépatoptose, nous donnerons cependant à cette place leur description détaillée.

## I. — Hépatopexie proprement dite.

**Historique.** — Dans ce procédé, on s'efforce, après avoir soulevé le foie, de le fixer à l'aide de simples *sutures* à la paroi abdominale. La plus grande partie des observations connues, depuis celle de Gérard Marchant, jusqu'à celle toute récente de Routier, rentrent dans cette catégorie. Terrier et Auvray en ont cité onze cas ; il faut ajouter à ce tableau au moins celles de Ramsay, de Blanc, et plusieurs autres, et même celle de Legueu, bien qu'un procédé particulier ait été utilisé pour les sutures fixatrices.

**Technique opératoire.** — I. *Incision.* — Nous n'insisterons pas, bien entendu, sur les manœuvres de la laparotomie exploratrice qui précèdent la fixation. Disons seulement que, par suite des difficultés de fixation, il faut recourir à l'incision qui donne le plus de jour, et bien mettre à découvert toute la paroi antérieure du foie.

La laparotomie *médiane* a été utilisée par Lannelongue, L. Championnière et Areilsa.

Gérard Marchant a fait, dans son cas, une incision *verticale*, au *bord externe du muscle droit*, qui permet, en écartant fortement ses bords, de placer 4 ou 6 points de suture, fixant le bord antérieur du foie, malgré la présence, parfois gênante, de la vésicule. Richelot, H. Delagénière, Desguin, Legueu ont suivi cet exemple. Mais cette incision ne laisse pas aborder une assez grande étendue du bord du foie, et c'est par nécessité, à la suite d'une incision exploratrice, qu'elle a été utilisée.

Aussi Faure et Defontaine lui préfèrent-ils une incision *curviligne, parallèle* au rebord costal droit, et située à deux travers de doigt au-dessous, incision employée d'ailleurs par Langenbuch, Franck et Blanc. Sa partie interne correspond au bord interne du muscle grand droit qu'elle divise en partie.

Cette incision donne beaucoup de jour et se trouve parallèle au bord antérieur du foie ; elle permet de le suturer aux muscles et aponévroses de la paroi abdominale ou aux cartilages costaux. La plus grande partie de l'incision se trouve en dehors du bord externe du muscle droit, et, par conséquent, correspond au bord antérieur du lobe droit du foie, sur lequel on peut placer les sutures sans être gêné par la vésicule. On doit s'efforcer de disposer ces sutures aussi loin que possible de la ligne médiane, afin de mieux soutenir le lobe droit, qui constitue la masse principale du foie, et dont le bord a plus de tendance à s'abaisser. Par conséquent il faut de suite inciser à droite; et nous ne comprenons pas pourquoi Richelot repousse catégoriquement cette incision oblique (1).

L'incision faite est conduite jusqu'au péritoine. Ce n'est qu'après une hémostase soignée qu'on incise la séreuse dans toute l'étendue de la plaie. On voit alors le foie et on l'explore. S'il est libre, on le réduit facilement dans l'hypochondre en position aussi normale que possible. Un aide le maintient en cette position à l'aide de pressions à travers la paroi abdominale ou par un doigt introduit dans la plaie; s'il est adhérent, soit dans la fosse iliaque (Richelot), soit aux organes voisins (Bobroff), soit simplement difficilement réductible, par simple hypertrophie cirrhotique (Lannelongue), il faut soit détacher avec prudence les *adhérences,* soit s'efforcer de le remettre doucement en place après plusieurs essais successifs, et de l'y maintenir. Si la réduction totale n'est pas possible, on se bornera à faire la fixation à la paroi dans le point le plus proche. En tous cas, il faut se souvenir de la possibilité de ces adhérences, qui pourraient dérouter l'opérateur non prévenu.

II. *Fixation.* — Même dans l'hépatopexie ordinaire, la *fixation* peut être faite par divers procédés. Le plus simple est celui de Gérard Marchant; mais il faut en rapprocher ceux de H. Delagénière et de Legueu.

*Matériel.* — En tous cas, pour le passage des fils, on peut employer des aiguilles courbes, à bords non tranchants et chas fendu, comme celles qui servent aux sutures gastro-intestinales. Une aiguille à pédale, fine (Reverdin-Chaput-Collin), convient aussi très bien. Enfin, il faut avoir une ou deux aiguilles genre Emmet, ou l'aiguille d'Auvray. Elles ont l'inconvénient de faire des trous assez gros; mais elles peuvent, dans certaines positions, rendre les plus grands services. On choisit des fils de soie n° 3, ou du catgut.

a) *Dénudation.* — Dans le but de rendre plus facile la fixation du foie, M. J.-L. Faure, imitant ce qui a été proposé pour le rein et l'utérus, a proposé de *dénuder une partie de la surface du foie de son revêtement péritonéal.* Avec la pointe d'un bistouri, pénétrant à peine d'un millimètre, on circonscrit une bande de deux centimètres sur quatre, et on rase ensuite toute la substance comprise entre ces incisions, enlevant ainsi une tranche sous-péri-

(1) Au début l'hépatopexie n'a, par suite d'erreur de diagnostic, été pratiquée qu'après une néphropexie (Doyen, etc.).

tonéale d'un millimètre environ. Le suintement sanguin est faible, d'après Faure, et une compression de quelques instants suffit pour l'arrêter : ce que conteste Lannelongue. Les fils de soie sont ensuite passés sous la zone dénudée.

Il en résulte une *fixation* par *tissu cicatriciel*, plus solide, dit Faure, que les adhérences séro-séreuses. Cette technique, très rationnelle, d'après Defontaine, a été appliquée chez l'homme par Lannelongue et Blanc, et modifiée par Bobroff, qui a labouré la surface du foie avec l'aiguille à suturer.

D'autres, se rappelant une expérience de Faure, ont touché au thermocautère la surface hépatique à faire adhérer (Legueu, etc.).

b) *Fixation proprement dite.* — Le foie doit être soutenu pendant l'application de presque toutes les sutures ; sans quoi les premières qui seraient placées, ayant seules à soutenir le foie, pourraient le déchirer. Mais le mieux est, après avoir jugé de l'emplacement du passage des fils dans le foie, de laisser l'organe redescendre pour y placer d'avance toutes les sutures, puis engager leurs chefs supérieurs à travers le rebord chondro-costal et les plans musculaires. C'est seulement alors que le foie est définitivement réduit à la place qu'il doit occuper et maintenu en cette position ; ce qui est bien facile, en mettant l'opéré dans la *position déclive* (H. Delagénière), et permet d'éviter le tiraillement des anses nouées premières, en facilitant le juste serrage de chacune d'elles.

Le nombre de points de suture a varié avec les opérateurs. Langenbuch a utilisé huit fils de soie ; G. Marchand, Areilsa et Blanc quatre ; Bobroff, deux seulement ; Richelot et Lannelongue, trois. Peu importe d'ailleurs ces chiffres. Le principal est de tenir compte à la fois du degré d'abaissement et du poids de la masse hépatique, de façon à varier le nombre des sutures de fixation avec les besoins. Mais il ne faut pas les multiplier outre mesure, de crainte de couper le tissu trop friable du foie.

Un des points délicats de l'opération, dit Defontaine, est précisément de donner juste le *serrage* de chaque anse. Toutes doivent subir la même traction, lorsque le foie est abandonné à leur soutien, car, s'il en était de moins serrées, elles laisseraient tout le poids porter sur leurs voisines, au niveau desquelles le tissu hépatique céderait.

Suivant qu'on enfonce les fils *à travers le foie, ou seulement dans le tissu de sa face convexe*, on a l'une ou l'autre des variétés d'hépatopexie dites à *transfixion totale* ou *partielle* ; et, suivant qu'on fixe toute la masse hépatique, ou seulement son bord antérieur, on fait une hépatopexie *totale* ou une hépatopexie *marginale*.

Ces dénominations ont, comme on va le voir, un certain intérêt pour le classement des différents procédés de fixation du foie.

*A. — H.marginale avec transfixion complète.—a) Procédé de G. Marchant.* — Ce chirurgien place les fils fixateurs sur toute l'épaisseur du bord antérieur, mais sur le *bord antérieur* seulement ; il traverse à ce niveau le tissu hépatique de *part en part*, à deux ou trois centimètres du bord tranchant. De cette façon, le fil entre d'un côté par la face inférieure et ressort par la face supérieure.

Les anses de fil, au nombre de trois à neuf, sont distantes l'une de l'autre de 1 à 3 cent. ; elles sont passées dans l'épaisseur des muscles de la *paroi abdominale*, soit à travers la *paroi costale*, soit à travers l'une et l'autre de ces parois, et sont nouées sous la peau. Quand on traverse la paroi costale, il suffit, pour éviter la plèvre, de se rappeler que son cul-de-sac est distant de trois centimètres du rebord costal ; d'ailleurs cette ouverture de la séreuse n'aurait pas d'inconvénient.

C'est là une hépatopexie plutôt *marginale, avec transfixion* complète, que vraiment totale, comprenant dans l'anse de fil le bord du foie.

Cette technique a été suivie dans ses grandes lignes par Championnière, Langenbuch, Desguin (dont le cas malheureux ne prouve rien), Areilsa, Lannelongue, etc. Championnière *noue les fils* en avant du bord antérieur et prend dans l'anse une assez grande quantité de tissu hépatique.

*b) Modification de Franck, avec tamponnement sus-hépatique.* — Franck (1896) a imaginé, dans l'intention de créer des adhérences plus fortes, le procédé suivant, qu'il a eu l'occasion d'exécuter chez deux malades. Il mène une incision parallèle au rebord costal ; puis, l'abdomen ouvert, il replace l'organe dévié dans sa situation normale et il le fixe au moyen de huit ou neuf sutures à points séparés, traversant d'un côté le bord du foie et le péritoine, plus une couche musculaire de l'autre côté. On s'abstient de suturer dans la région de la vésicule biliaire, sur une longueur de 2 à 3 centimètres. Un *tampon de gaze* iodoformée est introduit par cette solution de continuité et disposé en éventail entre la face supérieure du foie et le diaphragme. La paroi abdominale est fermée. Cette gaze est enlevée huit jours après l'opération.

Le contact de la gaze avec le péritoine produit une irritation aseptique de ce dernier, suffisante pour assurer la formation d'adhérences étendues entre le foie et le diaphragme. Ce procédé, assez original, d'après J. L. Faure, et basé sur la création d'adhérences à l'aide d'un tamponnement sus-hépatique, ne nous paraît pas cependant valoir ceux où l'on ferme complètement l'abdomen. La plaie peut s'infecter au niveau du tamponnement ; et il est à craindre qu'il en résulte des accidents locaux, plus ou moins ennuyeux, pour ne pas dire plus.

B. — *H. marginale avec transfixion partielle (Procédé de Faure et Defontaine).* — a) *Procédé de Faure.* — J. L. Faure a conseillé d'opérer complètement sur la *face supérieure*, le fil entrant et sortant par la face convexe, en pénétrant environ de un à deux centimètres seulement dans l'épaisseur du tissu hépatique.

Cette variété d'hépatopexie a une certaine tendance à être presque *totale* ; et, d'après Defontaine, elle exposerait peut-être moins aux déchirures et appliquerait mieux le péritoine viscéral recouvrant la face convexe, contre le péritoine pariétal.

b) *Modification de Defontaine.* — Toutefois, il est alors nécessaire, ajoute-t-il, de placer les fils très près du bord, sous peine de laisser le foie beaucoup trop bas (opinion qui est peut-être un peu exagérée), inconvénient qu'évite le procédé de G. Marchant : ce qui ramène bien à une *hépatopexie marginale, avec transfixion partielle.*

C. — *H. totale avec transfixion partielle (Procédé de H. Delagénière).* — Le procédé de H. Delagénière est également une hépatopexie avec *transfixion partielle* ; mais ici les fils sont placés d'une manière toute particulière et avec un soin très digne de remarque. De plus, il s'agit d'hépatopexie totale. Ce chirurgien a en somme appliqué à cette opération la

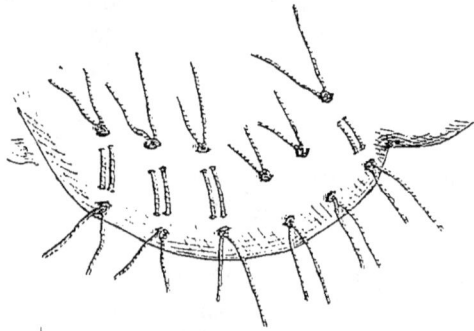

Fig. 136. — Hépatopexie totale avec transfixion partielle, de H. Delagénière. — Échelons de fil double.

technique de F. Guyon pour la fixation du rein.

Il place des *catguts* à 15 millimètres les uns des autres ; chaque fil est *double*, et un nœud est fait à son entrée et à sa sortie du parenchyme. Les uns, quatre d'ordinaire, sont à faufil ; les autres, au nombre de deux, en anse simple. Les anses plongent dans le tissu hépatique à 1 centimètre de profondeur, et il y a 15 à 20 millimètres entre l'orifice d'entrée et celui de sortie. Chaque faufil comprend quatre orifices. Les deux du milieu laissent à découvert un centimètre des deux catguts, tandis que les ponts hépatiques, situés de chaque côté, ont 15 à 18 millimètres d'étendue et environ 1 centimètre de profondeur (*Fig.* 136). Il ne s'écoule pas de sang par les points de suture, grâce à la précaution prise d'employer une aiguille à surjet aussi fine possible. En outre, les nœuds placés à l'entrée et à la sortie du fil aident encore à l'hémostase. Les chefs postérieurs de chaque fil sont passés séparément à un centimètre de distance l'un de l'autre, à travers le rebord costal et les plans musculaires, la peau exceptée; puis ils sont noués vigoureusement. On fait ainsi autant de nœuds qu'il y a de paires de chefs supérieurs. Les chefs antéro-inférieurs sont placés de la même façon, dans l'épaisseur de la paroi abdominale, toujours en exceptant la peau.

Si l'incision pariétale est verticale, il faut en écarter fortement les lèvres et décoller la peau pour faire le long de l'arc costal quatre à six points de suture. L'incision parallèle aux cartilages costaux permet de placer un nombre de sutures bien plus grand, et cela est fort important, car, plus il y aura de sutures, moins la traction de chacune d'elles sera forte, moins le tissu hépatique sera exposé à se laisser diviser, et moins on sera obligé d'employer de gros catgut, nécessitant de grosses aiguilles et de gros trous. Dans toute l'étendue de l'incision sous-costale, une rangée de sutures perpendiculaires à cette incision, perpendiculaires par conséquent au bord du foie, constituent un bon soutien. Les fils sortiront à travers la paroi et seront noués au-dessus des couches musculo-aponévrotiques. H. Delagénière fait passer les fils dans les cartilages *costaux*: ce qui assure la solidité des sutures, sans exposer à blesser la plèvre si on a soin de ne pas dépasser ces cartilages et de respecter celui de la septième côte, qui est très haut, pour ne traverser que ceux des huitième, neuvième et dixième côtes. Ces sutures hépato-pariétales sont des sutures perdues, comme celles qui seront placées pour fermer la partie péritonéale et musculo-aponévrotique de l'incision. Des sutures cutanées indépendantes terminent l'opération.

H. Delagénière a obtenu un beau succès de cette façon.

Blanc a eu également recours à une transfixion partielle de tout le foie.

D. — *H. totale avec transfixion complète.* — a) *Procédé de Bobroff.* — Bobroff, le premier, a fait la *transfixion totale non marginale* (1895); et sa méthode a été perfectionnée récemment par Legueu.

*b) Procédé de Legueu.* — Le procédé, imaginé par Legueu et décrit par Chevalier, réalise vraiment le type de cette hépatopexie *totale*. Dans cette méthode, on suspend, en effet, tout le foie, au moyen d'un vaste échelon de fil double, soulevant tout l'organe par sa face inférieure, et dont les chefs traversent toute son épaisseur (*Transfixion complète*). Le fil utilisé est de la grosse soie, qu'on double, de manière à augmenter sa résistance, et le fil a une longueur de 75 cent.; on le passe avec une aiguille de Reverdin.

Après l'incision, pratiquée le long du bord externe du muscle grand droit et dépassant en haut de 5 à 6 centimètres le bord inférieur de la cage thoracique, on fait écarter par un aide la lèvre droite de la plaie, de façon à découvrir autant que possible le lobe droit de l'organe. L'aiguille de Reverdin est alors enfoncée de la *face inférieure à la face supérieure* du foie, à 4 ou 5 centimètres en arrière du bord antérieur. Le fil est accroché et l'aiguille retirée

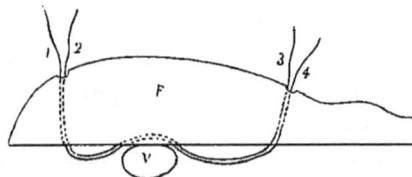

Fig. 137. — Hépatopexie totale avec transfixion complète, de Legueu. —Schéma d'une coupe verticale du foie suivant son axe transversal. — *Légende :* F, foie; V, vésicule biliaire; 1 et 2, chefs de droite du fil; 3 et 4, chefs de gauche (M. Chevalier).

fait sortir l'anse à la face inférieure, laissant les deux chefs du fil (*Fig.* 137, 1 et 2) émerger d'une longueur suffisante à la face supérieure. On conduit ensuite cette anse à la face inférieure du foie, en évitant la vésicule ; et, pour cela, l'aiguille pénètre dans le parenchyme hépatique à gauche de la vésicule, contourne sa face supérieure et ressort à sa droite. Là, l'aiguille vient prendre le fil double et, le conduisant de droite à gauche, le fait émerger en dedans de la vésicule, à la face inférieure du foie. L'aiguille repasse à nouveau à travers toute l'épaisseur de la glande, cette fois de haut en bas, et fait ressortir l'anse à la face supérieure du foie. On obtient ainsi une anse continue, embrassant tout le foie, sauf la vésicule, anse qu'il faut alors fixer aux *côtes et à la paroi abdominale*.

Pour les chefs de droite, l'aiguille passe dans les espaces intercostaux, les fait revenir dans le tissu sous-cutané l'un après l'autre ; les fils de gauche sont passés à travers les couches profondes de la paroi abdominale. On serre ensemble les chefs de droite ; de même à gauche. On a ainsi des sutures perdues sous-cutanées, qu'il ne faut pas trop serrer. On termine par la fermeture de l'abdomen comme de coutume.

Legueu a opéré deux fois avec succès par ce procédé.

## II. — Péritonéoplastie sous-hépatique.

### Hépatopexie par formation d'une cloison séreuse sous-hépatique.

#### Procédé de Péan.

**Historique.** — Péan, en 1896, a fait connaître un second procédé d'Hépatopexie totale, qui est basé sur la formation d'une cloison séreuse artificielle, horizontale et transversale, sous-hépatique, destinée à maintenir la réduction du foie luxé.

C'est une sorte de plancher, créé aux dépens du péritoine pariétal postérieur et antérieur, lâche et facilement mobilisable, surtout en arrière. En réalité, il ne s'agit pas là d'une véritable hépatopexie, mais bien plutôt d'une *Péritonéoplastie sous-hépatique*.

**Technique opératoire.** — *a) Procédé de début* (1re manière). Péan a fait alors une *incision* transversale. La section fut exécutée d'arrière en avant, du bord antérieur du carré des lombes vers l'ombilic, sur une étendue de 15 centimètres.

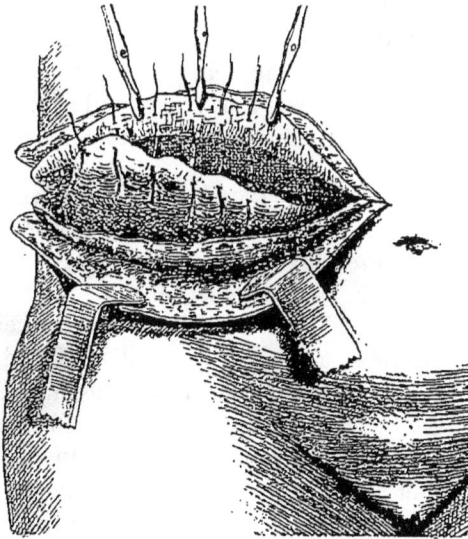

Fig. 138. — Péritonéoplastie sous-hépatique de Péan, pour foie mobile. — Le péritoine postérieur est suturé, à l'aide de points séparés, au péritoine antérieur. Des pinces fixent le péritoine de la lèvre supérieure de l'incision (Robin-Massé).

Après avoir découvert l'organe par cette large ouverture, pendant que d'une main un aide soulève le foie et le maintient en position normale, on refoule en avant trois ou quatre compresses longuettes, placées transversalement sur le péritoine postérieur : ce qui détermine un pli, dont le sommet peut sans tiraillement se mettre en contact avec le péritoine antérieur, un peu au-dessus de la lèvre supérieure de l'incision transversale. On suture la séreuse en cette position, et cela facilement au moyen d'anses séparées de soie (*Fig.* 138) ; les fils prennent, partout où cela est possible, une certaine épaisseur de tissu fibro-celluleux ou fibreux. On renforce ensuite cette pre-mière ligne de points de suture par un surjet au catgut (*Fig.* 139).

L'application temporaire de pinces pour former le pli péritonéal antérieur et l'a-mener au contact du péri-toine, présente cet avantage que jusqu'à la fin de la suture le péritoine non encore fixé est soutenu par ces pinces et le foie ne pèse pas sur les premiers points. La dernière pince est enlevée quand le dernier fil est noué.

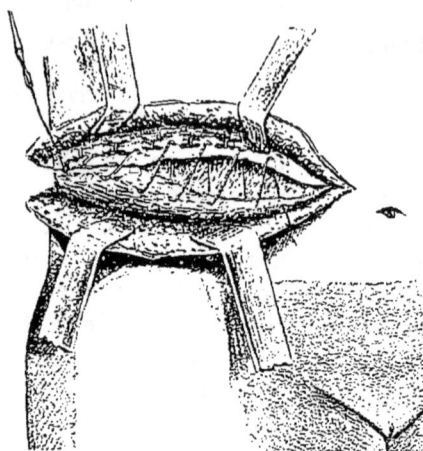

Fig. 139. — Péritonéoplastie sous-hépatique de Péan. — 2ᵉ plan de suture : suture en surjet sur les lèvres du péritoine antérieur, fermant la ca-vité abdominale (Robin-Massé).

Ce temps achevé, la face inférieure du foie repose sur une large sangle, transversale et antéro-postérieure, qui le sépare du reste de la cavité abdominale.

Cet isolement peut avoir certains avantages au point de vue des lésions qui peuvent survenir plus tard dans l'organe hépatique ; en tous cas, il ne gêne en rien le fonctionnement des canaux biliaires.

*b) Modification de Péan* (2ᵉ manière). — L'opération précédente est aisée, car, dans les cas de foie mobile, le péritoine pariétal postérieur présente d'ordinaire une élasticité assez considérable : ce qui permet facilement de refaire la partie de séreuse qui doit former la sangle de soutènement. Toutefois il peut ne pas en être ainsi ; et, alors, il faut recourir à une légère modification de ce procédé, utilisée par Péan lui-même dans son troisième fait.

Au lieu de pincer le péritoine pariétal postérieur et de former avec lui un pli amené au contact du péritoine antérieur, on peut *inciser le péritoine postérieur*, et mobiliser successivement les deux lèvres supérieure et inférieure de l'incision séreuse, allant jus-qu'à la colonne vertébrale et rasant le feuillet supérieur du méso-côlon transverse. La lèvre supérieure, bien mobilisée, est fixée, par des anses séparées de soie fine, au péritoine pariétal antérieur, en passant ces fils à travers les *muscles* et le *périoste des côtes*, qui for-ment le bord antérieur du thorax.

On obtient ainsi une cloison transversale, qui soutient surtout le gros lobe du foie. Il ne reste plus qu'à fermer la plaie pariétale au dessous de cette cloison : ce qui est aisé, grâce à la mobilité de la lèvre inférieure du péritoine antérieur divisé, qui permet de l'attirer et de le suturer au péritoine pariétal antérieur (Robin-Massé).

Le procédé de Péan, sur les trois cas où il a été employé, a donné un décès; mais le malade a succombé à une infection, qu'on aurait pu éviter. Ces trois observations ont été étudiées d'une façon spéciale dans la thèse de Robin-Massé.

### III. — HÉPATOPEXIE AVEC LAPAROPLASTIE.
### (Reconstitution de la paroi abdominale par Laparectomie).
### *Procédé de Depage.*

**Historique** — Depage (de Bruxelles), admettant que l'hépa-toptose est surtout due au relâchement de la paroi abdominale, a imaginé un procédé d'hépatopexie, dans lequel la fixation du foie à la paroi n'est qu'une manœuvre secondaire, tandis que l'acte opé-ratoire principal est une laparectomie partielle (1893).

En réalité, il ne s'agit pas là d'un véritable procédé d'hépato-pexie totale. Par comparaison avec ce qui a été fait sur l'utérus, on devrait plutôt considérer l'opération de Depage comme un sim-ple *Raccourcissement intra-abdominal des ligaments du Foie, avec Laparoplastie* ; et, si cette intervention était un jour adoptée d'une façon plus courante, il vaudrait certainement mieux la décrire sous ce nom-là, plutôt que de la laisser aux côtés de l'hépatopexie totale vraie, à laquelle elle ne ressemble pas plus que le raccourcisse-ment intra-abdominal des ligaments larges n'est comparable à l'hystéropexie proprement dite. C'est, en tout cas, tout au plus si l'on peut la considérer comme un exemple d'*Hépatopexie indirecte*, agissant par l'intermédiaire des *Ligaments hépatiques*.

**Manuel opératoire.** — On procède à la résection de la paroi abdominale, en limitant un lambeau formé, d'une part, par une incision transversale, allant de l'extrémité antérieure de la cin-quième côte à l'extrémité antérieure de la cinquième côte du côté opposé; d'autre part, par deux incisions obliques allant jusqu'à l'horizontale, passant par l'ombilic, et ayant chacune la moitié de la première incision. Des extrémités inférieures des deux incisions, on

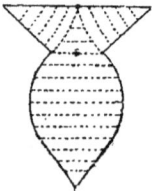

mène deux incisions courbes, à convexité externe, formant les trois quarts inférieurs d'un losange, terminé par une pointe assez prononcée en bas (*Fig.* 140).

On enlève ce lambeau cu-tané, puis la ligne blanche jusqu'au bord antérieur du muscle droit, péritoine com-pris; puis on attire le *liga-*

Fig. 140. — Hépato-pexie après Laparec-tomie partielle, de Depage. — Limites de la partie de la paroi abdominale ré-séquée.

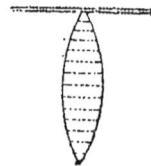

Fig. 141. — Hépato-pexie après Lapa-rectomie, de Depage. —Suture de la pa-roi après resection.

*ment ombilical du foie*, avec l'extrémité inférieure du *ligament falciforme*, dans l'angle supérieur de la plaie, où il est suturé, de manière à le *raccourcir fortement*.

On procède ensuite à la suture de la paroi, qui doit être faite avec la plus grande minutie, pour éviter ultérieurement toute éventration ; il faut, en effet, reconstituer cette paroi dans son état normal, et pour cela rétablir les différents plans et les réunir ensuite aux plans sous-jacents.

On place d'abord un plan de suture sur la séreuse ; puis un autre sur le muscle et la séreuse. Un troisième comprend le muscle seul ; un quatrième, l'aponévrose et le muscle ; un cinquième, l'aponévrose seule ; un sixième, la peau avec les couches sous-jacentes ; et enfin un septième, correspondant à la peau seule.

Les deux angles supérieurs du segment du losange sont suturés à la partie moyenne de la lèvre supérieure de la plaie transversale. On obtient ainsi une plaie en forme de T, dont la partie inférieure constitue un losange complet. Cette plaie est ensuite suturée dans toute son étendue (*Fig.* 141).

D'après Depage, on tend ainsi la paroi du ventre, on resserre les viscères entre eux, et l'on s'oppose au ballottement du foie ; mais on avouera que ces sept plans de suture constituent un manuel opératoire un peu complexe.

Entre les mains de son auteur, cette méthode a donné deux guérisons seulement sur trois opérés : ce qui ne prouve pas cependant qu'elle soit plus grave que l'hépatopexie vraie.

**Suites.**—L'hépatopexie totale, peut-être moins sûre que l'hépatopexie partielle dans ses résultats éloignés, est à peine d'un pronostic opératoire plus sérieux. On n'a pas enregistré d'accidents opératoires jusqu'à présent, en dehors des trois décès signalés (Desguin, Depage et Péan) et tout à fait exceptionnels. Toutefois le danger principal de l'opération, en dehors des fautes d'asepsie, est la *déchirure* du tissu hépatique par les fils fixateurs, et l'*hémorragie* qui en est la conséquence inéluctable; il faut donc prendre de réelles précautions au moment de serrer les fils fixateurs. Mais, dès à présent, la technique est si perfectionnée qu'on peut sans danger, malgré ce qu'a dit Defontaine, pénétrer dans le foie à une notable profondeur (Hépatopexie avec transfixion *partielle*) et même le traverser complètement (Hépatopexie avec transfixion *totale*).

Les *résultats éloignés*, qui paraissaient très douteux en 1897, semblent actuellement plus satisfaisants; mais, évidemment, l'avenir seul dira si c'est là une opération véritablement curatrice. Dans huit cas, on a enregistré des guérisons réelles ; pour les autres, le résultat est douteux, ou il n'y a eu qu'une simple amélioration.

Notons qu'une *grossesse* a pu survenir et ne pas altérer ce qui avait été obtenu par l'opération.

**Indications.** — I. D'après Defontaine, qui écrivait en 1897, l'*hépatopexie totale* devrait être rarement indiquée, car, à son dire, les troubles existants chez les malades ayant de l'HÉPATOPTOSE, seule affection du ressort de cette opération (*Fig.* 142), sont essentiellement complexes, si

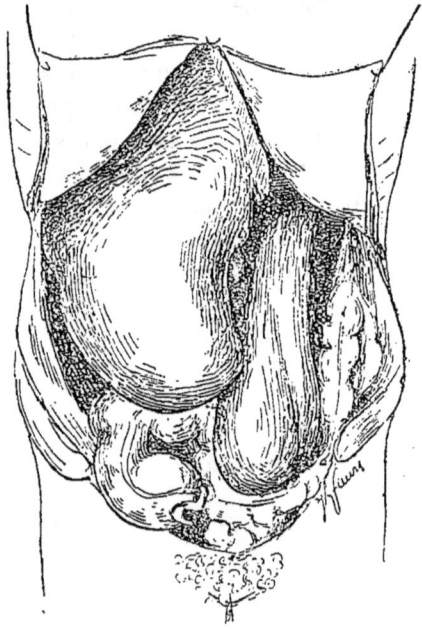

*Fig.* 142. — Un exemple d'Hépatoptose, susceptible d'être traitée par l'Hépatopexie (Faure).

bien qu'il est très difficile de dire s'ils sont vraiment et uniquement dus à la seule mobilité hépatique.

MM. Terrier et Auvray, à la même époque, étaient déjà beaucoup plus affirmatifs, s'appuyant sur un nombre de faits plus nombreux. Et les thèses de Chevalier et de Robin-Massé, soutenues l'année dernière (1898), présentent des conclusions encore bien plus nettes. Ces auteurs voient là une opération très rationnelle, que justifient d'ailleurs d'excellents résultats.

Certes, on ne doit recourir à l'hépatopexie que quand les *troubles fonctionnels* du foie mobile sont devenus intolérables; que lorsqu'on a la main forcée par les *douleurs*. Mais il ne faut pas cependant attendre, avant d'intervenir, que le sujet soit complètement épuisé par les souffrances : ce qui pourrait conduire aux pires désastres. La prudence est nécessaire en l'espèce ; mais l'hépatoptose est une affection assez sérieuse pour qu'on ne se borne pas à ne vouloir lutter contre elle qu'avec des appareils de soutien.

II. Des *procédés opératoires* connus, lequel préférer ? Il est aujourd'hui bien difficile de faire un choix, d'autant plus que certains d'entre eux correspondent plus particulièrement à des indications spéciales.

C'est ainsi qu'on ne recourra au procédé plastique de Depage que quand on voudra agir en même temps sur une *entéroptose* très marquée, et qu'on notera un *ventrum pendulum* classique.

Dans les cas, plus simples, de *foie mobile ordinaire*, on aura à choisir entre l'hépatopexie vraie et le procédé de Péan, qui est très séduisant et d'une élégance chirurgicale indiscutable.

Mais une hépatopexie totale, avec transfixion suffisante, nous paraît être susceptible, si elle est bien exécutée, de donner d'aussi beaux résultats : ce que prouvent d'ailleurs les faits connus jusqu'ici. Toutefois, l'hépatopexie avec *transfixion partielle* suffit, quand la capsule de Glisson est épaisse (Richelot).

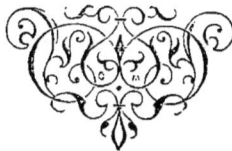

# DEUXIÈME PARTIE.

## 617.338970.8

# OPÉRATIONS SUR LES ANNEXES DU FOIE

## *LES OPÉRATIONS SUR LES VAISSEAUX ET LES LIGAMENTS HÉPATIQUES.*

### § I.

## 617.3339740.8

### OPÉRATIONS SUR LES VAISSEAUX HÉPATIQUES.

### CHAPITRE I.

## 617.333397741.8

### OPÉRATIONS PRATIQUÉES SUR L'ARTÈRE HÉPATIQUE.

**Définition.** — Les opérations, théoriquement possibles après laparotomie, sur l'artère hépatique saine ou malade, sont les suivantes :

1º La *Ponction* d'un anévrysme de l'hépatique, faite par Riedel.

2º L'*Incision* d'un anévrysme de l'hépatique, exécutée par Riedel, avec un résultat assez encourageant.

3º La *Résection* d'une partie de l'artère atteinte d'anévrysme, ou *extirpation totale* de l'anévrysme de l'hépatique, non encore pratiquée.

4º La *Ligature* de l'artère ou de l'une de ses branches.

Mais, à supposer ces interventions chirurgicalement exécutables, sont-elles susceptibles d'entrer dans la pratique et peuvent-elles donner lieu d'abord à des guérisons opératoires, puis à des succès thérapeutiques durables ? Posée en ces termes, la question se précise ; mais il est impossible de la résoudre aujourd'hui, faute de faits cliniques suffisants et d'expériences probantes.

**Considérations anatomo-physiologiques.** — Au dire des physiologistes, aucune de ces opérations n'aurait dú être tentée, car ils ont affirmé d'avance qu'on allait à un échec ! On ne saurait, en effet, d'après eux, supprimer la circulation dans l'artère hépatique (*Fig.* 143), sans qu'il survienne forcément une *nécrose du foie*, par conséquent un désastre à brève échéance, une mort rapide (Conheim, Litten, Janson). ´

De l'avis des chirurgiens, et des plus compétents (Riedel, etc.), au contraire, ces opérations peuvent être tentées : ce que faisaient déjà prévoir quelques constatations de Janson (1894), car la *circulation collatérale* peut suffir à assurer l'irrigation du foie.

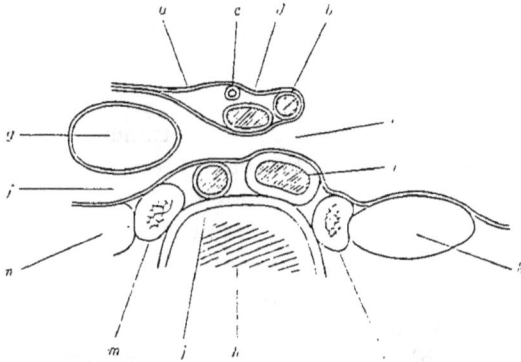

Fig. 143. — Coupe schématique de l'épiploon gastro-hépatique, au niveau de l'hiatus de Winslow, pour montrer les rapports des vaisseaux du foie (Waring). — *Légende* : *a*, épiploon gastro-hépatique ; *b*, canal cholédoque ; *c*, artère hépatique ; *d*, veine porte ; *e*, hiatus de Winslow ; *f*, arrière-cavité de l'épiploon ; *g*, lobe de Spiegel ; *h*, douzième vertèbre dorsale ; *i*, veine cave inférieure ; *j*, aorte abdominale ; *k*, rein droit ; *l*, capsule surrénale droite ; *m*, capsule surrénale gauche ; *n*, rein gauche.

Il y a pourtant une distinction à établir, bien spécifiée, au demeurant, par Langenbuch dans son Traité (1897). Il ne faut essayer de les pratiquer que sur des artères hépatiques *malades* depuis un certain temps, et, en particulier dans les cas d'anévrysmes, que lorsque ceux-ci ont atteint des dimensions suffisantes, c'est-à-dire lorsqu'ils ont obligé, au préalable, la circulation collatérale à s'établir. Mais, en pratique, cette remarque n'a qu'un intérêt restreint, car il est bien évident qu'on ne songera jamais à intervenir d'abord par une laparotomie exploratrice, puis par une incision ou une extirpation d'anévrysme, que lorsqu'on aura l'attention attirée par une tumeur d'un certain volume, partant une dilatation anévrysmatique déjà ancienne.

**Historique.** — En fait, jusqu'à aujourd'hui, on est intervenu trois fois déjà pour des anévrysmes de l'hépatique ; mais il s'agit là de cas tout à fait différents.

Mikulicz dut, par suite de circonstances spéciales (en réalité on a fait dans ce cas une erreur de diagnostic, car on avait supposé un anévrysme qui n'existait pas), se borner à une *laparotomie exploratrice*, qui fut suivie d'une *gastro-entérostomie*, de façon à éliminer au moins le duodénum, au cas où l'anévrysme se serait ouvert (ce qu'on croyait probable) dans cette partie de l'intestin grêle. Cette idée, il faut le dire, était géniale ; malheureusement.... il ne manquait qu'une chose : l'anévrysme ! Malgré cette *laparotomie* inutile, il n'en faut pas moins retenir ce fait, pour imiter Mikulicz le cas échéant.

A Kiel, on a opéré vraiment pour une tumeur anévrysmale, ayant déterminé de l'obstruction intestinale. Mais, au cours de la laparotomie exploratrice, on creva de suite l'anévrysme. Pendant qu'on exerçait une pression digitale sur la plaie artérielle, on fit, à l'aide de l'épiploon, une cavité sous-hépatique artificielle, et tamponna fortement à la gaze iodoformée, à tel point que l'hémorragie cessa ; malgré cela, le patient mourut.

Dans ce cas, on n'a encore fait, en somme, qu'une *laparotomie exploratrice*, au demeurant *malheureuse*, qui fut compliquée d'une *rupture vasculaire*, traitée par le tamponnement.

Riedel a, au contraire (il est vrai sans s'en douter), fait l'*incision* d'un anévrysme de l'artère hépatique. L'hémorragie persistant violente, on mit des pinces à demeure, et *tamponna* énergiquement la plaie. L'opéré entra en convalescence ; mais le 20ᵉ jour les hémorragies reparurent et on dut le laparotomiser à nouveau. On trouva un anévrysme (on crut toutefois à une varice de la veine porte) ; et on fit la *ponction*. On retira du sang, et, ce voyant, on *sutura* l'orifice de cette ponction. Le malade succomba à cette seconde intervention.

On voit donc que Riedel a fait : 1° Une *incision d'un anévrysme de l'hépatique*, sans diagnostic préalable, croyant ouvrir le cholédoque, suivie d'un résultat sinon merveilleux, du moins un peu encourageant : 2° Une *ponction* du même anévrysme, terminée par la mort.

**Manuel opératoire.** — Dans de telles conditions, on n'attend pas de nous que nous donnions ici le manuel opératoire des opérations qui sont possibles sur l'artère hépatique, et que nous avons énumérées. Ce serait trop présumer de nos forces et... inutile pour l'instant. Attendons donc les faits cliniques, car, en ces matières, les expériences et les tentatives cadavériques ne peuvent servir en rien.

**Indications.** — Évidemment, on ne peut tirer des trois faits ci-dessus que des conclusions sans grand intérêt pratique et d'ailleurs faciles à prévoir : à savoir que le diagnostic de ces ANÉVRYSMES est des plus difficiles ; que la *laparotomie exploratrice* dans ces cas, doit être faite avec les plus grandes précautions ; que la *ponction* ne paraît pas présenter un grand avenir ; et enfin que *l'incision* n'est pas condamnable *a priori*.

Mais, grâce à leur connaissance, on pourra peut-être bientôt soupçonner, au cours de l'exploration, les tumeurs de ce genre, et tenter les deux opérations, qui paraissent *a priori* les plus recommandables, mais qui n'ont pas encore été pratiquées : la *ligature* du tronc de l'hépatique, et *l'extirpation* même de l'anévrysme.

# CHAPITRE II.

## 617.55597742.8

## OPÉRATIONS SUR LES VEINES DU FOIE.

**Définition.** — Les opérations, qui jusqu'ici ont été pratiquées sur les *veines du foie*, sont extrêmement rares chez l'homme, en tant qu'interventions spéciales exécutées de parti pris ; et, en réalité, on ne peut guère faire entrer dans cette catégorie de faits que la *phlébotomie hépatique*, si tant est qu'on admette qu'il s'agit là d'une action directe du chirurgien sur les *radicules veineuses intrahépatiques*.

La LIGATURE DE LA VEINE PORTE n'a guère été tentée, en effet, que chez les animaux, quoiqu'elle ne soit peut-être pas aussi irrationnelle que les physiologistes se plaisent à le répéter.

D'autre part, l'ANASTOMOSE DE LA VEINE CAVE INFÉRIEURE AVEC LA VEINE PORTE, qui paraît logique, mais doit être d'une exécution extrêmement malaisée chez l'homme, n'a, elle aussi, encore été essayée que chez les chiens (Fistule d'Eck).

La SUTURE DES VEINES CAVES et de la VEINE PORTE est, par contre, une intervention rationnelle ; mais on ne peut pas dire, sans exagérer, que ces interventions sont du domaine de la *chirurgie périhépatique*, d'autant plus qu'on ne paraît pas encore les avoir pratiquées au voisinage immédiat du foie. On peut en dire autant de la LIGATURE DE LA VEINE CAVE INFÉRIEURE.

Toutefois, on nous pardonnera sans nul doute d'en avoir donné la liste, dans les quelques lignes qui précèdent, l'histoire trop incomplète de ces opérations ne permettant pas d'insister davantage, vu leur intérêt encore problématique. Mais nous avons tenu à montrer que ces interventions, encore un peu hasardées, ne nous avaient pas laissé indifférent, en disant ici un mot de la *Phlébotomie* hépatique, quoiqu'il ne s'agisse plus que d'une opération presque... fossile.

## CHAPITRE III.

### 617.35359742.35

## PHLÉBOTOMIE HÉPATIQUE.

**Définition.** — On a donné le nom de *Phlébotomie hépatique* à une opération qui consiste à exécuter une *saignée* au niveau du foie, ou plus exactement une *ouverture de quelques veines sus-hépatiques*, pour extraire une certaine quantité de sang.

En réalité, étant donné la façon dont elle a été jusqu'ici exécutée par ses promoteurs, cette phlébotomie n'est guère qu'une variété de *Ponction blanche* du foie. Et il y a longtemps qu'on a remarqué qu'un coup de trocart, donné dans ces conditions, ressemblait à un coup de lancette : d'où la dénomination adoptée.

**Étymologie.** — φλήξ, veine ; τομή, section : *Incision des veines* (hépatiques).

**Synonymie.** — *Hépatophlébotomie* (Kelly). — *Ponction blanche* ou *sèche* (Chirurgiens français).

**Variétés.** — La phlébotomie hépatique peut être exécutée, comme la vulgaire ponction du foie, dans deux conditions différentes. Dans le premier cas, on la pratique *à travers la paroi* abdominale intacte ; dans le second, la *cavité péritonéale préalablement ouverte*. D'où deux variétés, employées d'ailleurs un certain nombre de fois :

1° La *Phlébotomie simple*, à ponction unique ou multiple, préconisée par G. Harley, qui en revendique l'idée ;

2° La *Phlébotomie intra-abdominale*, c'est-à-dire exécutée après laparotomie, imaginée et pratiquée par Kelly (de Philadelphie).

**Historique.** — On sait que les Chinois recourent depuis longtemps à l'*acupuncture* des différents organes, à l'aide d'aiguilles pleines, en or ou en argent, pour faire cesser les douleurs qui s'y localisent ; et, s'ils opèrent ainsi, c'est que, d'après eux, les viscères sont trop remplis d'air et qu'en les vidant, à l'aide de ponctions, on soulage les patients.

Cette antique coutume ressemble assez, il est inutile de le nier, à la *phlébotomie viscérale*, dans laquelle on a pour but de vider les organes, non plus de l'air, mais d'une partie du sang qu'ils renferment, pour faire cesser les phénomènes pathologiques (Ryan). Aussi n'a-t-on pas manqué de rapprocher de la pratique chinoise, malgré la différence de l'instrumentation et des indications, la phlébotomie hépatique. Malheureusement ce rapprochement ingénieux ne s'appuie pas sur une base très solide, car beaucoup de médecins prétendent qu'en Chine même on ne ponctionne pas le foie (Harley, D. H. Cullimore, 1887) : ce qui jugerait la question. Mais, n'ayant pas de renseignements personnels sur ce point, nous n'y insisterons pas davantage.

Hornibrooke, au début de 1886, a publié une courte note sur l'emploi de la ponction dans les inflammations du foie. Quoi qu'il en soit, le premier auteur ayant vraiment fait allusion à la saignée du foie, est, répète-t-on, Georges Harley. En 1886, il consacra à cette intervention un mémoire important, qui provoqua une discussion assez vive. Il revint sur ce sujet l'année suivante (1887) ; et ce nouveau travail provoqua une seconde discussion aussi intéressante, à laquelle prirent part, comme la première fois, M. R. Ryan, R. H. Quill, Alexander, J. Buxton, puis Cullimore, Smith, etc.

Il ne ressort pas nettement de tout cela que le véritable promoteur de la méthode soit Mac Lean, professeur à l'École du Service de Santé militaire anglais à Netley, comme ses élèves, dont nous venons de citer les noms, le prétendent ; mais il est certain qu'il employa le procédé avant G. Harley, dont la première opération n'est pas antérieure à 1884, il est vrai, sans une idée aussi arrêtée.

Après D. B. Smith, H. A. Kelly, en 1887, écrivit aussi, d'abord un court article anonyme, puis une substantielle étude sur l'*hépatophlébotomie*, étude au cours de laquelle il mentionna une première opération, où il ne put exécuter que le premier temps d'une phlébotomie intrapéritonéale (l'incision abdominale), et en outre, un second fait de cette phlébotomie, qui fut suivi d'un succès réel. Trois ans plus tard, en 1890, une autre discussion eut lieu à la *Shreveport medical Society*, au cours de laquelle prirent la parole O'Leary, qui a cité un cas, Ford, Lyon et Scott. Mais, dès 1892, M. Robson déclarait qu'il hésiterait à avoir recours à cette opération, car, pour lui comme pour Smith, elle ne peut qu'entraîner des accidents et que faire courir des dangers, sans procurer aucun soulagement notable : ce qui est peut-être un peu exagéré.

G. Harley, en 1893, est revenu à nouveau sur cette phlébotomie, mais sans entraîner la conviction. Segond et Fauré, en tous cas, n'y ont fait, avec raison, dans leurs articles des récents traités de chirurgie, qu'une allusion très discrète.

En réalité, Harley et Kelly seuls se sont occupés de cette variété de ponction avec un certain acharnement; et, depuis 1893, on semble y avoir complètement renoncé. Il n'est pas probable que la phlébotomie se relève jamais de cet oubli, même en pays anglo-saxon.

**Manuel opératoire.** — Comme nous l'avons dit, la phlébotomie hépatique n'est, au point de vue opératoire, qu'une vulgaire *ponction* dans un foie ne présentant pas de cavité. Exécutée sans diagnostic précis, elle n'est qu'une simple ponction exploratrice classique ; mais, faite de parti pris, le diagnostic ayant été posé au préalable, ou la lésion constatée *de visu* après laparotomie, elle a une certaine autonomie; et nous devons en parler ici.

Rien à dire de spécial sur le matériel instrumental ; c'est celui de la *ponction aspiratrice* ordinaire. Toutefois une *aiguille aspiratrice très fine* est presque indispensable (Harley, O'Leary). Kelly a conseillé des trocarts de trois millimètres. De même pour le point de ponction, on peut enfoncer l'aiguille (elle vaut beaucoup mieux, dans ce cas, que le trocart) au point où le foie est le plus accessible, c'est-à-dire au-dessous du rebord costal, en dehors ou en dedans de la vésicule, le ventre ouvert ou non.

On doit aspirer environ 8 à 10 grammes de sang (O'Leary), cette quantité paraissant suffisante pour obtenir un résultat. Il est évident qu'on peut enlever un bien plus grand poids de sang, comme l'a signalé Kelly (une vingtaine d'onces); mais les auteurs recommandent tous des saignées *peu abondantes*. On peut, à l'exemple de Kelly, dans son premier cas, *répéter plusieurs fois* les saignées.

Comme nous l'avons dit, la ponction peut être *extra-abdominale* ou *intra-abdominale* ; mais, pour le manuel opératoire spécial de ces deux variétés, nous renvoyons à ce que nous avons dit précédemment.

VARIÉTÉS. — *a) Ponctions simples, répétées* (Harley). — Harley a répété les ponctions jusqu'à six fois pour un seul cas et a utilisé de longs trocarts, pénétrant profondément dans le foie, mais dirigés en dehors des gros vaisseaux du foie.

*b) Ponction intraabdominale* (Kelly). — Il n'y a rien à ajouter à notre précédente description pour cette variété, si ce n'est que Kelly a proposé de faire l'*incision* de l'abdomen tantôt parallèlement au bord inférieur du foie, tantôt sur la ligne médiane, au-dessus de l'ombilic. Cette incision doit être d'ailleurs assez petite ; elle n'est en somme qu'un orifice de ponction très agrandi.

**Suites**. — Personne n'a observé le moindre accident, même après des ponctions simples. Les malades de Harley, Kelly, O'Leary, Scott, se sont rétablis de suite ; et ces derniers auteurs ont noté la disparition presque subite des douleurs locales.

Des *hémorragies* par l'orifice de la ponction n'ont pas été signalées dans les cas connus de phlébotomie exécutés de parti pris ; mais il est certain que certaines ponctions y ont donné lieu. Dans un cas cité par Smith (1887), cette hémorragie s'est terminée par la mort.

**Indications**. — I. *a)* Georges Harley, en 1886, a proposé la phlébotomie pour combattre la *congestion*, qui accompagne si souvent les abcès du foie, en somme l'*hépatite aiguë*, et l'*hypertrophie chronique* du foie.

Kelly, l'année suivante, après avoir pris connaissance des recherches de Harley, la recommanda, en outre, dans les *formes chroniques* de *congestion* ou d'*hypertrophie du foie avec ascite ;* mais, de son côté, affirme-t-il, il avait songé depuis longtemps à l'utilité de cette opération dans la *cirrhose hypertrophique* et l'*ascite d'origine hépatique*. Il a cité une intervention, pour une cirrhose hypertrophique, qui a été suivie d'une amélioration indiscutable.

Comme l'a fait remarquer M. Segond (1898), après Scott (1890) et M. Robson (1892), les émissions sanguines ne peuvent pourtant que rendre peu de services dans les formes subaiguës et chroniques d'hépatite.

O'Leary a observé un succès dans un cas de diagnostic douteux. Ford, qui a ponctionné *à blanc* des foies, qu'il supposait à tort atteints d'abcès, a obtenu aussi des guérisons analogues. Scott est d'avis que la phlébotomie ne peut réussir que dans l'hépatite aiguë et au début seulement de l'hépatite chronique.

*b)* Jaboulay, en tentant des ponctions (1896) dans un cas d'*angiocholite*, semble avoir réalisé une phlébotomie ; et, comme nous l'avons dit plus haut, il est possible que dans ces circonstances une saignée locale puisse amener une amélioration, mais non une guérison, en décongestionnant les alentours des canalicules biliaires.

En réalité, les observations probantes manquent, et il est impossible aujourd'hui de se prononcer sur la valeur de cette saignée hépatique, qui mériterait peut-être d'être expérimentée à nouveau.

II. Choix du Procédé.— Kelly a longuement insisté sur les avantages de la *phlébotomie intra-abdominale*. D'après lui, ce procédé permet en même temps l'évacuation de l'ascite, qui accompagne souvent la congestion et l'hypertrophie chronique du foie : ce qu'il n'est pas possible d'obtenir avec la ponction simple. D'autre part, on peut, *de visu*, faire un diagnostic précis de la lésion traitée, seule manière capable de permettre de juger la méthode. De plus, la ponction après laparotomie est bien moins aléatoire que la ponction simple, qui est aveugle ; on voit ce que l'on fait, et d'ailleurs l'ouverture de l'abdomen est aujourd'hui, dans de telles circonstances, absolument bénigne. Autre remarque importante et très pratique : le ventre ouvert, si, après le trocart enlevé, le foie continue à saigner, au lieu d'avoir une hémorragie intrapéritonéale restant insoupçonnée, on peut suturer les bords de la ponction ou tamponner l'orifice.

Il n'est pas discutable que, le principe de la phlébotomie une fois admis, il est plus sûr et plus chirurgical de ne l'exécuter que l'abdomen ouvert et l'exploration périhépatique terminée.

Mais, dans ces circonstances, quelle est l'*opération* utile ? Est-ce la saignée ? Est-ce l'ouverture de l'abdomen ? Il n'y aurait rien d'étonnant à ce que ce fût la laparotomie. S'il en était ainsi, la saignée aurait vécu.... Or, c'est précisément la question à résoudre ; mais, faute d'éléments, nous n'insisterons pas.

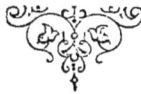

§ 11.

## 617.55559744.8

## OPÉRATIONS SUR LES GANGLIONS PÉRIHÉPATIQUES.

---

## CHAPITRE IV.

## 617.55559744.87

## EXTIRPATION DES GANGLIONS DU HILE DU FOIE.

**Définition.**— L'extirpation d'un ou de plusieurs ganglions malades, parmi ceux qui se trouvent au niveau du hile du foie, est possible et a été pratiquée au moins une fois. Nous devons donc lui consacrer quelques lignes, malgré le mauvais résultat obtenu et l'extrême rareté des opérations de ce genre.

**Synonymie.**—*Ablation des ganglions hépatiques* ou *biliaires*

**Historique.** — Nous ne connaissons guère qu'une seule observation de cette nature; il est probable pourtant que, dans la littérature allemande, si riche sur le sujet des interventions hépatiques complexes, on en trouverait d'autres, si l'on dépouillait avec grand soin toutes les opérations publiées.

Le cas auquel nous faisons allusion est tout récent; il a été publié par Florand à la *Société médicale des Hôpitaux* de Paris, le 13 janvier 1899. Il a malheureusement été suivi de mort; mais cet insuccès ne prouve rien, ni pour, ni contre l'intervention, que Rochard n'a pas hésité à pratiquer.

**Manuel opératoire.** — Généralement on n'agira sur les ganglions qu'au cours d'une laparotomie exploratrice parabiliaire, après les avoir reconnus malades *de visu*, ou au palper. Il n'est guère probable que, de sitôt en effet, on puisse en arriver à une telle précision dans le diagnostic, que l'on intervienne avec le parti pris à l'avance d'enlever l'un ou l'autre des ganglions du hile.

Quoi qu'il en soit, la laparotomie faite (M. Rochard a pratiqué une incision sur le bord externe du muscle droit), et les lésions des organes bien déterminées, après avoir pris, pour points de repère, le duodénum, la veine porte et le cholédoque, on les détachera très doucement de la trame conjonctive qui les enveloppe, au niveau du bord droit de l'épiploon gastro-hépatique, où ils se trouvent d'ordinaire agglomérés en certain nombre (*Fig.* 144 et 145), et on les énucléera avec le plus de précautions possible.

Il faut apporter un grand soin à cette dissection, car plusieurs *accidents* sont possibles, accidents qui peuvent compromettre le résultat de l'opération. C'est ainsi qu'un *ganglion, caséeux ou non*, *peut se rompre* dans le ventre au cours des manœuvres ; et, si l'on n'avait pas pris, au préalable, toutes les précautions nécessaires, on pourrait avoir des inoculations tuberculeuses ou septiques très dangereuses.

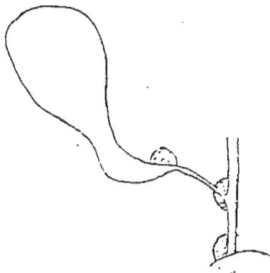

Fig. 144. — Schéma des trois principales masses de ganglions lymphatiques péribiliaires (D'après Quénu). — On voit la masse *rétroduodénale*, le ganglion du *carrefour* biliaire, et le ganglion du *col* de la vésicule.

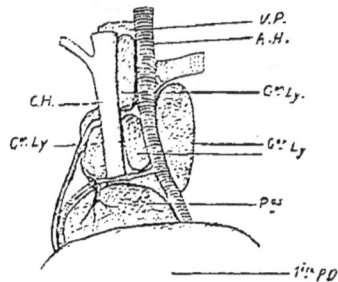

Fig 145.— Détails des ganglions péricholédochiens dans la région intrapéritonéale et rétroduodénale (D'après Quénu). — *Légende: CH.* cholédoque; *VP.* veine porte: *AH.* artère hépatique; *Pos.* pancréas; *Gos Ly.* quatre ganglions lymphatiques péricholédochiens.

Pendant la décortication, il faut surveiller d'une manière toute spéciale la *veine porte*, qui est très proche. On pourrait déchirer ses parois, en détachant les ganglions adhérents. Aussi ne faut-il jamais refermer l'abdomen, avant de s'être assuré que ce vaisseau est absolument intact. Cette précaution est de première importance.

Si l'on avait des doutes, il ne faudrait pas hésiter : on devrait recourir à l'une des diverses opérations qu'on a pratiquées jusqu'ici sur les veines de même calibre, c'est-à-dire soit à la *ligature latérale*, soit plutôt à la *suture,* soit même, dans les cas désespérés, à la *ligature*, car rien ne prouve encore que cette ligature de la veine porte soit antiphysiologique, quoi qu'en ait pu écrire Lépine, et forcément fatale. En face d'une hémorragie foudroyante, possible ou probable, il faut tout tenter d'avance pour y parer.

**Suites et complications**. — D'ailleurs, dans le cas de Rochard, la mort a été précisément due à une *hémorragie* post-opératoire, conséquence d'une lésion de la veine porte (cette veine était ulcérée et adhérente aux ganglions malades). Elle ne survint que 48 heures après l'intervention ; mais il est probable que l'hémorragie débuta presque aussitôt après l'opération.

Certes, cette complication peut être parfois impossible à prévoir, et même être indépendante de l'acte opératoire; cependant ce n'est point là une raison pour n'y pas songer au cours de la laparotomie, et pour ne pas tout mettre en œuvre pour l'empêcher.

**Indications**. — On pourra tenter l'extirpation des ganglions du hile du foie malades, dans plusieurs circonstances. Il est toutefois une indication très nette de cette ablation. C'est celle qui a poussé le chirurgien à agir dans le cas de Rochard : la *compression des voies biliaires principales par un ganglion tuméfié*. Dans ce cas, évidemment, il y avait un réel intérêt à faire disparaître à tout prix la cause de l'obstruction biliaire. On avait, il est vrai, cru à un néoplasme ou à un calcul ; mais on ne trouva qu'une *tuberculose ganglionnaire*, consécutive à une *tuberculose intestinale*.

Malgré l'insuccès observé, dû à un accident très particulier, et évitable à l'avenir, l'indication principale de l'extirpation reste donc la Compression du cholédoque, le complexus pathologique pouvant d'ailleurs être produit par les diverses variétés étiologiques de l'hypertrophie ganglionnaire (tuberculose, néoplasme, etc., etc.).

Il s'agit donc bien là d'une intervention intéressante, qu'il reste à expérimenter sans parti pris, et que, malgré sa rareté, nous ne pouvions passer sous silence.

## § III.

### 617.555973.8

## OPÉRATIONS SUR LES LIGAMENTS DU FOIE.

### CHAPITRE V.

### 617.555973.85

## SECTION DU LIGAMENT FALCIFORME.

**Définition.** — Le *Ligament falciforme*, qui relie le foie à l'ombilic et qui renferme les vestiges de vaisseaux utiles seulement pendant la vie fœtale, est facile à sectionner ; et c'est cette opération que nous avons à étudier ici.

**Historique.** — La section du ligament falciforme ne paraît pas jusqu'ici avoir été exécutée ; mais elle a été très vivement conseillée par Langenbuch, dans son récent Traité (1897).

**Manuel opératoire.** — Cette opération est des plus faciles à mener à bien. Elle peut être comparée à une simple *ténotomie* à ciel ouvert.

Il n'est besoin d'aucun *instrument* spécial ; un simple bistouri est nécessaire. On n'aura donc à préparer que le matériel ordinaire pour une laparotomie.

Il suffit de faire, en effet, une toute petite ouverture sus-ombilicale exploratrice pour atteindre ce ligament, le découvrir, étudier sa forme et sa rétraction, et pour le sectionner au bistouri, si on juge que cette section est nécessaire, après vérification du diagnostic.

Si un vaisseau saignait au cours de la section, il suffirait de le pincer et de le lier comme d'ordinaire.

**Suites.** — Cette opération n'ayant pas, à notre connaissance, encore été exécutée, nous ne pouvons sur ce point ajouter aucun renseignement ; mais sa bénignité absolue est *a priori* évidente.

**Indications.** — Le *Ligament falciforme*, dans certains cas, comme l'a montré Landau, peut être *raccourci* pathologiquement d'une façon notable, soit par *malformation* congénitale, soit pour tout autre cause ; et ce raccourcissement peut déterminer sur le foie une traction permanente, qui soit une des causes de *prolapsus*. Dans de telles conditions, comme l'a montré Langenbuch, il est parfaitement indiqué de songer à le sectionner, pour faire cesser cette traction, et permettre au foie de remonter dans la loge qu'il occupe naturellement. Puis, quand le foie aura été ainsi libéré, on pourra le maintenir en place avec des appareils appropriés (bandages pour hépatoptose, etc.).

Langenbuch est même d'avis que cette section devrait être tentée tout à fait au début des accidents de foie flottant, pour empêcher l'hépatoptose d'atteindre un certain degré.

Les cas de *prolapsus hépatique*, qui paraissent surtout ressortir de cette opération, sont ceux dans lesquels on note une traction réelle du ligament falciforme sur l'ombilic, qui est alors rétracté et paraît attiré en dedans (1).

---

(1) On pourrait décrire à cette place le *Raccourcissement artificiel du Ligament falciforme*, qui a été exécuté et décrit par Depage, comme procédé d'Hépatopexie indirecte ; mais on trouvera précédemment ce qui a trait à cette petite opération au chapitre *Hépatopexie totale*.

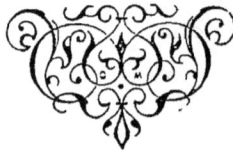

# TROISIÈME PARTIE.

## 617.555 [1 à 8]

## *OPÉRATIONS SUR LES VOIES BILIAIRES.*

### § I.

## 617.5551.8

## MANŒUVRES OPÉRATOIRES SUR L'ENSEMBLE DES VOIES BILIAIRES.

### CHAPITRE I.

## 617.5551.8.0

## EXPLORATION BILIAIRE EXTRAPÉRITONÉALE. RADIOGRAPHIE.

**Définition**. — On doit désigner sous le nom d'*Exploration biliaire en général* les moyens ordinairement employés dans la clinique classique pour l'exploration des voies biliaires, en dehors de toute opération sanglante, c'est-à-dire à travers la paroi abdominale intacte.

**Variétés**. — On peut les diviser, comme pour tous les autres organes importants de l'économie, en deux groupes :

1° Les *moyens d'exploration cliniques habituels*, comprenant l'*Inspection*, la *Palpation*, la *Percussion*, etc., etc.

2° Les *moyens d'exploration exceptionnels*, qui, actuellement, se réduisent, pour les voies biliaires, à un seul, la *Radiographie*.

Contrairement à ce que prétendent certains écrivains modernes, nous ne pensons pas que l'on ait à faire rentrer, dans un ouvrage exclusivement consacré à la Médecine opératoire, la description des divers moyens d'exploration classiques, qui sont plutôt du domaine de la clinique pure et de la salle des malades que de celui de la salle d'opérations. Aussi n'y avons-nous même pas fait allusion, lorsqu'il s'est agi des explorations à faire sur le *foie lui-même*.

Si nous n'avons pas cru devoir suivre tout à fait la même ligne de conduite pour *l'arbre biliaire*, c'est parce qu'ici pouvait intervenir tout à coup un procédé spécial, la *Radiographie*, qui est peut-être susceptible de donner un jour, pour les canaux vecteurs de la bile, les résultats qu'elle a récemment fournis en chirurgie rénale.

Cependant, nous nous bornons à la mentionner, quoiqu'elle puisse *a priori* permettre de découvrir: 1º les *corps étrangers intra-hépatiques;* 2º certains *calculs biliaires* des différentes parties des voies biliaires, pour la bonne raison que l'on ne connaît encore que de rares observations authentiques, *faites sur des malades* atteints de cholécystite calculeuse.

*
* *

### Radiographie biliaire.

**Historique.** — Tout ce que l'on sait de la radiographie appliquée à l'arbre biliaire se réduit aujourd'hui à quelques travaux récents, dont le plus ancien remonte déjà à 1896 et est dû à

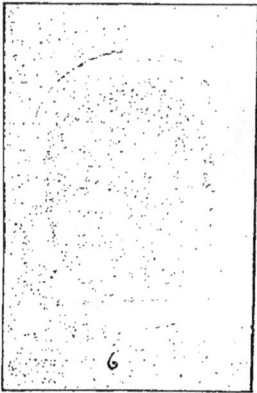

*Fig.* 146. — Radiographie d'un calcul biliaire (Cholestérine *pigmentée*) [Collection Radiguet].

H. Morris. Cet auteur s'est borné à examiner radiographiquement des calculs biliaires, par comparaison avec des calculs rénaux.

L'année suivante, en 1897, MM. A. Buguet et A. Gascard (de Rouen) ont refait à peu près les mêmes essais. Le 22 mai 1897, MM. Gilbert, Fournier et Oudin ont exécuté à Paris des radiographies de calculs biliaires, mais *non pas* de malades atteints de cette affection. Comme on le voit, les documents que l'on possédait alors sur cette question étaient très restreints, et, en réalité, d'utilité très discutable, puisqu'il ne s'agissait pas là de recherches cliniques, mais bien de simples examens anatomo-pathologiques.

Cette année même (1899), par contre, Guillemin a publié dans sa

thèse des radiographies de malades atteints de cholécystite calculeuse, radiographies dues à de Bourgade La Dardye.

**Indications.** — Quoi qu'il en soit, en attendant des examens
faits sur des lithiasiques divers, examens qui n'ont été exécutés

Fig. 147. — Radiographie d'une malade atteinte de cholécystite calculeuse.
[Collection de Bourgade La Dardye].

jusqu'ici que pour des *calculs vésiculaires*, voici les quelques
remarques qu'il nous semble bon de consigner dès aujourd'hui,
remarques d'ailleurs formulées par les auteurs précités.

*a*) Les calculs de cholestérine *pure* ne sont pour ainsi dire pas
signalés par les épreuves radiographiques, cette substance laissant
passer les Rayons X presque en totalité.

*b*). Toutefois, quand cette cholestérine est fortement *pigmentée*, ce qui est d'ordinaire la règle pour le foie, les calculs apparaissent assez nettement (Gilbert, Fournier et Oudin) (*Fig.* 146).

*c*) D'après les quelques expériences qui ont été tentées (de Bourgade La Dardye), il ne semble pas, *vu l'épaisseur de la masse hépatique*, que la radiographie de la partie droite et supérieure de

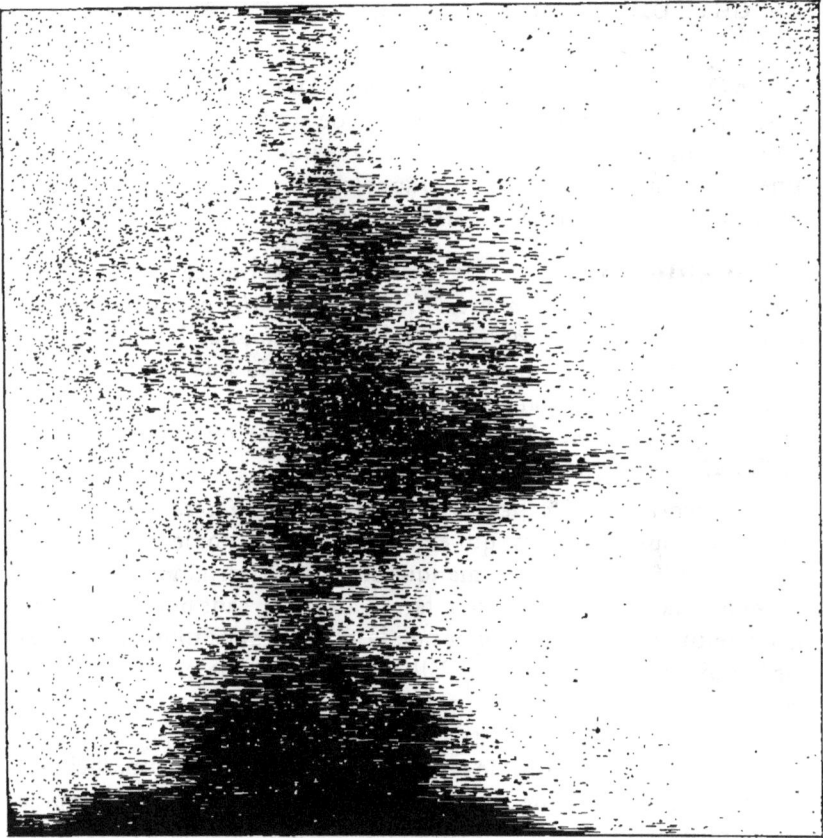

Fig. 148. — Radiographie d'une malade atteinte de cholécystite calculeuse.
[Collection de Bourgade La Dardye].

l'abdomen puisse facilement déceler la présence de calculs, même fortement pigmentés (*Fig.* 147 et 148).

Toutefois, il ne faut rien exagérer à ce point de vue. Les méthodes de radiographie sont encore dans l'enfance et il pourrait se faire qu'avant peu on découvre un procédé facile pour reconnaître dans le foie soit les calculs de *cholestérine*, soit même de fines *aiguilles*, qu'on rencontre quelquefois dans le tissu hépatique des couturières de profession.

## CHAPITRE II.

### 617.5551.80.3

## LA CHIRURGIE DES VOIES BILIAIRES EN GÉNÉRAL.

Les Opérations qu'on a pratiquées jusqu'ici sur les Voies biliaires, pour être, pour la plupart, de date très récente, sont déjà fort diverses. Il est indispensable, pour pouvoir en donner une énumération raisonnée, de rappeler tout d'abord ce qu'on doit entendre exactement par *Voies biliaires.*

**Considérations anatomiques.**— Sous ce nom, on désigne aujourd'hui : 1° *L'arbre biliaire principal*, ou *voies biliaires directes*, comprenant : *a*) *les Radicules biliaires* et les *ramuscules biliaires*, conduisant la bile de l'intérieur du foie vers le duodénum, et constitué : *b*) par les *Canaux hépatiques intra-glandulaires;* *c*) enfin, par les *troncs biliaires* proprement dits, ou *Canal hépatique* et *Canal cholédoque.*

2° *L'arbre biliaire accessoire*, ou *voies biliaires accessoires*, organes supplémentaires, qui existent chez l'Homme et la plupart des Mammifères, mais qui manquent dans un certain nombre d'espèces animales, et dont on peut faire l'ablation, sans porter la moindre atteinte au fonctionnement de la glande, chez tous les Vertébrés qui en sont pourvus. Elles sont représentées par le *Canal cystique* et la *Vésicule biliaire* (1).

La *Vésicule*, en raison de sa situation relativement superficielle, de ses dimensions, de ses altérations fréquentes, a attiré depuis longtemps l'attention des chirurgiens; et il faut bien faire remarquer que les principales interventions, dont elle peut être le siège, avaient été pressenties dès le dix-septième siècle par les opérateurs de ce temps, et en particulier par J. L. Petit, un peu plus tard.

Ce n'est que dans ces dernières années qu'on a osé s'attaquer aux *Voies biliaires* principales ; mais déjà, malgré la rareté relative de

(1) La vésicule, chez les sujets normaux, est, comme le foie, bien entendu, placée à *droite.* Mais on a eu l'occasion récemment d'opérer de cholécystostomie un sujet présentant de l'inversion des viscères (Beck, 1899), et cette *intervention biliaire à gauche* méritait certainement d'être notée ici, une fois pour toutes.

| OPÉRATIONS TYPIQUES SUR LES VOIES BILIAIRES [8] | I. — VOIES BILIAIRES PRINCIPALES [2]. | | | II. — VOIES BILIAIRES ACCESSOIRES [6]. | |
|---|---|---|---|---|---|
| [1] **Ensemble des Voies biliaires.** | [3] **Canalicules hépatiques.** | [4] **Canal hépatique.** | [5] **Canal cholédoque.** | [7] **Canal cystique.** | [8] **Vésicule biliaire.** |
| [3] *Laparotomie exploratrice parabiliaire.* | » | » | Laparotomie paracholédochienne. | » | Laparotomie paracholécystique. |
| [93] *Refoulement des Calculs (Massage).* | » | Refoulement des calculs de l'Hépatique dans le Cholédoque ou la Vésicule. | Refoulement dans le Duodénum ou la Vésicule. | Refoulement dans la Vésicule ou le Duodénum par le Cholédoque. | Refoulement dans le Duodénum par le Cystique et le Cholédoque. |
| 94] *Désobstruction des voies après incision (Lithectomie).* | Extraction de calculs intrahépatiques par le Cholédoque. | Extraction de calculs de l'Hépatique après cholécystotomie ou cholédochotomie. | Extraction de calculs du Cholédoque après cholécystotomie (Lithectomie). | Extraction de calculs du Cystique après cholécystotomie. (Lithectomie). | » |
| 4] *Broiement des calculs sur place : Cholélithotripsie.* | » | HÉPATICO-LITHOTRIPSIE. | CHOLÉDOCHO-LITHOTRIPSIE. | CYSTICO-LITHOTRIPSIE. | CHOLÉCYSTO-LITHOTRIPSIE. |
| 5] *Ouverture et fermeture des voies biliaires (Taille ou cholétomie en général).* | » | HÉPATICOTOMIE. | CHOLÉDOCHOTOMIE. | CYSTICOTOMIE. | CHOLÉCYSTOTOMIE. |
| 6] *Ouverture permanente des voies biliaires (Fistule biliaire artificielle ou Cholestomie en général).* | CHOLANGIOSTOMIE. | HÉPATICOSTOMIE. | CHOLÉDOCHOSTOMIE. | CYSTICOSTOMIE. | CHOLÉCYSTOSTOMIE. |
| 7] *Ablation, totale ou partielle, d'une partie des voies biliaires (Ectomie en général).* | CHOLANGIECTOMIE | » | CHOLÉDOCHECTOMIE. | CYSTICECTOMIE. | CHOLÉCYSTECTOMIE. |
| 8] *Anastomose des voies biliaires avec le tube digestif (Estomac et Intestin : Entérostomie en général).* | CHOLANGIO-ENTÉROSTOMIE. | HÉPATICO-ENTÉROSTOMIE. | CHOLÉDOCHO-ENTÉROSTOMIE. | CYSTICO-ENTÉROSTOMIE. | CHOLÉCYSTENTÉROSTOMIE. |

**TABLEAU DES PRINCIPALES OPÉRATIONS SUR LES VOIES BILIAIRES EN GÉNÉRAL (1).**

(1) Les chiffres cités correspondent aux divisions de la *Classification décimale* des Sciences médicales de Dewey-M. Baudouin.

ces dernières opérations, on doit remarquer qu'il y a les plus grandes analogies entre les interventions sur les voies *directes*, et celles qu'on pratique depuis plus longtemps sur les voies biliaires *accessoires*.

**Manuel opératoire**. — Le tableau ci-contre (1), dans lequel nous nous sommes efforcé de classer méthodiquement tous les procédés opératoires connus ou possibles, dont nous avons à ébaucher l'histoire, montre bien quelles comparaisons l'on peut être amené à faire, en rapprochant les unes des autres toutes ces opérations.

1° *Opérations typiques*. — Ce tableau donne une idée très nette des principales interventions ˜typiques, qui ont jusqu'à présent été exécutées sur les voies biliaires. Mais il ne faudrait point oublier celles qui, pour n'avoir rien de régulier dans les procédés opératoires qu'elles nécessitent, ont été pourtant, et jadis surtout, susceptibles de rendre des services aux malades, et qui, partant, intéressent au plus haut chef tous les praticiens.

Nous voulons parler ici des *incisions* larges pour phlegmons biliaires, pour péritonites périhépatiques et péricholécystites ; de la *cautérisation* et de l'*ablation* des fistules biliaires ; et même, de la *ponction* de la vésicule biliaire adhérente, etc. Mais, comme il est impossible d'établir un manuel opératoire réglé à l'avance pour beaucoup d'interventions de ce genre, nous serons réduit à les mentionner ensemble dans un paragraphe spécial. Les véritables chirurgiens, en face d'une des lésions ci-dessus, sauront trouver instantanément le meilleur *modus faciendi*, la meilleure façon de réparer les désordres constatés.

2° *Opérations atypiques*. — A bien des points de vue, cette distinction entre les *opérations typiques* et *atypiques*, qui remonte au moins à Courvoisier, est des plus légitimes, et il importe dès maintenant d'y insister. En effet, il ne faut pas comparer, par exemple, au point de vue de la gravité, les interventions faites sur des vésicules malades et solidement adhérentes à la paroi abdominale, que la lésion soit accompagnée ou non de phlegmon ou d'abcès péricholécystique, avec une cholécystotomie ordinaire.

Les conditions opératoires sont si différentes dans les deux cas qu'il a paru nécessaire d'avoir recours à des dénominations spéciales pour bien différencier ces deux ordres de faits, et bien séparer les

1) Il est dû à Marcel Baudouin et a été publié en partie, dès 1892, par le Pr Terrier

interventions qui restent *extra-péritonéales*, de celles qui s'exécutent dans l'*intérieur de la cavité abdominale*.

Certes, entre les opérations intra et extra-péritonéales existent de multiples formes de passage... Qui ne le sait? Cela prouve une fois de plus que nos classifications ne servent qu'à fixer les idées d'un moment, et qu'il ne faut pas leur attribuer plus de valeur, leur supposer plus de durée qu'elles ne sauraient en avoir.

**Indications.** — 1° *Difficultés d'une détermination*. — Même aujourd'hui, quand on intervient pour une affection des voies biliaires, on ne sait d'ordinaire trop exactement en face de quelle lésion précise on va se trouver.

Très souvent un diagnostic très net, posé sur des bases sérieuses — il est absolument nécessaire d'affirmer notre ignorance sur ce point capital, quoi qu'en peuvent dire les médecins —, fait absolument défaut. La première partie de l'intervention doit donc être, dans la plupart des cas, une véritable *laparotomie exploratrice sus-ombilicale parabiliaire*. Voilà ce qu'on ne saurait trop redire.

Qui plus est, souvent, le ventre ouvert, il est impossible de se prononcer. Toute la région explorée est encombrée d'*adhérences inflammatoires*, qui masquent et réunissent tous les organes de l'hypochondre. La vésicule biliaire, quand elle n'est pas bourrée de calculs, remplie de pus ou atteinte d'hydropisie, est souvent ratatinée ; enfin, le cholédoque est généralement des plus difficiles à découvrir.

Pourtant, on parviendra, à la longue, à se rendre compte des lésions, si l'on s'est bien imbu des principes suivants:

1° Toute intervention parahépatique doit être menée avec lenteur, prudence et patience. Ici, il ne sert à rien d'être brillant et ultra-rapide. Le *tuto* est seul important, et on peut reléguer dans le domaine de l'histoire le *cito* et le *jucunde*, si cher aux anciens chirurgiens (et à certains de ceux qui ont aujourd'hui la prétention de les égaler). Il faut absolument sacrifier ici ces deux qualités, si l'on tient à guérir ses malades.

2° En détruisant avec précaution les néoformations inflammatoires, qu'a déterminées dans tout l'hypocondre la cholécystite, on rencontrera sûrement les différentes parties des voies biliaires accessibles ou leurs vestiges. On pourra dès lors faire un diagnostic topographique assez précis et se déterminer en conséquence.

Il importe de ne prendre à l'avance aucune décision ; on pourrait faire une opération incomplète et insuffisante, comme cela s'est produit si fréquemment, pendant la période d'expériences, dans les débuts de la chirurgie des voies biliaires.

Étant donné ces quelques considérations, on voit de suite qu'il importe, au premier chef, de faire à l'abdomen une *ouverture suffi·sante,* une incision généreuse. Faute d'y avoir vu clair, faute de s'être rendu compte des lésions existant dans la profondeur de l'hypochondre, combien d'interventions sur les voies biliaires, qui sont restées trop superficielles, n'ont soulagé en rien les malades, après leur avoir fait courir de sérieux dangers, et en somme, ont été parfois presque aussi nuisibles qu'utiles

Cela explique aussi pourquoi, chez tant de femmes, à l'époque des tâtonnements pour cette chirurgie si brillante aujourd'hui, mais encore si spéciale, il a fallu s'y reprendre à plusieurs fois, intervenir à deux ou trois reprises successives (1) ; pourquoi, après avoir fait au petit bonheur tant de cholécystostomies, tant d'opérateurs se sont aperçus qu'ils n'avaient même pas réussi à se rendre bien compte de la lésion que présentait leur malade. Mais, alors, dès qu'on avait trouvé un calcul dans la vésicule, on l'enlevait, en s'empressant de terminer au plus vite l'opération !

Tout cela, pour bien démontrer que la première notion à acquérir est la connaissance parfaite de l'état pathologique du patient qui s'est confié à vous : ce qui ne peut être obtenu qu'avec des recherches minutieuses, une notable expérience, et surtout une large ouverture à la paroi abdominale et un dégagement méthodique des organes cachés par les adhérences.

2° *Indications spéciales.* — La chirurgie biliaire s'est attaquée surtout à la *lithiase biliaire* et à ses *complications.* Pourtant la plupart des médecins, qui hier encore écrivaient sur cette maladie si commune, allaient répétant sans cesse : «Jusqu'ici, l'intervention chirurgicale est encore une médication d'exception et il ne faut y recourir que lorsqu'on a épuisé tous les moyens médicaux (Ferrand)... C'est seulement après l'échec, *bien et dûment constaté*, de nos médications, qu'on a le droit de recourir aux méthodes sanglantes (Galliard) ».

Il n'est pas rationel de parler ainsi. «En épuisant tous les moyens médicaux », comme le voulaient à tout prix, en 1896 encore, les médecins attachés aux dogmes d'autrefois, on n'arrive qu'à un résultat, qu'*à épuiser le malade* et à le remettre, à moitié mort,

<hr>

(1) Tous ceux qui ont parcouru les observations publiées sur la chirurgie biliaire ont été frappés par ce fait qu'au début, des malades, dont l'état général était parfois des plus précaires, ont pu supporter sans désastre des interventions multiples et variées, en rapport certainement avec l'ignorance incompréhensible des hardis opérateurs qui, les premiers, se sont aventurés dans cette voie. Telle patiente de Courvoisier, à deux reprises — il est vrai qu'elle était jeune: —, a eu à résister aux périls de cinq opérations différentes, dont une seule suffirait à effrayer aujourd'hui une lithiasique, et pourtant s'est tirée brillamment de ces dures épreuves.

sinon mourant, aux mains du chirurgien (Marcel Baudouin, 1898).

Il suffit de parcourir les statistiques importantes de Riedel, de F. Terrier, Kehr, Czerny, etc., pour voir quels patients ces chirurgiens ont eu parfois à opérer, eux qui n'avaient pas à choisir.

Ce qu'il faut dire aujourd'hui, c'est que l'on doit, au contraire, intervenir,'dès que le *diagnostic* de corps étranger des conduits hépatiques, de calcul biliaire, *a été posé*. De plus hardis diront sans doute — et, si nous osions, nous nous rallierions volontiers dès maintenant à leur opinion —, dès que ce diagnostic est seulement *probable*. Ne sait-on pas que toute laparotomie exploratrice est désormais sans danger par elle-même, quoiqu'on en ait dit depuis Verneuil, chez un hépatique comme chez tout autre malade, non épuisé à la suite d'un trop long traitement médical ?

Ne sachant pas, sur cent lithiasiques avérés, chez combien il n'y a que de la gravelle biliaire, chez combien il est possible de poser le diagnostic ferme de *calcul* — voire même de le soupçonner —, il est difficile d'affirmer, en se basant sur des données rigoureusement scientifiques, si, à l'heure actuelle, l'intervention chirurgicale *ne doit être vraiment que l'exception dans la lithiase biliaire.*

Nous avons du moins une ferme conviction, que partageront peut-être les lecteurs ayant parcouru avec attention, comme nous, les centaines d'observations dont ce volume est le résumé: c'est que, constatation bien consolante et pleine de promesses, le domaine de l'exception tend chaque jour à s'agrandir davantage, au grand bénéfice des opérés.

Mais l'avenir seul dira jusqu'où les chirurgiens pourront reculer ces limites, et s'ils pourront un jour s'attaquer à la lithiase elle-même.

Il est inutile d'ajouter ici que plusieurs autres *lésions de l'appareil biliaire* ont largement profité des conquêtes de la chirurgie abdominale, en particulier les *traumatismes*, les *infections* sans calculose, avec ou sans *collections* purulentes, etc.

Dans les différents chapitres qui vont suivre, on pourra s'assurer, au cours de l'exposé des indications de chaque procédé d'intervention, que ces affections, jadis au-dessus des ressources de l'art, peuvent être soit radicalement guéries, soit notablement améliorées par l'une ou l'autre de ces opérations (1).

(1) D'après Thiriar 1894), la *Grosse sse* n'est pas plus une contre-indication pour l'intervention chirurgicale sur les voies biliaires que pour tout autre opération.

# CHAPITRE III.

## 617.5551.83

## LAPAROTOMIE PARABILIAIRE.

**Définition.** — Nous désignons par *Laparotomie parabiliaire*, par opposition à la « Laparotomie parahépatique », décrite plus haut, l'acte d'ouvrir l'abdomen, avec les manœuvres exploratrices qui l'accompagnent, au *voisinage immédiat des voies biliaires* principales et de la vésicule, dans le but de faire un diagnostic opératoire, aussi précis que possible, en ce qui concerne les lésions de l'appareil excréteur de la bile ; et, si besoin est, de détruire, au préalable, les brides ou adhérences voisines, qui peuvent gêner l'exploration, causer dans la circulation biliaire des troubles fonctionnels importants, et dans le foie lui-même, des désordres incurables.

**Synonymie.** — *Laparotomie pour affections des voies biliaires.*

**Étymologie.** — παρά, auprès de : Laparotomie au voisinage des voies biliaires en général.

**Historique.** — L'histoire de cette intervention, de date toute récente, on le conçoit sans peine, est cependant difficile à faire, non pas que les matériaux manquent, mais parce qu'au contraire ils sont trop nombreux ! Ils foisonnent dans toute la littérature biliaire moderne, et il est bien délicat de dire quel est le premier chirurgien qui a opéré dans ces conditions.

Laissant d'ailleurs de côté une bonne partie de ce qui a purement trait à la laparotomie *exploratrice*, utilisée depuis le début de la chirurgie hépatique (1), nous nous bornerons à faire remarquer que les premiers cas connus paraissent être ceux de Brown (1878), de Musser et Keen (1882), de L. Tait, Péan, Seymour (1885), de Parkes, Courvoisier, Langenbuch, Knowsley Thornton (1886), de Riedel (1888), de Socin, Haslam, Barker, L. Tait, Courvoisier, (1889), de Heussner, Courvoisier, Morre-Normon (1890), Courvoisier, Terrillon, Routier (1891), de Riedel, Bœckel, Kottmann, Kœrte, Gersuny (1892), etc., etc., dont les premiers ne furent guère suivis que d'insuccès.

(1) En 1898, Kehr (d'Halberstadt), l'opérateur le plus expérimenté que nous connaissions en chirurgie biliaire, avait fait vingt laparotomies parabiliaires exploratrices simples ; en 1898, Czerny (d'Heidelberg) était au même nombre.

Avec les nouvelles observations de Fraenkel (1892), de Knaggs (1893), et de Sendler (1894), la question se précise d'autant mieux que Fraenkel et Sendler mettent tout à fait en relief la laparotomie paracholécystique pour pyémie biliaire, comme nous le verrons dans l'étude spéciale de cette variété de laparotomie parabiliaire.

Depuis, F. Terrier, Le Dentu, Reynier (1893), Quénu (1897), Krause, Tillmanns, ont obtenu de véritables guérisons.

Aujourd'hui cette opération est elle-même, comme toute laparotomie exploratrice, de pratique courante ; et c'est à elle que se bornent encore assez souvent nombre d'interventions modernes pour affections de tout l'appareil biliaire.

Dans la partie de ce livre réservée à la chirurgie de la vésicule, nous consacrerons un chapitre spécial à la variété paracholécystique ; il sera assez court d'ailleurs, en raison des données d'ensemble, qu'on va trouver ici, et qui peuvent s'appliquer surtout à la laparotomie pour affections des voies biliaires principales (Routier, 1891, etc.).

**Variétés.** — I. Par notre définition, aussi large que possible, on voit de suite que cette opération comprend, en réalité, deux grandes variétés :

1º Dans la première, *Laparotomie exploratrice* proprement dite, on se borne à inciser la paroi abdominale, et à explorer les organes de la cavité péritonéale voisins des voies biliaires.

2º Dans la seconde, *Laparotomie libératrice* (de Bovis), on complète l'exploration précédente par la destruction des brides ou des adhérences, qu'on rencontre si fréquemment aux alentours des voies biliaires, et en particulier, de la vésicule.

Certes, on aurait pu étudier à part ces deux opérations, dont la seconde n'est guère que le complément de la première ; mais nous avons préféré, là comme pour le foie, les réunir en une même description, pour ne pas multiplier outre mesure les divisions de ce chapitre. Aussi bien leurs différents temps se confondent-ils souvent.

II. La laparotomie parabiliaire peut s'attaquer plus spécialement à l'examen de telle ou telle partie des voies biliaires, accessoires (vésicule, canal cystique), ou principales (cholédoque, hépatique).

On peut donc décrire aussi des laparotomies *paracholécystiques*, *paracystiques, paracholédochiennes*, etc. Nous avons pensé qu'il suffirait de citer ici ces dénominations, pour qu'il soit bien compris qu'il s'agit là de divisions un peu théoriques. En clinique, en effet, ces distinctions n'ont qu'un intérêt restreint, en raison du voisinage très immédiat des différentes parties des voies biliaires, rassemblées dans une région à peine grande comme la main.

N'est-il pas évident qu'il faut procéder de la même façon pour explorer le cholédoque, l'hépatique et même le cystique? Et, si l'on veut, sans pousser les choses trop loin, être suffisamment précis, on ne peut vraiment décrire, en se basant sur les organes à explorer, que deux variétés de laparotomie parabiliaire: 1° la laparotomie *paracholécystique*, qui doit être franchement *latérale;* 2° la laparotomie *parabiliaire proprement dite*, ou *paracholédochienne*, qui peut être *médiane* ou presque médiane.

**Manuel opératoire**. — Pour cette variété de laparotomie, il n'est pas de petites précautions, ante ou post-opératoires, qui doivent être négligées, pour le résultat définitif tout au moins, c'est-à-dire pour la guérison de l'opéré, car on n'opère d'ordinaire au voisinage des voies biliaires, que lorsqu'il existe une *infection* très tenace et très sérieuse, de tout l'appareil biliaire.

L'Hépatique et le Biliaire étant des malades profondément atteints — au moins à l'époque actuelle où la chirurgie du foie n'est pas encore de la médecine opératoire courante —, il faut les examiner et les préparer avec grand soin.

Quatre à cinq jours avant l'opération, un grand lavage du rectum à l'eau stérile chaude, le régime lacté absolu, des injections de sérum artificiel (nous insistons tout spécialement sur cette mesure préventive très importante), et des injections de morphine chez les lithiasiques en particulier, donneront de bons résultats, (H. Delagénière).

La veille, le malade sera savonné dans un bain. Avant l'intervention, pendant l'*anesthésie* qui sera commencée dans la chambre du patient, complétée sur le lit d'opérations, et exécutée de préférence à l'éther, si l'état des personnes le permet, on désinfectera le champ opératoire avec le même soin que les mains de l'opérateur.

a) *Aides*. — Après qu'il a été recouvert d'un drap stérile, et malade est placé sur une table d'opérations chauffée, permettant l'écoulement des liquides. Le chirurgien se place à droite, l'aide à gauche; un deuxième aide peut être utile. Le premier aide a surtout pour but de surveiller les compresses, de tenir les fils à suturer.

*b*) Rien de spécial à noter pour les *instruments*. Ce sont ceux de toute laparotomie parahépatique. Il faut apporter cependant un soin spécial au choix du matériel à *sutures* (aiguilles et fils).

**Technique opératoire**. — Comme nous l'avons fait remarquer déjà, cette laparotomie est d'ordinaire *antérieure* ou *abdominale* ; elle peut être alors soit *médiane*, soit *latérale* (verticale ou oblique), suivant que l'on désire explorer les voies biliaires principales ou les alentours de la vésicule ; mais elle peut être aussi *postérieure* ou *lombaire*.

## I. — Incision.

### I. — Laparotomie abdominale.

1° *Incision médiane*. — Quand l'incision est *médiane*, elle est naturellement *sus-ombilicale*, et correspond à la ligne blanche

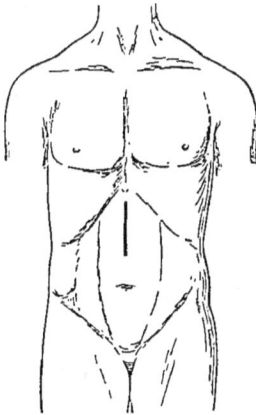

*Fig.* 149. — Laparotomie para-biliaire antérieure, médiane et sus-ombilicale (Waring).

(*Fig.* 149). Elle a été exécutée ainsi, entre autres par Routier dès 1891, dans un cas d'ictère rebelle, et a été cause de la cessation des accidents.

La dissection des fausses membranes doit être faite en se dirigeant, on devine sans peine pourquoi, plutôt du côté droit que du côté gauche ; on a moins de chances ainsi de s'égarer en dehors de la région biliaire.

L'incision de la paroi est dite *complexe*, quand, à une incision verticale médiane, comme dans le cas particulier, on en ajoute une autre soit *horizontale*, dirigée à droite dans le cas de l'incision médiane latérale, soit plus ou moins *oblique*. On obtient alors une incision *en L renversé*, et un volet musculo-cutané, qu'on rabat sur l'abdomen, et qui donne un jour considérable.

Cette incision complexe, employée souvent par les chirurgiens étrangers et surtout allemands, qui n'hésitent jamais pour y voir clair, à ouvrir autant qu'il le faut, a l'inconvénient réel de donner de mauvaises cicatrices, ou tout au moins des cicatrices très difformes. Il peut ultérieurement s'y produire des *hernies*, surtout quand l'opération n'a pas été menée aseptiquement, et qu'une fistule a été établie et a persisté un certain temps ; mais cette complication est pourtant assez rare.

D'un autre côté, comme la plupart de lithiasiques opérés sont des *femmes*, susceptibles, leur affection guérie, de prendre un embonpoint notable, si les parois abdominales deviennent très surchargées de graisse, la cicatrice se transforme en une sorte de *puits*, plus ou moins comparable aux sillons des obèses, si fréquemment atteints d'affections cutanées.

2° *Incision latérale* ou *oblique*. — Dans la majorité des cas, l'incision est faite *latéralement*, soit *obliquement* (*Fig.* 150, *b*), c'est-à-dire parallèlement au rebord costal droit (Keen et Musser, etc.), soit plutôt, du côté droit, sur le

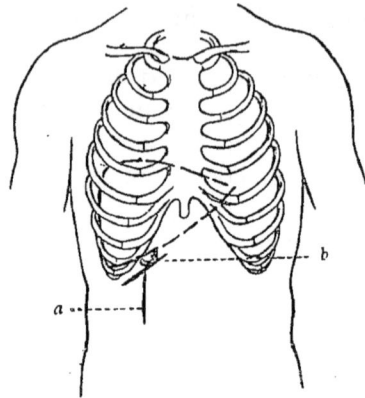

Fig. 150. — Laparotomie abdominale *latérale et oblique* (Kocher),ou *latérale et verticale*. — Lignes d'incision pour l'accès de la région parabiliaire (D'après Robson).— *Légende: a,* incision verticale; *b,* incision oblique. — La ligne pointillée à traits allongés indique la situation du foie.

*bord externe du muscle droit* (Péan, etc.) (*Fig.* 150, *a*).

Cette dernière incision paraît rallier la presque totalité des chirurgiens, car elle répond à la grande majorité des indications. Après avoir pris les précautions habituelles, on se porte, le plus rapidement et avec le moins de dégâts possible, au *centre* même des lésions juxta-vésiculaires. L'incision doit être d'emblée assez longue,

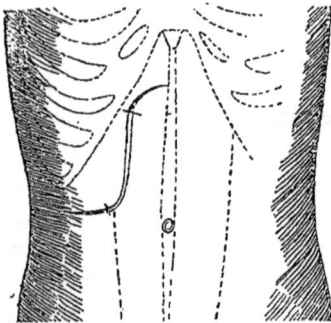

Fig. 151. — Laparotomie sus-ombilicale latérale parabiliaire. — *Incision en S allongée,* de Arthur Dean Bevan (de Chicago). — Les lignes pointillées indiquent les limites des côtes, du gril costal, et des muscles grands droits de l'abdomen.

pour que l'on ne soit pas obligé de l'agrandir ultérieurement. Elle doit permettre l'introduction facile de la main du chirurgien.

L'ouverture doit commencer au rebord costal, car on n'a jamais assez de place en haut ; parfois même il faut réséquer une partie de ce rebord, pour explorer les voies biliaires intra-hépatiques.

H. Delagénière (Le Mans) recommande *l'incision en cuvette,* c'est-à-dire avec des *queues* cutanées ; mais il nous semble qu'une longue ouverture vaut encore mieux, même pour éviter les clapiers.

Dans ces derniers temps, on s'est occupé de perfectionner cette incision *latérale*. Après avoir essayé de la combiner avec l'incision oblique, de façon à obtenir un lambeau à base inférieure (Lejars, 1899) (*Fig.* 43), ce qui est surtout utile quand on explore le haut du *foie proprement dit*, on s'est efforcé d'avoir plus de jour, en ajoutant aux deux extrémités de l'incision latérale deux petites queues horizontales, de manière à obtenir une incision en S allongée (*Fig.* 151). Arthur Dean Bevan (de Chicago), en 1899, a vanté d'une façon toute particulière les

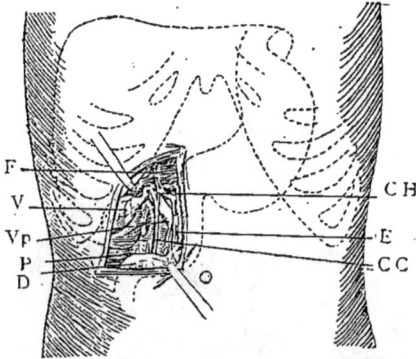

Fig. 152. — Laparotomie parabiliaire, en S allongée, de A. D. Bevan. — Vue d'ensemble du champ opératoire, que procure cette incision, après la mise en place des écarteurs. — *Légende :* F, foie ; V, vésicule biliaire ; Vp, veine porte ; P, pancréas ; D, duodénum ; C H, canal hépatique ; C C, canal cholédoque ; E, estomac. — Les lignes pointillées indiquent la situation sous-jacente de l'estomac, du duodénum et des côtes. L'épiploon a été relevé.

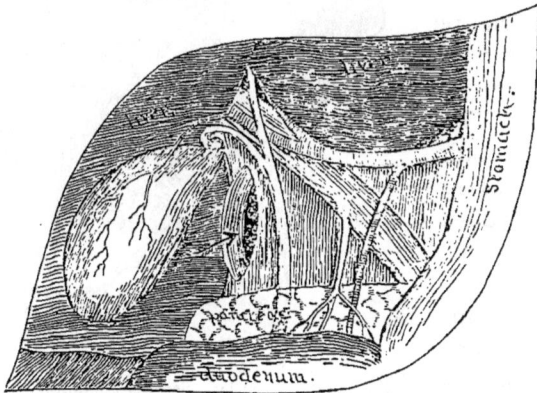

Fig. 153. — Champ opératoire obtenu, par l'incision en S, de A.D. Bevan. — On voit la situation respective de l'estomac, du foie, du duodénum, du pancréas, de la vésicule, des voies biliaires, de la veine porte et de l'artère hépatique. — La flèche indique l'entrée de l'hiatus de Winslow. L'épiploon a été relevé.

mérites de cette variété d'incision. D'après lui, on a sous les yeux, de la sorte, tout l'appareil biliaire, car la plaie, sous l'influence d'écarteurs placés en haut et en bas (*Fig.* 152), peut s'élargir outre mesure (*Fig.* 153).

Il n'est pas douteux que cette incision ait de réels avantages ; mais elle n'a pas encore été utilisée par d'autres que son auteur.

## II. — LAPAROTOMIE POSTÉRIEURE OU LOMBAIRE.

Ce n'est que tout à fait par hasard qu'aux débuts de la chirurgie biliaire certains opérateurs ont tenté d'agir par la *voie lombaire* (Fig. 154), et essayé d'atteindre ainsi l'appareil biliaire (Mears, 1890).

Mais, depuis, quelques autres ont essayé, en vain d'ailleurs, de recommander cette voie insolite, combinée ou non avec la laparotomie antérieure pour attaquer la vésicule [Bogajewski, 1891), Tischendorf, Reboul, (1895), ou aller même jusqu'au cholédoque (Tuffier, 1895)].

Il est inutile d'insister sur le peu d'intérêt qu'ont actuellement ces tentatives ; cette voie postérieure est tout à fait à rejeter.

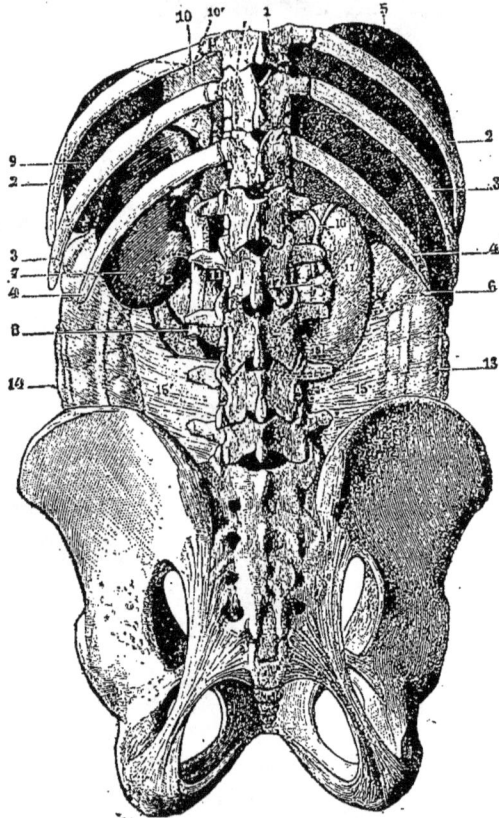

*Fig.* 154. — Rapports des Voies biliaires principales (Cholédoque, etc.) avec les viscères abdominaux, vus par la face postérieure (En partie d'après Farabeuf; Thèse de Récamier). — *Légende* : 1, rachis ; 2, 3, 4, 10e, 11e, 12e côtes ; 5, lobe droit du foie ; 6, 6', rein droit et capsule surrénale dont la position est indiquée en pointillé ; 7, rein gauche ; 7', capsule surrénale gauche ; 8, uretère ; 9, rate ; 10, estomac ; 16, œsophage ; 11, duodénum ; 12, angle duodéno-jéjunal ; 13, côlon ascendant ; 14, côlon descendant ; 15, 15', mésocôlon ; 16, cholédoque ; 17, pancréas.

## II. — Exploration.

Le ventre ouvert, la première chose à faire est de séparer l'épiploon du foie ou du fond de la vésicule, plus ou moins atrophiée; puis les fausses membranes seront disséquées, rompues ou sec-

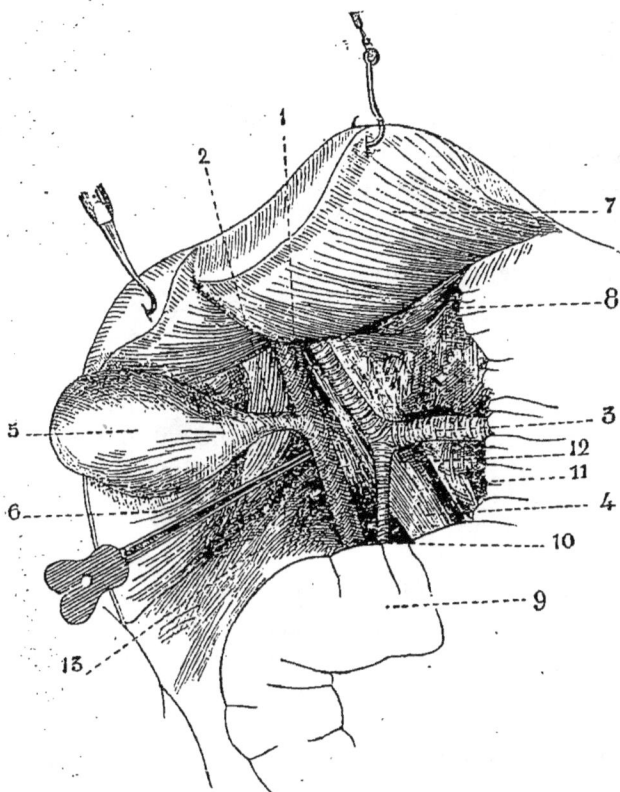

Fig. 155.— Région des Voies biliaires (Jeannel).— Le foie a été relevé; la partie supérieure du duodénum abaissée; le feuillet antérieur du petit épiploon. ou épiploon gastro-hépatique, enlevé. Une sonde cannelée est engagée dans l'hiatus de Winslow. Derrière le pédicule vasculaire on aperçoit le feuillet postérieur du petit épiploon. — *Légende*: 1. canal hépatique; 2. canal cystique; 3, artère hépatique; 4, veine porte; 5, vésicule biliaire; 6, lobe droit du foie; 7, lobe gauche du foie; 8, lobule de Spiegel; 9, duodénum; 10, cholédoque; 11, pancréas; 12, artère gastro-épiploïque droite; 13, rein.

tionnées, si besoin est, entre deux ligatures, à l'aide des doigts. Il faut recourir le moins possible aux instruments, pinces, ciseaux ou bistouri.

Inutile de faire remarquer que la plus grande prudence est de règle et qu'il faut redoubler de précautions au voisinage de l'intestin, du côlon, et du duodénum, pour éviter la déchirure de ces organes : ce qui amènerait presque sûrement une *infection* de la plaie.

Dès que l'on remarque une dénudation intestinale, il est très prudent (Terrier, Longuet) de la réparer avec soin, par quelques *sutures séro-séreuses*, pour ne pas permettre aux microbes du tube digestif de franchir facilement la barrière formée par la musculeuse et la muqueuse, car ces dernières ne valent pas un simple feuillet péritonéal.

Quand il s'agit de lésions anciennes, on peut tomber sur des magmas celluleux très-compacts, impossibles à dissocier, à tel point que parfois on a dû se borner à refermer de suite le ventre (Bœckel).

Au cours de cette exploration, il est indispensable de vérifier l'état du rein droit (*Fig.* 154), du pylore et du cæcum, de l'appendice, voire même encore des annexes droites chez la femme.

Le pylore surtout doit attirer l'attention (Bogajewski, 1894 ; Alsberg, 1896, etc.), puis l'appendice, dont l'inflammation peut retentir jusque sur le foie. Le rein droit est souvent déplacé et des coudures de l'uretère amènent des crises qui peuvent être confondues avec des coliques hépatiques ; il faudra donc s'assurer de la situation de cet organe.

Cela fait, on se livre à l'*exploration attentive des voies biliaires libérées* (*Fig.* 155) et, si l'on ne trouve pas de calculs dans la vésicule ou le cholédoque (ce qui est précisément le cas où nous nous plaçons), il faut, avant de battre définitivement en retraite, s'efforcer de voir s'il n'existe pas des *déviations* ou des *rétrécissements des voies biliaires principales* : ce qui n'est pas très aisé à reconnaître.

On se rendra bien compte de l'état des voies biliaires, en choisissant pour points de repère des parties connues : le hile du foie, l'hiatus de Winslow, le paquet vasculo-canaliculaire correspondant, le cholédoque (*Fig.* 155).

Ce qui peut induire en erreur, ce sont d'abord les modifications survenues dans l'appareil biliaire accessoire. La vésicule peut être très atrophiée, et même réduite à un simple tractus fibreux.

D'autres fois, elle peut être transformée en un gros kyste, qui masque toute la région. L'encoche du foie, qui lui correspond, est un excellent point de repère; dans les cas où l'on ne la découvre

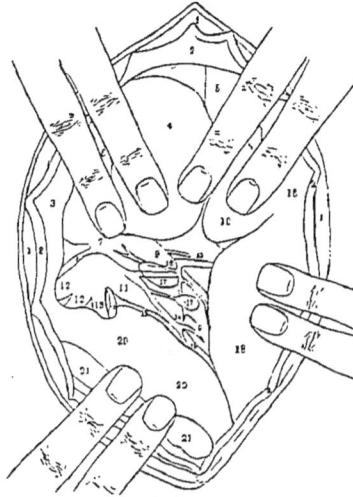

Fig. 156. — Laparotomie parabiliaire. — Schéma du *champ opératoire*. — Rapports généraux des Voies biliaires (M. Robson). — *Légende*: 1, lèvres de l'incision sur la paroi antérieure de l'abdomen; 2, péritoine pariétal, suturé à la peau; 3, lobe droit du foie, face inférieure; 4, lobe carré du foie; 5, ligament suspenseur du foie; 6, vésicule biliaire; 7, canal cystique; 8, canal hépatique; 9, canal cholédoque; 10, branche de subdivision du canal allant au lobe de Spiegel; 11, tronc de la veine porte; 12, branches de la veine porte allant au lobe droit; 13, branches de la veine porte allant au lobe de Spiegel; 14, petite branche de la veine porte située dans le ligament hépatico-duodénal; 15, artère hépatique; 16, branches de l'artère hépatique, pour le ligament hépatico-duodénal; 17, ganglions lymphatiques dans le ligament hépatico-duodénal; 18, duodénum; 19, entrée de l'hiatus de Winslow; 20, ligament hépatico-colique; 21, côlon transversal.

qu'avec peine On trouve le cystique et le cholédoque, en plaçant l'index gauche dans l'hiatus de Winslow bien dégagé (*Fig.* 156).

Si l'on recourbe ce doigt, on soulève le duodénum; avec l'autre index, on précisera la position exacte de ces conduits.

## III. — Manœuvres complémentaires.

1° Hémostase.—Le travail de dissection ayant été complètement terminé, la vésicule ayant été libérée ainsi que le cholédoque, il ne faudra songer à refermer le ventre qu'après avoir fait l'*Hémostase* définitive de la région, et après avoir vérifié qu'il n'existe pas la moindre *dénudation intestinale.*

En cas d'hémorragie persistante, ou de suintement abondant, il ne faut pas hésiter à *tamponner.*

2° Épiplooplastie. — Une manœuvre, qui doit accompagner très souvent la laparotomie parabiliaire, et assez rarement la laparotomie parahépatique (ce qui fait que nous n'en parlons qu'à cette place), c'est l'*Épiplooplastie*, c'est-à-dire l'utilisation de l'épiploon ou de ses débris, pour créer au dessous du foie une sorte de loge artificielle, bien isolée de la grande cavité abdominale.

*Historique.* — Il n'y a pas très longtemps qu'on a recours à cet élégant procédé opératoire, en chirurgie biliaire. Langenbuch, dans son livre, raconte en un court chapitre comment il y a été amené lors de cholécystostomie. C'est exactement d'ailleurs ce qui s'est passé en France, dans le service du Pr Terrier, lorsque ce chirurgien a débuté à opérer dans cette région.

On voulait aboucher la vésicule à la peau ; mais on tombait, après l'avoir ouverte, sur un organe très ratatiné et rétracté. Ne pouvant l'attirer au dehors, pour en effectuer la fixation, que faire ? Au début, Langenbuch n'hésita pas à *perforer le foie* : ce qui évidemment était une pratique assez mauvaise ; puis il se résolut, après avoir laissé la vésicule ouverte, à un *tamponnement* en règle.

*Technique.* — a) *Épiplooplastie simple (Procédé classique).* — Ce n'est qu'après ces essais, dont quelques-uns ne furent pas heureux, qu'il s'attacha, à l'imitation de Courvoisier (1891), à créer une barrière d'isolement, entre le foie et la grande cavité abdominale, à l'aide des portions avoisinantes de l'épiploon. Il disposa les parties en *infundibulum*, attachant l'épiploon au hile du foie et à la partie abdominale.

C'est cette méthode également que le Pr Terrier a employée et utilise encore souvent, et à laquelle beaucoup de chirurgiens ont aussi recours, (H. Richardson, A. Baker, Riedel, Sendler, Lauenstein, M. Robson,etc.). De cette façon, les voies biliaires sont isolées, et l'épiploon est réuni à la face inférieure du foie, suivant une ligne qui a la forme d'un fer à cheval.

*Épiplooplastie avec fixation au foie (Procédé de Langenbuch).* — Langenbuch n'est pas enthousiaste de cette manière de faire, pourtant assez simple. Pour lui, en effet, l'espace épiploïque ainsi créé, communique encore, par la partie antérieure du foie, avec cet autre espace, qui est compris entre l'organe hépatique et le diaphragme, c'est-à-dire avec la loge péritonéale sus-hépatique.

Aussi recommande-t-il de suturer, en même temps que l'épiploon, à la paroi abdominale le bord antérieur du foie lui-même (*Fig.* 25), de façon à ce qu'aucun liquide de l'infundibulum sous-hépatique ne puisse filer sous le diaphragme.

*Indications.* — Il ne faudrait pas se figurer, comme on l'a laissé croire parfois, que l'épiplooplastie soit limitée à la chirurgie *vésiculaire*. On l'utilisera avec raison lors d'opérations sur le *cholédoque*, le *cystique*, et l'*hépatique*. C'est ce qu'ont fait d'ailleurs Riedel et Courvoisier pour le cholédoque, il est vrai sans succès à leurs débuts : ce qui ne prouve rien, puisque Lennander y a eu recours pour le cystique, et a obtenu un bon résultat.

En un mot, c'est une manœuvre de protection excellente, à laquelle il faudra avoir recours toutes les fois qu'elle paraîtra possible d'abord, puis utile, c'est-à-dire quand on aura à craindre un écoulement de liquide septique dans la grande cavité abdominale.

3° Péritonéoplastie. — De même qu'on a cherché à recourir à l'épiploon, au voisinage des voies biliaires, de même on s'est efforcé d'utiliser des lambeaux de péritoine et les fascia fibreux sous-jacents pour la *réfection de la vésicule*. Nous ne devrions, par suite, parler de ces tentatives qu'au chapitre de la laparotomie paracholécystique. Mais nous préférons ne pas les séparer de ce qui à trait à l'épiplooplastie. Nous résumons donc ici ce qui se rapporte à la *péritonéoplastie*.

1° *P. typique.* — Signalons d'abord deux procédés, dans lesquels on ne touche qu'au péritoine et au fascia sous-jacent.

a) C'est ainsi que Riedel a réuni, avec l'ouverture pratiquée à la vésicule, les bords de l'incision du *péritoine pariétal* et du *fascia transversalis* ; mais il s'agit là, en réalité, plutôt d'un mode opératoire spécial de *cholécystostomie en un temps*.

Nous verrons plus tard que M. Robson a imaginé, pour la cholécystostomie également, un procédé analogue.

*b*) Sendler, dans un premier cas, a suturé le *péritoine pariétal détaché* des bords de la paroi abdominale, avec la vésicule profondément située, ouverte, puis refermée, mais qu'il n'ouvrit que secondairement. Là encore, en réalité, il s'agit d'un procédé particulier de *cholécystostomie en deux temps.*

Dans un second fait, la vésicule étant ouverte, il procéda de la même façon; mais alors il fit une *cholécystostomie en un temps, à fixation dernière*, par ce manuel opératoire spécial.

2° *Péritonéo-épiplooplastie*. — Lauenstein va plus loin que Riedel; et, quand le péritoine ne descend pas assez, il combine l'*épiplooplastie* à la *péritonéoplastie*, c'est-à-dire qu'il utilise le grand épiploon, qu'il amène au voisinage de la vésicule.

Mais, pour le détail de toutes ces variantes opératoires, nous renvoyons aux chapitres des opérations qui traitent des *tailles vésiculaires*, car c'est là vraiment où elles doivent être décrites avec tous les détails nécessaires.

4° Drainage et Tamponnement. — Quand il existe une *dénudation hépatique*, ou lorsqu'on a fait des dégâts assez sérieux dans le magma des adhérences, il est bon de *drainer*, par prudence, la cavité sous-hépatique. D'après Longuet, ce drainage conviendrait surtout aux cas d'opération exécutée en pleine poussée douloureuse, c'est-à-dire à cette époque où une réinoculation est plus facile.

\* \*

**Suites**. — Il n'y a rien à dire des *suites opératoires proprement dites*, qui, à notre époque, doivent être *simples*.

En ce qui concerne les *résultats éloignés*, au début, on a eu quelques insuccès fonctionnels (Keén et Musser, Terrillon, Bœckel, Riedel, etc.); mais, actuellement, les guérisons définitives ne se comptent plus, depuis la première, qui paraît remonter à 1878, et est due à Brown.

Comme l'a dit Longuet, il n'est pas douteux que, par la suite, cette opération donne de très brillants résultats, si on l'applique surtout aux cas où elle est indiquée, c'est-à-dire à ceux où l'inflammation du *péritoine péribiliaire* (Longuet a dit *péricystique*, mais nous croyons devoir généraliser son idée) est tout, et où l'inflammation des *voies biliaires* elle-même est au second plan.

**Indications**. — Les indications de la laparotomie parabiliaire sont assez complexes, mais peuvent cependant être ramenées à deux principales, comme nous l'avons déjà signalé.

I. *Laparotomie exploratrice.* — Dans nombre de cas, on n'intervient ainsi que pour obtenir un diagnostic précis. C'est donc ici l'*exploration* à faire, qui constitue l'indication bien nette; et on ne discute plus aujourd'hui pour savoir si c'est là une opération de mise dans tous les cas de diagnostic hésitant. C'est là désormais une question jugée. Dès que le moindre doute subsiste, on est autorisé à ouvrir l'abdomen, pour se renseigner au maximum, et agir ensuite comme il convient.

On peut ajouter que cette exploration n'est jamais grave, du moins quand on n'opère pas trop tard, c'est-à-dire quand les lésions sont devenues incurables. On doit donc, en pratique, la proposer le plus tôt possible [Czerny, Kehr, Weiss, Segond (1892), Michaux, Roberts (1893), Quénu (1895), etc., etc.].

II. *Laparotomie thérapeutique.* — 1° *Calculose.* — Dans d'autres cas, soit avant l'opération, soit au cours de la laparotomie exploratrice, on a reconnu l'existence d'*adhérences* et de *brides fibreuses parabiliaires*; et on se décide, de parti pris, à les détruire. Dans ces circonstances, on a obtenu des résultats variables suivant les faits. Rappelons seulement que Kehr et Czerny, jusqu'en 1898, ont publié chacun vingt cas de ce genre, suivis de succès.

*a)* Les processus fibreux dont nous parlons sont ordinairement la conséquence de la *lithiase biliaire*, et sont alors véritablement intenses. Parfois les calculs, cause de tout le mal, sont encore en place; et, si l'on intervient alors directement contre eux, en même temps que contre les adhérences, on obtient souvent d'excellents résultats. On connaît beaucoup de faits de cette nature.

*b)* Mais, d'autres fois, les *calculs ont disparu*; la lithiase est guérie; et cependant il y a encore des synéchies péritonéales ou intestinales, des adhérences avec le pancréas et le côlon, l'épiploon gastro-hépatique, de véritables gâteaux d'induration au pourtour de la vésicule, etc. C'est l'infection, préalable ou concomitante, qui a continué à évoluer, et qui a déterminé ces lésions importantes de *péricholécystite*, les calculs ayant filé dans l'intestin soit par le cystique (Thornton), soit plutôt par une fistule spontanée cholécysto-intestinale [Gould (1865); Frænkel (1872); Czerny, 4 cas; Terrier (1894); Peabody (1896), etc.].

2° *Infections.* — On sait que les *infections biliaires* pures, sans lithiase, peuvent amener encore de semblables synéchies, et cela est surtout démontré pour les cholécystites franchement infectieuses; mais, comme ces faits sont très difficiles à différencier des précédents, nous n'insisterons pas sur cette distinction pathologique.

Dans d'autres cas, témoins ceux de Routier (1891), Roberts
(1893), Quénu (1898), une telle laparotomie peut agir efficacement
peut-être, en déplaçant des *bouchons muqueux dans les voies
biliaires principales*. On explique ainsi la disparition d'accidents
ictériques intenses, à la suite de laparotomie paracholédochienne,
dans les cas où l'on n'a pas eu d'adhérences à détruire.

En tous cas, quand on opère dans ces dernières conditions, les
chances de succès sont moins nombreuses ; et, au début surtout de
ces sortes d'interventions, on a eu des déboires. Actuellement
qu'on sait mieux se reconnaître dans ces adhérences péribiliaires,
on les fouille et on les dissocie avec plus de soin. Le traumatisme
opératoire étant moindre, on a plus de succès ; et tout porte à
croire que le nombre des guérisons ira chaque jour en augmen-
tant. Ces guérisons sont, par contre, très durables, car on cite un
cas de Tillmann (1895) à succès persistant au bout de six ans.

3° *Traumatismes*. — Cette laparotomie est évidemment indiquée
d'une façon formelle, toutes les fois que le diagnostic de *plaie*
ou de *rupture des voies biliaires* a été posé d'emblée. Certains
auteurs discutent encore pour savoir s'il ne vaut pas mieux attendre les événements, c'est-à-dire la localisation de l'épanchement
biliaire (qu'on pourrait *ponctionner* ultérieurement, si besoin
est), au lieu d'intervenir d'emblée, et citent des statistiques (Faure).

En réalité, celle qui a trait aux interventions d'emblée (Terrier et
Auvray) est assez favorable et très démonstrative pour nous [Cas
de Routier (1893), Reynier, (1894), H. Delagénière (1897), etc.].

Quand la rupture ou la plaie est petite, on s'efforcera de faire
une *suture* oblitérante, après évacuation de la bile épanchée (Dalton, Kehr) ; mais, si on ne peut y parvenir, on fera un *tamponnement*
parabiliaire sérieux, ou au moins un simple *drainage* (Faure, etc.).

Dans certains cas, où la vésicule était tout à fait déchirée, on a
été obligé de l'extirper (Dixon). Dans les cas de rupture complète
des voies principales, quoiqu'en dise Faure (1895), on pourrait
essayer de rétablir le cours de la bile par une suture ; ce n'est que
si l'on échouait que l'on devrait songer à une anastomose, à
une greffe, ou, en désespoir de cause, au tamponnement.

Kehr et Czerny ont fait des *laparotomies secondaires* pour divers
accidents post-opératoires (hémorragies, etc.).

## CHAPITRE IV.

## 617.5551.892

## CATHÉTÉRISME DES VOIES BILIAIRES.

**Définition.** — On appelle *cathétérisme des voies biliaires* l'introduction, dans les conduits vecteurs de la bile, d'instruments d'exploration, désignés sous le nom de *cathéters*, et destinés à permettre d'étudier les particularités intérieures de ces canaux, à l'aide du toucher médiat.

**Synonymie.** — *Sondiren der Gallenwege* (Rose). — *Sondirung* (Langenbuch).

**Historique.** — Cette manœuvre opératoire ne date pas de longtemps, puisque les premières tentatives remontent non pas à J.-L. Petit (1743) (1), comme on le répète sans cesse (même Faure en 1899), mais bien à Rose et à Meredith (1884) ; Parkes (1885) ; Willet (1886); Kappeler, Ohage, Zagorski (1887); von Winiwarter, Torrance, Krönlein, Courvoisier (1888); Gersuny (1889), etc., etc.

Mais le premier travail spécial sur cette opération ne date que de 1890, et il est dû à Edmond Rose. En réalité, il ne s'agissait pas là d'une étude d'ensemble ; celle-ci n'a été faite qu'en 1891, par des auteurs français, Terrier et Dally, il est vrai d'une façon magistrale.

D'autres chirurgiens, de l'École de Terrier, et en particulier Calot (1890) ; H. Delagénière (Le Mans), puis Fontan (1891 ; Morris (1895), Mac Burney, etc., se sont aussi occupés de la question plus récemment. Mentionnons enfin les courts chapitres des livres de Courvoisier (1890), Langenbuch, Waring (1898), et surtout l'article, plus important, de J. L. Faure (1899).

Depuis le mémoire de Terrier et Dally, c'est une manœuvre d'exploration biliaire qui a pris une très grande place dans cette chirurgie spéciale. Elle est aujourd'hui pratiquée par tous les opérateurs.

---

(1) J. L. Petit n'a pas fait le *cathétérisme explorateur*, mais le *refoulement d'un calcul situé dans une fistule* : ce qui n'est pas la même chose comme nous le verrons plus loin.

**Variétés**. — On peut distinguer deux sortes de cathétérisme, d'après Marcel Baudouin.

1° Le *cathétérisme rétrograde*, dans lequel les instruments sont introduits par la *vésicule ouverte*, après laparotomie, ou par une *fistule biliaire* préexistante. C'est la variété la plus connue, depuis les recherches de Rose, Courvoisier, Terrier et Dally, etc.

2° Le *cathétérisme normal*, ou *direct*, dans lequel le cathéter est introduit directement par le *cholédoque*, après *duodénotomie exploratrice*, méthode qui a été recommandée par Mac Burney dans ces dernières années.

**Manuel opératoire**.— Pour pratiquer le cathétérisme des voies biliaires, par l'une ou l'autre voie, il faut se munir de *cathéters* ad hoc, c'est-à-dire aussi *fins* que possible.

*Instruments*. — On peut employer diverses sortes d'instruments, fabriqués soit en *métal*, soit en *caoutchouc*, soit en *gomme élastique*.

Les *instruments métalliques*, autrefois utilisés par Meredith, Ohage, Torrance, von Winiwarter, Krönlein, Fontan, H. Delagénière, etc., sont aujourd'hui presque abandonnés; ils sont d'un maniement trop difficile. Ce ne peuvent être que des *stylets* flexibles et assez longs, une sonde cannelée (Faure), une petite sonde d'argent (Fontan), un Beniqué (H. Delagénière), etc., pouvant refouler les calculs, mais susceptibles aussi de déchirer des voies biliaires friables (*Refoulement par cathéter*).

Fig. 157. — Bougie filiforme droite, pour le cathétérisme des voies biliaires.

On emploie aujourd'hui de préférence les petites *bougies*, *en gomme élastique*, qui servent pour l'urètre. On en aura à sa disposition de différentes grosseurs, droites (*Fig.* 157), ou tortillées (*Fig.* 159). On peut même en prendre à armature métallique : ce qui permettra, à l'aide d'un dispositif spécial de fixation, analogue à celui imaginé par Marcel Baudouin pour l'urètre (*Fig.* 158) par exemple, de les laisser en place dans les voies biliaires (comme

Fig. 158. — Ajutage-fixateur de fines bougies armées, de Marcel Baudouin.

on le fait pour les voies urinaires inférieures), lors de fistule cutanée par exemple, ou lorsqu'on veut obtenir une dilatation

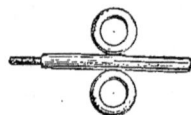

(*Cathétérisme dilatateur* ou *Bougirage*). Terrier et Dally ont recommandé des bougies en baleine, plus résistantes que les bougies en gomme.

Quand les voies biliaires sont nettement dilatées, on peut utiliser aussi de petites *bougies coniques* de même nature (*Fig.* 160), ou

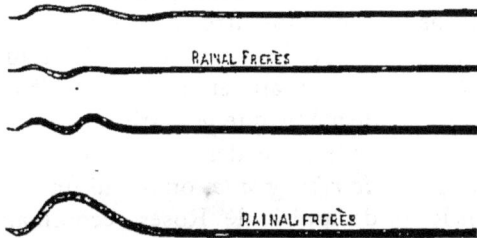

Fig. 159. — Bougies filiformes tortillées, utilisables pour le cathétérisme des voies biliaires.

des *sondes en caoutchouc rouge*, d'un volume encore plus grand. sondes qui ont l'avantage de posséder un canal intérieur et de

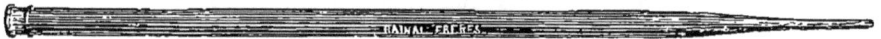

Fig. 160. — Petite bougie en gomme élastique.

pouvoir être laissées en place pour un *drainage canaliculaire* du cholédoque ou du cystique.

Quand le cathétérisme est pratiqué par l'intermédiaire d'une *fistule* biliaire ancienne, on peut se dispenser de l'anesthésie ; mais il faut savoir que la manœuvre est toujours des plus douloureuses, non seulement pendant l'introduction des instruments, mais encore quelque temps après que la bougie ou le cathéter a été retiré.

## I. — Cathétérisme rétrograde par la vésicule.

**Technique opératoire.** — S'il n'y a pas de règles précises pour · cette manœuvre, comme l'ont déclaré Terrier et Dally, il n'en est pas moins utile de connaître certaines notions qui la faciliteront, comme le déclare avec raison J.-L. Faure.

La *cholécystostomie* étant faite et la vésicule débarrassée, grâce à une large ouverture, de même que le cystique, des calculs qu'elle contient, pour explorer le reste des voies biliaires, c'est-à-dire le le cholédoque, par *voie rétrograde*, on prend une petite bougie et l'enfonce dans le col de la vésicule. Rose a recommandé le cathéter français n° 12 de la filière Charrière (4 mm.); mais, les points

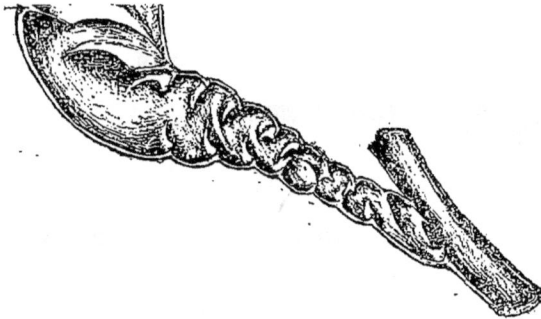

Fig. 161. — Configuration générale du canal cystique. — Valvule de Heister, vue de profil. Sinuosités et brides du canal.

rétrécis n'acceptant guère que le n° 8 (2 mm. 2/3), J. L. Faure préconise une bougie en gomme des ·n°s 3, 4, 5 ou 6. Terrier et Dally ont employé des bougies en baleine, à extrémité droite, un peu plus rigides, pouvant parfois forcer les valvules. Fontan a utilisé une bougie conique urétrale, n° 8 ou 10; voire même une sonde en argent de petit calibre, dont la courbure avait été redressée suivant la direction des canaux biliaires.

Si l'on procède avec douceur, malgré la valvule de Heister (*Fig.* 161), on pénètre dans le conduit, après quelques tâtonnements, en s'efforçant de contourner la valvule.

Une fois dans le cystique, en imprimant à la bougie de petits mouvements circulaires, on la fait pénétrer peu, à peu dans le cholédoque. Après une légère résistance, correspondant à l'orifice duodénal du cholédoque, on tombe dans l'intestin, et la bougie semble alors s'enfoncer librement : cela, bien entendu, quand il n'y a pas d'obstacle pathologique (*Cathétérisme explorateur*).

Quand le cholédoque est obstrué, on éprouve de suite une résistance, et, la bougie ne passant pas, il est prudent de chercher, par la palpation, à reconnaître la nature du corps qui l'arrête.

Quand on l'a enlevé, on recommence à nouveau, pour vérifier l'état des parties, après évacuation des canaux (*Cathétérisme vérificateur*).

Il ne faut jamais, comme on le pense bien, essayer de franchir l'obstacle, même avec un cathéter mou, alors même qu'on croirait qu'il n'y a pas en réalité de corps étranger dans les conduits. On risquerait de commettre des déchirures, malgré la souplesse de l'instrument. Il faut procéder avec la plus grande douceur et s'arrêter, dès qu'on éprouve une notable sensation de résistance.

Si avec une seule bougie on ne parvient pas à passer, on peut en prendre *deux* ou *trois* à la fois, et les introduire toutes ensemble. L'une d'elle franchit souvent l'obstacle. Parfois, des essais répétés mènent à un résultat, qu'on n'attendait plus. Il peut être parfois utile d'en couder ou d'en *tortiller* l'extrémité (*Fig.* 159), de façon à la faire pénétrer, par un mouvement en pas de vis, au milieu des sinuosités du cystique.

H. Delagénière, J. L. Faure ont employé une sonde cannelée. Le premier de ces auteurs a même utilisé un Beniqué n° 24, et Fontan, un Béniqué n° 28 ; on peut recourir avec profit à des Béniqué à bougie conductrice filiforme.

*Difficultés*. — Mais il ne faudrait pas croire que le cathétérisme des voies biliaires soit toujours possible. En raison de la constitution anatomique des voies biliaires normales [J. L. Faure (1890), Hendrickson (1898), etc.] d'une part (*Fig.* 161), et, d'autre part, du développement si fréquent des brides muqueuses du cystique à l'état pathologique (Hartmann, etc.), il est souvent difficile, et parfois même impossible d'introduire dans le cystique et le cholédoque le moindre cathéter.

Chez l'enfant, l'opération est toujours délicate, en raison de l'étroitesse toute particulière et des sinuosités des conduits (Rose). Chez l'adulte, au niveau du col de la vésicule, la *Valvule de Heister* (*Fig.* 162 et 163) peut, en outre, arrêter la marche de l'instrument ; et, ce n'est que, si l'on se souvient de sa constitution anatomique précise, qu'on pourra parfois la tourner, et ne plus venir buter contre sa face vésiculaire. Quand la sonde est mal dirigée, elle s'arrête à ce niveau. et peut se replier dans le bassinet de la vésicule.

Les *sinuosités du cystique* sont aussi gênantes; mais elles n'arrêtent pas l'instrument bien manié. Il n'en est pas de même des *brides valvulaires* de ce canal, qui peuvent complètement barrer la route, surtout au niveau du *carrefour biliaire* (Rose) (1). Dans ce cas, on ne peut arriver, quoiqu'on fasse, dans le cholédoque; et il faut recourir à d'autres manœuvres (insufflation d'air, etc.).

Si l'on pénètre dans le conduit principal, on n'est guère arrêté ensuite, à moins d'obstacle pathologique, qu'à *l'ampoule de Vater*, parfois infranchissable elle-même.

Il ne faut pas oublier toutefois que ces difficultés sont surtout théoriques, et plus grandes sur le cadavre que sur le patient. En effet, quand on est appelé à pratiquer cette petite opération, il s'agit toujours de *malades adultes*, et presque toujours de voies biliaires plus ou moins *dilatées* ; par conséquent le cathétérisme est facilité d'autant.

Dans des cas spéciaux seulement, le cystique est rétréci dans toute son étendue et l'introduction de la sonde véritablement délicate. Depuis qu'on pratique couramment des opérations sur les voies biliaires, on s'est aperçu que ce cathétérisme était en réalité beaucoup plus aisé qu'on ne l'avait prétendu au début. Il y a seulement là un petit tour de main à attraper, comme pour le cathétérisme de l'urètre, tour de main qui n'effraie plus personne, s'il peut parfois échouer, quoi qu'en pense encore J.-L. Faure, en 1899.

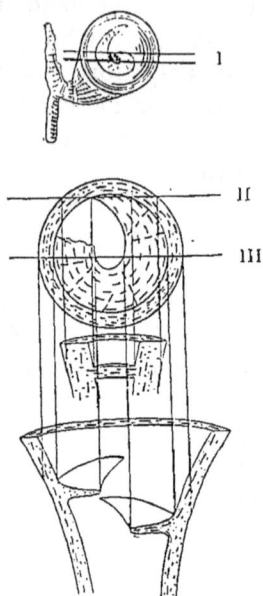

Fig. 162 et 163. — Coupe schématique du canal cystique de l'homme (en projections verticale et horizontale), montrant la constitution de la *Valvule de Heister*. qui gêne dans la lithectomie et le *cathétérisme* des voies biliaires. — *Légende* : I, valvule vue de face, à un petit grossissement ; II, valvule vue de face, à un plus gros grossissement ; III, détails de la musculature de la valvule. — En bas, la valvule vue en coupe verticale latérale et centrale (D'après W. F. Hendrickson).

(1) Le *carrefour biliaire* est le point où se réunissent les trois canaux hépatique, cholédoque et cystique.

## II. — Cathétérisme normal par le Duodénum.

Le *cathétérisme direct*, c'est-à-dire par l'intérieur du duodénum, est aussi aisé que le cathétérisme rétrograde. Ici, il n'y a pas de valvule de Heister à redouter. On a sous les yeux la *papille* et l'*orifice duodénal*, qu'on peut à la rigueur *dilater de visu*. Il n'y a

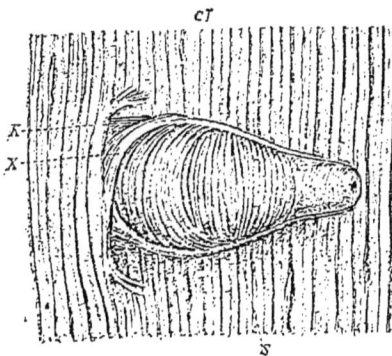

Fig. 164. — Musculature, chez l'homme, spéciale à la troisième portion du canal cholédoque, c'est-à-dire à son abouchement dans ·le duodénum (D'après W. F. Hendrickson). — *Légende:* CI, ( couche circulaire interne de la paroi intestinale; K, fibres musculaires provenant du canal de Wirsung et se prolongeant sur le cholédoque; X, fibres musculaires de l'origine du canal de Wirsung s'arrêtant sur l'origine du cholédoque; S, muscle entourant l'origine du cholédoque. (La muqueuse, la *muscularis mucosa* et la sous-muqueuse de l'intestin ont été enlevés).

qu'à y introduire avec précaution un cathéter, en métal ou non (ici les petits instruments métalliques sont peut-être préférables, parce qu'ils ne sont pas dangereux et renseignent mieux), et à le pousser tout doucement (*Fig.* 164).

S'il n'y a pas d'obstacle, on va de suite jusque sous le foie par l'hépatique; et, en inclinant au carrefour, on peut même s'engager dans le cystique. S'il y a des calculs dans la portion rétro-duodénale, on les sent immédiatement; et, après les avoir enlevés par l'orifice duodénal, on peut continuer à nouveau l'exploration de l'*hépatique*. Mac Burney, qui a beaucoup insisté sur les avantages de ce cathétérisme, affirme avec raison qu'il permet d'explorer le cholédoque et l'hépatique tout entier (Marcel Baudouin).

*    *
*

**Suites.** — L'opération ne présente aucune gravité par elle-même. Elle ne devient dangereuse que lors de faute opératoire, comme par exemple dans le cas de *perforation de la paroi* des canaux par les cathéters, métalliques ou autres.

**Indications.** — Le cathétérisme des voies biliaires est une manœuvre opératoire des plus utiles, qui peut, dans nombre de cas, renseigner très nettement sur le contenu des conduits (*Cathétérisme explorateur*), et, dans quelques autres, permettre d'obtenir un effet *curatif* (*Cathétérisme thérapeutique*). Si on le combine, au moins avec l'*insufflation d'air*, sinon avec les *injections liquides*, il peut donner la solution des problèmes diagnostiques les plus délicats, comme par exemple celui de savoir s'il y a oui ou non un *rétrécissement simple du cholédoque*, une *occlusion* par *brides* des conduits, etc., etc.

1° *Cathétérisme explorateur.* — Il est évident que le cathétérisme rétrograde n'éclaire pas beaucoup le chirurgien sur la *lithiase* elle même, car les *calculs* sont aussi faciles à sentir à la *palpation* de l'extérieur des conduits qu'à l'aide d'un instrument introduit dans leur intérieur ; mais, dans certains cas toutefois, il peut faire soupçonner de *petites concrétions*, profondément situées, placées dans l'ampoule de Vater par exemple.

En tous cas, chaque fois qu'il existera une *fistule* biliaire, chaque fois qu'on ouvrira la vésicule (*cholécystotomie*), il sera indiqué de le pratiquer, puisqu'il ne saurait présenter le moindre inconvénient, s'il est effectué avec prudence.

Dans le cas de fistule, l'exploration peut être prolongée plus longtemps, et, bien entendu, répétée. Dans les autres circonstances, il y a avantage à ne pas insister, si l'on ne réussit pas au bout de quelques tentatives. On peut, en effet, parfaitement se passer, à la rigueur, des renseignements fournis par cette manœuvre.

De même, dit Mac Burney, on retirera du cathétérisme normal de réels bénéfices ; et on y aura recours après toute *duodénotomie exploratrice*.

2° *Cathétérisme thérapeutique.* — Le cathétérisme peut être curateur dans quelques circonstances.

1° Grâce à lui, en effet, on peut *désobstruer* un canal, le cystique ou le cholédoque, d'un petit calcul non enclavé ; et il constitue alors une petite manœuvre particulière qu'on peut appeler le REFOULEMENT *des Calculs par l'intérieur des voies biliaires*.

Ce refoulement peut être tenté dans le cas de *calculs situés dans une fistule biliaire* ; et, si l'on réussit, il devient une opération curatrice. C'est ce qu'a fait Rose (1884), dans un cas qu'il a pu guérir complètement, grâce à une autoplastie ultérieure de la fistule.

C'est là l'opération que paraît avoir tentée J. L. Petit, et qu'a faite Parkes en 1885. Étant donné ce que nous savons actuellement de la constitution des voies biliaires, cette manœuvre peut être impossible et même dangereuse ; on n'y recourra donc qu'avec circonspection.

Même dans les cas de fistules spontanées ou opératoires, on ne tentera de refouler les calculs dans l'intestin qu'avec la plus extrême prudence.

2° Von Winiwarter et Zagorski ont, en outre, employé le cathétérisme des voies biliaires, comme *moyen de Dilatation*. Ce cathétérisme dilatateur, auquel on pourrait peut-être réserver le nom de Bougirage, aurait été utilisé, dans ce cas, contre certains *rétrécissements* des voies biliaires.

Nous doutons fort toutefois qu'il donne jamais d'éclatants et d'indiscutables succès.

# CHAPITRE V

## 617.5551.811.

## INJECTIONS DANS LES VOIES BILIAIRES.

**Définition**. — On peut faire des *injections* de liquides divers dans les voies biliaires, tantôt par la vésicule préalablement ouverte dans ce but spécial, tantôt par une fistule biliaire cutanée persistante, tantôt même par l'intérieur du duodénum ouvert pour d'autres raisons.

**Historique**. — Les *injections intrabiliaires*, qui ont été pour la première fois étudiées dans leur ensemble par Marcel Baudouin (1894), ont été préconisées dès 1866 par Luton (de Reims), pour le traitement des fistules rebelles de la vésicule. Cet auteur eut recours à l'*iode*, c'est-à-dire à une substance modificatrice.

En 1878, Chaudron proposa également de dilater les fistules biliaires avec de l'*eau chaude*. Mais ce fut Taylor qui, en 1888, employa pour la première fois ces injections d'eau dans le but de détacher des calculs, inclus dans une vésicule qu'il venait de cholécystotomiser.

En 1886, Landerer suivit l'exemple de Luton pour guérir une fistule consécutive à une taille. Holfmokl, en 1887, eut recours de son côté au *chlorure de zinc* pour un cas analogue.

Hans Kehr et von Winiwarter, en 1890, John Walker (1891), puis, en 1892, Mayo Robson ; enfin, en 1894, Fontan, en France, eurent également recours à ces injections, mais alors *au cours d'opérations biliaires réglées*, à l'imitation de Taylor. Les chirurgiens allemands ont utilisé, comme lui, *l'eau tiède* à basse et forte pression, puis l'*huile* et la *glycérine* (J. Walker), dans le but de désobstruer mécaniquement les voies biliaires et surtout le cholédoque, le liquide devant entraîner avec lui, dans l'intestin ou par la plaie, grâce à un courant aussi intense que possible, les calculs arrêtés dans les conduits biliaires. Cette petite manœuvre aurait pu également ment être d'un certain secours dans des cas de *lithotripsie*.

Mayo Robson, au contraire à l'imitation de John Walker, a injecté de *l'éther*, mélangé avec de la *térébenthine*, évidemment dans l'espoir de dissoudre sur place des concrétions biliaires, mais aussi pour faciliter la désobstruction, par un procédé purement mécanique. Quant à Fontan, il s'est borné à employer de l'éther pur.

Marcel Baudouin, dans son mémoire (1894), a insisté, de son côté, sur la valeur des injections faites specialement en vue de l'*antisepsie* des voies biliaires.

En 1895, enfin, Brockbank a préconisé à nouveau les injections d'*huile d'olive* ou d'*oléine*, dissolvants puissants des cholélithes. Il a recommandé l'huile *chaude*.

**Variétés.** — On doit distinguer : 1° Les *injections dans les fistules biliaires*; 2° les *injections rétrogrades pratiquées au cours d'une opération sur la vésicule* ; 3° les *injections directes par le cholédoque* (Marcel Baudouin), celles-ci ne paraissant pas d'ailleurs avoir encore été utilisées, et ne pouvant consister qu'en une manœuvre tout à fait temporaire.

Nous ne nous occuperons ici que des injections pratiquées par la vésicule au cours d'une laparotomie, laissant de côté le traitement, par ce procédé, des fistules biliaires, traitement qui n'a pas d'intérêt pratique.

Les chirurgiens, qui ont eu recours à ces injections, ont pour-suivi trois buts : les uns, de dissoudre des calculs ; les autres, de les éliminer mécaniquement ; les derniers, de chasser les microbes des voies biliaires. Nous avons donc à décrire à part ces trois variétés d'injections :

1° Les *injections dissolvantes* de Robson et Fontan ;

2° Les *injections de chasse* des opérateurs allemands, dues en réalité à Chaudron et Taylor ;

3° Les *injections antiseptiques* (M. Baudouin) (1).

**Manuel opératoire.** — Rien à dire de particulier en ce qui concerne les précautions à prendre, les aides, etc.

*Instruments.* — Pour ces diverses injections, on n'emploiera pas de seringues, mais un simple *laveur*, fabriqué avec un petit entonnoir et un compte-gouttes en verre, stérilisés à l'étuve (*Fig.* 165), et un tube en caoutchouc bouilli. L'injection antisep-tique sera toujours préparée avec de l'eau stérilisée et conservée

---

(1) Pour être complet, il faudrait y adjoindre les *injections modificatrices* (iode et *chlorure* de zinc, etc.), destinées à traiter les *fistules biliaires*. (Voir : *Cautérisation* des Fistules).

dans des vases bien clos, eux-mêmes stérilisés. On pourra même ne faire que des injections *aseptiques*, c'est-à-dire avec de l'*eau stérile*, comme dans les autres opérations abdominales.

I. INJECTIONS DISSOLVANTES. — Les injections, faites avec de l'éther, de la térébenthine, ou toute autre substance analogue, huile d'olive, etc., sont bien nettement des *injections dissolvantes* (Robson, Fontan, etc.).

Elles ont à dissoudre dans le cholédoque soit un amas de fins *graviers*, sorte de boue biliaire, résultant du mélange du sable biliaire avec de la bile épaissie; soit des *calculs*, plus ou moins volumineux, qui d'ordinaire sont assez gros.

L'expérience a prouvé depuis longtemps qu'elles ne sauraient dissoudre les calculs, si petits soient-ils.

En ce qui concerne la *boue biliaire*, leur rôle ne paraît pas plus efficace. Aussi cette variété d'injections a-t-elle été complètement abandonnée. On ne croit plus à la possibilité de leur action dissolvante, malgré les faits de E. Brockbank, qui a décrit avec soin la technique de cette petite opération ; malgré la confiance aveugle qu'ont encore certains médecins en certaines substances de même valeur, administrées à l'intérieur !

II. INJECTIONS DE CHASSE. — Les injections dans les canaux biliaires peuvent être destinées, d'autre part,

*Fig.* 165. — Laveur pour les voies biliaires.

à expulser les calculs soit dans l'intestin, soit dans la vésicule, soit par une fistule. Mais ces *injections de chasse*, ces irrigations vraies, essayées par Kehr et von Winiwarter, après Taylor, faites avec de l'*huile*, de la *glycérine* et surtout de l'*eau tiède*, n'ont pas donné tous les résultats qu'on attendait d'elles.

Il est bien difficile, en effet, au petit courant d'eau, qui peut s'engager dans un cholédoque enflammé, de mobiliser un calcul, à moins qu'il ne soit tout petit et placé presque à l'embouchure du cystique. En fait, on n'y parvient pas (Kehr).

Ces injections de chasse semblent donc ne pas avoir à leur actif un avenir beaucoup plus sérieux que les injections dissolvantes.

III. INJECTIONS ANTISEPTIQUES ET ASEPTIQUES. — En est-il de même d'une autre variété d'injections, qui jusqu'ici ne paraissent

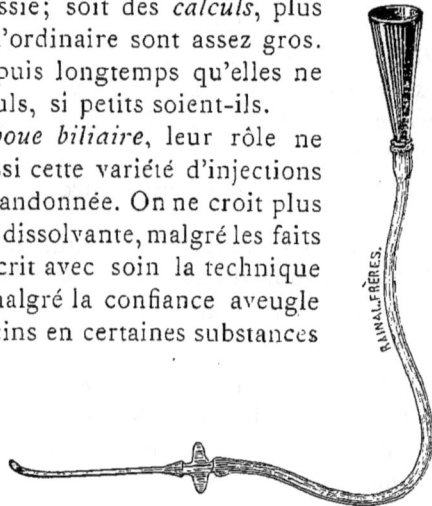

niavoir été recommandées, ni avoir été souvent mises en pratique ? Nous voulons parler des *injections antiseptiques* et *aseptiques*.

L'on pourrait essayer dans ce sens, très peu de jours après la cholécystostomie par exemple, soit l'*acide borique*, soit même le *permanganate de potassium*. Mais, jusqu'à présent, en dehors d'Alexander qui, en 1885, a utilisé l'acide borique, personne, à ce que nous sachions, n'a encore employé ce petit moyen.

Rien n'empêcherait d'avoir recours aussi à l'eau *stérilisée simple*, sans trop espérer, bien entendu, d'aboutir au résultat obtenu par von Winiwarter, recherché par Kehr, mais dans le but de nettoyer le cholédoque, d'enlever mécaniquement les microbes qui vivent à la surface des voies biliaires, et partant, de diminuer l'infection et la tuméfaction de leur muqueuse.

**Indications.**— Les injections dans les voies biliaires ont donc désormais pour but, non plus de dissoudre les calculs, — ce qui est une prétention exagérée — ; non plus de les faire sortir par la fistule, — but qui sera difficile à atteindre, quand ils seront bien fixés — ; non plus de les repousser dans l'intestin, — ce qui n'est guère plus facile à obtenir, dans les conditions anatomo-pathologiques où l'on se trouve placé d'ordinaire — ; mais bien d'agir directement sur la cause réelle, qui maintient le cholédoque en partie oblitéré et empêche le passage de la bile dans l'intestin, c'est-à-dire sur l'angiocholite, sur l'*infection* elle même.

C'est dire qu'aujourd'hui les injections aseptiques seules ont une valeur appréciable ; et qu'en face d'une infection tenace, ne disparaissant pas malgré la cholécystostomie, on sera autorisé à y avoir recours (Marcel Baudouin).

Il ne faut pas d'ailleurs leur attribuer une importance qu'elles ne sauraient avoir ; et il faut bien savoir que, si l'infection persiste, c'est plutôt en nettoyant mécaniquement le cholédoque, ou plutôt en le supprimant fonctionnellement, qu'on obtiendra le rétablissement du cours de la bile.

## CHAPITRE VI.

## 617.5551.813

## INSUFFLATION D'AIR DANS LES VOIES BILIAIRES.

**Définition.** — L'*insufflation des voies biliaires* consiste dans l'introduction d'air dans ces conduits à l'aide d'un appareil spécial, qui peut s'adapter soit sur la vésicule ouverte, après cholécystotomie, soit même au niveau de l'ampoule de Vater, après duodénotomie.

**Historique.** — La paternité de cette petite manœuvre opératoire, toute récente, paraît bien appartenir à Weller van Hook (de Chicago), qui l'a décrite dès le 28 septembre 1898. Il utilisa, dans son premier cas, un instrument assez analogue à une pompe de bicyclette et la canule d'un aspirateur. Mais cet auteur n'a parlé que de l'insufflation *rétrograde* ; Marcel Baudouin, de son côté, avait songé à l'insufflation *directe* des voies biliaires.

**Variétés.** — On doit donc décrire : 1° l'*insufflation rétrograde*, c'est-à-dire qui se pratique après une cholécystotomie (Van Hook) ; 2° l'*insufflation normale* ou *directe*, qui a été proposée par Marcel Baudouin, mais qui ne paraît pas encore avoir été appliquée.

**Manuel opératoire.** — Nous ne décrirons avec détails que l'insufflation par la vésicule, d'autant plus que l'appareil instrumental de Weller van Hook s'applique exclusivement à la variété d'insufflation dite *rétrograde*; mais nous montrerons qu'avec une légère modification dans l'outillage le même appareil pourrait servir pour l'insufflation par le duodénum.

*Instruments.* — Dans le but de faciliter l'insufflation, Weller van Hook a fait, depuis sa première observation, fabriquer par Sharp et Smith (de Chicago) un petit instrument spécial, qui consiste en une sorte de poire en caoutchouc, réunie, par un tube en caoutchouc, à un tube à glissière creux, muni d'un embout, tube que l'on peut introduire dans la vésicule biliaire par son extrémité présentant deux disques également métalliques (*Fig.* 166).

Dans l'avenir, il faudra s'arranger de façon à avoir un instrument absolument *stérilisable*, c'est-à-dire une poire en caoutchouc, analogue à celle des petites seringues à injection.

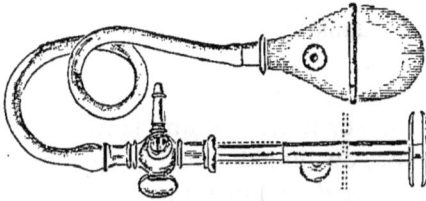

Fig. 166. — Appareil à insufflation de Weller van Hook (de Chicago), destiné à remplir d'air les voies biliaires, construit par Scharp et Smith (de Chicago) (1898). — *Légende :* A droite et en bas, tube à glissière, destiné à pénétrer dans la vésicule biliaire. — Le robinet permet d'introduire à volonté de l'air ou de maintenir la distension gazeuse. — Le pointillé indique le déplacement de la glissière de fermeture, quand la vis est desserrée.

On pourrait d'ailleurs se passer de cet instrument spécial et utiliser par exemple l'*Appareil Potain*, à condition de faire construire un *embout* un peu particulier à placer dans la vésicule ; mais l'asepsie serait peut être plus difficile à obtenir.

I. Insufflation vésiculaire. — Il faut, au préalable, faire une laparotomie paracholécystique, de façon à bien dégager au moins le fond de la vésicule ; mais, comme on désire explorer de la sorte toutes les voies biliaires, l'incision abdominale, si elle est latérale et verticale, devra être assez grande d'emblée, de façon à ce qu'on puisse bien avoir sous les yeux les parties les plus reculées de la loge sous-hépatique.

Après la laparotomie exploratrice, on incise la vésicule biliaire, dont le fond est placé sur le disque inférieur du tube de l'instrument, et maintenu sur lui à l'aide d'une suture en cordon de bourse, analogue à celle employée pour le bouton de Murphy, et qui l'applique facilement contre le disque. On fait ensuite glisser de haut en bas le disque supérieur sur la portion de la vésicule biliaire qui recouvre le disque inférieur ; et on maintient la paroi en position par une vis non mobile. Enfin un robinet d'arrêt à deux voies permet à l'opérateur d'augmenter ou d'abaisser, toutes les fois qu'il le juge bon, la pression qui existe dans les voies biliaires.

Pour pratiquer l'insufflation, après avoir mis en place l'appareil, il suffit de chasser de l'air dans la vésicule à l'aide de la poire en caoutchouc, après avoir eu soin de fermer le robinet d'échappement. Le refoulement de l'air doit être modéré et graduel, de façon à ce qu'on ne déchire pas, par une distension trop violente, les parois des conduits souvent altérés.

L'air se glisse d'abord dans le cystique, à travers les replis muqueux, se loge dans toutes les petites dilatations de ce conduit, puis gagne le cholédoque et l'hépatique. Quand l'hépatique et ses deux ramifications sont remplis, s'il n'y a pas d'obstacle insurmontable du côté du cholédoque, l'air file dans le duodénum.

Pour s'assurer de cette pénétration dans les voies digestives, il suffit de faire comprimer l'intestin au dessus et au-dessous de l'ampoule de Vater par les doigts de l'aide. On peut aussi, en exerçant alternativement une pression sur le duodénum tantôt en amont, tantôt en aval de l'embouchure du cholédoque, se convaincre que l'air insufflé pénètre rapidement dans l'intestin.

S'il y a, au contraire, une oblitération du conduit vecteur principal de la bile, toutes les voies biliaires se dilatent, et il est facile de trouver le siège de l'obstacle.

II. INSUFFLATION PAR LE DUODÉNUM. — Au cours d'une duodénotomie exploratrice pour affection du cholédoque, rien ne s'oppose à ce que l'on tente l'*insufflation directe* des voies biliaires par la papille ; mais il faudrait alors se procurer un embout, muni d'une gorge, qu'on puisse introduire et fixer dans l'ampoule de Vater par un mécanisme analogue à celui qui sert à faire sur le cadavre l'injection à la cire du cholédoque.

On ne connaît pas encore d'observation de cette nature.

**Suites**. — L'insufflation n'a pas le moindre inconvénient, quand elle est exécutée aseptiquement et avec modération.

La précaution à prendre consiste donc à choisir un outillage stérilisable, d'une puissance moyenne, de façon à être sûr de ne pas pouvoir dépasser la limite de résistance des parois biliaires altérées.

**Indications**. — Cette petite manœuvre pourra rendre de réels services, à côté du cathétérisme, et devra être tentée après ce dernier. Quand il y a des adhérences nombreuses et étendues au-dessous du foie, il est, en effet, à peu près impossible, même après une dissection soignée, de distinguer les voies biliaires, quand elles ne sont pas très distendues, ne contiennent pas de calculs, et quand les calculs ont filé dans le foie par l'hépatique.

L'insufflation permettra de les reconnaître, en les faisant saillir au fond de la région sous-hépatique. Grâce à elle, on pourra dépister une *cicatrice* ou un petit *néoplasme*, causant un rétrécissement ou de l'obstruction ; un *diverticule* d'un canal ; une *perforation*, menant à un abcès péri-canaliculaire ; etc.

On peut combiner, en outre, l'insufflation avec le cathétérisme et obtenir des renseignements encore plus précis, la distension gazeuse favorisant le passage du cathéter au pourtour d'un calcul.

Quand on a bien sous les yeux un canal ainsi distendu, il est plus facile de l'*inciser* et surtout de ne pas se tromper, c'est-à-dire de prendre un vaisseau sanguin pour un conduit biliaire.

## CHAPITRE VII.

617.3551.812

### DRAINAGE DES VOIES BILIAIRES.

**Définition.** — On appelle *drainage des voies biliaires* l'opération qui consiste à introduire un drain dans l'*intérieur* d'une partie quelconque des voies biliaires, après laparotomie préalable, de façon à assurer le libre écoulement au dehors, pendant un certain temps, de la sécrétion biliaire infectée.

**Historique.** — Le drainage des *voies biliaires accessoires* est connu depuis longtemps, depuis que l'on pratique l'ouverture de la vésicule. Mais le *drainage des voies biliaires principales* n'a guère été employé jusqu'à ces dernières années que d'une façon *secondaire*, soit après une hépaticostomie pour lithiase (Cabot, 1892), soit après une cholédochotomie (Kehr, Quénu, 1897 etc.).

Employé de parti pris, et *d'une façon primitive*, c'est-à-dire en dehors de toute calculose, pour la première fois par Kehr (d'Halberstadt) en 1897, il reste susceptible de prendre en chirurgie biliaire une certaine importance : ce qui nous engage à lui consacrer un chapitre spécial.

**Variétés.** — On doit distinguer, pour la clarté de l'exposition, les deux variétés très différentes de *drainage des voies biliaires.*

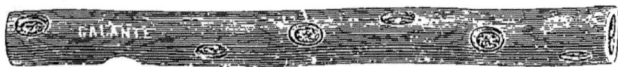

Fig. 167. — Tube à drainage assez gros, pour la vésicule biliaire (voies accessoires).

1° Le *Drainage des voies biliaires accessoires*, c'est-à-dire de la vésicule, et partant du cystique (*Fig.* 167).

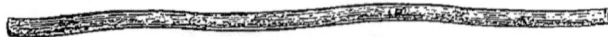

Fig. 168. — Tube à drainage, très petit, pour les voies biliaires principales.

2° Le *Drainage des voies biliaires principales*, c'est-à-dire du canal vecteur de la bile (*Fig.* 168).

Ces deux variétés méritent chacune une description distincte.

### I. — Drainage des voies biliaires accessoires.

**Définition.** — Le *drainage des voies biliaires accessoires* est celui qu'on établit d'ordinaire dans la *vésiculaire biliaire*. Toutefois, quand la vésicule manque ou est réduite à un cordon fibreux, on peut avoir à l'exécuter sur le *cystique* (Lennander).

**Manuel opératoire.** — *a) Drainage de la Vésicule.* — La *Cholécystostomie* est la manœuvre opératoire qui réalise le mieux la fistulation de la vésicule ; aussi renvoyons-nous à la description de cette opération pour tout ce qui a trait à cette manière de drainer les voies biliaires accessoires. Mais il ne faut pas oublier qu'il existe plusieurs façons d'exécuter ce drainage, soit qu'on complète l'ouverture et la fixation à la peau de ce réservoir par la mise en place d'un simple *drain* (*Fig.*167), allant de son col, c'est-à-dire de l'entrée du cystique, à la peau, soit qu'on utilise seulement un drain enveloppé de *bandelettes de gaze aseptique*, sans fixation du réservoir de la bile.

*b) Drainage du Cystique.* — Dans un cas, Lennander (1893) a fait un *drainage direct du cystique*. Après avoir isolé la vésicule avec une pince, il enleva un calcul de ce conduit et fixa un drain dans la *plaie du cystique* avec des fils de catgut, puis plaça autour de ce drain un tamponnement à la gaze, entourant également la vésicule intacte. Il fixa ensuite l'épiploon au-dessous et ferma la plaie. C'est le seul cas connu (Marcel Baudouin).

**Indications.** — Le *drainage cholécystique* rend les plus éclatants services. L'on peut même dire que c'est là une des opérations capitales de la chirurgie biliaire, car il donne des guérisons complètes et durables presque dans tous les cas d'*infections*, calculeuses ou non. C'est d'ailleurs la manière la meilleure d'obtenir la *désinfection* des voies biliaires, désinfection qui est la pierre de touche de presque toute la pathologie hépatique (Quénu, H. Delagénière, 1897), etc.

De plus, dans tous les cas, il *diminue la tension de la bile* en amont des régions obstruées ; ce qui aussi a une importance capitale, en permettant au malade de résister plus longtemps et plus facilement, quand on a d'autres opérations à lui faire supporter.

Mais insister plus longtemps sur ce point serait refaire ici l'histoire de la Cholécystostomie, opération à laquelle nous renvoyons le lecteur.

## II. — Drainage des voies biliaires principales.

**Définition.** — Le *drainage des voies biliaires principales* consiste à introduire un drain, soit dans l'hépatique, soit dans le cholédoque, de façon à remédier à un obstacle au cours de la bile située dans l'un ou l'autre de ces canaux.

**Synonymie.** — *Drainage du cholédoque* (Kehr). — *Drainage cholédocho-hépatique* (Marcel Baudouin).

**Variétés.** — On peut *drainer les voies biliaires principales* de plusieurs façons.

1º L'une est dite INDIRECTE, et, dans ce cas, on utilise les *voies biliaires accessoires*. Ce *drainage indirect* peut se faire (Lennander, etc.) soit au travers la vésicule et l'intérieur du canal cystique, en passant par le carrefour biliaire (*Drainage par voie cholécystique*) ; soit, quand la vésicule a été extirpée, à travers le cystique seul (*Drainage par voie cystique* ou *intracystique*). Bien entendu, cette variété n'est possible que lorsque les voies biliaires accessoires sont parfaitement perméables. Mais l'histoire de ce drainage, indirect ou intrabiliaire, qui exige l'emploi d'un drain très flexible (*Fig.* 168), rentre plutôt dans la description de la cholécystostomie; nous n'y insisterons donc pas ici.

2º L'autre mode de drainage est le drainage biliaire proprement dit, ou DIRECT ; il consiste dans l'*ouverture de l'Hépatique* ou plutôt du *Cholédoque*, et dans l'introduction dans cette incision même d'un drain, qui va directement du canal à la plaie abdominale, en passant, non plus à l'intérieur des voies biliaires, mais à travers la cavité péritonéale, dans la loge sous-hépatique.

Confondant à dessein le cas où l'incision porte sur le cholédoque ou sur l'hépatique, nous répétons que le véritable père de cette opération est bien Kehr, car c'est lui qui, le premier, a recommandé le *drainage primitif*, c'est-à-dire l'incision des voies biliaires principales, alors qu'il n'y a pas de calcul, dans le seul but d'assurer au dehors l'écoulement de la bile infectée. Etant donné, dès lors, le but poursuivi par Kehr, on conçoit qu'il n'y a pas d'intérêt clinique à faire deux études de ce drainage primitif, suivant qu'il porte sur l'hépatique ou le cholédoque, puisque ces deux modes d'opérer mènent au même résultat : issue directe de la bile infectée, en dehors des voies biliaires accessoires, qui peuvent avoir été au préalable enlevées.

Pour mémoire, il faut rapprocher absolument, de ce *drainage primitif et direct*, un autre mode de *drainage* menant au même but, tout en n'étant pas *biliaire* à proprement parler, mais bien plutôt *sous-hépatique*, et drainant la loge située au-dessous du foie et partant le canal vecteur de la bile ouvert. Ce drainage indirect a été employé dès 1890 par Hochenegg et utilisé depuis par tous ceux qui ont pratiqué la *cholédochotomie sans suture ;* mais nous n'avons pas à nous y arrêter ici.

**Manuel opératoire.** — L'opération ne diffère en rien d'une cholédochotomie ordinaire, quand on draine par le cholédoque, ou d'une hépaticotomie, si on veut placer le drain directement dans l'hépatique. Aussi nous bornons-nous à renvoyer le lecteur à la description de l'une et de l'autre de ces deux opérations, qu'il trouvera plus loin, et dont le drainage cholédochien ou hépatique n'est souvent qu'une des dernières manœuvres.

Toutefois, nous devons faire remarquer que, lorsqu'il s'agit de *drainage primitif*, c'est-à-dire d'une taille portant sur les voies biliaires principales, en l'absence de tout calcul biliaire, la recherche des conduits et même leur incision au bistouri n'est pas souvent très aisée. En effet, dans ces cas, la dilatation des voies biliaires, qui est la règle dans les cas de lithiase, manque ici, ou est extrêmement peu accentuée. Il en résulte qu'on ne distingue pas toujours facilement, au fond de la plaie, le cholédoque ou l'hépatique. C'est dans ces cas que l'insufflation d'air pourra être d'un très grand secours.

Il faut s'efforcer d'introduire l'extrémité du drain (*Fig.* 168) jusque dans le conduit biliaire, à travers la boutonnière qui a été pratiquée.

La seule objection qu'on ait faite à ce drainage est que la bile, d'ordinaire septique, peut tomber dans le péritoine et le contaminer. On remédie à cet inconvénient en isolant la grande cavité abdominale du foyer où passe le drain, et, pour cela, il suffit d'avoir recours à une *Epiplooplastie d'isolement*.

On se sert de l'épiploon gastro-hépatique, du grand épiploon, et du péritoine pariétal, pour constituer une petite logette, dont le fond répond à l'ouverture du cholédoque et la base à la peau.

On rétrécit l'incision de la paroi abdominale dans une certaine étendue par une suture à plusieurs plans.

**Suites.** — D'ordinaire la *bile* s'écoule et abonde pendant les quelques jours qui suivent l'opération ; mais la muqueuse biliaire ne tarde pas à revenir à son état normal, et bientôt l'écoulement se fait en partie dans le duodénum et en partie à l'extérieur. Les selles se colorent du troisième au cinquième jour, si elles étaient décolorées par suite d'obstruction biliaire. Dès que la voie est rétablie, ou dès que l'infection a disparu, si l'on enlève le drain, l'écoulement biliaire se fait peu à peu, sans avoir d'ailleurs donné lieu à une dénutrition appréciable. Cet écoulement peut atteindre près de 500 grammes par jour.

**Indications.** — D'après Kehr et Sprengel (1897), cette opération est indiquée dans les *angiocholites*, et dans bon nombre de cas d'*infections biliaires*, car elle amène très rapidement le dégagement des canaux infectés. Elle serait surtout tout à fait recommandable dans les formes *aiguës*, accompagnées de phénomènes réactionnels intenses et de douleurs violentes : ce qui est peut-être discutable.

Jusqu'à présent, ces deux auteurs seuls se sont prononcés en faveur de cette intervention. Elle aura d'ailleurs beaucoup de peine à détrôner l'opération extrêmement simple, qui réalise si bien le drainage des voies biliaires accessoires, c'est-à-dire la *cholécysto-stomie*, opération qui est susceptible de rendre exactement les mêmes services, en drainant les voies biliaires principales par l'intermédiaire du cystique et de la vésicule, et en utilisant des conduits naturels au lieu d'un appareil artificiel, susceptible de se déranger.

Certes on peut soutenir que le cystique, malade lui-même, a des chances de mal fonctionner parfois, comme canal de dérivation de la bile ; cela est indiscutable. Mais la nature des deux opérations n'étant pas à comparer, il est certain qu'on devra préférer l'ouverture, si facile, de la vésicule et sa fixation à la peau, à ce drainage cholédocho-hépatique, dans la grande majorité des cas.

Nous reconnaissons par contre que, pour les malades ayant subi au préalable une cholécystectomie, c'est une opération absolument rationnelle lors d'*angiocholite* subaiguë ou *chronique*, et peut-être même aiguë.

CHAPITRE VII.

**617.5551.893.**

## REFOULEMENT PAR L'EXTÉRIEUR DES CALCULS BILIAIRES.

**Définition**. — Lorsque des corps étrangers se trouvent fixés dans une partie quelconque des voies biliaires, on peut essayer, sans ouvrir les canaux, de déplacer et de refouler par l'extérieur ces objets dans une autre région, d'où, en raison de leur petit volume, ils pourront être éliminés plus facilement.

C'est là une opération à peu près spéciale jusqu'ici à la pathologie de la *lithiase biliaire*.

**Synonymie**. — Ce refoulement par l'extérieur, qui a été désigné sous le nom de *massage intra-abdominal des voies biliaires*, ne peut se pratiquer, avec quelques chances de succès, que le ventre ouvert. Il ne faut donc pas le confondre avec le *massage vulgaire de la région hépatique*, qui a été recommandé surtout au niveau de la *vésicule* (Helferich, 1894; Berne, 1898), et qui s'exécute sans opération exploratrice, c'est-à-dire par dessus la paroi abdominale. Mais cette dernière manœuvre, purement médicale au demeurant, est sans intérêt pratique, malgré les affirmations déjà anciennes de J. A. Comingor (1889), et peut même parfois être dangereuse, car on agit alors sans savoir dans quel état pathologique se trouvent les conduits biliaires sous-jacents; elle est loin d'être, pour nous, à recommander.

En tous cas, elle n'intéresse en rien le chirurgien, qui, lui, ne doit intervenir que lorsqu'il a les organes sous les yeux, c'est-à-dire après laparotomie.

**Variétés**. — 1º *Siège*. — Il existe plusieurs variétés anatomiques de ce refoulement intra-abdominal des calculs hépatiques, suivant que les concrétions siègent dans telle ou telle partie des voies biliaires.

C'est ainsi qu'on peut déplacer et refouler, après ouverture de l'abdomen, ceux qui siègent dans la *vésicule*, le *cystique*, le *cholédoque*, et même l'*hépatique*.

2º *Direction*. — *a)* Quand l'*arbre biliaire n'a pas été ouvert*, le seul refoulement qu'on puisse tenter avec avantage est celui qui dirige les calculs vers le duodénum. Au demeurant, c'est le procédé le plus simple, dans de telles conditions, puisque les matières intestinales pourront entraîner ensuite les calculs qu'on y aura chassés.

*b*) Quand, au contraire, on a à inciser *la vésicule*, il est plus logique de les refouler dans ce réservoir, d'où l'on pourra les extraire de suite, sans avoir besoin d'attendre les effets de la circulation intestinale.

On peut donc refouler les calculs du cystique, du cholédoque, ou de l'hépatique, soit d'un côté, soit de l'autre, théoriquement au moins, après cholécystostomie ; et même ceux de la vésicule, au moins vers le duodénum, sans être obligé de recourir à l'ouverture des voies biliaires.

Il existe aussi une autre grande variété de refoulement des calculs : celui qui s'exécute non plus par l'extérieur des voies biliaires, mais *dans leur intérieur* même, grâce à des instruments spéciaux.

Mais nous ne reviendrons pas sur cette manœuvre, que nous avons étudiée avec le cathétérisme des voies biliaires, et qui est bien différente de celle qu'ici nous décrivons.

**Manuel opératoire.** — Le ventre ouvert, et l'exploration terminée, pour pratiquer le refoulement, par l'extérieur, des calculs, qu'ils siègent en un point ou en un autre, il y a deux manuels opératoires : 1° le *Refoulement digital*; 2° le *Refoulement à l'aide d'instruments,* ou *Aiguillage des calculs.*

I. — Refoulement digital. — Le seul procédé à employer désormais est celui qui consiste à se servir de ses *doigts* pour exécuter le déplacement. Il a été préconisé par Jones (1878), puis Parkes et Maunoury (1885), Harley (1888), Wylie (1889) tout d'abord, puis tenté à différentes reprises, comme nous le verrons plus tard, en en étudiant les applications aux diverses parties de l'arbre biliaire.

Autant que possible, le chirurgien, après avoir protégé le champ opératoire avec des compresses stériles, pour parer à tout événement, en cas de rupture ou de déchirure des voies biliaires, saisit la concrétion biliaire entre le pouce et l'index, à travers la paroi biliaire, et s'efforce, par de petits mouvements de latéralité, d'abord de la dégager de la loge où elle se trouve, de façon à la rendre libre, puis de la refouler dans le sens qui lui paraît le plus favorable.

Chemin faisant, si l'on trouve un obstacle, après quelques essais pour le tourner, en imprimant au calcul de légers déplacements dans un sens ou dans l'autre, il sera très prudent de s'arrêter net, plutôt que de recourir à des instruments et surtout à la violence.

II. — AIGUILLAGE DES CALCULS. — Il ne faut pas, en effet, essayer de favoriser cette manœuvre avec des instruments, même les plus mousses. Et, en tous cas, à notre avis, il faut formellement condamner le procédé, un peu extraordinaire, qui consiste à combiner le refoulement à l'introduction, à travers les voies biliaires, d'*aiguilles* plus ou moins fines, à l'aide desquelles on s'efforce de faire cheminer les calculs : procédé qu'on peut désigner sous le nom d'*aiguillage des calculs*, mais qui est un excellent moyen de provoquer de graves déchirures des conduits, et par suite, des accidents très graves de péritonite. Pourtant des opérateurs, d'une compétence avérée en chirurgie biliaire, tels M. Robson (1892), Teale (1895), Kn. Thornton, y ont eu recours ; et, récemment même, M. Robson, dans son livre (1898), rapportait encore des succès (1).

Que, dans des cas particuliers, on ait pu y recourir et qu'il n'y ait point eu d'accidents, c'est indéniable. Malgré cela, pour nous, nous ne croyons ce procédé admissible que si les *aiguilles* sont introduites, non pas à travers la paroi des conduits, mais bien par une ouverture antérieurement faite, soit sur la vésicule, soit ailleurs ; mais il s'agit alors d'une tout autre manœuvre opératoire, qui doit rentrer dans l'étude des *lithectomies*, et non pas d'un procédé, plus ou moins comparable, comme l'*aiguillage* ci-dessus, à la ponction de la vésicule.

**Indications**. — En pratique, le refoulement, qui, au premier abord, paraît raisonnable et aisé, est réellement une opération très souvent délicate et parfois impossible, en tous cas dangereuse.

Les canaux biliaires ne sont pas, en effet, des voies où le déplacement des CALCULS, de forme ordinairement irrégulière, soit commode. Ils sont, en certains endroits au moins, parsemés de brides et de valvules, et quelquefois de rétrécissements pathologiques. D'un autre côté, les concrétions calcaires sont souvent trop grosses pour pouvoir les parcourir ainsi, sans frôler d'une façon trop désastreuse leurs parois.

Si bien qu'il s'agit, en réalité, d'une opération très aléatoire, qui ne convient qu'à très peu de cas, et que beaucoup de chirurgiens négligent aujourd'hui de parti pris, préférant recourir d'emblée à des procédés plus sûrs et bien plus rapides.

---

(1) L'*Aiguillage, sans laparotomie*, par simple ponction (Harley), sur lequel nous revenons plus loin, est encore bien plus dangereux et tout à fait à rejeter.

# CHAPITRE IX.

## 617.3331.84.

## CHOLÉLITHOTRIPSIE.

**Définition.** — On peut *écraser* souvent sur place des calculs fixés dans les voies biliaires, parce qu'ils sont en général d'une consistance assez friable. Cette opération, qui est comparable, dans une certaine mesure, à la lithotripsie intravésicale, et demeure, pour le foie, spéciale à la lithiase biliaire, a reçu le nom de *Cholélithotripsie* (Marcel Baudouin).

**Étymologie.** — χολή, bile ; λίθος, calcul ; τρίβω, broyer, écraser : *Écrasement des calculs biliaires.*

**Synonymie.** — *Cholélithotritie* est un terme à rejeter, car il doit s'appliquer plus particulièrement à un mode spécial de broiement, comme nous le verrons ci-dessous.

**Historique.** — Il ne faudrait pas croire que l'idée d'appliquer l'écrasement des calculs à la lithiase biliaire soit de récente date. Nous connaissons, en effet, au moins un travail sur ce sujet, qui remonte à 1858 ; il est dû à F. Santopadre. Dès 1872, O. Wyss est revenu sur cette question, c'est-à-dire bien avant que l'on songe à la taille biliaire typique.

Les tentatives modernes, surtout celles de Tait, de Courvoisier, et de M. Robson, etc., seront rapportées plus loin, à propos de chaque variété de lithotripsie ; mais nous avons cru intéressant de signaler ici ces deux travaux anciens.

**Variétés.** — On peut briser des calculs biliaires et en laisser les *morceaux en place*, quitte à les enlever plus tard par un procédé quelconque (par exemple, au cours d'une ouverture de la vésicule biliaire) ; ou bien laisser à la bile le soin d'*entraîner les débris*, comme par exemple, dans le cholédoque. Mais, d'ordinaire, on com-

bine l'*Écrasement* au *Refoulement* dont nous venons de parler; et,
dans ce cas, ce refoulement n'est qu'une manœuvre de second
ordre, qui disparaît devant la *cholélithotripsie*.

1° Quand on opère ainsi, on fait l'*opération typique*, qui est
*extra-biliaire* pour ainsi dire, puisqu'on ne pénètre pas dans
l'intérieur des canaux.

2° Mais on peut aussi broyer les calculs *dans l'intérieur même* de
ces conduits, après une cholécystotomie, par exemple. Pour ces
cas, on peut réserver spécialement le mot de *Cholélithotritie*
(Marcel Baudouin), d'autant plus que, dans de telles circonstances,
le broiement n'est plus guère qu'une manœuvre complémentaire
d'une autre opération, la *Lithectomie*.

Le mot *Cholélithotripsie* doit donc s'appliquer désormais à
l'écrasement des calculs *par l'extérieur* des voies biliaires; celui de
*Cholélithotritie*, au broiement direct *à leur intérieur*.

**Manuel opératoire.** — Comme le refoulement, la cholélithotripsie est une opération plus facile à comprendre qu'à mener
à bien; et il y a plusieurs raisons à cela.

D'abord, un certain nombre de calculs biliaires sont *impossibles*
à *écraser* par les manœuvres de douceur, les seules admissibles
aujourd'hui pour les lithotripsies exécutées *par l'extérieur* des
organes.
Pour y parvenir, il faudrait employer parfois une force telle
qu'on déchirerait les parois, avant d'entamer la concrétion elle-
même; il vaut donc mieux y renoncer de suite, dans bon nombre
de cas.

D'autre part, à supposer le calcul broyé, il n'est pas toujours aisé
de le *refouler*, alors même qu'il est à l'état de fragments, comme
nous l'avons montré en étudiant le refoulement.

Ce n'est pas à dire que la cholélithotripsie n'ait pas été exécutée
souvent avec succès. Nous verrons plus loin, au contraire, en étudiant chacune de ses variétés anatomiques, qu'elle a souvent donné
des résultats encourageants, grâce à certains petits procédés
opératoires, tels que l'emploi de *pinces spéciales*, venant en aide
aux doigts de l'opérateur.
. Mais, aujourd'hui, on a mieux; et il est plus prudent, d'une
façon générale, d'enlever franchement le calcul plutôt que de
s'efforcer de l'écraser.

**Indications**. — Comme on le soupçonne facilement, les cholélithotripsies sont des opérations, qui ont des indications bien nettes, mais bien restreintes aujourd'hui (Czerny n'en a pas encore pratiqué une seule !). Elles ne s'appliquent qu'à la CALCULOSE BILIAIRE, et même qu'à certaines variétés très spéciales de ces concrétions : les *calculs friables*, *peu volumineux*, et très *peu nombreux*; on pourrait presque dire, à un calcul UNIQUE et PETIT.

En dehors de ces faits, en réalité fort rares, il faut songer à d'autres interventions. Comme, dans ces conditions, il est aussi sûr, la clinique l'a prouvé, de recourir aux tailles, il faut répéter qu'un bien faible avenir est réservé aux cholélithotripsies en général (1).

(1) En se reportant aux divers chapitres qui ont trait aux variétés de Cholélithotripsie, on trouvera des détails beaucoup plus circonstanciés sur cette opération, dont une étude d'ensemble ne s'impose pas.

## CHAPITRE X.

### 617.5551.85

## INCISION DE L'ENSEMBLE DES VOIES BILIAIRES.

*Vésicule, Cystique et Cholédoque.*

**Définition.** — On peut désigner par cette dénomination, l'opération qui consiste à ouvrir, successivement et de parti pris, l'ensemble des voies biliaires accessoires et même principales, et à suturer ensuite les parties incisées, c'est-à-dire la vésicule, le cystique, le cholédoque, voire même, à la rigueur, l'hépatique.

L'opération peut ne comprendre que l'incision simultanée de la *vésicule* et du *cystique,* ou que celle du *cholédoque et du cystique.* Mais, quand elle porte sur la vésicule et sur le cholédoque, c'est-à-dire sur deux organes éloignés l'un de l'autre, on a alors affaire à deux opérations distinctes, que nous n'avons pas à étudier ici.

**Synonymie.** — *Taille biliaire proprement dite.* — *Taille biliaire totale.* — *Cholétomie* (χολή, bile; τομή, section : *Incision biliaire*).

**Historique.** — Depuis longtemps on a incisé, au cours d'une même laparotomie, la vésicule et le cystique d'une part, le cholédoque et le cystique d'autre part. Telles sont les observations de *Cholécysto-cysticotomie* de Küster, puis d'Abbe (1891), de Kehr (1892, 1893, etc.), de Sendler, de Scott (1895), etc. ; et de *Cystico-cholédochotomie* d'Hochenegg (1890), de Thiriar (1894), Dixon (1898), Czerny (1899), etc., etc.

Depuis longtemps, en outre, Langenbuch associe, de propos délibéré, à la cysticotomie la cholécystostomie, car cette combinaison lui paraît plus sûre : ce qui est d'ailleurs loin d'être prouvé. Il agit de même pour la cholédochotomie.

Mais ce n'est que tout récemment que H. Delagénière (du Mans) a voulu ériger, de parti pris, en *méthode opératoire spéciale,* cette incision totale des voies biliaires, portant successivement d'abord sur la vésicule, puis sur le cystique et sur le cholédoque (1899), suivie de la suture des conduits : méthode permettant, d'après lui, d'explorer plus facilement et plus complètement le système biliaire que des opérations isolées, faites à la suite sur ces divers organes, au cours de la même laparotomie.

**Manuel opératoire.** — Nous n'insistons pas ici sur le manuel opératoire proprement dit de cette intervention, qui consiste à effectuer, l'une après l'autre, les trois opérations, absolument analogues du reste, que nous aurons à décrire plus loin, avec des détails circonstanciés, sous les noms de *cholécystotomie, cysticotomie* et *cholédochotomie*. Nous nous bornons donc à quelques remarques spéciales, sur lesquelles a insisté H. Delagénière d'une façon particulière.

Toutes les précautions habituelles de la laparotomie parabiliaire seront prises ; et l'anesthésie sera faite de préférence à l'éther. Un *aide* suffit d'ordinaire, pour aider le chirurgien ; mais un second pourra être utile pour les instruments et les tampons.

I. INCISION. — 1° *Vésicule.* — L'exploration terminée, on dispose des compresses autour de la vésicule qu'on attaque la première, après l'avoir ponctionnée d'abord avec un appareil aspirateur, si elle est trop distendue.

La paroi est incisée obliquement en haut et en dedans, *de façon à ce que l'incision puisse être prolongée* sur le canal cystique. Les bords de cette incision vésiculaire sont repérés avec deux pinces de Kocher (*Fig.* 169). Et avant d'aller plus loin, on fait un *lavage* soigné de la vésicule à l'eau stérilisée ; ce lavage, qu'on peut exécuter avec une sonde en caoutchouc rouge, élimine les calculs mobiles. Pour les autres, on va les chercher

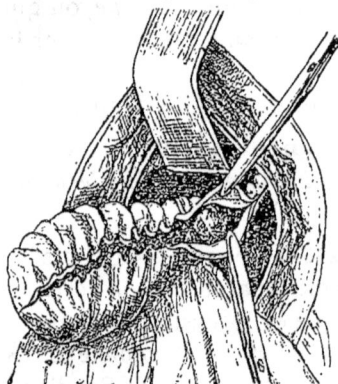

Fig. 169. — Cholécystotomie, suivie de Cysticotomie, à incision première. — Ouverture de la vésicule, prolongée jusque sur un calcul logé à l'entrée du cystique. — Pinces écartant les lèvres de l'incision pour faciliter l'extraction du calcul (H. Delagénière).

dans le col avec des pinces ou des curettes, comme d'ordinaire.

2° *Cystique.* — Pour atteindre plus sûrement encore les calculs du cystique, s'il en existe, on continue l'*incision de la vésicule sur sa paroi latérale gauche*, et, de proche en proche, avance ce canal, en plaçant au fur et à mesure des pinces de Kocher sur les lèvres de la plaie, absolument comme si l'on voulait, dit H. Delagénière, pratiquer l'hémisection antérieure de l'utérus (*Fig.* 169). A l'aide de ces pinces, on *attire progressivement* (point à retenir) les parties à inciser, en les déplaçant et les replaçant chaque fois plus haut, de façon à attirer doucement à l'extérieur les parties profondes des voies biliaires.

Cette *traction* est capitale et facilite singulièrement les manœuvres, dans la profondeur de la cavité sous-hépatique.

3° *Cholédoque*. — On peut arriver ainsi jusqu'au cholédoque, après avoir franchi le carrefour biliaire, et on peut même aller jusqu'à la portion rétroduodénale du cholédoque.

Cette manière de procéder permet d'arriver sur l'obstacle cholédochien, de le découvrir, de l'extirper sans difficulté; elle facilite de beaucoup le *cathétérisme*, souvent impossible au niveau du cystique, à cause des brides et des valvules de ce canal, et par suite permet une exploration complète, par la voie intrapéritonéale, de la dernière portion du cholédoque. Elle rend aussi très efficace le *drainage* intérieur des voies biliaires, en préparant la voie, quand on désire le faire.

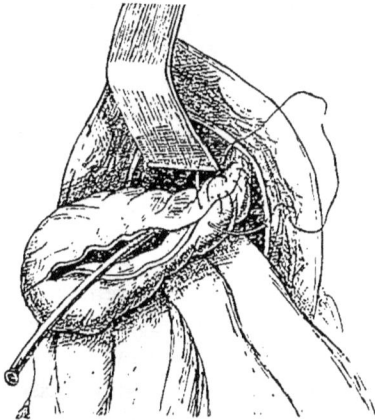

Fig. 170. — Cystico-cholécystotomie à incision première et suture dernière ou idéale (Cystico-cholécystendyse). — La plaie du cystique et de la vésicule est suturée dans la partie profonde de l'incision sur un cathéter engagé encore dans le canal cystique (H. Delagénière).

II. Suture. — La suture de tous les conduits, quand elle est exécutée sur la sonde d'exploration, n'est pas plus malaisée que celle d'une simple boutonnière, faite sur le cholédoque ou le cystique; et elle n'expose pas davantage à un rétrécissement, comme il est facile de le contrôler sur le cadavre et le vivant (*Fig.* 170).

Cette suture doit être pratiquée en *surjet*, avec une *soie* très fine, et une *très petite aiguille* à main. Les points doivent être rapprochés; et, à tous les trois points, un petit point supplémentaire de fixation séro-séreux vient consolider la suture.

On commence à l'extrémité profonde de l'incision, c'est-à-dire sur le cholédoque, si ce dernier a été ouvert, ou sur le cystique, si l'ouverture s'est arrêtée au niveau de ce conduit : cela entre les deux pinces à traction, laissées en place; puis on termine sur le fond de la vésicule (*Fig.* 170).

On peut *drainer*, après cette suture, la loge sous-hépatique, soit à l'aide d'un drain, soit à l'aide de bandelettes de gaze, entourant le drain pour plus de sûreté.

Si l'on veut établir, ce que fait H. Delagénière dans presque tous les cas, un *drainage intérieur* des voies biliaires et une *cholécystostomie*, on laisse une petite ouverture sur le fond de la vésicule, de 15$^{mm}$ environ, pour pouvoir suturer l'anus biliaire à la peau.

On pratique, en somme, en opérant ainsi, une *cholécysto-cystico-cholédochotomie idéale*, quand on ne draine pas; ou, si l'on draine, une *cystico-cholédochotomie typique* avec *cholécystostomie*.

**Suites**. — Quand on ne draine pas par l'intérieur des voies biliaires, les suites sont celles de toutes les opérations sur le cholédoque et le cystique, avec suture du conduit ; il n'y a là rien de spécial.

Si, au contraire, on fait une bouche biliaire, les résultats de l'opération sont ceux de toute cholécystostomie. La fistule persiste un certain temps, puis disparaît, quand la circulation biliaire est complètement rétablie.

**Indications**. — Cette méthode, comme l'a fait remarquer H. Delagénière lui-même, est loin d'être applicable à tous les cas, car elle implique certaines conditions qui ne sont pas toujours réalisées, telles que l'existence d'une vésicule biliaire de dimensions assez notables, la perméabilité du cystique, l'absence d'adhérences péribiliaires importantes. Mais il faut dire que ces conditions sont la règle et non l'exception. On pourra donc y avoir recours dans nombre de cas de *calculs de la vésicule et du cystique*, voire même du *cholédoque* : ce qui correspond évidemment à la grande majorité des faits simples de *lithiase biliaire*.

On ne peut aujourd'hui en dire davantage sur cette méthode, qui n'a pas encore fait ses preuves cliniques ; mais les résultats publiés par Langenbuch et H. Delagénière sont assez probants pour qu'on soit autorisé à imiter dès maintenant cette conduite.

## CHAPITRE XI.

### 617.5551.894

## LITHECTOMIE DES VOIES BILIAIRES.

**Définition**. — On désigne actuellement sous ce nom *l'abla-tion des calculs des voies biliaires*, grâce à une *ouverture de ces canaux, ne correspondant pas exactement à l'organe où les concré-tions se trouvent accumulées*, c'est-à-dire grâce à une *incision in-directe*.

Ce terme est, bien entendu, opposé au mot *taille*, c'est-à-dire à l'*incision directe* des conduits. C'est encore là une opération du ressort spécial de la *lithiase biliaire*.

**Étymologie**. — Le mot a été employé, pour la première fois, dans ce sens très précis, par Marcel Baudouin. Il signifie exacte-ment: *Ablation de calculs* (λίθος, pierre ; ἐκτὸς, en dehors).

**Synonymie**. — *Cholélithectomie*, ou *ablation de calculs biliaires* (χολή, bile), terme qui serait plus explicite encore.

E. Rose emploie une autre dénomination, d'ailleurs assez im-propre : *Ausräumung*, c'est-à-dire *évidement* ou *curetage*. Or, la lithectomie ne consiste pas toujours à cureter les voies biliaires, mais simplement à extraire des concrétions qui s'y trouvent. On peut faire une lithectomie sans procéder à un vrai curetage ; Rose a donc eu tort de désigner par ce mot la lithectomie.

Marcel Baudouin a repoussé également le terme de *cholélithec-tomie*, parce que beaucoup d'auteurs l'appliquent à l'opération de la cholécystotomie.

**Variétés**. — A. Il y a, bien entendu, autant de variétés de lithectomie qu'il y a de conduits spéciaux biliaires ; et souvent chacune d'elles peut s'exécuter par des voies différentes (*Fig.* 171).
C'est ainsi qu'au point de vue théorique on peut distinguer :

I. Voies biliaires principales. — 1° La *Lithectomie de l'Hé-patique*, qui est susceptible d'être pratiquée par les voies *cholécys-tique* et *cystique*, *cholédochienne* proprement dite, ou *duodéno-cholédochienne*.

2° *La Lithectomie du Cholédoque*, qu'on peut exécuter par des incisions faites au canal *hépatique*, à la *vésicule* biliaire, au *cystique*, ou par l'intérieur du *duodénum* (voie duodénale), après duodénotomie exploratrice.

II. Voies biliaires accessoires. — 1° *La Lithectomie du Cystique*, qui est susceptible d'être menée à bien par l'*hépatique*, le *cholédoque*, voire même le *duodénum*, et surtout par la *vésicule* biliaire.

2° La *Lithectomie typique* (1) *de la Vésicule biliaire* est, au contraire, d'une exécution très rare, si jamais même elle a été pratiquée, car elle n'est possible que par le *cystique*, et encore ! Il serait, en effet, malaisé d'atteindre la vésicule à rebours, par l'hépatique ou le cholédoque.

Son intérêt disparaît devant la simplicité de la cholécystotomie.

B. On pourrait, à la rigueur, distinguer la *Lithectomie simple*, ou ablation des calculs sans autre manœuvre, de la *Lithectomie par curetage* ou *Ausräumung* de Rose; mais cette distinction n'a pas d'intérêt pratique.

**Manuel opératoire.** — Nous décrirons, en étudiant la médecine opératoire de chacun des conduits biliaires, chacune des variétés de lithectomie, dont

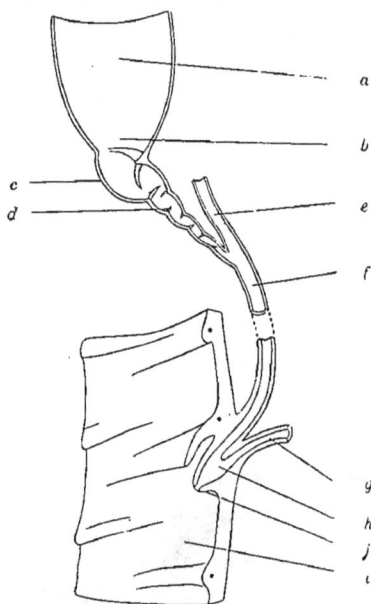

Fig. 171. — Schéma de l'ensemble des voies biliaires principales et accessoires (D'après Testut). — *Légende* : *a*, cavité de la vésicule biliaire; *b*, col de la vésicule; *c*, canal cystique; *d*, valvule spéciale du cystique; *e*, canal cholédoque; *g*, canal de Wirsung; *h*, ampoule de Vater; *i*, seconde portion du duodénum; *j*, papille biliaire (Waring). — Cette figure montre qu'on peut pénétrer dans le cystique *d*, par la vésicule ouverte *a*; dans l'hépatique *e*, par le cholédoque ouvert *f*; dans le cholédoque *intrapéritonéal f*, par la vésicule *a*; dans le cholédoque *rétroduodénal* et *intrapariétal h*, par le duodénum *i* et la papille *j*.

quelques-unes jouent un très grand rôle en chirurgie biliaire.

Aussi nous ne ferons pas ici un historique d'ensemble, qui n'aurait aucune utilité.

(1) Mais il existe une variété atypique, la *Lithectomie de la vésicule par voie cutanée*, ou *fistulaire*, que nous décrirons, car elle présente, encore aujourd'hui, un certain intérêt.

Nous nous bornons simplement à signaler l'intérêt de deux d'entre elles :

1° La *Lithectomie du Cystique par la voie cholécystique,* opération qui est aussi vieille que la cholécystotomie, et qu'on a, à tort, du reste, confondu avec elle jusqu'à Courvoisier. On peut dire qu'elle a été l'une des premières interventions pratiquées en chirurgie biliaire ; et on comprendra, quand nous l'étudierons, le grand nombre de cas où elle peut rendre des services.

2° La *Lithectomie du Cholédoque par la voie duodénale,* opération toute nouvelle et pleine d'avenir, aujourd'hui que l'ouverture de l'intestin grêle n'est plus considérée comme une manœuvre délicate et grave. Grâce à elle, en effet, il sera possible d'extraire des calculs du cholédoque, que jusqu'à présent on ne pouvait enlever, sans avoir recours à des cholédochotomies compliquées.

**Indications.** — La lithectomie est une opération qui, dans tous les cas, exige une intervention préalable : soit une *taille biliaire,* soit une *taille duodénale* ; et elle ne peut entrer en concurrence, au point de vue des indications, quand il s'agit d'un organe donné, qu'avec l'ouverture du dit organe lui-même.

Quand il y a déjà eu taille d'un organe voisin, avant de recourir à une nouvelle, il est logique d'essayer d'arriver au même but, l'ablation des CALCULS, sans une seconde incision biliaire. Lorsque la chose est pratiquement possible, on peut donc discuter entre la taille et la lithectomie; mais, quand cette dernière est *très aisée,* ce qui est assez fréquent, il n'y a pas à hésiter : il faut la préférer.

Il est évident que, dans toutes les autres circonstances, c'est à la taille qu'il faut donner la préférence.

# CHAPITRE XII.

## 617.5551.86

## CHOLESTOMIE.

**Définition**. — On peut désigner sous ce nom toutes les opérations qui ont pour but de créer une *fistule cutanée, artificielle et passagère*, en un point quelconque de l'arbre biliaire.

On peut les comparer dans une certaine mesure, aux fréquentes *fistules spontanées*, qui se développent par suppuration, quand le cours de la bile est gêné, en un point quelconque des voies d'excrétion.

Les *Cholestomies* sont toutes des *fistules cutanées* (*Dermostomies* : δέρμα, peau). Quand l'anus biliaire est créé sur l'intestin, on lui donne le nom d'anastomose biliaire, d'*Entérostomie* biliaire; c'est là une autre opération importante, qui mérite une description spéciale.

**Étymologie**. — χολή, bile ; στόμα, bouche : *Bouche* ou *Fistule biliaire* (Marcel Baudouin). — Le mot de *Choléproctie* serait beaucoup plus logique (πρωκτός, anus), car il s'agit plutôt d'un *anus biliaire* que d'une bouche.

**Synonymie**. — *Fistule biliaire artificielle*. — *Anus biliaire*.

**Variétés**. — La fistule peut être faite sur un point quelconque des voies biliaires. D'où les variétés : *Cholécystostomie* (vésicule) ; *Cholédochostomie* (cholédoque) ; *Hépaticostomie* (hépatique) ; *Cholangiostomie* (canalicules biliaires). Ajoutons seulement qu'on n'a pas encore pratiqué de *Cysticostomie*.

Nous décrirons chacune de ces opérations dans des chapitres spéciaux.

**Manuel opératoire**. — Toutes ces opérations peuvent s'exécuter de la même façon ; et l'incision des conduits biliaires seule varie, suivant que l'on doit établir l'anus biliaire contre nature en un point ou en un autre.

Nous n'insisterons pas sur les trois grandes méthodes, bien connues, à l'aide desquelles on peut créér ces *stomies*, parce que, d'une part, nous en retrouverons plus loin la description détaillée

à propos de chaque variété ; et parce que, d'autre part, ce sont, en
somme, les mêmes pour les voies biliaires que pour tous les autres
canaux ou cavités creuses (estomac, intestin grêle, œsophage, etc).

**Variétés**. — On peut les résumer ainsi :

1° *Cholestomie en un seul temps :*

*a) A fixation première*, opération typique, « drainante » par
excellence.

*b) A fixation dernière*, opération de contrôle et d'examen, en
même temps qu'intervention désinfectante.

2° *Cholestomie en deux temps*, méthode déjà ancienne et ne
devant plus guère être justifiée désormais que dans des conditions
très spéciales.

3° *Cholestomie en plusieurs temps*, procédé de circonstance, à
négliger complètement désormais.

**Indications**. — Les cholestomies sont des opérations très
logiques, mais en général des opérations de nécessité et des pis
aller. On n'y a recours que quand on ne peut pas faire autrement,
car il n'est pas physiologique de faire écouler ainsi la bile au dehors,
sauf toutefois dans les cas d'INFECTIONS accidentelles.

Il n'y en a guère qu'une variété, la *cholécystostomie*, la plus simple
et la plus bénigne, il est vrai, de toutes les opérations biliaires, qui
ait vraiment un intérêt pratique, car elle permet réellement le
*drainage de l'appareil biliaire infecté*, et partant peut procurer la
désinfection absolue du foie ; mais cette fistule n'est vraiment une
bonne opération que parce qu'elle est faite sur une partie
accessoire de l'arbre biliaire.

Les autres *stomies cutanées (Dermostomies)* qui nécessitent, pour
pouvoir être exécutées, des conditions pathologiques très particulières, doivent toutes céder le pas aux *Entérostomies*. Au point
de vue théorique, on pourrait même se demander si la *Cholécysto-entérostomie* n'est pas une opération aussi « drainante » et
aussi « désinfectante » pour le foie que la Cholécystostomie. Mais,
en dehors du fait qu'elle est d'une exécution bien plus délicate et
qu'elle n'est pas toujours possible, la pratique de la chirurgie a
montré que la fistule intestinale ne valait pas la fistule cutanée, qui
reste sous les yeux du chirurgien, et qui peut lui servir d'ailleurs
pour d'autres manœuvres, favorisant le drainage (lavages, etc.), ou
nécessaires ultérieurement (cathétérisme, etc.). Ceci à l'encontre
de ce qui existe pour l'intestin, par exemple, où l'entéro-anastomose est autrement plus importante que l'entérostomie.

# CHAPITRE XIII.

## 617.5551.87

## RÉSECTION BILIAIRE.

**Définition.** — On ne peut, bien entendu, enlever *en totalité* les voies biliaires.

On n'a donc pratiqué que des *résections partielles*; et on a fait seulement l'ablation d'une partie des conduits vecteurs de la bile.

**Variétés.** — 1° La résection la plus fréquemment exécutée, la seule même qui ait un intérêt pratique, est celle de la vésicule biliaire, organe d'ailleurs accessoire; on la désigne sous le nom de *Cholécystectomie*.

2° En même temps qu'elle, on fait souvent une résection, plus ou moins étendue, du canal cystique ; mais la *Cysticectomie* a été aussi réalisée, sans cholécystectomie, il est vrai extrêmement rarement : on n'en cite même qu'un seul fait.

3° On connaît également un cas de résection du cholédoque, d'ailleurs fort complexe. Il n'est pas probable que cette *Cholédochectomie* soit exécutée souvent dans l'avenir, quoique cette opération ait des indications fort nettes et très justifiées.

Comme on le voit, les résections biliaires ont surtout porté sur les *voies accessoires* de la bile : ce qui se comprend assez et pour plusieurs raisons: 1° parce qu'il s'agit là d'organes qui ne sont pas indispensables à la vie ; 2° parce que ces derniers sont faciles à extirper ; 3° parce qu'enfin ce sont, et de beaucoup, les voies biliaires les plus fréquemment et les plus gravement atteintes.

Ce qui démontre, une fois de plus, *que les organes inutiles sont la plupart du temps les plus gênants !* Tel l'appendice cæcal.

**Manuel opératoire.** — I. RÉSECTION DES VOIES ACCESSOIRES. — Les résections qui portent sur les voies accessoires sont *simples*, parce que l'on se borne à une ablation d'organes, sans qu'il soit nécessaire de faire une autoplastie quelconque, pour réparer les désordres commis au cours de l'intervention.

II. Résection des voies principales. — Celles qui ont trait aux voies biliaires principales sont, au contraire, *très complexes*; d'où leur rareté et leur difficulté d'exécution. Elles nécessitent, en effet, après l'extirpation de la partie malade, des manœuvres opératoires spéciales, destinées à remettre les choses en état.

Il faut alors pratiquer : 1° soit des *anastomoses supplémentaires*, pour dériver le cours de la bile (par exemple une cholécystentérostomie ou une cystico-entérostomie, pour la cholédochectomie; ou bien une cholangio-entérostomie pour une hépaticectomie), etc.; 2° soit des *sutures circulaires* (*rraphies, end-to-end*), très difficiles à exécuter, même sur support; 3° soit des *greffes* intestinales directes, c'est-à-dire des *anastomoses par implantation latérale*.

Cette médecine opératoire, il est inutile de le faire remarquer, doit être calquée sur la chirurgie intestinale et uretérale moderne ; mais il saute de suite aux yeux qu'elle est autrement *délicate,* en raison de la *petitesse* des conduits sur lesquels on opère, et de la *profondeur* à laquelle ils sont situés.

C'est dire qu'il faudra longtemps encore, avant qu'elle soit devenue courante. Elle doit être surtout rapprochée de la chirurgie de l'uretère, quoique ces organes soient d'un abord autrement aisé, d'un calibre plus grand, et surtout aient le grand avantage d'être *doubles*.

**Indications**. — Nous ne parlons ici des résections des voies biliaires que d'une façon générale ; et nous devons par conséquent laisser de côté ce qui a trait spécialement à la vésicule. Pour les conduits proprement dits, cette résection, qui a été très rarement exécutée, présentera peut-être un jour, alors qu'on connaîtra mieux leur pathologie, un certain intérêt.

Jusqu'ici, en effet, elle ne s'est adressée qu'à la *lithiase* et à ses complications ; mais il existe des cas de *tumeurs* primitives de ces canaux, en particulier pour le cholédoque ; et on arrivera sans doute à pouvoir les extirper avec succès. Inutile d'ajouter qu'il s'agit là de vues purement théoriques, que nous ne pouvons qu'indiquer ici, sans nous y appesantir davantage.

## CHAPITRE XIV.

### 617.555 1.88.

### ANASTOMOSE BILIAIRE.

**Définition**. — Les *anastomoses* biliaires consistent dans l'abouchement de l'un des conduits vecteurs de la bile, accessoires ou principaux, dans une partie quelconque de l'intestin, de façon à rétablir la circulation par une voie détournée.

**Étymologie**. — ἀναστόμωσις, action d'ouvrir [ἀνά, à côté ; στόμα, bouche].

**Synonymie**. — *Entérostomie biliaire* (Reclus) [ἔντερον, intestin ; στόμα, bouche]. — *Fistule biliaire intestinale* ou *Cholentérostomie* (χολή, bile)].

**Variétés**. — Il y a plusieurs *variétés anatomiques* d'anastomoses, qu'on peut classer en deux groupes.

I. *Variétés par rapport aux voies biliaires*. — En effet, on peut les exécuter :

1° Sur les *voies biliaires accessoires*.
  - a) Vésicule : *Cholécystentérostomie*.
  - b) Canal cystique : *Cystico-entérostomie*.

2° Sur les *voies biliaires principales*.
  - a) Cholédoque : *Cholédocho-entérostomie*.
  - b) Hépatique : *Hépatico-entérostomie*.
  - c) Canalicules biliaires : *Cholangio-entérostomie*.

Toutes ces opérations sont possibles, dans des conditions pathologiques données ; les deux dernières seules n'ont pas encore été exécutées.

II. *Variétés par rapport à l'intestin*. — Suivant qu'on anastomose l'un quelconque de ces conduits avec l'estomac, le duodénum, l'intestin grêle ou le côlon, on fait une *gastrostomie*, une *duodénostomie*, une *entérostomie*, ou une *côlostomie* biliaire ; mais on ne connaît que la *cholécysto-gastrostomie*, en ce qui concerne l'estomac; et que la *cholédocho-duodénostomie*, en ce qui concerne le cholédoque. On a fait la *cholécysto* et la *cystico-côlostomie*.

Nous décrirons ultérieurement toutes ces opérations.

**Manuel opératoire.** — On peut pratiquer ces opérations par les différentes méthodes d'anastomose connues, et bien étudiées, en particulier pour l'intestin, par Jeannel, le P$^r$ Terrier et Marcel Baudouin, etc.

I. *Procédés d'anastomose.* — 1° *Anastomose simple.* — a) *A. latérale.* — Mais le procédé de beaucoup le plus employé en chirurgie biliaire

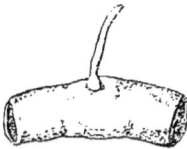

Fig. 172. — Type de l'implantation latérale pour les voies biliaires : Cholédoque greffé sur l'intestin.

est l'*anastomose latérale*, par accolement des deux canaux à anastomoser. Bien entendu, on ne peut pratiquer que des anastomoses latérales simples, c'est-à-dire *sans renversement des conduits* : ce qui, d'ailleurs, à supposer que cela fût possible, serait ici inutile.

Les types de cette opération sont la cholédocho-entérostomie, et surtout la cholécysto-entérostomie (*Fig.* 174).

b) L'*implantation latérale*, ou *greffe terminale*, est utilisable, même pour la vésicule (procédé de Monastyrski), et a été employée

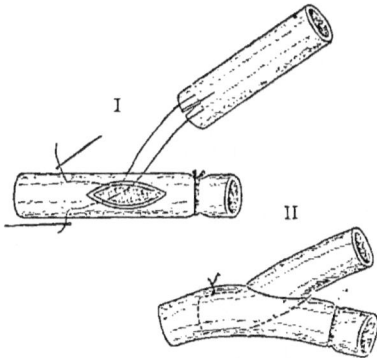

Fig. 173. — Type d'implantation latérale d'un conduit sur un autre conduit biliaire : greffe de l'Hépatique sur le Cholédoque par exemple. — I, 1$^{er}$ Temps ; II, Opération terminée.

pour le cystique ; elle le sera certainement un jour dans les cas de résection du cholédoque (*Fig.* 172 et 173).

b) *Anastomose avec exclusion.* — On pourra combiner aussi quelques-unes de ces anastomoses avec l'*exclusion* d'une partie des voies biliaires.

Ainsi on peut *exclure*, sans l'extirper, une portion du cholédoque, entre deux ligatures, et faire une cholécysto-entérostomie, par exemple. Mais, jusqu'à présent, l'*exclusion biliaire totale* ne semble pas avoir été pratiquée. L'*exclusion partielle* pourrait peut-être donner quelques résultats dans certaines fistules biliaires ; mais nous n'en connaissons pas d'observation, sauf celle de Ziclewicz.

II. *Procédés de Fixation*. — 1° On exécute d'ordinaire ces anastomoses à l'aide du procédé des *Sutures* : ce qui est la méthode classique ; mais on a songé à utiliser les *Ligatures*, au demeurant encore plus mauvaises pour les voies biliaires que pour l'intestin.

2° Il n'y a guère aujourd'hui, pour faire concurrence à la suture, que les *Appareils d'Approximation* du genre de celui de Murphy.

Et, dans ce domaine encore, la querelle des *Suturistes* et des *Boutonistes* est loin d'être vidée.

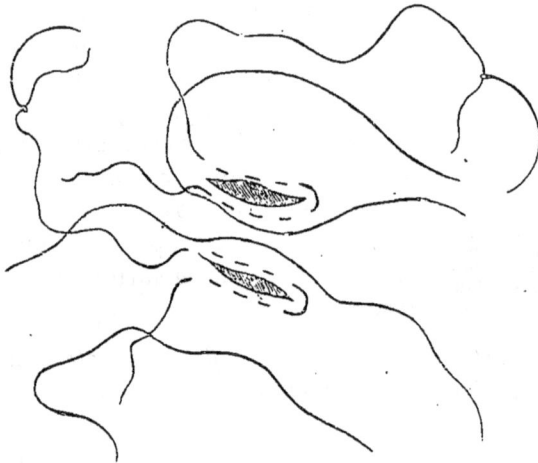

*Fig.*174.— Type d'*anastomose* latérale simple : Vésicule et intestin.

Les uns, comme la plupart des chirurgiens français, restent fidèles à l'emploi des fils et des aiguilles, qu'ils reconnaissent suffisants, même pour ces délicates opérations ; les autres trouvent beaucoup plus simple de recourir à un modèle spécial du bouton de Murphy, au moins pour la cholécystentérostomie.

Nous ne trancherons pas personnellement la question, qui, ainsi envisagée, nous paraît insoluble ; car il est évident que les deux méthodes sont en réalité excellentes.

**Indications**. — Les anastomoses biliaires sont des interventions un peu difficiles à exécuter, si l'on en excepte la cholécystentérostomie, qui, aujourd'hui, grâce au perfectionnement apporté au manuel opératoire, est devenue une opération presque courante et aisée, dans les cas où elle est surtout indiquée, c'est-à-dire quand il y a *dilatation* de la vésicule, ou au moins une vésicule presque normale.

Mais elles constituent pour le chirurgien une ressource très précieuse, et souvent sa dernière ressource, comme par exemple, dans les cas de tumeurs inopérables de la papille du cholédoque. On crée ainsi une voie de dérivation pour la bile : ce qui peut sauver la vie de nombreux malades.

Elles ne sont pas désormais appelées à jouer un rôle très considérable dans la thérapeutique de la *lithiase biliaire*, où les *lithectomies* et les *tailles*, combinées ou non aux *choléstomies*, donnent des résultats bien plus durables, et souvent des guérisons absolument radicales. Mais elles rendront ultérieurement de grands services, quand on voudra apporter au traitement des autres affections des voies biliaires les mêmes soins que l'on met actuellement à rechercher les cas de calculose opérables. Nous voulons parler, surtout, pour l'instant, avec Marcel Baudouin, des *inflammations chroniques*, des *scléroses*, des *ulcérations*, des *rétrécissements anciens*, des *oblitérations*, et même des *tumeurs* des voies biliaires principales.

Les *infections aiguës* proprement dites paraissent d'ailleurs devoir rester plutôt du domaine des *choléstomies cutanées* que des entérostomies.

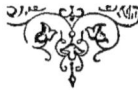

§ II.

**617.5556.8**

## OPÉRATIONS SPÉCIALES SUR LES VOIES BILIAIRES ACCESSOIRES.

§ I.

**617.5558.8.**

## OPÉRATIONS SUR LA VÉSICULE BILIAIRE.

CHAPITRE I.

**617.5558.80.3(09)**

## OPÉRATIONS ATYPIQUES SUR LA VÉSICULE BILIAIRE.

**Définition.** — Les débuts de la chirurgie biliaire, comme nous l'avons fait remarquer au commencement de cette étude, ont consisté en interventions périvésiculaires non réglées, pratiquées dans des conditions anatomo-pathologiques telles qu'*on n'ouvrait jamais le péritoine*; qu'on n'avait pas, par conséquent, d'accidents trop fréquents; et qu'en somme on obtenait des guérisons intéressantes.

Il y a un réel intérêt, au point de vue historique tout au moins, à grouper, dans une même revue d'ensemble, ces *opérations péricholécystiques atypiques,* comme l'ont déjà fait Roth, en 1887, puis Courvoisier (1890), enfin Langenbuch (1897), pour montrer comment se crée et se perfectionne une chirurgie spéciale, et comment on arrive peu à peu à pratiquer les opérations les plus osées. « *Chirurgia* » *non facit saltus*!

**Variétés**. — On peut grouper ces interventions, pratiquées au voisinage de la vésicule, en se servant de la terminologie adoptée aujourd'hui, en quatre catégories principales, quand on compulse les observations consignées dans la littérature médicale depuis les recherches de Jean Louis Petit par exemple (pour ne citer que des faits très anciens et connus), jusqu'au premier cas de cholécystostomie typique, c'est-à-dire avec ouverture de la cavité péritonéale.

Ce sont :

1° La *ponction de la vésicule adhérente*, simple ponction de collection sous-cutanée.

2° Les *incisions d'abcès péricholécystiques* avec adhérences limitatives, sortes de *laparotomies parabiliaires* ou plutôt *paracholécystiques* atypiques, qui, en réalité, ne comportent pas l'ouverture du péritoine.

3° Les *incisions* de cholécystites, suppurées, ou calculeuses seulement, avec adhérences de la vésicule à la paroi, soit dans l'hypochondre droit, soit au voisinage de l'ombilic, région où viennent pointer très souvent avec une sorte de prédilection les abcès qui partent de la vésicule ; sortes de *cholécystostomies extra-péritonéales* atypiques.

4° L'*extraction des calculs biliaires* dans des *fistules cholécystiques*, consécutives à des cholécystites suppurées, spontanément ouvertes à l'extérieur : véritables *lithectomies de la vésicule* par voie cholécystique, ou plutôt *cutanée*, si l'on peut ainsi parler, en tenant compte des analogies avec les opérations qu'on pratique aujourd'hui sur les voies biliaires.

Nous étudierons ce qui a trait à la *ponction* dans le chapitre spécial consacré à la ponction de la vésicule. Par contre, on trouvera, dans les paragraphes suivants, ce qu'il est nécessaire de savoir sur les trois autres opérations atypiques que nous venons de signaler.

## 617.5558.83.3 (09)

## I. — Laparotomie parabiliaire atypique.

**Définition**. — On peut d'autant mieux donner ce nom à ce groupe d'opérations, que le terme λαπαρόν signifie paroi abdominale, sans spécifier si oui ou non le péritoine doit être compris dans la section.

Mais, en réalité, il s'agit, dans presque tous les cas, d'incisions pratiquées au voisinage de la vésicule, plus ou moins augmentée de volume, c'est-à-dire d'opérations *paracholécystiques*.

**Historique**. — En tous cas, J. L. Petit, dans les *Mémoires de l'Académie royale de Chirurgie* (1743), a rapporté un cas très net de cette nature pour un phlegmon périvésiculaire. De son côté Morand, en 1757, dans les mêmes mémoires, en a cité un autre du même genre (1).

On peut rapprocher, dans une certaine mesure, de ces deux anciennes opérations les essais de laparotomie extra-péritonéale suivant la méthode de Bardenheuer, qui ont été faits, *au voisinage des voies biliaires,* par H. Strohe, en 1888, lors de trois cas de calculs de la vésicule ; et même ceux plus récents de Kümmel (de Hambourg), qui préconise, comme intervention idéale, la méthode extra-péritonéale, en fait de chirurgie biliaire (1897).

(1) Beaucoup plus récemment, George Brown, en 1878, voulant faire une cholécysto-stomie en deux temps, se borna au premier temps de cette opération, c'est-à-dire à fixer la vésicule à la paroi. Mais ce chirurgien a fait, dans ce cas, une *véritable laparotomie para-cholécystique*, car la grande cavité péritonéale a été ouverte, ici, comme dans les opérations qu'on pratique de nos jours. — Doyen, par contre, a fait une fois cette laparotomie atypique (1892).

617.55558.86.3(09)

## II. — Cholécystostomie extrapéritonéale atypique.

**Définition.** — Ces opérations atypiques sont de véritables *Cholécystostomies en deux temps*, dans lesquelles le premier temps, la fixation des adhérences, a été confié au soin de la nature seule.

Dans ces circonstances, c'est le processus pathologique, accompagnant d'habitude les collections purulentes vésiculaires, qui a remplacé le chirurgien. Et nous verrons que la connaissance de ces faits anatomo-pathologiques n'a pas été sans influencer les opérateurs, même à une époque où ils savaient qu'on pouvait agir sans danger, dans l'intérieur de la cavité péritonéale, à condition de n'y rien mettre de ce qui ne s'y trouvait pas.

**Historique.** — Les observations caractéristiques de cette sorte d'intervention sont relativement nombreuses.

La plus ancienne, qui date du XVIIe siècle, est un cas de Stalpart van der Wiel (1687), dans lequel on a incisé la vésicule pour extraire des calculs. On connaît aussi un fait d'Amyaud, qui remonte à 1738, et dans lequel on intervint sur un diverticule vésiculaire.

On note, ensuite, d'abord les cas de Jean-Louis Petit, qui datent de 1743, et qui sont au nombre de quatre au moins ; puis ceux relevés par Roth et Courvoisier : entr'autres ceux de Sarrau, Tacconi (1743), Sharp (1751); de Vogel (de Lubeck), cité par Bloch (1774); de Pröbisch, également connu grâce au même auteur (1774, et à Walter; de Schlichting (1787); de von Klüge (de Stransberg), cité par Auguste Walter (1796); de Lahrmann (de Berlin), rapporté aussi par Walter (1796); de Lespine (1810); Pruker, cité par Raimkem (1829); Wendt (1830); Mac Nish (1834); Heyfelder (1836); De Meersmann (1840), connu aussi par le travail de Sachs (1841); d'Obré (1848); de Robinson (1852); de Leclerc (1863); de Luton (de Reims) (1866); de Baillie (1868); de Herz (1872); de Model (1875); de Wannebroucq (1876); de Daly (1877); enfin, les deux cas publiés par Martin Brücke (1883), et ceux de Wherry, Paget (1882); d'Allen (1884); de Bryant, cité par Harley (1884); de Murchison, Törner (1885); de Gould Pearce (1888), etc.

Plusieurs auteurs anciens ont fait allusion à ce procédé opératoire. Citons en particulier Sharp, dès 1751, c'est-à-dire quelques années seulement après la publication de J. L. Petit ; puis Bromfield (1773) ; et enfin, plus récemment, Trousseau (1865). Mais ces écrivains n'ont rapporté aucune observation nouvelle, à l'exception du célèbre professeur de clinique médicale, qui cite le cas d'une fistule biliaire traitée par des caustiques.

Courvoisier a mentionné plus de soixante cas de cette intervention, en 1890. Parmi les observations modernes, citons celles de Rose (1884 et 1888), publiées en 1890; Fischer (1890), rapportées par Spitzer (1892) ; Körte (1891) ; Lindner (1892) ; Jawdinski (1894), Kehr (1898) (1); etc., etc.

**Manuel opératoire.** — Les observations, que nous venons de citer, ont toutes trait à des incisions faites à l'aide du *bistouri* et exécutées à peu près dans les conditions de la chirurgie habituelle.

Mais plusieurs chirurgiens ont jadis tenté d'atteindre la vésicule à l'aide de *caustiques,* et nous dirons plus loin un mot de ce manuel opératoire très spécial.

1° *Procédé ordinaire.* — L'incision d'une vésicule adhérente, au point de vue du manuel opératoire, doit être envisagée de deux façons différentes, car on peut intervenir ainsi dans deux conditions tout à fait distinctes : a) Pour des *cholécystites suppurées,* simples ou calculeuses ; b) Pour des *fistules biliaires,* également simples, ou accompagnées de calculs.

a) Quand il s'agit d'*abcès de la vésicule,* rien de plus facile. Comme l'organe est par définition soudé à la paroi abdominale, tout se réduit à une simple ouverture d'abcès sous-cutané, soit au bistouri, soit au thermocautère. L'incision, si l'on avait à la faire aujourd'hui, car on peut encore se trouver placé dans de telles circonstances, mènerait directement dans l'intérieur du réservoir biliaire, qui est ouvert en même temps que la peau est sectionnée.

On devrait inciser *très largement,* pour bien vider la vésicule du pus et des calculs, s'il y en avait. On pourrait, en outre, la nettoyer à fond avec de petits tampons d'ouate ou de gaze, la laver même (ce qui est loin d'être indispensable), et recourir à un petit drainage intravésiculaire à la gaze antiseptique.

Si le canal cholédoque n'est pas obstrué et si le cystique a été bien débarrassé de ses calculs au cours de l'intervention, la guérison d'ordinaire survient sans encombre ; sinon, il persiste une *fistule.* Mais jadis on a eu des morts.

(1) Kehr (d'Halberstadt), qui a fait tant d'opérations sur les voies biliaires, rapporte que jusqu'en 1896, il a dû pratiquer quatre fois cette opération.

*b*) On a aussi incisé des *vésicules fistuleuses*, partant adhérentes, presque toujours dans le but d'enlever des calculs contenus dans la fistule ; et Courvoisier en a signalé un certain nombre de faits. Cette intervention, très aléatoire, est loin de réussir dans tous les cas, car on opère souvent à l'aveugle. Aujourd'hui, on n'y a plus recours; et il ne s'agit plus là que d'une intervention historique.

2° *Ouverture à l'aide de caustiques.* — La première observation de cette nature paraît remonter, au dire d'Haller (1757), à J. A. Wislicenus, qui essaya de guérir ainsi une fistule biliaire d'origine calculeuse. On cite plus tard les observations de Fauconneau (1847), Marcé (1856), Pepper (1857), Trousseau (1865); Murchison, Bressy (1868), Brousson (1875), Wannebroucq (1876); Niple (1876), Chaudron (1878), Campbell (1879), Carrard (1882), Pasquier (1884), etc., etc. Courvoisier mentionne 16 observations, dont 15 ressortissent de la chirurgie française : ce qui n'est nullement à son honneur !

D'après le chirurgien bâlois, 8 fois on employa la *pâte de Vienne*, 5 fois la *potasse*, 1 fois la *pâte de Canquouin* et le *caustique* de *Fillos*, etc.

Plusieurs *complications* sur lesquelles il est inutile d'insister aujourd'hui, ont été notées; mais cette méthode a été jadis très utilisée pour la cure des *fistules biliaires*. Ajoutons seulement que, malgré les quelques succès qui ont alors été obtenus, elle doit être désormais complètement abandonnée.

D'ailleurs, de 1875 à 1885, c'est-à-dire en dix années, on ne l'a utilisée que sept fois: ce qui prouve que dès cette époque on n'avait pas grande confiance en elle. Il est juste de dire qu'elle a été aussi employée, il est vrai très rarement, pour des *ectasies vésiculaires* (Bressy), ou des cholécystites suppurées (Peffer).

**Indications.** — Il est inutile d'ajouter que désormais cette opération peut encore être utilisée dans presque tous les cas de *cholécystites suppurées avec adhérences intenses de la vésicule à la paroi*, et surtout lorsqu'il y a en même temps *abcès périvésiculaire*.

Mais, dans beaucoup de circonstances analogues, en ces dernières années, on a fait la *cholécystectomie*, c'est-à-dire l'ablation de l'organe. Les deux opérations sont défendables ; tout dépend des lésions de la vésicule et de la région péricholécystique.

En ce qui concerne les *fistules biliaires*, on a renoncé aujourd'hui à l'incision simple; on préfère soit les réséquer (*Cholécystosyringectomie*), soit les *anastomoser avec l'intestin* (Cholécysto- ou Cystico-entérostomie), car on obtient ainsi, et à coup sûr, des résultats durables.

**617.5558.894**

### III. — Lithectomie de la Vésicule biliaire par Voie Cutanée ou Fistulaire.

**Définition.** — Ces opérations sont tout à fait comparables à celles qu'on pourrait effectuer de nos jours si, après une cholécystostomie typique, on avait laissé des calculs dans le col de la vésicule ou même dans le cystique, et si on se décidait à aller les extraire, au lieu de les laisser s'échapper seuls.

Dans ce cas encore, les chirurgiens anciens ont laissé à la nature le soin d'exécuter le premier temps de l'opération, à savoir la *fistulisation de la vésicule*. Et bon nombre d'opérateurs modernes ont fait aussi cette réflexion, aux débuts de la médecine opératoire biliaire, qu'en cas de calculs un peu enclavés dans les voies accessoires, il était plus prudent de faire d'abord une bouche, ou plutôt un anus cholécystique, quitte à enlever ultérieurement par cette voie les concrétions laissées en place.

**Historique.** — La première observation de cette nature remonte, d'après Courvoisier, au moins à Joenisius (1676). Une autre, très intéressante, est due à Stalpart van der Wiel (1687). Il faut citer en outre, celle de Müller (1742), non moins curieuse; et le cas de La Peyronie, d'après J. L. Petit (1743), qui cite encore un fait de Sarrau. Plus tard, en 1757, Morand en a rapporté un nouveau; et, en 1774 et 1788, Bloch, puis Acrel, en ont fait connaître deux autres.

Beaucoup plus récemment, Fauconneau-Dufrêne (1847) a donné, dans un travail intéressant, l'histoire de deux cas probants, dont il faut rapprocher ceux de Levacher (1846), Schrader (1854), Duplay, Demarquay (1863), Watmough (1865); Robert (1868); Salzmann, Nesfield (1870), etc. En dehors d'un fait cité par Harley (Observation de Krumptmann), il faut encore noter les trois cas rapportés en 1878 par Chaudron, dans sa thèse sur les fistules biliaires externes, et ceux de Cookson (1878), de Flint, Th. Anger (1879), de Booth (1882), de Weiner (1886), etc.

A mentionnner, en outre, les articles de Schrader (1854), de Robert (1868), et surtout de Courvoisier (1890), sur cette petite intervention.

**Manuel opératoire.** — L'extraction de ces calculs n'est pas toujours et n'a pas souvent été très aisée ; aussi a-t-on employé une instrumentation variée, pour retirer les concrétions logées au fond de la fistule.

Assez souvent, avant d'agir, on a dû *dilater les fistules* existantes, (Levacher, etc); et, dans ce but, on a employé des *éponges* préparées (*Fig.* 175). On pourrait débrider, puis recourir, avec plus de sécurité, à des laminaires (*Fig.* 176) (1).

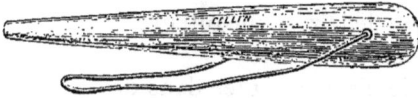

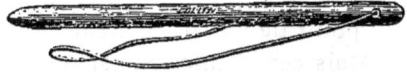

Fig. 175. — Éponge préparée.     Fig. 176. — Laminaire pour la dilatation des fistules.

Pour l'*extraction*, on a eu recours tantôt à des *épingles à cheveux* (Watmough, Booth), tantôt à des ciseaux (Duplay). D'autres fois, on a extrait les calculs avec des *pinces*, des *cuillers*, des *curettes*, etc. Dans deux cas, on a dû faire, par la fistule, une véritable *lithotritie* des calculs, avant de pouvoir les extirper en fragments (Müller, Demarquay).

On a retiré de cette façon, dans quelques cas, une grande quantité de concrétions : 42 dans le cas de Cookson; 200 dans celui de Jœnisius, ou bien des calculs très volumineux (Acrel, Schrader), dont quelques-uns ont pu atteindre le volume d'une noix (Jœnisius, Nesfield).

**Indications.** — En procédant ainsi, il faut prendre certaines précautions, car on peut détruire les adhérences de la fistule, faire des perforations, et observer des accidents graves, voire même des péritonites mortelles. Il faut donc agir avec la plus grande prudence.

Aujourd'hui, sauf dans les cas très simples, où l'extraction des calculs est aisée, on préfère recourir à des opérations plus complexes, mais bien plus sûres. Puisque ces calculs se trouvent, soit dans des trajets fistuleux, soit dans des diverticules ou des restes de la vésicule, on préfère désormais ouvrir l'abdomen au-dessous de la fistule, et extirper les logettes où siègent les concrétions. On est certain de cette façon d'enlever tous les corps étrangers et d'obtenir une guérison rapide.

(1) On trouvera, plus loin, dans un chapitre spécial, des détails circonstanciés sur la *Dilatation des Fistules biliaires.*

# CHAPITRE II.

## 617.55558.82

## PONCTION DE LA VÉSICULE.

**Définition**. — Rien ne paraît plus aisé, à première vue, que de faire une ponction dans la région de la vésicule biliaire dilatée, au point de vue de la médecine opératoire.

Mais cette ponction est susceptible d'être exécutée dans des conditions tellement différentes qu'il est nécessaire de décrire à part les diverses sortes d'interventions, assez disparates, qu'on peut grouper sous cette même dénomination.

**Variétés**. — On doit, en effet, distinguer trois variétés de ponction de la vésicule biliaire, variétés qui n'ont été définies jusqu'ici que d'une façon assez peu explicite par les auteurs.

1° La *ponction d'une vésicule adhérente* à la paroi abdominale, ou *ponction atypique*, qui n'est autre, d'ordinaire, qu'une simple ponction de collection sous-cutanée, puisqu'il n'y a pas là de cavité séreuse à traverser au trocart, pour atteindre l'organe ; elle ne présente plus guère aujourd'hui, comme nous l'avons signalé au précédent chapitre, qu'un simple intérêt historique.

2° La *ponction simple*, banale, *de la région vésiculaire* (car on n'est pas ainsi toujours sûr, *a priori*, d'atteindre la vésicule elle-même non adhérente), exécutée, sans ouverture du ventre, à travers la paroi abdominale intacte.

3° La *ponction intra-abdominale*, faite après une laparotomie paracholécystique préalable.

Nous décrirons à part ces diverses manœuvres opératoires, sans faire abstraction de la première variété, dont nous aurions pu parler déjà, comme nous l'avons fait remarquer dans le chapitre précédent.

**617.5558.82.3 (09)**

### I. — Ponction atypique de la Vésicule adhérente.

**Historique.** — La ponction de la *vésicule adhérente*, sans incision d'aucune sorte, a été pratiquée, pour la première fois, bien avant J.-L. Petit (1743), et cela dès 1712, par James Jonge.

Elle a été décrite, d'une façon didactique, par Courvoisier, qui en a rapporté dix-neuf cas; mais il est probable qu'il en existe d'autres dans la littérature du commencement du siècle.

Parmi les anciennes observations du siècle dernier, on peut rapporter, en dehors du cas de Jonge, celles de Morand (1757), de Haen (1758), de Cline, citée par Andral (1791) ; puis celle de Babington (1842).

Vers 1860, les faits deviennent plus fréquents : Frerichs (1861), Leclerc (1863), Taylor (1867), Erdmann (1868), Bouilly (1872), Chaudron, Brown (1878), Hughes, Campbell (1879), Wherry, Carrard (1882), Poirier (1883), Fleury Cyr (1884), etc., etc.

A partir de cette époque, c'est-à-dire vers 1885, on ne la pratique pas. En effet, les progrès de la chirurgie font intervenir de meilleure heure, et on ne retrouve presque plus d'observations de cette nature.

D'autre part, la médecine opératoire de la vésicule biliaire vient de naître. Il ne faut donc pas s'étonner si désormais cette intervention de circonstance n'a plus qu'un intérêt purement historique.

**Indications.** — I. Cette ponction a été considérée, à ses débuts, même par les anciens chirurgiens, comme une opération plutôt *exploratrice*. C'est, en particulier, le cas pour les faits de Morand, Frerichs, Leclerc, Taylor, Brown, Chaudron, Campbell, Hughes, Wherry, Carrard, Poirier, Cyr, Fleury, etc. Ces praticiens ponctionnèrent la vésicule dilatée pour essayer de découvrir la lésion réelle ; et, d'après Courvoisier, ils trouvèrent une fois du *sang*, huit fois des *collections purulentes*, et trois fois seulement de la *bile*.

Après ces constatations, leur conduite a varié : les uns firent une opération plus complexe ; les autres laissèrent la *canule* en place, et eurent des *fistules*.

Dans un cas seulement, celui de Frerichs, on a noté une guérison rapide de l'opéré.

II. D'autres fois l'opération a été pratiquée dans un but nettement *thérapeutique*. C'est ainsi que Jonge, en 1712, intervint pour une oblitération du cystique ; que de Haen et Erdmann opérèrent pour une ectasie de la vésicule ; que Cline voulut traiter une dilatation vésiculaire, suite d'une oblitération du cholédoque. Les cas de Babington (cholécystite suppurée) et de Bouilly (hydatide du cystique) rentrent aussi dans cette catégorie.

On n'a noté qu'un seul succès (Erdmann).

En somme, on peut dire aujourd'hui de cette intervention (elle n'a donné que d'affreux résultats !) que, si elle n'était pas déjà complètement abandonnée, la première chose à faire serait de la dénoncer à la vindicte des chirurgiens.

Elle doit désormais céder, dans toutes les circonstances, le pas à l'incision large de la vésicule.

**617.5558.82.32**

## II. — Ponction simple de la Vésicule.

**Historique.** — La ponction simple de la région vésiculaire, la vésicule n'étant pas adhérente, est une opération qui a été assez rarement utilisée, quoiqu'à un moment donné, on ait manié le trocart avec une grande aisance.

Elle a été pratiquée pour la première fois par J.-L. Petit, en 1743, et l'on cite de cet auteur deux observations.

Cent ans plus tard seulement, en 1842, on retrouve un autre fait, celui de Todd, au dire de Courvoisier, qui a décrit avec soin cette intervention. Jusque vers 1880, les cas sont toujours rares et on ne cite que ceux de Pepper (1857); de Benson, cité par Bamberger (1864); de Bobbs (1867); de Thomas, rapporté par Luton (1868), de Dixon (1876), de Bartholow (1877), de Blodgett, de Marion Sims, de Kocher (1878), de Campbell (1879), etc.

A partir de 1882, au contraire, époque où la cholécystostomie a fait ses premières apparitions, et où débute la véritable chirurgie biliaire, les opérations de ce genre deviennent assez nombreuses; et, de 1882 à 1890, on a noté plus de vingt observations. Harley publié sa méthode en 1884.

La ponction a pu rendre à ce moment de véritables services, car la laparotomie exploratrice n'était pas encore d'usage courant.

Mais, chose curieuse, de 1890 à nos jours, on n'en retrouve plus que de très rares exemples. Murphy, en 1894, a donné, en effet, le même nombre de cas que Courvoisier en 1890, c'est-à-dire 25.

Grâce aux progrès de la médecine opératoire, on a reconnu, d'ailleurs qu'on avait mieux à sa disposition et qu'en somme, l'incision de la paroi abdominale était beaucoup plus utile, au point de vue du diagnostic, et bien moins dangereuse au point de vue opératoire.

Rappelons seulement les courts articles qu'ont consacrés à cette intervention, dans leurs ouvrages, Langenbuch et Waring. (1898).

**Manuel opératoire.** — Le manuel opératoire n'offre rien de spécial. Autrefois, on employait le *trocart ordinaire* ; plus récemment, on a utilisé les *appareils aspirateurs*.

L'instrument doit être enfoncé au point très précis où l'on suppose que se trouve le réservoir biliaire *dilaté*, et on détermine sa position par la percussion, d'autant plus qu'il est ordinairement *très* dilaté, quand on intervient de la sorte.

Pour le reste de la description, nous renvoyons à ce que nous avons dit de la ponction intrahépatique.

*Aiguillage extrapéritonéal (Procédé de Harley).* — Harley, en 1884, a décrit un procédé très spécial, dans lequel la ponction a pour but de reconnaître la présence des calculs et de les déplacer dans la vésicule, comme dans les voies biliaires. Pour cela, il a utilisé une longue *aiguille*, qu'il enfonçait entre l'ombilic et le bord du foie, sans trop se préoccuper de savoir si elle pouvait pénétrer ou non dans la vésicule (1).

Il considérait cette manière d'agir comme sans danger et d'une exécution très facile ; mais il a montré lui-même quelle était la valeur vraie de cette méthode, en rapportant une observation personnelle, dans laquelle l'opéré est mort, vingt-quatre heures après l'intervention, de péritonite septique !

**Indications.** — La ponction vésiculaire est désormais à rejeter, même comme opération exploratrice, d'abord parce qu'elle est aveugle, et ne peut fournir aucun renseignement réellement précis pour le diagnostic ; puis, et surtout, parce qu'elle est dangereuse.

On peut, en effet, comme pour la ponction intrahépatique, pénétrer dans une *anse intestinale*, au lieu d'entrer dans la vésicule ; et, comme on opère avec une aiguille à ponction de l'aspirateur Potain, on conçoit que, lorsque cette dernière est retirée, les parois de la vésicule, en somme moins contractiles encore que celles de l'intestin, surtout quand elles sont enflammées, ne se rétractent pas suffisamment et n'oblitèrent pas l'orifice créé : d'où *écoulement de bile septique* dans l'abdomen, et péritonite infectieuse.

I. — Courvoisier a cité 17 cas, dans lesquels cette ponction a été utilisée pour *établir un diagnostic* (Pepper, Bobbs, Thomas ; tentatives bizarres de Harley, etc.) ; et Murphy a montré que les résul-

---

(1) Cette sorte d'*aiguillage, sans laparotomie préalable,* qu'on peut rapprocher du *refoulement des calculs,* ne mérite plusqu'une simple mention, au point de vue historique.

tats étaient loin d'être très brillants. Pour le chirurgien de Bâle, il n'est certes pas prouvé que cette opération puisse être la cause de graves accidents; mais, cependant, il conseille de n'y pas recourir à la légère, et de ne l'employer que quand on ne peut pas faire autrement.

Pour nous, cette intervention n'est défendable que s'il s'agit de *vésicules très dilatées* et *non infectées,* remplies de *bile* sûrement *aseptique.* Mais, dans de telles circonstances, on n'a plus, d'ordinaire, à intervenir de la sorte.

II. — Courvoisier a rapporté huit observations exécutées dans un *but thérapeutique.* En réalité, les résultats obtenus ont été déplorables. Il a noté quatre erreurs de diagnostic avec deux morts (trois hydropisies enkystées et un abcès) et trois cas de persistance de la dilatation (cancer du pancréas, calculs du cystique, etc., etc.).

Dans les cas de *paracholécystite* et de *cholécystite suppurée* non calculeuse, au dire de Longuet, la ponction de la vésicule n'a donné que des insuccès, des récidives, ou des menaces de péritonite ; elle est donc à proscrire absolument, même comme moyen de diagnostic.

Que conclure de tout cela, sinon que, dans la presque totalité des cas, il faut la remplacer par une opération intrapéritonéale, qui permette de se rendre mieux compte des lésions, c'est-à-dire par une laparotomie exploratrice, quitte à compléter celle-ci, si besoin est, par la ponction intra-abdominale, dont il nous reste à dire un mot.

**617.55558.82.33**

## III. — Ponction intra-abdominale de la Vésicule.

**Historique.** — La ponction de la vésicule, le ventre ouvert, n'est pas, comme on pourrait le croire, une manœuvre qui a été très souvent exécutée, malgré les nombreuses laparotomies para-cholécystiques pratiquées depuis quinze à vingt ans.

Il est inutile de les relever ; bornons-nous à rappeler que, entre autres, Ransohoff, en Allemagne (1882); Terrier (1890) et Tuffier, en France ; Mayo Robson (1891), Czerny (1895) et Kehr (1896), y ont eu plusieurs fois recours dans ces dernières années.

**Manuel opératoire.** — Nous n'avons pas à insister sur ce manuel opératoire, qui est très simple. On peut recourir à un simple *trocart* à hydrocèle, l'aspiration n'étant pas nécessaire ici.

Mais, comme souvent, au cours d'une laparotomie, on a besoin d'un appareil aspirateur de Potain ou de Dieulafoy, il est aussi simple de préparer l'un ou l'autre de ces instruments et de s'en servir le cas échéant. D'autant plus que parfois le contenu de la vésicule est assez épais et s'écoule difficilement par une canule ordinaire.

Pendant l'opération, il faut prendre, bien entendu, les précautions nécessaires pour qu'il ne tombe pas de bile dans la cavité abdominale.

Il est aussi indispensable, quand on emploie l'aspirateur, de ne faire qu'un vide relatif dans l'appareil. Sans cela, très rapidement, les parois de la vésicule s'accolent et viennent obturer l'orifice de l'aiguille aspiratrice.

Quand on a retiré celle-ci, il est très prudent d'envelopper la vésicule avec quelques compresses aseptiques, destinées à arrêter la bile qui pourrait faire irruption (1).

**Suites.** — Les *suites opératoires* de la ponction, même intra-abdominale, ne sont pas très brillantes. Mais on est encore aux

---

(1) Mayo Robson, en 1892, après laparotomie, a tenté d'explorer la vésicule, non pas à l'aide d'un trocart à ponction, mais en utilisant des aiguilles. Cet *aiguillage vésiculaire intra-abdominal*, imité de l'aiguillage extra-pariétal de Harley, n'a eu, bien entendu, aucun succès,

débuts mêmes de la chirurgie biliaire, et la mort, probablement, n'est pas due qu'à la ponction seule, dans beaucoup des faits cités. F. Terrier, d'ailleurs, ne paraît pas trop la redouter. Le principal est de l'exécuter convenablement et dans des circonstances appropriées.

**Indications.** — C'est évidemment une simple manœuvre d'exploration à l'époque actuelle.

Généralement, on y a eu recours dans les cas d'*hydropisie cholécystique*, de façon à pouvoir pousser plus loin un diagnostic restant douteux; et on a opéré, dans ces cas, pour des dilatations vésiculaires, dues soit à des *calculs enclavés du cystique*, soit plutôt à un *cancer de la tête du pancréas*, soit enfin à un rétrécissement cicatriciel du cholédoque.

Dans quelques cas, on aurait utilisé cette ponction, croyant avoir affaire à une dilatation de la vésicule, et, en réalité, il s'agissait de *péritonites périhépatiques enkystées*; on aurait eu plusieurs morts, lors de ces erreurs de diagnostic.

La ponction intra-abdominale de la vésicule ne saurait donc être aujourd'hui qu'une opération exclusivement *exploratrice*.

Quand on la pratique pour une hydropisie due à une tumeur du pancréas, il vaut toujours mieux, si possible, la compléter de suite par une cholécystentérostomie.

# CHAPITRE III.

## 617.55558.83

## LAPAROTOMIE PARACHOLÉCYSTIQUE.

**Définition**. — On désigne ainsi une variété de laparotomie parabiliaire, exploratrice ou libératrice, exécutée dans le but spécial de découvrir la vésicule, ou de détruire ses adhérences avec les organes voisins.

L'incision de la paroi doit être latérale, située à droite, ou correspondre en son milieu au bord externe du muscle droit du côté droit. Médiane, elle ne répondrait pas au but poursuivi.

**Synonymie**. — *Opération de Frænkel-Sendler.*

**Étymologie**. — παρά, auprès de : *Laparotomie faite au voisinage de la vésicule.*

**Historique**. — Nous n'insistons pas ici sur l'historique de la laparotomie paracholécystique *exploratrice*, qui a été fait à la description de la laparotomie biliaire.

En ce qui concerne la laparotomie *libératrice*, par contre, il faut dire que Frænkel s'en occupa un des premiers en 1892.

Cet auteur a insisté, en effet, sur ce fait que la simple libération des adhérences paracholécystiques était une opération parfaitement indiquée dans les cas de péricholécystiste non calculeuse. Knaggs, en 1893, la tenta avec un succès complet. Sendler (1894) alla plus loin. Il fit à l'avance le diagnostic et opéra avec un but précis.

Ce qui a semblé suffisant à Longuet, pour que l'on donnât le nom de ces deux chirurgiens à cette variété de laparotomie paracholécystique (L. libératrice).

**Variétés**. — I. *a*) Lorsqu'elle ne s'accompagne pas d'autres manœuvres, évidemment cette laparotomie reste simplement *exploratrice*.

*b*) Ordinairement, elle est complétée par une *évacuation des liquides collectés* dans la loge interhépatocolique, et un *drainage*. Quelle que soit la nature de ces liquides, on évitera toute manœuvre capable d'érailler le péritoine, car ils peuvent être septiques.

II. D'autres fois, cette laparotomie s'accompagne de la destruction d'adhérences péricholécystiques et est dite *libératrice*. Alors elle
prend plus spécialement le nom d'*Opé-
ration de Frænkel-Sendler* (Longuet).

L'isolement de la vésicule du magma
fibreux qui l'entoure constitue la caractéristique de l'intervention, et on dépas-
serait le but, si l'on intervenait sur la
paroi vésiculaire elle-même.

**Manuel opératoire.** — Nous
ne reviendrons pas sur les détails du
manuel opératoire, renvoyant le lecteur
à ce que nous avons dit à propos de la
laparotomie parabiliaire en général.

I. *Incision*. — Nous nous bornons à
insister sur le choix de l'*incision* à la
paroi. L'ouverture de l'abdomen doit,
en effet, avoir lieu *à droite*, au niveau

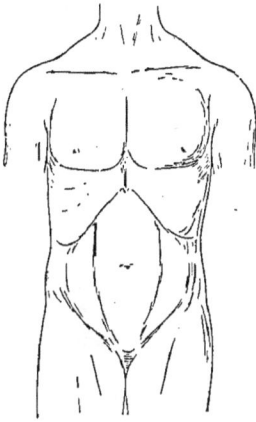

Fig. 177. — Laparotomie *verticale* latérale paracholécystique
pour affections de la vésicule.
— Incision sur le bord externe
du muscle droit (Waring).

du *bord externe du muscle droit*, pour que l'on puisse arriver
directement dans le voisinage de la vésicule (*Fig.* 177).

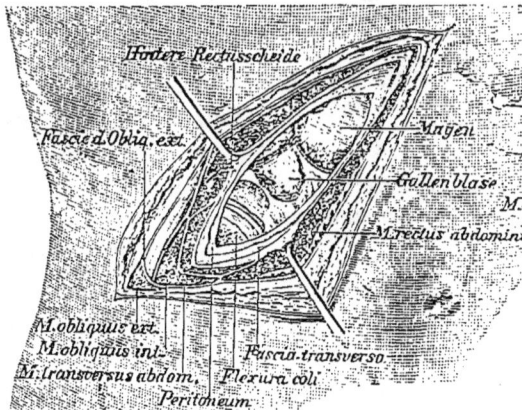

Fig. 178. — Laparotomie paracholécystique par incision *oblique* (Kocher).

On peut faire toutefois, comme Kocher, une incision *oblique*, qui
permet d'atteindre également la vésicule en toute sécurité (*Fig.* 178).

Cette incision n'est pas toujours d'une exécution facile, en raison des déformations de la région.

II. *Libération des adhérences*. — Après une exploration suffisante des voies biliaires accessibles, le péritoine ayant été incisé, on procède à la *libération des adhérences*. La vésicule ayant été reconnue, ou tout au moins soupçonnée, on s'efforce de l'isoler (*Fig.* 169 et 179), sans l'ouvrir, en la détachant du gâteau inflammatoire, plus ou moins induré, qui l'entoure. On n'y parvient d'une façon élégante et rapide que lorsqu'on a une certaine habitude d'opérer dans cette région.

Il faut redoubler de prudence au voisinage du côlon (*Fig.* 179) et du duodénum; et, si l'on dénude l'intestin, il est utile de réparer les brèches faites à ses parois par des sutures séro-séreuses.

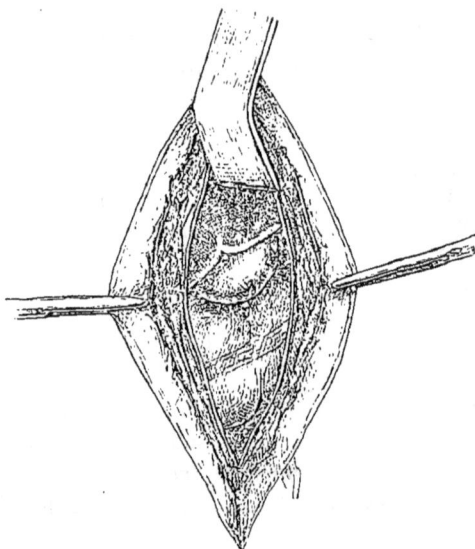

Fig. 179. —Laparotomie latérale verticale paracholécystique.— Exploration de la vésicule au-dessous du foie après incision de la paroi abdominale. On voit le bord du foie et au-dessous la saillie que fait la vésicule et le côlon.

Le ventre doit être refermé, avec ou sans drainage, après parfaite hémostase.

Pour Longuet, le *drainage* paraît utile, surtout lors d'intervention en pleine poussée douloureuse.

**Suites opératoires**. — Cette opération est d'autant plus recommandable qu'elle est très rationnelle et d'une gravité aussi réduite que possible. Les cas de mort (Bogajewski) sont très spéciaux (cancer, etc.).

Longuet a montré qu'elle donne d'excellents résultats thérapeutiques, ainsi que nous l'avons rappelé en étudiant la laparotomie parabiliaire en général. C'est donc une intervention d'un réel avenir.

**Indications**. — I. — En tant qu'opération *exploratrice*, les indications de cette variété de laparotomie se comprennent d'elles-mêmes; et il est bien évident qu'il faudra y recourir dans tous les cas douteux d'affections de la vésicule, ayant résisté aux divers traitements médicaux et de *traumatismes* récents [Dalton (1892), etc.].

II.— 1° La laparotomie paracholécystique *libératrice*, c'est-à-dire
destinée à détruire des adhérences, est l'opération de choix dans

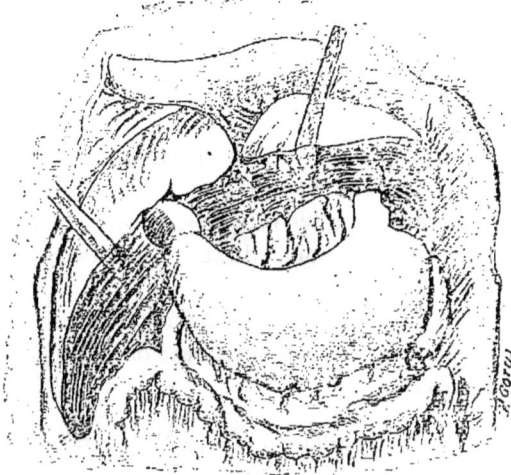

les cas de *péri-
cholécystite fi-
breuse non calcu-
leuse*. Elle seule
peut guérir les
*pseudo-coliques hé-
patiques*, les *faux
calculeux hépati-
ques*, dont le nom-
bre est beaucoup
plus grand qu'on
ne croit.

Elle s'adresse
aux *adhérences* de
la vésicule avec
tous les organes
voisins (estomac,

Fig. 180. — Adhérences de la vésicule biliaire avec l'estomac.
(D'après M. Robson).

et pylore (*Fig.* 180), duodénum, côlon, etc.); et nous renvoyons à ce
que nous avons dit à ce propos, au chapitre de la laparotomie
parabiliaire en général. [Cas de Köhler (1890), Thornton (1891),
Fränkel (1892), Lennander (1893), Duncan, Bogajewski (1894),
Czerny (1896), etc., etc.].

2° La laparotomie paracholécystique avec *drainage* est, au
contraire, destinée aux *épanchements de bile sous-hépatiques*, consécutifs aux *ruptures traumatiques*, *accidentelles* [Lane (1891),
Faure, Walther (1896), Thomas, Martin, Bullinger (1898), etc.], ou
*pathologiques* [(Lévine (1894), Faure et Siredey (1896)], des voies
biliaires. On connaît déjà un certain nombre d'opérations de cette
nature, exécutées avec plus ou moins de succès, suivant le moment
de l'intervention.

Il faut noter en particulier les cas de laparotomie, pour *perforations* de la vésicule biliaire consécutives à la fièvre typhoïde, qui
ont été récemment publiés [Monier-Williams et Montagu, Mills
(1895), Imhofer (1898), etc.].

3° La laparotomie périvésiculaire est aussi tout à fait indiquée
lors de *péricholécystites suppurées*, qui ne sont en somme que des
*péritonites périhépatiques* très localisées.

# CHAPITRE IV.

## 617.5558.84

## CHOLÉCYSTOLITHOTRIPSIE.

**Définition.** — La *cholécystolithotripsie* est l'opération qui consiste à écraser, dans l'intérieur de la vésicule biliaire non ouverte, les calculs qui s'y trouvent, et à les refouler, après broiement, vers le duodénum, par l'intermédiaire du cystique et du cholédoque.

Trop souvent, malheureusement, elle est complètement irréalisable, soit au point de vue du broiement, soit au point de vue du refoulement des concrétions écrasées.

**Étymologie.** — χολή, bile; κύστις, vésicule; λίθος, calcul; τρίβω, briser : *Broiement des calculs de la vésicule biliaire.*

**Synonymie.** — *Cholélithotripsie.* — *Cholélithotritie* (Tait). — *Opération de L. Tait.* — Nous n'avons pas choisi à dessein le mot de Tait, car il nous paraît mal formé, au point de vue grammatical.

**Historique.** — La conception de cette opération paraît être assez ancienne (Santopadre, 1858; O. Wyss, 1872); en tous cas c'est l'une des premières interventions biliaires modernes, à laquelle on ait songé, en se basant sur les résultats obtenus, avant l'antisepsie, sur la vessie urinaire.

La cholécystolithotripsie aurait, dit-on, été essayée par Lawson Tait. Mais elle a été surtout préconisée par Courvoisier (1890) et par Mayo Robson (1891); et les premiers cas de L. Tait, dont le plus ancien remonte à 1884, de même que la première opération de Courvoisier, ont été fort complexes et ne sont pas en réalité des *cholécystolithotripsies* : ce sont de véritables *Cysticolithotripsies*. Nous retrouverons donc ces cas à l'histoire de cette autre opération.

Dans les trois premiers faits du chirurgien anglais, en effet, les calculs, broyés au préalable, étaient plutôt placés dans le cystique que dans la vésicule ; puis ils ne furent pas repoussés dans l'intestin, mais extraits par la vésicule biliaire ouverte. Dans le cas de Courvoisier, le calcul siégeait aussi, en réalité, dans le cystique ; il fut bien refoulé dans le duodénum, mais après une cholécystectomie seulement.

C'est, en somme, Mayo Robson, qui a pratiqué, le premier, et avec succès, la *cholécystolithotripsie typique*, c'est-à-dire l'écrasement de *calculs intra-vésiculaires*, suivi du refoulement des fragments dans l'intestin. Depuis 1891, il a exécuté plusieurs fois cette opération.

La dite opération aurait été tentée, en vain, par Trélat, en France, c'est-à-dire avant 1890, date de sa mort.

**Variétés**. — Il faut bien distinguer la *cholécystolithotripsie* proprement dite, qui a trait à un broiement exécuté *par l'extérieur* de la vésicule, de l'écrasement de certains calculs, situés au niveau de son col, par l'intérieur du réservoir biliaire, ayant été préalablement *ouvert* plus ou moins largement.

Ce sont là deux manœuvres très distinctes. 1º La première est une opération spéciale, qui mérite une description à part ; 2º la seconde n'est qu'un temps, très souvent inutile d'ailleurs, de certaines cholécystotomies, au cours desquelles on a quelques difficultés à désenclaver des calculs situés autant dans le canal cystique que dans la vésicule. On peut d'ailleurs, à l'exemple de Marcel Baudouin, réserver à ce *broiement intérieur*, après incision de la vésicule, la dénomination spéciale de *Lithotritie*, de façon à différencier nettement ces deux manières de faire.

**Manuel opératoire**. — L'opération consiste d'abord dans une laparotomie paracholécystique exploratrice.

Après avoir reconnu la nature des calculs, qui doivent être très friables (sans cela l'opération ne serait nullement à tenter), et constaté que la voie de dégagement est absolument libre (sans cela il n'y a pas à songer à la cholécystolithotripsie), on saisit la vésicule avec les doigts au niveau des calculs et on cherche à les écraser.

*a) Broiement*. — En appuyant avec douceur, on pourra parfois y parvenir, sans léser en quoi que ce soit les parois de la vésicule, et même atteindre un certain degré de broiement. De la sorte les calculs peuvent être fragmentés, de façon à pouvoir s'engager dans le cystique.

Si la pression qu'on exerce n'est pas suffisante, on peut, certes, à l'exemple de L. Tait, recourir à des instruments, à des *pinces*, dont on a pris soin de capitonner les mors à l'aide de petits tubes en caoutchouc, comme dans les cas de résection intestinale ; mais nous ne conseillons pas d'imiter cet exemple.

Nous n'insistons pas pour l'instant sur les objections qu'on peut faire à cette opération. Nous les retrouverons surtout à propos de la cholédocholithotripsie, à laquelle on a eu recours plus souvent.

Il nous semble d'ailleurs que si l'on avait à choisir entre les différents modes de broiement des calculs biliaires que nous venons d'énumérer, c'est encore à l'*écrasement digital* qu'on devrait donner la préférence. Et, quand un calcul est assez dur pour résister à cette manœuvre anodine, admissible peut-être dans quelques circonstances, très rares d'ailleurs, il vaut mieux, à n'en pas douter, abandonner toute tentative de cholécystolithotripsie.

*Aiguillage extérieur (Procédé de Thornton).* — On pourrait encore recourir, comme l'a fait Thornton dans un cas, où la vésicule avait été préalablement ouverte pourtant à une *aiguille* fine, qu'on enfoncerait *à travers les parois* de la vésicule.

Mais il n'est nullement prudent de perforer ainsi la vésicule avec une aiguille (*Aiguillage extérieur*), à la manière de Harley, et de déchirer certainement ses parois, en essayant de briser de la sorte les corps étrangers qu'elle renferme.

*b) Refoulement.* — Une fois l'écrasement obtenu et parvenu au degré voulu, il faut faire glisser les fragments vers le col de la vésicule et le cystique.

Les nombreux replis que présente ce canal (*Fig.* 161) ne s'opposent au passage que si les calculs n'ont pas été réduits en morceaux assez petits ; on peut donc essayer. Comme l'a prouvé M. Robson, dès 1891, on peut réussir à leur faire exécuter ce voyage, et à les conduire successivement jusque dans l'intestin, soit par l'*aiguillage extérieur de Thornton*, qui, à notre avis, ne vaut rien, soit mieux à l'aide des *doigts*, manœuvre seule admissible d'après nous.

**Suites et complications.** — Mais les fragments peuvent s'arrêter soit dans le cystique, soit dans le cholédoque. Si le fait se produisait, il ne faudrait pas hésiter à en arriver immédiatement à la cysticotomie ou même la cholédochotomie. Ce serait la seule façon rationnelle de remédier à l'accident.

D'un autre côté, si au cours des manœuvres, on venait à déchirer, dans le cas de parois très altérées, soit la vésicule, soit l'un des autres canaux, il faudrait également recourir de suite à une taille biliaire, et l'accompagner d'un tamponnement sous-hépatique, pour parer à toutes les éventualités possibles.

**Indications.** — Certes, à l'heure présente, la cholécystolitho-tripsie est une opération à peu près tombée dans l'oubli ; et il est certain qu'elle ne présente aucun avenir. Il n'en est pas moins vrai pourtant que, dans les cas où elle est très exactement indiquée, elle est parfaitement défendable.

Le difficile est précisément de trouver réunies les circonstances qui la rendent possible et utile. Il faut, en effet, avoir affaire à des CALCULS TRÈS FRIABLES DE LA VÉSICULE BILIAIRE ; mais il y en a des exemples. Il faut, de plus, qu'ils ne soient *pas trop nombreux*, et qu'il n'y en ait *pas de solidement enclavés* à l'entrée du cystique : ce qui s'observe rarement. Il ne faut pas qu'il s'en trouve dans le cystique (ce qui entraînerait à une cystico-lithotripsie : opération d'une exécution plus délicate encore).

*La voie de refoulement doit être libre et nullement rétrécie* (canal cystique, cholédoque, et surtout ampoule de Vater). Et, même dans ces conditions-là, beaucoup de chirurgiens préfèrent encore la cholécystotomie ! La cholécystolithotripsie ne peut pas être tentée non plus, lorsque les *parois vésiculaires sont alté-rées*, devenues fibreuses, ou sont très amincies, par suite d'un état infectieux plus ou moins ancien ; elles se rompraient, en effet, trop facilement sous le doigt.

Tel n'est pas, pourtant, l'avis de M. Robson. Pour lui, la cholécys-tolithotripsie doit être préférée, même à la cholécystotomie, sur-tout quand on juge difficile l'incision de la vésicule, soit par suite de sa situation extrêmement profonde, soit par suite de ses petites dimensions. Il est au moins préférable, dit-il, de tenter tout d'abord la cholécystolithotripsie, opération qui, à son avis, serait extrême-ment simple.

Dans ces circonstances très particulières, l'avenir dira ce qu'elle vaut. En tous cas, il est certainement impossible de la juger au-jourd'hui, faute de documents suffisants, les observations éparses dans la littérature n'ayant pas encore été rassemblées dans une étude d'ensemble.

# CHAPITRE V.

## 617.5558.85.

## CHOLÉCYSTOTOMIE.

**Définition.** — On appelle *cholécystotomie* l'opération qui consiste à ouvrir la vésicule biliaire, soit pour explorer l'intérieur de sa cavité, soit pour en extraire des corps étrangers, et à la refermer ensuite.

C'est une intervention exactement comparable à la gastrotomie, pour l'estomac ; à la cystotomie, pour la vessie urinaire.

Inutile de faire remarquer qu'à l'heure actuelle c'est l'une des opérations les plus importantes de la chirurgie biliaire.

**Étymologie.** — χολή, bile ; κύστις, vésicule ; τομή, section : *Incision de la vésicule biliaire.*

**Synonymie.** — D'une façon plus spéciale, la dénomination de TAILLE BILIAIRE (Duriau) pourrait être réservée à cette intervention, confondue jusqu'à ces temps derniers avec la *Cholécystostomie*, sous le nom générique de « Cholécystotomie », et qu'on n'a bien différenciée que depuis quelques années.

Cette opération a donc été aussi décrite sous les noms de *cholélithectomie* (Ransohoff, 1887), *cholélithotomie* (Bardenheuer, 1887), etc. (Voir le chapitre de la Cholécystostomie).

En tous cas, il faut la différencier avec grand soin de la *Cholécystostomie*, intervention d'un usage encore plus fréquent, tandis que la *Cholécystotomie* n'a que des indications plus rares.

Le mot *Cholécystendyse* (Courvoisier) ne peut s'appliquer qu'à une variété opératoire spéciale de cette intervention.

**Historique.** — Cette opération, ainsi envisagée, n'a guère qu'une quinzaine d'années de date, puisqu'elle ne paraît pas remonter au-delà de 1883. Nous n'insistons pas sur l'historique d'ensemble, car nous le retrouverons à propos de la description de chacun des procédés opératoires, qui méritent une mention spéciale.

Bornons-nous à ajouter que les travaux généraux relatifs à cette intervention seulement (et non pas à la cholécystostomie) sont encore très rares, les auteurs ayant jusqu'ici mélangé les deux opérations. Comme article spécial, signalons celui de Marcel Baudouin, dans la *Gazette des Hôpitaux* (1898); et, comme descriptions où tout est confondu, celles de Duriau (1884), de Blaise (1893), de Langenbuch, Waring (1898) et J.-L. Faure (1899).

**Manuel opératoire.** — Il faut, au préalable, avoir fait, bien entendu, une laparotomie exploratrice parabiliaire.

*Instruments.* — La cholécystotomie, par elle-même, n'exige aucun matériel instrumental particulier, à moins qu'au cours de cette taille on n'ait à extirper des *calculs*, ou à intervenir soit sur le cystique, soit même sur le cholédoque.

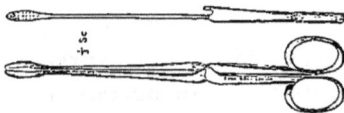

Fig. 181. — Pince–forceps d'Anderson pour la cholécystotomie et l'extraction des calculs de la vésicule biliaire. — En haut, l'une des branches, montrant les aspérités de son mors ; en bas, l'instrument articulé.

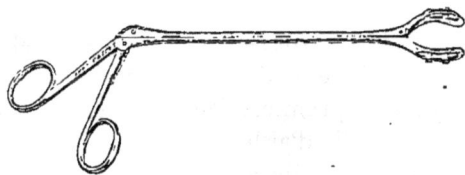

Fig. 182. — Pince-forceps de Lawson Tait pour la cholécystotomie et l'extraction des calculs de la vésicule biliaire.

Pour enlever les calculs, on peut se servir de *pinces* ou de *curettes* ordinaires (*Fig.* 54); voire même d'autres instruments : tels que *stylets*, *spatules*, etc. Mais certains auteurs ont recours à des *pinces spéciales*: tels Lawson Tait (*Fig.* 182), Anderson (*Fig.* 181), etc.

Ajoutons que des *aiguilles*, courbes et fines, et du catgut ou de la soie fine sont tout ce qu'il faut pour *suturer* la vésicule (1).

En dehors de l'anesthésiste, un seul aide doit suffire.

**Variétés opératoires.** — Comme pour la cholécystostomie, il faut distinguer deux variétés de cholécystotomies, suivant que l'on suture la vésicule dans la cavité abdominale où on l'abandonne, ou qu'on la fixe à la paroi abdominale, en fermant l'incision dans l'épaisseur même de cette paroi.

1º La première variété est la *Cholécystotomie idéale* de Bernays, la *Cholécystendyse* de Courvoisier, ou la *Cholécystotomie à sutures perdues intrapéritonéales* de Terrier et M. Baudouin.

2º La seconde variété est la *Cholécystendyse avec ventrofixation* de Langenbuch, ou la *Cholécystotomie à sutures perdues intrapariétales* de Terrier et M. Baudouin.

(1) Voir les chapitres *Cholécystostomie* et *Lithectomie du Cystique*.

## I. — Cholécystotomie à sutures perdues intrapéritonéales.

**Définition.** — La *Cholécystotomie à sutures perdues intrapéritonéales* est le procédé typique et idéal pour toute cholécystotomie, conçue d'après les idées modernes. Elle consiste à remettre les choses en état, après avoir ouvert et exploré la vésicule biliaire, et avoir exécuté sur elle les manœuvres nécessaires. Pour cela, on n'a qu'à suturer, dans l'intérieur de l'abdomen, l'incision faite à la paroi du réservoir biliaire.

**Synonymie.** — *Cholécystendyse* (Courvoisier). — *Cholécystotomie idéale* (Bernays).

**Historique.** — C'est Spencer Wells qui paraît en avoir eu le premier l'idée; mais c'est Meredith qui, en 1883, pratiqua cette opération pour la première fois, en présence de Sp. Wells d'ailleurs.

Depuis, elle a été exécutée par un grand nombre d'opérateurs. Citons seulement les premiers : Gross (1883), M. Gill (1884), Courvoisier (1885), qui en a fait une étude assez complète, Küster (1885), Lange (1886), Keen (1885), Bernays (1885), Pringle (1885), Thornton, Kehr (1887), Heussner (1890), etc. — Marcel Baudouin l'a vu pratiquer, en 1892, par Doyen à Reims. Il est donc inexact qu'elle n'ait pas été exécutée en France avant la thèse de Blaise, comme cet auteur le prétend dans son travail (1893). — Nous l'avons pratiquée nous-même deux fois, en 1898, avec deux succès.

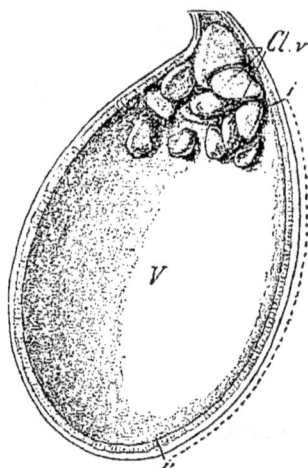

*Fig.* 183. — Cholécystotomie à sutures perdues intrapéritonéales. — *Premier temps* : incision intrapéritonéale de la vésicule biliaire (Doyen). — *Légende* : V, vésicule; *ii'*, incision sur la vésicule; *Cl. v*, calculs vésiculaires.

**Manuel opératoire.** — I. Procédé classique. — Le premier temps de l'opération comprend nécessairement l'ouverture de la paroi abdominale : ouverture latérale, médiane, oblique, ou même transversale, comme on l'a faite dans certains cas.

L'ouverture étant assez large, on va à la recherche de la vésicule et on l'attire au dehors (*Fig.* 183).

1° *Incision*. — On fait alors l'incision de cette vésicule(*Fig.* 184), préalablement ponctionnée ou non, et on enlève les calculs.

Enfin, comme dernier temps, on ferme la paroi vésiculaire.

2° *Suture*. — Comment se fait cette fermeture? C'est là un point sur lequel il y a lieu d'insister quelque peu. C'est le procédé de Lembert, aujourd'hui bien connu, ou mieux celui de Czerny, que l'on utilise d'habitude: le premier consistant, comme on le sait, en un seul plan de sutures à points séparés(*Fig.* 185); le second, en deux plans de suture à points séparés (*Fig.* 186).

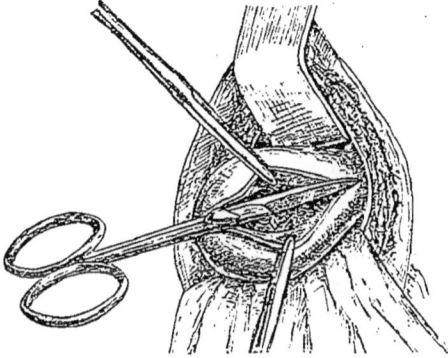

Fig. 184. — Cholécystotomie à incision première. — Ouverture de la vésicule biliaire aux ciseaux (H. Delagénière).

*a*) Roux préconise un premier plan de sutures en surjet, et un second plan, plus superficiel, à points séparés, suivant le procédé de Rydygier.

*b*) D'après Loreta (1898),on doit exécuter lesdeux plans en surjet. Au niveau du premier plan de suture, il est facile de déprimer la paroi vésiculaire; on exécute alors le second plan,en réunissant les

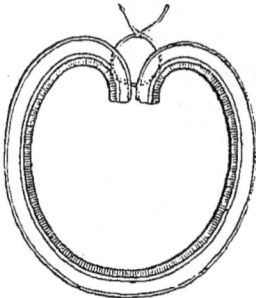

Fig.185.— Schéma de la Suture de Lembert.

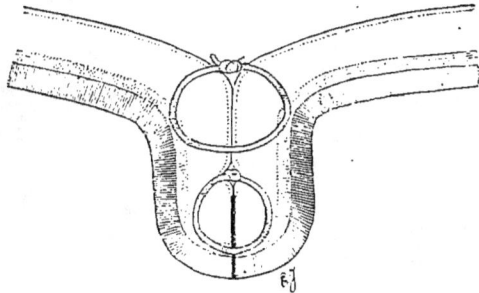

Fig. 186.— Schéma de la Suture de Czerny.

deux plis déterminés par cette dépression. C'est là une *cholécysto-rrhaphie* spéciale, comme l'a appelée l'auteur, fort improprement d'ailleurs.

*c*) Dans d'autres cas, on a fait une suture en surjet à trois plans : le premier plan comprenant toute la paroi vésiculaire (*Fig.* 187);

les deux autres étant des plans séreux superposés (*Fig.* 188). Doyen, notamment, a utilisé ce procédé.

*d*) H. Delagénière s'est borné à un surjet simple (*Fig.* 189).

Mais, quel que soit le procédé, c'est à la solidité de la suture qu'on doit tendre ; c'est là le point capital, dont dépend le succès de l'opération.

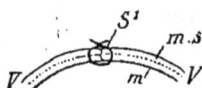

Fig. 187. — Cholécysto-
tomie à sutures perdues
(Doyen). — *Premier
temps* : suture de ga-
rantie ou suture anti-
microbienne. — *Lé-
gende* : V, vésicule bi-
liaire ; *m*, muqueuse ;
*m.s*, musculo-séreuse ;
S¹, premier étage.

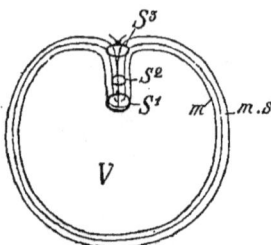

Fig. 188. — Cholécystotomie à sutures
perdues. — *Troisième temps* : suture
de fermeture mécanique (Doyen). — *Légende* : V, vésicule biliaire ; *m*, muqueuse ; *m.s*, musculo-séreuse ; S² et S³
2ᵉ et 3ᵉ étage de la suture en surjet.

II. AUTRES PROCÉDÉS. — *Procédé de Bogajewsky*. — Signalons une modification introduite par Bogajewsky, en 1891, et par Tischendorf, à la suite d'une incision lombaire que ces auteurs avaient pratiquée, croyant avoir affaire à une affection rénale. — Ceux-ci recommandent cette incision lombaire, combinée à l'incision ordinaire, ce procédé permettant d'opérer en dehors de la cavité péritonéale. Mais, alors, il ne doit plus être question de cholécystotomie à sutures intrapéritonéales, mais de la cholécystotomie à sutures intrapariétales.

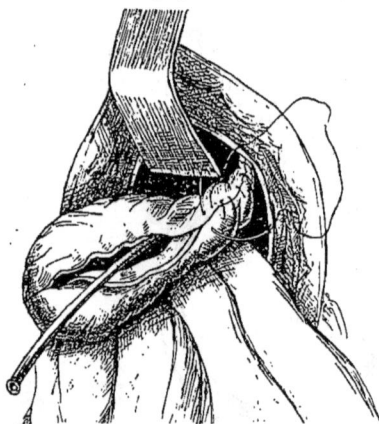

Fig. 189. — Cholécystotomie à incision première.
— Plaie de la vésicule suturée dans la partie
profonde sur un cathéter engagé dans le Cystique (H. Delagénière).

## II. — Cholécystotomie à sutures intrapariétales.

**Historique.** — Pratiquée pour la première fois, en 1886, par Parkes et par Carmalt, cette opération a été exécutée, ensuite, à l'étranger, par Küster (1887), Kümmel, Socin, Langenbuch, Winckelmann (1890), Körte (1892), Czerny (2 cas), Kehr (2 cas), etc. en France par Vautrin (de Nancy), d'après Blaise (1893), etc.

C'est là un procédé important, beaucoup plus prudent que le précédent, en ce sens qu'il permet d'éviter les accidents qui pourraient survenir, si les sutures étaient insuffisantes et si la bile s'écoulait dans l'abdomen. Par suite de la fixation de la vésicule dans l'épaisseur de la paroi abdominale, la bile s'écoule en dehors. C'est donc une opération intermédiaire entre la cholécystotomie idéale et la cholécystostomie.

**Variétés.** — Comme dans cette dernière opération, il existe ici deux façons d'agir : ou bien on fixe la vésicule à la paroi avant de l'inciser et de la suturer ; ou bien on l'incise avant de la fixer.

1° Le premier procédé est le procédé américain type, celui de 1886. Ce n'est qu'en 1890 qu'il a été exécuté en Europe par Kehr et par Kümmel. Ce procédé de Parkes-Carmalt s'appelle : *Cholécystotomie à sutures intrapariétales avec fixation première*, ou, par abréviation, *Cholécystotomie à sutures intrapariétales premières*.

2° Le second procédé est celui de Czerny, Socin, Langenbuch, Winckelmann, Körte, Vautrin, c'est la *Cholécystotomie à sutures intrapariétales avec fixation dernière*, ou *Cholécystotomie à sutures intrapariétales dernières*.

**Manuel opératoire.** — I. *Cholécystotomie à sutures premières* (*Procédé de Parkes-Carmalt*). — Dans ce procédé, l'incision de la paroi abdominale et la fixation se font comme dans la cholécystotomie à fixation première et à incision dernière ; nous n'y insisterons donc pas. Une fois la vésicule unie à la séreuse et à la couche musculaire sous-jacente, on incise l'organe, suffisamment pour qu'on puisse l'explorer. On enlève les calculs, comme on peut ; et on suture l'incision vésiculaire comme dans la cholécystendyse, mais en dehors du péritoine. Enfin, on ferme la plaie abdominale.

Dans certains cas, on peut *drainer*; il est préférable alors d'employer une mèche de gaze aseptique, plutôt qu'un drain, qui pourrait léser la muqueuse vésiculaire.

. Si l'on veut employer ce procédé, il faut que la vésicule soit assez dilatée ; dans le cas contraire, il est inutilisable et présente les inconvénients du procédé de Ransohoff, lorsqu'il s'agit de vésicules atrophiées. Dans ce dernier cas, le succès de l'opération est même fort douteux ; et, en effet, le malade de Parkes n'a pas guéri, tandis que, pour celui de Carmalt, chez lequel la vésicule était distendue, la guérison a été obtenue.

II. — *Cholécystotomie à sutures dernières (Procédé de Czerny).* — On agit ici comme dans la cholécystotomie idéale ; mais on y ajoute un dernier temps, qui est la fixation de la vésicule à la paroi.

Czerny recommande la technique suivante. On suture par un surjet les lèvres du péritoine pariétal incisé à la séreuse vésiculaire, de façon à laisser libre et saillant le fond de l'organe, et à constituer comme une collerette autour de celui-ci. Au-dessus et au-dessous de la vésicule, les lèvres du péritoine pariétal sont suturées entre elles.

Vautrin préconise la méthode suivante. On procède comme dans la méthode de Czerny, lorsqu'il s'agit de suturer tout simplement la vésicule; mais, lorsqu'on fait le deuxième plan de suture, chaque anse de fil comprend, outre la paroi vésiculaire, les lèvres du péritoine pariétal. Ce procédé est donc plus rapide. Il exige seulement deux sutures, au lieu de trois, comme dans la technique précédente : les deux premières étant destinées à fermer la vésicule, et la troisième à faire la collerette. Il évite en même temps les tiraillements occasionnés par cette collerette.
La plaie vésiculaire suturée, on laisse l'organe dans l'abdomen ; et on ferme l'ouverture de la paroi.

La technique de Czerny-Vautrin paraît être le procédé de choix; mais, si l'on évite, avec son emploi, tous les inconvénients de la cholécystotomie idéale, on peut se demander, d'autre part, si les adhérences qui se forment ne déterminent pas ultérieurement des douleurs.

### III. — Cholécystotomie en trois temps.

**Historique.** — En 1889, Senger et Wölfler ont pratiqué une cholécystotomie en trois temps. — Bloch (de Copenhague) y a apporté une légère modification, que nous décrirons ensuite.

**Manuel opératoire.** — 1° *Cholécystotomie de Senger-Wölfler.* — L'opération de Senger et Wölfler consiste dans une *cholécystostomie en deux temps*, combinée avec une cholécystotomie *à sutures intrapariétales à fixation première*. C'est une opération qui tient le milieu entre la cholécystotomie à sutures intrapariétales typique et la cholécystendyse.

Le premier temps consiste dans la fixation de la vésicule, mise à nu, à la plaie abdominale. On attend quelques jours, et, lorsque les adhérences se sont formées, on incise la vésicule : c'est là le second temps. On a donc fait jusqu'à présent une simple cholécystostomie en deux temps. La cholécystotomie à sutures intrapariétales à fixation première s'y ajoute par ce fait qu'on suture immédiatement l'incision vésiculaire.

On pourrait laisser les choses en l'état; mais Wölfler a préféré, dans un cas, détruire les adhérences (c'est là le troisième temps de l'opération), afin de laisser la vésicule libre dans la cavité abdominale. Il s'était assuré au préalable, bien entendu, que la bile ne s'échappait pas par la suture. C'est là d'ailleurs l'avantage de ce procédé. En effet, si l'on constate que la suture est insuffisante, on la recommence autant de fois qu'il le faut.

Un reproche a été formulé par Senger à cette modification : c'est que les adhérences ne peuvent pas toujours être détruites.

2° *Cholécystotomie extra-abdominale* ou *extracutanée (Bloch).* — La modification de Bloch à l'opération précédente consiste en ceci : c'est que la vésicule, attirée au dehors de la plaie abdominale, est placée sur la peau de l'abdomen ; on laisse ainsi la vésicule, et les adhérences se forment d'elles-mêmes. Donc, pas de sutures ! Enfin, la vésicule n'est réintégrée dans la cavité abdominale que lorsque l'incision vésiculaire est complètement cicatrisée, complètement fermée.

Les opérations de Wölfler-Senger et de Bloch, trop compliquées pour pouvoir être employées couramment, ont été complètement abandonnées. Langenbuch et Slajmer, en 1890, ont discuté d'ailleurs la première de ces méthodes.

**Suites opératoires.** — Tout ce que nous dirons plus tard des suites opératoires d'ordre général pour la cholécystostomie, nous pourrions le répéter ici.

Néanmoins certains accidents peuvent être la conséquence particulière de la cholécystotomie *idéale*, à laquelle on a attribué beaucoup d'inconvénients.

Jamais, d'ailleurs, la mort n'est survenue par *insuffisance de la suture*. Les inconvénients de cette opération ne sont donc pas aussi considérables qu'on l'a prétendu.

Cependant il est un inconvénient qui mérite d'être signalé : c'est la persistance de la *fistule biliaire*. Mais cette persistance n'est qu'un indice, montrant qu'un obstacle subsiste à l'écoulement de la bile. Une nouvelle exploration s'impose, pour se rendre compte si on n'a pas oublié d'extraire un calcul, ou si l'on n'a pas méconnu l'existence d'un rétrécissement. Il faut alors intervenir immédiatement ou dans une opération ultérieure.

**Indications.** — Si la cholécystostomie est indiquée dans toute infection biliaire, la cholécystotomie est l'opération de choix dans le cas de CALCULOSE DE LA VÉSICULE ou du CYSTIQUE (*Fig.* 190), quand elle est simple, et quand il y a en même temps *hydropisie vésiculaire* (on fait alors en même temps une *lithectomie du cystique*), c'est-à-dire dans les cas de CALCULOSE DES VOIES ACCESSOIRES, *sans infection, sans altération des parois* de la vésicule, et des voies biliaires en général.

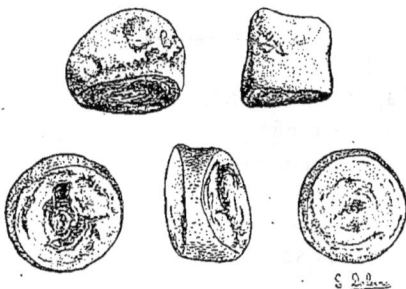

Fig. 190. — Petits calculs biliaires à facettes, extraits d'une vésicule biliaire.

Le *procédé de choix* est certainement celui de Czerny-Vautrin, qui est le plus simple et offre le plus de garanties.

Il faut se rappeler surtout que la principale indication de ce procédé réside dans la capacité suffisante de la vésicule, dans l'état d'intégrité et dans l'absence d'adhérences de ses parois.

Hâtons-nous d'ajouter que cette intégrité des parois des conduits biliaires est assez rare, et que, dans beaucoup de cas, il est bien

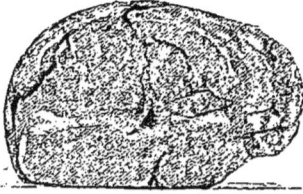

Fig. 191. — Gros calcul biliaire type des calculs extirpables par la cholé-cystotomie (Pouzet).

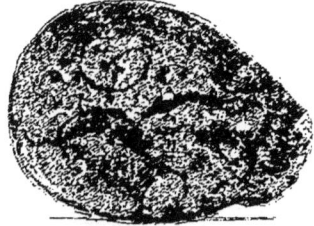

Fig. 192. — Le même gros calcul biliaire, vu sous un autre aspect.

difficile de savoir si l'on doit avoir recours à la cholécystotomie ou à la cholécystostomie.

En tous cas la cholécystotomie est tout à fait de mise dans les cas de *calcul très volumineux* (*Fig.* 191 et 192) et unique; elle convient aussi aux calculs de moyenne grosseur, dans les conditions précitées, c'est-à-dire quand il n'y a pas d'infection.

## CHAPITRE V.

## 617.55558.86

## CHOLÉCYSTOSTOMIE.

**Définition**. — On donne le nom de *cholécystostomie* à l'opération qui consiste à créer une fistule artificielle, une sorte d'anus biliaire, sur la vésicule. Pour y parvenir, on ouvre cette vésicule et fixe d'ordinaire les lèvres de cette ouverture à la paroi abdominale.

C'est actuellement l'intervention qui est de beaucoup la plus communément pratiquée sur les voies biliaires, en raison de la facilité avec laquelle elle permet de drainer ce système de conduits, quand il est infecté : ce qui est malheureusement le cas, dans un très grand nombre d'affections du foie. Elle permet, en effet, le libre écoulement de la bile au dehors.

**Étymologie**. — χολή, bile ; κυστίς, vésicule ; στόμα, bouche : *Bouche sur la vésicule biliaire*. — Terme analogue à ceux de Gastrostomie et d'Entérostomie.

Celui de *Cholécystoproctie* (πρωκτὸς, anus) serait bien meilleur; mais il n'est pas employé.

**Synonymie**. — Sans rappeler tous les noms par lesquels on a désigné cette opération, nous devons néanmoins en citer quelques-uns, que l'on est susceptible de trouver dans certains auteurs.

Celui de *Cystofelleotomia* (Rossi), qui, en 1846, servait à désigner l'ouverture des vésicules adhérentes ; celui de *Cholélithotomie* (Bardenheuer, 1887) ; celui de *Cholélithectomie* (Ransohoff, 1887) ; celui de *Taille biliaire* (Duriau, 1885) : autant de dénominations qui ont été abandonnées, et qui ont fait place d'abord à celle de *Cholécystotomie*, créée par Marion Sims, à qui d'ailleurs revient le mérite d'avoir le premier exécuté cette opération.

Ce terme, infiniment plus net, indiquait mieux le sens et le but de l'opération; mais il n'était pas encore assez explicite, et prêtait à la confusion avec une autre opération. Aussi est-ce avec raison qu'on lui a substitué récemment celui, beaucoup plus clair, de *Cholécystostomie*.

**Historique**. — L'historique de la cholécystostomie, opération aujourd'hui très bien définie, est loin d'être très-précis.

Depuis 1743 jusqu'en 1833, en effet, il y a une première période où, non seulement on intervient sur la vésicule, mais où l'on n'intervient sur la vésicule que lorsque celle-ci est adhérente à la paroi abdominale, c'est-à-dire où l'on ne fait que des *opérations atypiques* (Courvoisier).

C'est là le principe qu'avait émis J. L. Petit en 1743, dès le début de cette période; et ce principe fut suivi par Scharp en 1750, par Sauvart et Morand en 1756. Ceux-ci incisèrent, en effet, la vésicule biliaire adhérente pour en extraire des calculs, comme nous l'avons dit. Mais, cette adhérence n'existant pas toujours, que faire dans les cas où la vésicule était libre dans l'abdomen?

Bloch, en 1774, et Richter en 1798, cherchèrent à résoudre le problème et eurent l'idée de déterminer la formation d'adhérences entre la paroi abdominale et la vésicule, qu'on incisait ainsi secondairement. La difficulté à laquelle s'était heurté J. L. Petit était tournée ; mais le principe restait le même. Néanmoins, l'idée de Bloch et de Richter était juste, comme le prouva Campaignac en 1826, en s'adressant à l'expérimentation. Nous sommes, on le voit, toujours dans la cholécystostomie *atypique*.

Mais, à partir de 1833, nous entrons avec Carré dans la période de la véritable cholécystostomie. C'est en effet Carré, chirurgien français, sous-aide-major au Val-de-Grâce, qui, en 1833, dans sa thèse de doctorat, a conseillé d'inciser directement les vésicules *non adhérentes*. C'est donc à un Français que revient la paternité d'une opération aussi importante.

Malheureusement, depuis Carré jusqu'à Thudichum, dont le mémoire sur la même question date de 1859, on se borna à des vues théoriques et on n'apporta pas d'observations cliniques. On n'intervient pas; et il faut arriver jusqu'en 1867, époque où Bobbs, un Anglais, ait la première opération : il est vrai que cette intervention résultait d'une erreur de diagnostic. Il est, d'autre part, indiscutable que Brown, en 1878, et Blodgett, en 1879, firent quelques essais du même genre.

Mais, en réalité, c'est Marion Sims qui, systématiquement, fit la première cholécystostomie, le 18 avril 1878, et enleva, en même temps, 68 calculs de la vésicule. Sa malade mourut, tandis que, deux mois après, Kocher (de Berne) avait le bonheur de faire la même opération avec un succès complet.

Dès lors, la voieé tait largement ouverte (1); et nombre de chirurgiens s'y sont lancés (2), en sorte qu'il serait facile d'enregistrer aujourd'hui de multiples succès pour l'intervention qui nous occupe.

Nous citerons seulement, parmi les travaux récents que nous n'aurons pas l'occasion de mentionner au cours de ce chapitre, et en dehors des grands traités (Langenbuch, Waring, Robson, Segond, Faure), ceux de Duriau (1885), Terrillon (1889), Blaise (1893), M. Baudouin (1898), etc., etc.

**Variétés**. — D'une façon générale, la cholécystostomie consiste dans l'*ouverture intrapéritonéale de la vésicule biliaire*. Elle s'adresse aux cas où celle-ci est peu ou point adhérente à la paroi abdominale. Il y a lieu d'insister sur ce terme d'*intrapéritonéale*, car il indique nettement la voie que suivra l'opérateur pour arriver à la vésicule ; et il permet de distinguer d'une façon précise les *cholécystostomies typiques*, appelées ainsi depuis Courvoisier, des opérations qu'on désigne sous le nom de *cholécystostomies atypiques*, et qui peuvent se pratiquer sur la même région et le même organe, sans qu'on ait à franchir les limites du péritoine.

Il y a donc bien lieu de décrire :

1º Les *cholécystostomies typiques* ou *intrapéritonéales ;*

2º Les *cholécystostomies atypiques*, que nous avons déjà étudiées précédemment.

**Manuel opératoire**. — CHOLÉCYSTOSTOMIE INTRA-PÉRITONÉALES OU TYPIQUES.— Pour exécuter une *cholécystostomie typique*,

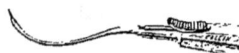

Fig. 193. — Aiguille de Reverdin, fine, très courbe.

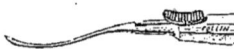

Fig. 194. — Aiguille de Reverdin, fine, un peu moins courbe.

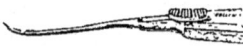

Fig. 195. — Aiguille de Reverdin, à tranchant convexe (Modèle du Dr Malassez).

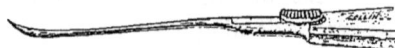

Fig. 196. — Aiguille de Reverdin, à tranchant convexe et chas en dessus.

il faut, au préalable, faire une *laparotomie exploratrice paracholécystique*, ou tout au moins parabiliaire. C'est dire que le matériel instrumental de cette première opération est indispensable.

(1) A citer, à ce propos, les travaux anciens de Keen et Hughes (1879), Fitz (1881). Mac Gill (1884), et surtout Tait (1884 et 1885).
(2) Travaux de Maunoury, Brien, et Cecherelli (1885), D'Antona, Thornton, Doyen (1885),

Il ne faut pas d'ailleurs d'autres instruments spéciaux pour fixer la vésicule à la paroi. Une fine *aiguille de Reverdin* (*Fig*. 193 à 197), rendra de grands services pour la fixation de la vésicule.

Toutefois, comme cette dernière peut contenir des calculs ou, comme on peut avoir en même temps à extraire par cette voie des

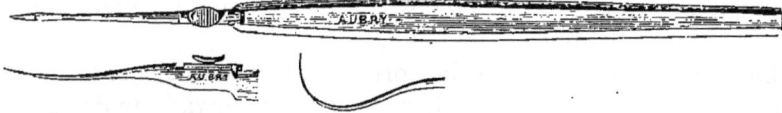

*Fig.*197. — Aiguille de Reverdin fine (Modèle Aubry), vue de face et de profil.— Aiguille droite et aiguille courbe.

concrétions du cystique, il sera bon d'avoir à sa disposition tous les instruments nécessaires pour la cholécystotomie (*Fig.* 181 et 182) et la lithectomie du cystique.

Un aide peut suffire, et même on peut s'en passer ; il suffit d'avoir un anesthésiste.

**Variétés opératoires.** — Ce que nous venons de dire, à propos de l'historique de la cholécystostomie, permet de comprendre pourquoi nous distinguons de suite deux variétés de cholécystostomie intrapéritonéale.

1° la *cholécystostomie en un temps* ;

2° la *cholécystostomie en deux temps*.

1° La première, ou *cholécystostomie proprement dite*, consiste à s'attaquer de suite à la vésicule, sans attendre la formation d'adhérences.

2° La seconde consiste à déterminer la *formation d'adhérences* entre la paroi abdominale et la vésicule et à n'inciser celle-ci qu'ensuite.

Nous décrirons successivement ces deux opérations, qui sont bien distinctes.

## 1. — Cholécystostomie en un temps.

HISTORIQUE. — Dans l'historique du début de cette étude, nous avons montré comment cette opération fut pratiquée pour la première fois, en 1867, par Bobbs, grâce à une erreur de diagnostic ; et comment ce fut Marion Sims qui fit, vraiment, la première cholécystostomie typique en un temps, puisqu'il pratiqua cette opération de propos délibéré.

Lawson Tait l'a, dans la suite, fortement préconisée et pratiquée. Un très grand nombre de chirurgiens ont suivi, depuis 1884, l'exemple de l'opérateur anglais.

VARIÉTÉS OPÉRATOIRES. — Cette opération comprend elle-même deux procédés.

1° Le premier, qui est celui de Bobbs, de Sims, de Tait, consiste à inciser d'abord la vésicule et à ne la suturer aux bords de la plaie abdominale qu'à la fin de l'opération. On peut appeler ce procédé : *Cholécystostomie à incision première et à fixation dernière.*

Ce premier procédé, qui est, pour ainsi dire, le *procédé classique*, a été pratiqué un assez grand nombre de fois. Courvoisier (1890) et Blaise (1893) ont fourni une statistique portant sur 130 cas. Mais, si l'on y ajoutait les cas opérés à l'étranger et ceux qui ont été pratiqués en France par d'autres chirurgiens, avant et après 1892, date à laquelle s'arrête les statistiques dont nous venons de parler, ce chiffre serait singulièrement augmenté.

2° Le second procédé consiste, au contraire, à suturer d'abord la vésicule à la plaie abdominale, et à l'inciser ensuite. Cette opération, on le voit, est une *cholécystostomie à incision dernière et fixation première* ; et elle est assez comparable à la cholécystostomie en deux temps. Elle s'en rapproche, en effet, parce qu'elle permet d'éviter, comme celle-ci, l'issue du contenu de la vésicule biliaire dans la cavité abdominale.

Ce second procédé est de date récente, puisqu'il n'a été pratiqué pour la première fois qu'en 1882, par Ransohoff ; il ne s'étaye jusqu'ici que sur une vingtaine d'observations seulement.

## II. — Cholécystostomie à incision première et à fixation dernière.

**Définition.**— Dans ce procédé, on ouvre d'abord la vésicule au niveau de son fond, et, pour maintenir l'anus biliaire, fixe ce fond à la paroi abdominale.

C'est là l'opération classique, celle que l'on fait habituellement, celle qui a été préconisée et pratiquée par Sims, puis par Tait.

**Synonymie.** — *Cholécystostomie naturelle.* — *Opération de Sims ou de Tait.*

**Manuel opératoire.** — Il va sans dire que, dans cette intervention, comme dans toutes les autres, toutes les précautions sont prises au point de vue de l'asepsie de la région sur laquelle on va opérer; nous ne nous arrêterons pas sur ce point, pourtant capital.

L'opération qui nous occupe comprend plusieurs temps, dont la succession, toute naturelle, se retient aisément. Ainsi, le premier consiste dans l'incision de la paroi abdominale, ou laparotomie paracholécystique, soit au niveau du bord externe du muscle droit, soit parallèlement à l'arc costal [Incision oblique de Kocher (*Fig.* 198)].— Le second a pour but d'explorer, avec un ou plusieurs doigts introduits dans l'abdomen, la vésicule biliaire, les canaux cystique et cholédoque. — Le troisième a trait, si besoin est, à la *ponction* de la vésicule, dont la dilatation est ordinairement très accentuée. — Le quatrième est celui de la taille biliaire proprement dite, c'est-à-dire de l'incision assez large de la vésicule pour en permettre l'exploration interne. — Le cinquième consiste à enlever le contenu de cette vésicule. — Le sixième est celui de l'exploration interne des canaux biliaires, c'est-à-dire de leur cathétérisme. — Dans le septième enfin, on fixe aux bords de la plaie abdominale les bords de la plaie vésiculaire et on suture la plaie abdominale au-dessus et au-dessous de la vésicule.

*Instruments.*— Quelques détails complémentaires. D'abord, au point de vue des instruments à employer. Il s'agit de faire, en premier lieu, une laparotomie ; on aura donc les instruments dont on se sert pour cette opération. Cependant, comme on peut avoir à extraire des calculs enclavés dans un canal cystique présentant des diverticules, c'est-à-dire autant de difficultés pour pratiquer leur extraction, il sera bon d'employer des instruments appropriés, c'est-à-dire de petites curettes en forme de cuillers, ou de petites pinces curettes analogues à celles déjà figurées (*Fig.* 181 et 182), des spatules, des stylets plus ou moins longs, etc. Avec ces derniers instruments, on cherchera à mobiliser les calculs, pour les extraire ensuite avec des curettes.

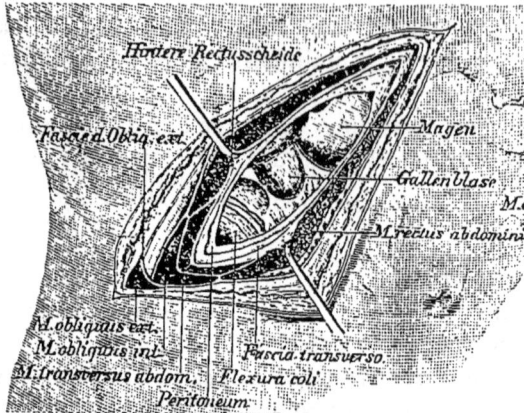

Fig. 198. — Cholécystostomie à incision première et fixation dernière. — *Premier temps :
Laparotomie paracholécystique par incision oblique* (D'après Kocher). — *Gallenblase*,
Vésicule-biliaire; *Magen*, Estomac. — Muscles de la paroi abdominale, Péritoine, Fascia et Gros intestin.

1° Laparotomie. — L'incision abdominale une fois faite, on explore, nous l'avons dit, à l'aide du toucher digital, ou même à l'aide du toucher manuel, la vésicule, le canal cystique, et le canal cholédoque; on libère alors la vésicule doucement, prudemment, des adhérences qui peuvent la retenir au contact des parties adjacentes; et on l'attire jusqu'à la plaie abdominale. Nous répétons ces mots : doucement, prudemment, pour caractériser la façon de libérer la vésicule, dont les parois sont toujours altérées, et, par conséquent, toujours plus ou moins friables.

2° Taille. — 1° *Incision*. — Lorsque la vésicule aura été amenée au niveau de la plaie abdominale, la seule précaution à prendre, au moment de la ponctionner, si besoin est, et de l'inciser, sera d'éviter l'issue du liquide septique, qu'elle contient, dans le péritoine; il suffit pour cela, on le sait, d'envelopper l'organe de compresses stérilisées.

On pratique alors la *ponction*, soit avec un trocart, soit avec un aspirateur, sur le fond de la vésicule; le liquide s'écoule plus ou moins facilement, suivant qu'il est plus ou moins visqueux, plus ou moins boueux, plus ou moins altéré dans sa consistance. L'exploration et les autres temps de l'opération seront ainsi facilités.

336

L'incision est faite aux *ciseaux*. Elle doit être suffisamment large et passer par l'orifice de la ponction. Cette incision sera naturellement parallèle à l'incision abdominale, à laquelle elle devra être adaptée. Enfin on pratique l'extraction des calculs et l'exploration des voies biliaires pour vérifier leur perméabilité.

2° *Fixation*.— Il y a lieu d'insister avec quelques détails sur la fixation de la plaie vésiculaire à l'ouverture abdominale, car elle doit être faite avec soin, de façon à ce que la bile s'écoule bien au dehors, et n'aille pas infecter la cavité abdominale. On fait, au préalable, un nettoyage de la cavité de la vésicule, avec de l'eau stérile ; on l'oblitère ensuite avec un tampon, également stérile.

Saisissant alors les lèvres de la vésicule avec deux ou trois pinces à forcipressure, on attire l'organe au dehors, et se dispose, par une série de points de suture, d'abord aux extrémités de l'incision vésiculaire, puis au reste des lèvres de cette incision, à unir la séreuse et la musculeuse vésiculaire à la séreuse et aux muscles de la paroi abdominale. On respecte ainsi la muqueuse de l'organe comme dans la méthode de Lembert ; et, en accolant la séreuse vésiculaire à la séreuse pariétale, on évite l'issue de la bile dans la cavité abdominale.

Il s'agit maintenant de pratiquer la fixation et d'assurer la permanence de la fistule. Pour cela, deux plans de suture sont nécessaires : le premier comprenant la paroi musculaire, la séreuse vésiculaire et le péritoine pariétal ; le second comprenant la muqueuse et la peau de la paroi abdominale. Quelques points séparés suffisent pour l'un et l'autre de ces plans de suture ; le dernier est d'ailleurs inutile, si l'on ne veut pas avoir une fistule très durable. Pour cette opération, la soie fine stérilisée et une petite aiguille de Reverdin (*Fig.* 197). sont utilisées de préférence.

*Fig. 198.— Cholécystostomie terminée. Drain en place.*

On termine, en fermant, au-dessus et au-dessous de la fistule, la paroi abdominale. On utilisera pour cela, comme pour une laparotomie quelconque, le triple étage de sutures. On met un drain dans la vésicule et on obture la région avec un pansement antiseptique (*Fig.* 199).

II. — AUTRES PROCÉDÉS. — Les modifications apportées au procédé opératoire précédent sont extraordinairement nombreuses. Nous ne décrirons que les principales.

1° CHOLÉCYSTOSTOMIE AVEC FIXATION COMPLÈTE.

1° *Cholécystostomie à fixation transmusculaire (Cholécystostomie temporaire ou transmusculaire : Procédé de H. Delagénière).* — Une première modification dans le manuel opératoire a été publiée par Henri Delagénière (du Mans); et elle peut avoir ses indications dans certains cas. Il s'agit ici d'une *fixation* de l'incision vésiculaire *à travers le muscle droit* ; aussi l'auteur a-t-il appelé cette opération « *Cholécystostomie temporaire ou transmusculaire.* »

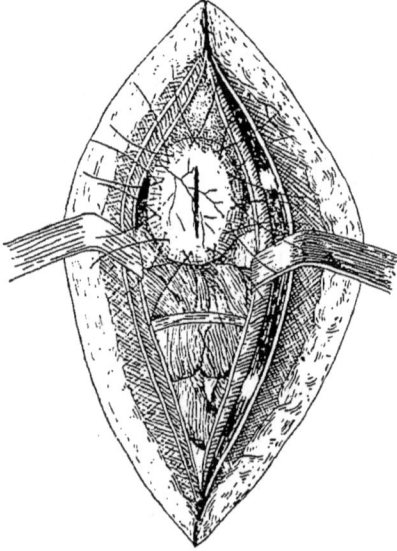

Fig. 200. — Cholécystostomie à incision pre-mière et à fixation dernière.—Fond soulevé et fils placés pour la fixation au péritoine.

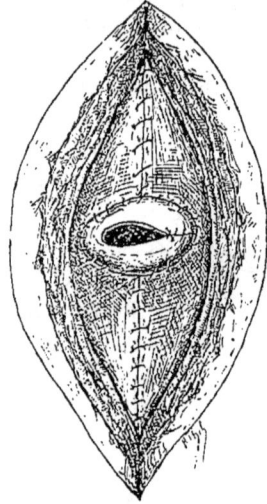

Fig. 201. — Cholécystostomie à incision première et fixation dernière. — Péritoine fermé et fixation du fond de la vésicule, laissée ouverte au centre, à une certaine distance du sommet.

Au lieu de fixer le fond de la vésicule au péritoine pariétal, on établit la suture séro-séreuse à une certaine distance de ce fond (*Fig.* 200), de façon à laisser celui-ci libre et saillant sur une certaine étendue (*Fig.* 201) : cela pour permettre de réunir plus tard l'incision vésiculaire à travers l'épaisseur du muscle droit avec l'aponévrose superficielle de ce muscle. On pratique, en effet, une boutonnière longitudinale (*Fig.* 202) de dix millimètres environ dans le muscle droit; et on attire par cette boutonnière le fond libre de la vésicule à l'aide d'une pince (*Fig.* 202) ; enfin on fixe, par quelques points séparés, qui comprennent toute la paroi de la vésicule, les lèvres de l'incision vésiculaire à l'aponévrose superfi-cielle ou antérieure du muscle (*Fig.* 203).

Si l'incision vésiculaire était trop grande, quelques points de

suture suffiraient à la rétrécir, avant qu'on ne l'ait fixée à l'aponévrose. Dans cette opération, inutile de faire une suture muco-cutanée.

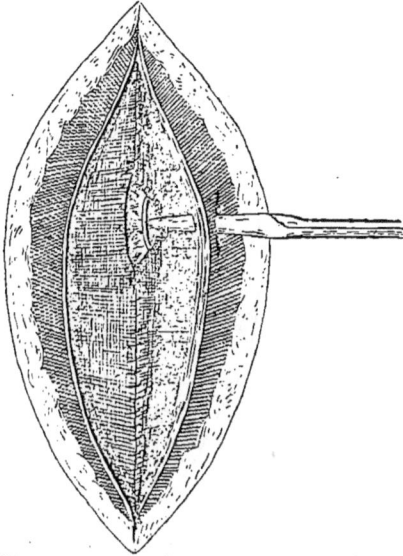

Fig. 202. — Cholécystostomie temporaire. —
Vésicule fixée au péritoine. Boutonnière dans
le muscle grand droit. Pince saisissant la bouche vésiculaire, pour l'introduire dans la boutonnière musculaire.

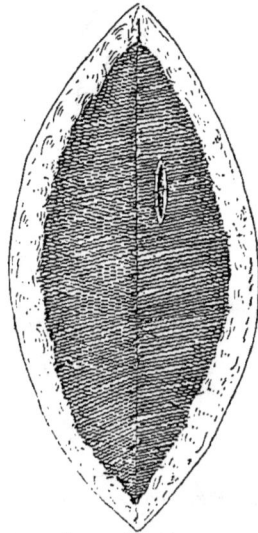

Fig. 203. — Cholécystostomie
temporaire. — Vésicule suturée
par la boutonnière musculaire
à l'aponévrose antérieure du
muscle droit. — Surjet sur l'a-
ponévrose de la paroi.

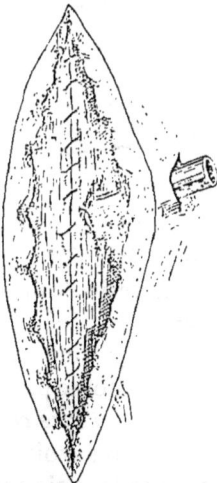

Fig. 204. — Cholécystotomie
temporaire. — Drain placé
dans la vésicule et passant
à travers une boutonnière
faite à la peau. (H. Delagénière).

On place alors un
drain dans la vésicule
par une petite *incision*
faite à la peau, exacte-
ment au niveau de la
bouche transmusculaire
(*Fig.* 204) ; puis on
ferme en haut et en bas
l'aponévrose par un sur-
jet. Enfin on termine
l'opération comme d'or-
dinaire (*Fig.* 205).

C'est là, suivant l'au-
teur, une opération qui
réalise la transition entre
la cholécystostomie pro-
prement dite et la cholé-
cystotomie, et, notam-
ment, la cholécystotomie
à sutures intrapariétales.

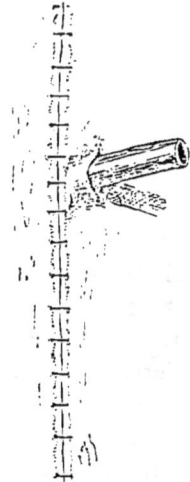

Fig. 205. — Cholécystos-
tomie temporaire. —
Suture de la peau exé-
cutée. Drain en place.
Opération terminée (H.
Delagénière).

2° *Cholécystotomie à sutures par inversion (Procédé de Jones).* —
En 1898, Jones a fait connaître un procédé qui se rapproche d'une

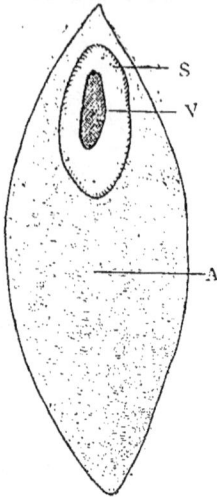

*Fig.* 206. — Cholécystostomie par le procédé de
Jones. — Fixation de la
vésicule, au sommet de la
plaie abdominale. Les su-
tures fixatrices sont *placées
à une certaine distance* de
l'ouverture vésiculaire. —
*Légende :* V, vésicule ouverte ; A, cavité abdomi-
nale ; S, ligne sur laquelle
sont placées les sutures
fixatrices.

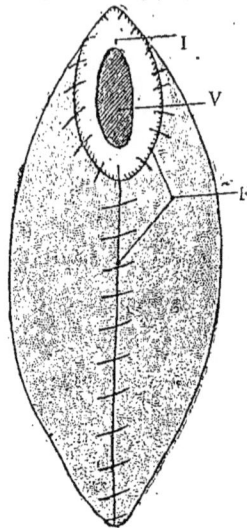

*Fig.* 207. — Cholécystostomie
par le procédé de Jones.- La
vésicule est fixée au péritoine à une certaine distance
du fond ; le péritoine de la
plaie abdominale est fermé.
— *Légende :* V, vésicule
ouverte ; I, incision de la
vésicule ; F, suture fixatrice et suture sur le péritoine.

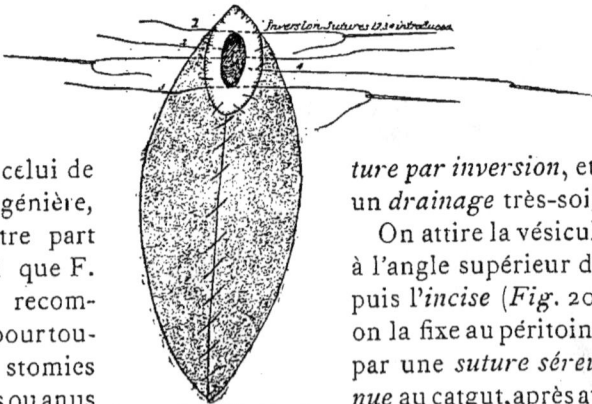

*Fig.* 208. — Cholécystostomie par le procédé de
Jones.— Manière de pla-
cer les sutures par inversion. — *Légende :* 1, 2,
3, 4, ordre dans lequel
sont placés les fils.

part de celui de H. Delagénière, et d'autre part de celui que F. Terrier recommande pour toutes les stomies cutanées ou anus artificiel. Il consiste à fixer la vésicule à la peau à l'aide d'une *su-ture par inversion*, et à établir un *drainage* très-soigné.

On attire la vésicule biliaire à l'angle supérieur de la plaie, puis l'*incise* (*Fig.* 206). Alors on la fixe au péritoine pariétal par une *suture séreuse conti-nue* au catgut, après avoir sutu-ré la séreuse de la plaie abdo-minale jusqu'à la vésicule (*Fig.* 207).

Ensuite, on fait une seconde

suture au catgut, à travers le muscle droit et le fascia, en prenant
le péritoine pariétal et l'orifice de la vésicule biliaire juste au-dessus du premier surjet vésiculo-péritonéal (*Fig.* 208).

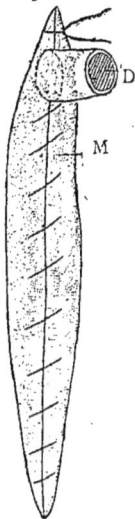

Fig. 209. — Cholécys-
tostomie de Jones.—
Suture des muscles
de la paroi abdomi-
nale et drain en place
dans la vésicule. —
*Légende :* D, Drain ;
M, muscles de l'ab-
domen.

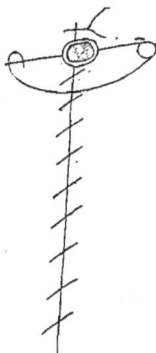

Fig. 210.— Cholécys-
tostomie de Jones
terminée. — Drain
en place, fixé par
une épingle de nour-
rice, et suture de la
peau de la paroi.

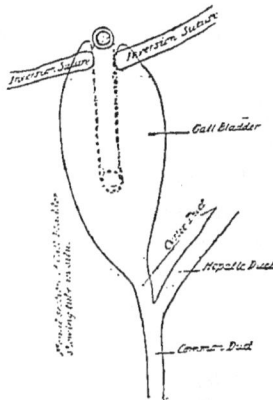

Fig. 211. — Schéma de la cholécystostomie par le procédé de
Jones, en coupe verticale. —
On voit la façon dont sont
faites les *sutures par inversion*,
et le drain en place.

L'aiguille est retirée *en dehors* de la vésicule biliaire ; on la
dirige au-dessus du bord de l'incision faite sur la vésicule, et on
la fait aboutir à travers le péritoine de dedans en dehors. Ensuite
elle est à nouveau introduite, à quatre ou cinq millimètres de
l'autre côté de la première piqûre faite dans la paroi de la vésicule
biliaire, et elle émerge juste au-dessus du péritoine pariétal, après
avoir traversé muscle et fascia, à une petite distance du point où
elle est entrée la première fois. Quand ce point de suture est lié, la
partie qui nous intéresse de la vésicule biliaire est absolument *ren-
versée*. Le côté opposé est suturé de la même façon (*Fig.* 208).

La technique de l'application du *point d'inversion* supérieur et
inférieur diffère légèrement du point d'application latéral, qui vient
d'être décrit. On passe l'aiguille armée avec le fil de suture à travers muscle et fascia ; on traverse la paroi de la vésicule biliaire
juste au-dessus de la ligne de fixation de cette vésicule avec le péritoine ; on pénètre dans le bord de l'ouverture de la vésicule à
l'angle de la plaie, dont il est question ; puis on traverse la paroi

de la vésicule biliaire, le muscle et le fascia du côté opposé (*Fig.* 211). Ensuite on introduit un drain (*Fig.* 209), et on lie les sutures d'inversion supérieure et inférieure. Il y a *inversion parfaite*, de la portion de la vésicule incisée, dans la vésicule biliaire.

En enlevant le drain, les surfaces péritonéales pourront être suturées, après avoir été exactement opposées l'une sur l'autre. La portion qui reste de la paroi musculaire est ensuite réunie à l'aide de points de suture séparés ou continus au catgut, conservé dans la pyoctanine. Après avoir fermé la peau avec une suture à points continus, et lorsque l'on examine la plaie une fois fermée, on ne trouve plus de traces de la vésicule biliaire (*Fig.* 210).

D'après Jones, ce procédé de fixation serait supérieur aux autres pour les raisons suivantes : 1º La fermeture de la fistule est presque immédiate, après que l'on a enlevé le drain, et est absolument certaine ; 2º il n'y a à craindre aucune infiltration à l'intérieur de la cavité péritonéale ; 3º les chances de hernie, lorsque la vésicule biliaire est suturée à la paroi abdominale, sont réduites à leur minimum.

3º *Cholécystostomie par la méthode de Witzel (Procédé de Gersuny).* — En 1898, Gersuny (de Vienne) a appliqué à la cholé-

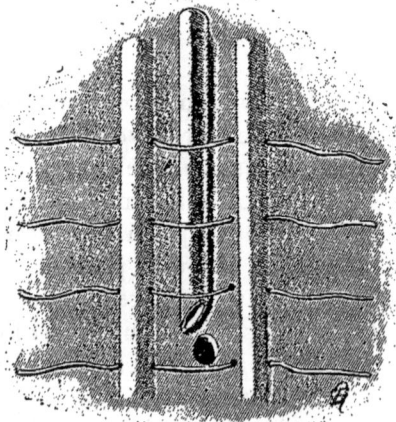

*Fig.* 212. — Cholécystostomie par le procédé de Witzel. — Orifice fait à la vésicule. Plis séreux faits sur la paroi. — Drain sur le point d'être mis en place.

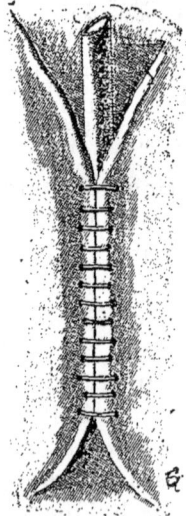

*Fig.* 213. — Cholécystostomie par le procédé de Witzel.—Drain en place et plis suturés.

cystostomie la méthode inventée par Witzel pour faire une suture stomacale, et préconisée par cet auteur lui-même pour le vésicule (1894). On fait *deux plis* à la surface de la vésicule, sortie de la cavité abdominale de chaque côté de l'incision et y place un drain non perforé (*Fig.* 212). On suture par dessus les deux plis, après avoir placé le drain dans l'orifice, cela à l'aide de points séparés (*Fig.* 213).

L'incision abdominale doit être peu étendue, ou rétrécie, de façon à ce que le tube à drainage soit bien maintenu ; on termine en fixant à la plaie de la paroi la vésicule par une série de points de suture.

2° Cholécystostomie avec fixation incomplète.

*Cholécystostomie avec péritonéoplastie (Procédé de M. Robson).* — Riedel a réuni, il y a plusieurs années, avec l'ouverture pratiquée à la vésicule, les bords de l'incision du *péritoine pariétal* et du *fascia transversalis.* Sendler, de son côté, a suturé le *péritoine pariétal seul*, détaché des bords de la paroi abdominale, avec la vésicule. Lauenstein a combiné, d'autre part, l'épiplooplastie à la péritonéoplastie, utilisant le grand épiploon au voisinage de la la vésicule.

Depuis, Mayo Robson (de Leeds) a érigé ce mode de fixation incomplète, avec ou sans glissement du péritoine, en méthode personnelle ; et, en 1898, il l'a décrit dans son ouvrage comme le procédé qu'il semble préférer. Au lieu de suturer la vésicule à toute l'épaisseur de la paroi abdominale, il ne la fixe, avec du catgut chromique, qu'*au péritoine* et *à l'aponévrose*, ou mieux à l'aponévrose seule, laissant intacte la partie musculaire de la paroi (*Fig.* 214). Mais il place un *drain* non perforé dans l'ouverture et l'y laisse quelque temps, de façon à empêcher les muscles et la peau de se cicatriser sur l'anus biliaire. D'ordinaire, il change le tube de caoutchouc le deuxième ou le troisième jour, et l'enlève le quatrième ; mais on peut le laisser plus longtemps, quand on a pour but un drainage plus prolongé des voies biliaires principales.

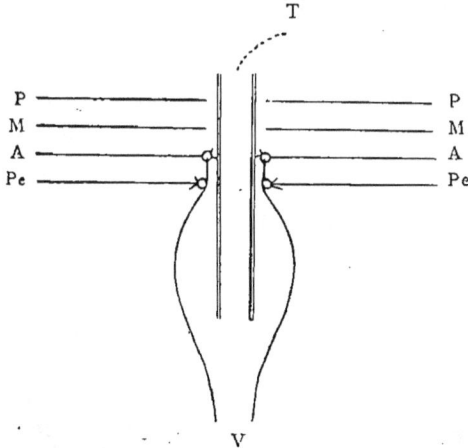

Fig. 214. — Cholécystostomie à *fixation séro-aponé-vrotique* de Mayo Robson, avec drainage intra-vé-siculaire (M. Robson). — *Légende*: V, vésicule biliaire ; T, tube à drainage intra-vésiculaire ; P, peau de la paroi de l'abdomen ; M, muscles de la paroi ; A, aponévrose ; Pe, péritoine.

D'après M. Robson, les fistules ainsi obtenues se ferment plus rapidement que celles qui sont consécutives à l'emploi de la méthode classique, la plaie bourgeonnant facilement au niveau des muscles et de la peau.

### 3° CHOLÉCYSTOSTOMIE SANS FIXATION DIRECTE.

Il existe un procédé extrêmement simplifié de cholécystostomie, qui consiste à ouvrir la vésicule et à la laisser ouverte dans la région sous-hépatique, sans la fixer à la peau de l'abdomen. Pour éviter tout accident, il suffit d'établir un *drainage parabiliaire* suffisant.

Mais il y a plusieurs manières d'exécuter ce drainage, sans fixation de la vésicule, drainage qui est surtout utilisé dans les cas de *vésicules très atrophiées*, et impossibles à amener au contact de la paroi.

1° *Drainage simple* (*Procédé de Thornton*). — Les uns se contentent, comme Thornton (1)(1890), d'un drainage aussi peu complexe que possible, puisqu'ils se bornent à placer un *tube dans la vésicule* et à compter sur les adhérences, périvésiculaires, qui se forment rapidement, pour empêcher la bile de tomber dans la grande cavité péritonéale. Riedel (1891), Sutton (1891), etc., ont imité cette conduite.

2° *Cholécystostomie avec drainage étanche persistant* (*Procédé de Poppert*). — Poppert (de Giessen) a proposé récemment (1898) un autre procédé de cholécystostomie avec *drainage persistant*. Après avoir incisé comme d'habitude la vésicule et évacué les calculs, au lieu de suturer directement la vésicule à la plaie abdominale, il établit entre les deux un *drainage étanche*, au moyen d'un *drain* gros et long. Ce drain est fixé par une *suture*, au point le plus déclive de l'incision de la vésicule; et les lèvres de la plaie sont réunies autour de lui d'une façon aussi étanche que possible. D'autre part le drain est suturé à la plaie abdominale; il est entouré d'une mèche de *gaze iodoformée*, qui vient garnir également l'incision de la vésicule.

La bile s'écoule alors au dehors par ce tube de caoutchouc, qu'on a eu soin de laisser assez long pour le faire sortir du pansement. Au bout de quelques jours, l'oblitération de la vésicule autour du drain cesse d'être étanche. On en est averti par ce fait que la

---

(1) Au début, ce chirurgien crut nécessaire de faire une contre-ouverture au-dessus du pubis et de drainer le Douglas ; mais cette complication est parfaitement inutile.

bile vient imprégner la mèche iodoformée et souiller le pansement ; mais, à ce moment, les adhérences sont formées autour du drain et la bile ne risque plus de couler dans le péritoine. On peut alors retirer la mèche iodoformée et le drain est enlevé au bout de trois à quatre semaines ; la fistule qui subsiste se ferme rapidement d'elle-même.

L'auteur a pratiqué ce drainage étanche dans 47 cholécystostomies simples et dans 10 cholécystostomies combinées à une cysticotomie ou une cholédochotomie. Jamais, dit-il, la méthode ne s'est trouvée en défaut.

3° *Drainage avec fixation de l'épiploon* ou *Epiplooplastie.* — M. H. Richardson, A. Baker, Courvoisier, Langenbuch, Riedel, etc., de même que plus tard Mayo Robson, F. Terrier, etc., ont eu l'idée d'utiliser l'épiploon pour séparer la loge sous-hépatique de la séreuse péritonéale. Après avoir introduit un drain dans la vésicule, certains ont fixé les bords de l'incision vésiculaire à l'épiploon lui-même, puis le tout à la paroi ; les autres se sont bornés à fixer simplement l'épiploon, mettant ou non un peu de *gaze* *antiseptique* autour du drain. D'autres enfin ont préconisé un léger *tamponnement* sous-épiploïque isolateur.

4° *Autres Procédés.* — Mentionnons simplement, à titre de curiosités, deux autres modifications, dues à Kehr (1898).

1° La *cholécystostomie avec suture partielle,* un peu analogue au procédé de Robson. En 1898, Kehr avait opéré quatre fois de la sorte.

2° La *cholécystostomie par le procédé de l'outre (Schlauch-Verfahren).* Kehr a utilisé ce procédé jusqu'en 1898.

REMARQUES. — Les avantages de ces divers procédés sont les suivants. Ils sont d'une réelle simplicité d'exécution et peuvent être pratiqués dans tous les cas, que la vésicule soit distendue ou qu'elle soit *ratatinée* ou *très atrophiée.* Ils sont même possibles avec des vésicules *friables,* qui autrefois n'étaient justiciables que de l'extirpation, et encore dans de bien mauvaises conditions.

Ils n'établissent pas entre la paroi abdominale et la vésicule des adhérences étroites et n'exposent pas à des tiraillements de la vésicule et des grands canaux biliaires, lorsque la vésicule et le foie reviennent sur eux-mêmes. Ils mettent à l'abri de la péritonite, car, si de la bile venait à s'échapper de la plaie, elle serait soit arrêtée par l'épiploon, soit recueillie par le tamponnement, ou par le drain. Le tamponnement pourra d'ailleurs être aussi volumineux qu'on le voudra et il sera particulièrement utile dans les cas où l'on aura dû ouvrir des foyers purulents, situés au-dessous de la vésicule.

### 4° Cholécystostomie a l'aide d'Appareils.

*Tube à drainage métallique et à Bouton anastomotique de Murphy*. — Murphy, en 1894, a imaginé un *tube spécial pour le drainage vésiculaire*, tube pourvu d'un bouton de fixation, dont nous reproduisons le dessin (*Fig.* 215).

Pour le mettre en place, il suffit d'introduire le bouton, qui n'est en somme que la pièce mâle d'un bouton de Murphy classique, dans la cavité de la vésicule, quand il a été muni des fils de suspension ; puis de disposer les parois de la vésicule ouverte dans la gorge qu'il présente ; enfin d'engager le bouton dans l'extrémité du drain qui porte, du côté à placer vers la vésicule, la pièce

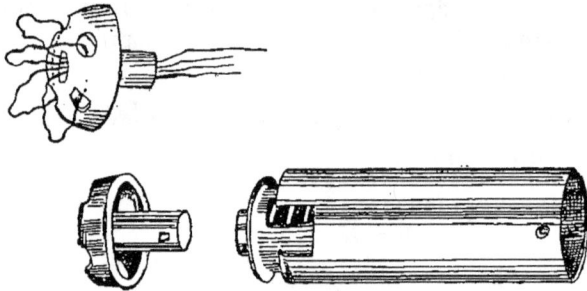

Fig. 215. — Tube à *drainage vésiculaire*, avec bouton de fixation (Murphy). — En haut et à gauche le *bouton*, muni des fils; en bas, le *bouton* isolé; à droite, le *tube à drainage*, avec l'appareil de fixation du bouton (Murphy). — *Manière de placer les fils suspenseurs* : On fait traverser à ces fils de soie les quatre ouvertures à écoulement de la pièce mâle, chaque fil se trouvant passé à travers deux des ouvertures les plus rapprochées l'une de l'autre; puis les quatre extrémités des fils sont introduites dans le cylindre. On peut ainsi exercer une traction sur le bouton. après qu'il a été fixé à la vésicule. Les fils servent aussi de guide pour le placement de la pièce femelle, montée sur le tube à drainage.

femelle du bouton. Il n'y a plus dès lors qu'à serrer les deux pièces : le drain se trouve ainsi fixé définitivement à la vésicule. On n'a plus qu'à le placer dans la plaie abdominale que l'on ferme.

Au bout de quelques jours, la vésicule est fixée à la paroi, grâce aux adhérences qui se sont formées. Les parties comprimées par les pièces du bouton se mortifient et on retire alors facilement le drain.

## II. — Cholécystostomie à fixation première
## et à incision dernière.

**Définition.**— Cette opération consiste à ne pratiquer l'anus biliaire que quand la vésicule est fixée à la paroi.

**Synonymie.** — *Cholécystostomie à sutures interstitielles* (Tuffier). — *Opération de Ransohoff.*

**Historique.** — Cette opération, comme nous l'avons signalé, a été d'abord pratiquée par Ransohoff (1882); elle a été faite ensuite par Trendelenburg (1885), Willet (1886), Riedel(8 cas, de 1886 à 1891), Novaro (1887), Alexander, Krieger (1888), Franks, Niehans, Bettelheim (1889), etc. En France, ce sont Felizet et Bœckel en 1885, puis Vincent (1888), Chaput, Terrier et Berger (1890), H. Delagénière (1891), Duret, Fontan (1892), qui l'ont employée les premiers.— Dès 1886, elle a été préconisée par Dénucé, puis par Duriau. Jusqu'à la thèse de Blaise, il en existait environ vingt observations ; mais, dès 1896, Tuffier en citait douze personnelles.

**Manuel opératoire.**— Après ce que nous avons dit, nous n'aurons pas à insister longuement sur le manuel opératoire.

I. PROCÉDÉ CLASSIQUE. — 1° *Fixation.* — Le premier temps consiste à fixer la vésicule, quand elle n'est pas adhérente à la paroi, à l'incision abdominale, incision toujours latérale. Mais la vésicule est quelquefois adhérente dans la profondeur et rétractée ; et il est alors assez difficile de l'attirer en avant.

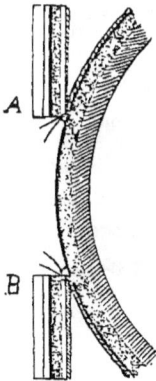

Fig. 216.— Cholé-cystostomie à fixation première. —A.B,ligne d'incision des téguments; à ses deux extrémités, on a fixé, à l'aide de points de suture, la séreuse vésiculaire.

Quelquefois, une ponction préalable est nécessaire.

Comment, en cas d'absence d'adhérences, arriver à fixer la vésicule à la paroi ? On suture d'abord les bords du péritoine pariétal incisé avec le péritoine viscéral, c'est à dire la séreuse de la vésicule, et cela par six ou huit points latéraux, parallèles à la ligne d'incision de la paroi abdominale, et par deux points extrêmes, perpendiculaires à cette ligne d'incision, ces points étant passés comme ceux de Lembert (*Fig.* 216, A et B).

Il y a donc, latéralement, trois ou quatre anses qui, du côté viscéral, comprennent chacune à la fois la séreuse et la couche musculaire sur une longueur de un centimètre.

On obture la cavité abdominale, en suturant le péritoine pariétal, puis les muscles et la peau, au-dessus et au-dessous de la vésicule.

2° *Incision.*— On arrive ainsi au second temps de l'opération, qui consiste à inciser la vésicule, plus ou moins largement, suivant

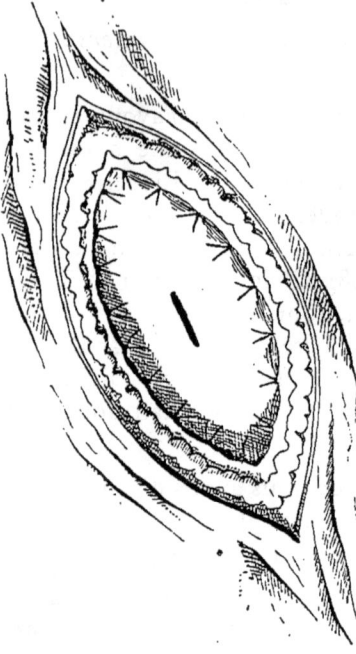

Fig. 217. — Cholécystostomie en un temps à fixation première. — La vésicule est suturée aux bords de la plaie cutanée dans toute leur étendue ; l'incision est amorcée.

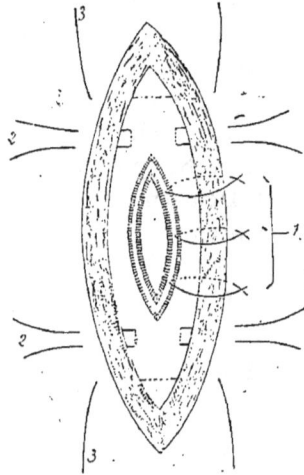

Fig. 218.— Cholécystostomie à fixation première (D'après le Procédé de fixation de Terrier).— Vésicule ouverte. — *Légende :* 1, couronne de points séro-cutanés pour maintenir ouverte la bouche artificielle; 2, points latéraux de fixation ; 3, points d'angles fixateurs.

qu'il s'agit de pénétrer dans la vésicule pour l'explorer, ou de provoquer simplement une fistule. Cette incision peut se faire soit à l'aide des ciseaux, soit avec la pointe du bistouri (*Fig.* 217); ce dernier moyen est préférable.

II. Autres Procédés. — 1° *Modification de Terrier.* — Terrier a montré que, dans le cas, où l'on veut maintenir une fistule constante, on doit en outre *suturer la muqueuse* de la vésicule à la peau (*Fig.* 218¹) : manœuvre qui est pratiquée couramment pour la gastrostomie.

Dans l'opération qui nous occupe, cette manœuvre est quelque-fois impossible à exécuter, par exemple lorsque la vésicule n'est pas dilatée, et quand elle ne se présente pas exactement au niveau de la plaie de la paroi abdominale. Tuffier dit qu'il n'ya jamais eu recours (1896); et beaucoup d'auteurs la négligent en effet.

2° *Cholécystostomie avec résection du cystique* (*Procédé de Zielewicz*). — Il nous faut signaler, en outre, pour être complet, une modification proposée par Zielewicz en 1887. Il s'agit de la résection du canal cystique entre deux ligatures, surajoutée à la cholécystostomie, telle que nous venons de la décrire.

Cette modification, utilisée dans un cas isolé, n'a évidemment aucun avantage; comparée à la cholécystectomie, elle n'offre que des inconvénients.

REMARQUES. — Une objection *générale* a été faite à cette méthode, grâce à laquelle on prétend éviter sûrement l'issue du contenu de la vésicule dans la cavité abdominale, à savoir que les orifices déterminés dans la paroi de la vésicule par l'aiguille à suture pourraient favoriser cette issue.

Mais cette objection tombe d'elle-même devant ce fait que les points de suture ne doivent jamais traverser totalement la paroi de la vésicule, mais bien passer dans son épaisseur, qui est toujours assez grande. On pourrait d'ailleurs ponctionner la vésicule, dans le cas où elle serait trop distendue.

**Suites.** — La première opération de Ransohoff (1882) s'est terminée par une mort rapide; mais il est évident que ce cas ne prouve rien. Dans le fait de M. Berger, il y a eu une *fistule* persistante (1890); mais cela est rare. En général, on n'a enregistré que des succès.

## II. — Cholécystostomie en deux temps.

**Historique**. — La cholécystostomie en deux temps, dont l'idée revient à Bloch, Richter et à Carré, tentée sans succès par Blodgett, et pratiquée pour la première fois par Kocher (1878), a été pratiquée ensuite par un certain nombre de chirurgiens, surtout en Allemagne, où elle a encore des partisans.

Kœnig (1882), Bardenheuer (1885), Landerer, Fritzsche (1886), Riedel, Socin, (1888), Langenbuch, Ohage, Lücke, T. Jones, Bardenheuer (1889), Crédé, Giuseppe, Kehr l'ont préconisée ; et Riedel s'en est même fait l'ardent défenseur (1).

Cependant, elle tend à être abandonnée, car l'on n'a plus à l'heure actuelle cette crainte du péritoine que l'on avait tant autrefois.

**Manuel opératoire**. — Néanmoins, nous allons brièvement en décrire le manuel opératoire, qui d'ailleurs présente une simplicité parfaite.

I. Procédé classique. — 1er *Temps*. — Le premier temps, une fois les précautions antiseptiques prises, consiste dans la laparotomie supérieure et latérale droite, au niveau du bord externe du muscle grand droit. La paroi abdominale est incisée ainsi que le péritoine; On aperçoit alors la vésicule distendue. Puis, ou bien on laisse les choses à ce point : les adhérences se forment d'elles-mêmes; et on se borne à appliquer un tamponnement antiseptique sur la plaie ; ou bien, plus fréquemment, on *fixe*, à l'aide d'une suture à la soie, la vésicule aux bords de la plaie.

2e *Temps*. — Dans les deux cas, au bout de quelques jours, des adhérences se sont établies; il n'y a plus à craindre l'irruption dans le péritoine des matières contenues dans la vésicule. On ouvre alors celle-ci, au bistouri ou au thermocautère; et c'est là le second temps de l'opération, comparable, comme on le voit, à l'entérostomie et à la gastrostomie en deux temps.

Cette méthode est remarquable par la prudence avec laquelle on opère ; aussi les résultats qu'elle a donnés, sans obliger à l'admet-

(1) Il y a quelques années, Riedel avait déjà pratiqué 37 fois cette opération, plus 3 interventions pour lesquelles il n'avait pu effectuer que le 1er temps.— En 1898, Kehr en possédait 8 cas ; Czerny 2, avec une mort.

tre avec enthousiasme, ne sont-ils pas de nature à la faire rejeter systématiquement.

II. AUTRES PROCÉDÉS. — 1° *Cholécystostomie transhépatique(Procédé de Landerer)*. — Un mot sur une modification, apportée à cette opération en deux temps par Landerer,en 1886. Cette modification s'applique aux cas où la vésicule, peu distendue, se cache sous le foie, qui vient s'interposer entre elle et la paroi abdominale, car, dans ces circonstances, on ne peut amener la vésicule au contact de cette paroi.

Landerer a eu l'idée d'*atteindre la vésicule à travers la portion hépatique* qui s'interpose, et cela en favorisant l'adhérence entre celle-ci et la paroi abdominale, puis en faisant passer un *trocart* dans la vésicule, après avoir transpercé le tissu hépatique. Ce trocart, servant de guide, permit l'incision plus large de la portion glandulaire et de la vésicule à l'aide d'un thermocautère.

Mais, cette *cholécystostomie transhépatique* ne peut être considérée que comme un procédé d'exception, et, comme tel, ne doit être pratiquée que dans des cas absolument spéciaux. Langenbuch (1898) dit qu'il a dû, dans les mêmes conditions, perforer deux fois l'organe hépatique, et qu'il a été loin d'être satisfait des résultats.

2° *Cholécystostomie avec péritonéoplastie.* — Dans un cas, Sendler a suturé le *péritoine pariétal, détaché des bords de la paroi abdominale,* avec la vésicule (ouverte, puis refermée), qu'il n'ouvrit une seconde fois que secondairement. Il s'agissait, là encore, de tourner les difficultés de la fixation vésiculaire, l'organe étant très profondément situé.

\*\*

**Suites opératoires.** — On peut dire d'une façon générale que l'opération par elle-même n'amène pas de complications, lorsqu'elle est pratiquée avec les soins et la prudence nécessaires ; mais il faut compter avec le mauvais état du malade, état général ou local (1), au moment même où l'opération est pratiquée.

On a signalé, il est vrai, le *collapsus* ; mais celui-ci peut être dû aussi bien à l'état général antérieur qu'à la longueur de l'opération.

(1) On connait de nombreux cas de *morts* ; mais la discussion de ces décès ne présente plus aujourd'hui le moindre intérêt.

On a mentionné aussi la *rupture des voies biliaires,* dans le cas où l'on a détruit d'une façon trop intense, les adhérences autour du cholédoque; mais la prudence, nous le répétons, empêchera pareille complication.

Un accident beaucoup plus sérieux est l'*hémorragie* par l'intérieur de la vésicule, sur laquelle a insisté récemment (1899) Weiss (de Nancy). Cet auteur a observé deux fois cette complication, due évidemment à l'insuffisance hépatique : ce qui prouve seulement que ses malades ont été *opérés trop tard,* mais nullement qu'il ne fallait pas les opérer.

Il n'en demeure pas moins démontré par ces faits qu'il est toujours bon de se renseigner sur le fonctionnement du foie avant d'intervenir; et l'examen des urines peut, à ce propos, fournir des indications précieuses.

On a signalé enfin la persistance, après l'opération, de certains symptômes dus à une *péritonite localisée* autour de la vésicule, à l'existence de lésions coexistantes, comme le cancer du pancréas, etc.; ils peuvent parfois s'atténuer à la longue.

**Indications.** — Quelles sont les indications de la cholécystostomie? C'est là une question assez délicate, à laquelle nous nous efforçerons de répondre, en nous référant à l'opinion qui prévaut actuellement.

I. **Indications générales.** — 1° *Infection.* — Disons d'un

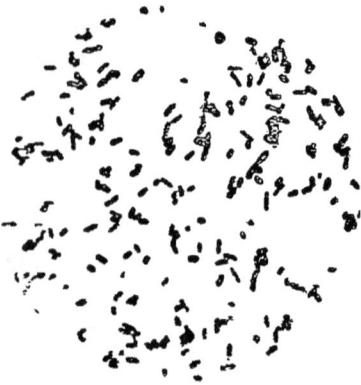

Fig. 219. — *Bacillus coli commune* provenant d'une angiocholite (Doyen).

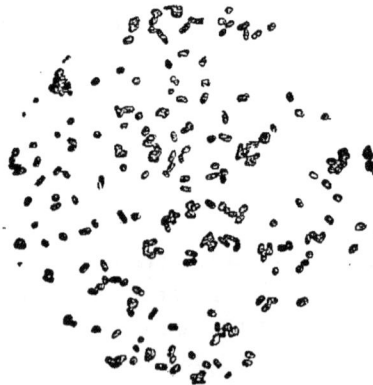

Fig. 220. — *Bacillus coli commune* trouvé dans un cas d'angiocholite (*Infection ascendante*), provenant d'une jeune culture sur gélose (Doyen).

mot que l'INFECTION DES VOIES BILIAIRES, et de la VÉSICULE en particulier, est la grande indication de la cholécystostomie.

C'est là d'ailleurs l'affection des voies biliaires, la plus fréquente, combinée ou non avec la LITHIASE.

Toutes les variétés d'infection biliaire, quel que soit le microbe en cause [Bacillus(*Fig.* 219, 220 et 222), Staphylococcus (*Fig.* 221), Streptococcus, etc.] sont justiciables de cette opération, depuis la *cirrhose hypertrophique biliaire*, où elle est préconisée par Terrier, (1890), Czerny, Le Dentu (1892), Rémy (1896), Quénu, H. Delagénière (1897); depuis la *congestion* et *l'hypertrophie du foie*, où la recommande Terrier ; depuis ces affections pour lesquelles l'opération n'a encore été que peu pratiquée, mais qui paraissent tenir à l'infection des canalicules biliaires, jusqu'aux *angiocholites* microbiennes (*Fig.* 219 à 222), où l'opération doit être faite avant la période suppurative, précisément pour empêcher celle-ci d'apparaître, et jusqu'à la *cholédochite* au début, en passant par la *cholécystite!*

Les résultats ne sont certains qu'autant que l'opération est pratiquée d'une façon *précoce*. Si l'on attend, les lésions s'accentuent; et l'opération peut alors être grave, difficile, très complexe.

Fig. 221. — Amas de Staphylococcus aureus trouvés en colonie dans le pus d'un cas d'angiocholite. (Doyen).

Lorsque, par exemple, la cholécystite est devenue fibreuse, interstitielle, lorsqu'il y a même de la *péricholécystite*, ce n'est plus de cholécystostomie qu'il doit être question, mais de cholécystectomie, qui, dans ce cas, est seule rationnelle. Il n'en est pas de même d'ailleurs, conformément à l'opinion de Longuet, de la cholécystite

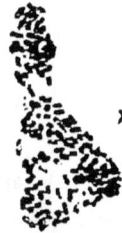

Fig. 222. — *Bacillus septicus* (Doyen), trouvé dans un cas d'infection mixte (infection sanguine) des voies biliaires, en compagnie du *Streptococcus*.

non calculeuse : inciser une vésicule malade de cette manière ne présente pas plus de gravité que de l'enlever.

2° *Lobes flottants*. — Mentionnons en outre que la cholécystostomie a été appliquée au traitement des LOBES DU FOIE FLOTTANT (*Fig.* 223), qui relèvent de lésions de la vésicule biliaire [Terrier et Baudouin (1888), Riedel] c'est-à-dire, d'après Terrier et Auvray, de la dilatation de la vésicule ou de la simple cholécystite. Les résultats obtenus ont été, sinon absolument remarquables, du moins très satisfaisants.

Le lobe appendiculaire s'atrophie par la fistulisation de la vésicule (Riedel), diminue de volume, et finit par disparaître. Dans ce cas, la cholécystostomie joue aussi le rôle d'une *hépatopexie indirecte biliaire*, comme nous l'avons déjà signalé.

Comme observations de ce genre, en dehors des faits rapportés par les auteurs précités, on peut mentionner celui de Keen (1896), et même celui de Mauclaire (1897), où il y avait une hépatoptose presque totale.

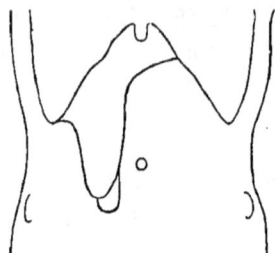

*Fig.* 223. — Un lobe de foie flottant, d'origine biliaire, à opérer par cholécystostomie (Riedel).

3º *Fistules.* — Trois observations, d'ailleurs à peu près uniques en leur genre, doivent encore être citées à cette place, au moins à titre de curiosités, car on a tenté en effet, de traiter par la cholécystostomie des FISTULES BILIAIRES.

Ce sont les deux cas de Bœckel (1885) et celui de Morris (1887).

Mais il ne s'agit là évidemment que d'interventions mal réglées, sur lesquelles il n'y a pas lieu d'insister.

**II. Indications des procédés opératoires.** — Supposons maintenant une *infection ordinaire, avec ou sans calculose*, cas clinique le plus fréquent. A quelle variété de cholécystostomie faudra-t-il avoir recours ?

Il semblerait d'abord qu'il fût plus prudent de pratiquer l'*opération en deux temps*; mais elle est plus longue, plus compliquée que l'opération en un seul temps, qui se fait presque uniquement aujourd'hui.

C'est l'opération de Sims, consistant dans l'incision première, qui est, à l'heure actuelle, la plus recommandable, à condition qu'on prenne bien soin de protéger la cavité péritonéale, au moment où on incise la vésicule. Elle est la plus recommandable, parce qu'elle permet de *mieux explorer* les parties, et, par suite, de mieux reconnaître les lésions des voies biliaires, depuis la vésicule jusqu'aux canaux cystique et cholédoque, car l'exploration se fait ainsi par l'extérieur et par l'intérieur des organes. Il va sans dire que, dans les cas où la vésicule est reconnue trop infectée, c'est son ablation qui s'impose.

Dans les cas de suppuration pure, sans calculose (Keen, 1879; Taylor, 1885, etc.), on peut recourir aux procédés à fixation première, car l'exploration intérieure est ici à peine utile.

Enfin, faut-il que la fistule, que l'ouverture permanente de la vésicule, soit *grande* ou *petite* ? Il est clair que, dans les cas où il y a des *calculs* dans les voies biliaires, il faut que cette ouverture soit assez large, pour permettre leur passage et leur élimination, s'il en reste après l'opération. Mais, dans les cas où il n'y a qu'une infection des muqueuses sans graves complications, sans infections ni adhérences périvésiculaires, il faut que la fistule soit aussi petite que possible, afin d'éviter un écoulement trop abondant du liquide, et, en outre, pour pouvoir rendre plus facile et plus rapide la fermeture de la fistule, une fois les accidents infectieux disparus.

En somme, les recommandations faites par Terrier dans les cas de gastrostomie sont applicables ici ; et, dans les conditions que nous venons de signaler en dernier lieu, certains procédés, employés pour la gastrostomie, peuvent être utilisés pour la cholécysto-stomie, notamment les modifications de Franck et de Witzel, et surtout celles de Jones et de H. Delagénière, car cette dernière est une véritable cholécystostomie temporaire.

# CHAPITRE VI.

## 617.5558.87

## CHOLÉCYSTECTOMIE.

**Définition.** — L'opération de la *cholécystectomie* consiste dans l'ablation de la vésicule biliaire.

Il est inutile de faire remarquer que cette intervention, qui est toujours possible chez l'homme, à moins d'anomalie congénitale (absence totale), ou de disparition par atrophie de la vésicule biliaire poussée à l'extrême (suite de lithiase), n'est, chez les animaux, praticable que sur ceux qui possèdent des voies biliaires accessoires.

Aussi, quand on a voulu étudier expérimentalement cette opération, on n'aurait pas dû oublier cette considération ; il aurait fallu par suite choisir des espèces aussi rapprochées que possible du genre humain (M. Baudouin) : ce qui n'a pas été fait.

Actuellement, la clinique ayant parlé, il est trop tard pour insister sur ce point de physiologie comparée.

**Synonymie.** — *Ablation* ou *Extirpation de la vésicule.*— Le terme de *Résection* peut à la rigueur s'appliquer à la cholécystectomie partielle.

**Etymologie.** — χολή, bile ; κυστίς, vésicule ; ἐκτὸς, hors : *Extirpation de la vésicule biliaire.*

**Historique.** — C'est sur les animaux, comme il est de règle, qu'on a, pour la première fois, exécuté l'ablation de la vésicule biliaire. On n'a pratiqué la cholécystectomie sur l'homme que plus de deux cents ans plus tard.

F. Calot, dans sa thèse (1891), a en effet montré que, dès 1670, Etmüller a mentionné l'extirpation de la vésicule chez les animaux; mais, personne après lui, ne songea à répéter ces expériences, faites sur des chiens.

En 1767, c'est-à-dire cent ans après, Herlin se livra à des essais analogues ; mais cette fois dans un but réellement thérapeutique, et dans l'espoir de trouver un moyen de remédier aux lésions provoquées par la calculose biliaire. Il expérimenta sur le chat, incisa l'abdomen, et enleva la vésicule, après avoir lié son pédicule. C'est là l'opération que Langenbuch devait plus tard exécuter chez l'homme. Comme le remarque Calot, Herlin est donc bien l'inventeur de la cholécystectomie chirurgicale ou thérapeutique.

Une soixantaine d'années plus tard, en 1826, Campaignac s'occupa à nouveau de la question ; il montra, en s'appuyant sur des considérations anatomo-pathologiques, qu'on pouvait chez l'homme extirper la vésicule. Malheureusement, il demeura dans le domaine de la théorie, et ses vues hardies ne trouvèrent aucun chirurgien qui osât les mettre à exécution.

Malgré les tentatives précédentes, il faut arriver au renouveau de la chirurgie et au 15 juillet 1882, pour découvrir la première observation de cholécystectomie chez l'homme. Elle est due à C. Langenbuch, qui la pratiqua à Berlin, et, à son premier essai, obtint la guérison de son opérée. Le chirurgien allemand est donc le véritable père de la cholécystectomie, d'autant plus que, malgré les objections théoriques de Lawson Tait et de divers autres opérateurs étrangers, il fit à nouveau l'opération et s'efforça de la vulgariser, en allant la pratiquer en Belgique, à la demande de Thiriar, qui l'imita bientôt.

Malgré des discussions mouvementées à Bruxelles et en Allemagne (1887), son exemple fut suivi dans son pays par Credé, Tillmanns, Israël, etc. ; en Suisse, par Courvoisier, Socin, Kocher (1887) ; en Amérique par Ohague et Prœger (1889) ; en France par le professeur Félix Terrier, qui, dès 1886, enlevait la vésicule biliaire au cours d'une laparotomie pour kyste hydatique du foie, puis par Péan, Bouilly, Le Dentu, Périer, Michaux, etc. ; en Italie par D'Antona (1887).

Jusqu'à ces dernières années, l'Angleterre, seule, semble n'avoir pas obéi à l'impulsion donnée par Langenbuch, probablement en raison des critiques violentes adressées à cette opération par Lawson Tait.

L'historique de cette opération a été étudié avec soin d'abord par Stauff (1885), Calot (1891), Kleiber (1892) ; puis par Martig (1893), et enfin par Waring, Langenbuch, Segond (1898), Faure, Marcel Baudouin (1899), dans des travaux d'ensemble bien connus.

La thèse de Calot renfermait 78 cas. Martig, de son côté, a donné trente observations, dont plusieurs, il est vrai, avaient déjà été rapportées par Calot. Enfin Langenbuch, dans son importante étude, a traité d'une façon magistrale toutes les particularités de cette opération, qui aujourd'hui a été certainement exécutée plus de cent cinquante fois, avec une mortalité n'atteignant plus 10 o/o.

**Variétés.** — La cholécystectomie peut être *partielle* ou *totale*.

1° Elle est *totale*, quand on extirpe la vésicule dans son entier. C'est là la cholécystectomie typique ou classique ; celle qu'on désigne d'ordinaire par la dénomination de cholécystectomie, sans épithète.

2° Elle est dite *partielle*, quand on n'enlève qu'une portion de la vésicule, et plus particulièrement son fond, à l'exception de la région plus spécialement désignée sous le nom de *col de la vésicule*.

On ne doit pas confondre cette dernière opération avec l'*extirpation d'une fistule biliaire*, établie aux dépens de la vésicule ; car c'est là une intervention d'un ordre spécial, qui mérite une description à part, et à laquelle on peut donner le nom de *Cholécystosyringectomie*.

**Technique opératoire.** — *a*) Les *instruments* nécessaires pour cette intervention sont ceux utilisés pour toute autre opération intra-abdominale. Il n'est point besoin même de pinces spéciales.

Toutefois, on devra avoir soin de se munir de tout ce qu'il faut pour exécuter une *suture*, ou une *ligature* intra-hépatique du foie, car on peut avoir à exécuter une résection d'une partie de cet organe, au cours de cette opération.

*b*) Un seul *aide* peut suffir à la rigueur, si le chirurgien est accoutumé à prendre lui-même ses instruments.

**Manuel opératoire.** — On comprend aisément ce que doit être une cholécystectomie ; mais cette opération, il ne faut pas se le dissimuler, est vraiment délicate à mener à bien, étant donné les conditions anatomo-pathologiques dans lesquelles on opère d'ordinaire (adhérences normales et pathologiques, friabilité des tissus infectés, etc.) ; et elle est plus difficile à exécuter qu'à décrire d'une façon méthodique.

I. Laparotomie. — *a*) *Incision* : *1er temps*. — Le premier temps consiste à ouvrir la paroi abdominale. Or, comme il existe autant d'*incisions de la paroi abdominale* que de chirurgiens, et comme les opérateurs ont attaché une importance beaucoup trop grande à la direction de ces incisions pour établir une classification des divers modes de cholécystectomies, disons tout de suite que l'incision, en elle-même, importe peu. L'ouverture de la paroi abdominale peut en effet varier de forme, d'aspect, de dimensions suivant la forme et la situation même de la vésicule biliaire, si différentes suivant les cas.

Ce qu'il faut avant tout, et c'est là le seul point intéressant, c'est se donner un jour suffisant, pour bien voir son champ opératoire, et être très libre dans ses manœuvres.

Aussi nous suffira-t-il de rappeler brièvement les diverses incisions qui ont été proposées. Certains chirurgiens préconisent l'*incision verticale latérale, parallèle à la ligne blanche,* passant au niveau de la vésicule biliaire, c'est-à-dire longeant le bord externe du grand droit. D'autres, moins nombreux, préfèrent la *ligne médiane* (laparotomie sus-ombilicale). Deroubaix vante l'*incision transversale* ou *oblique* ; mais elle n'a presque jamais été mise en pratique. Enfin Langenbuch fait une *incision en T,* ou a recours à une *incision coudée en L.*

On pourrait adresser diverses objections à quelques-uns de ces procédés ; mais aucune ne serait réellement fondée. La meilleure incision de la paroi abdominale paraît, à notre avis, être l'incision médiane sus-ombilicale, car elle permet d'atteindre assez facilement le col de la vésicule, et de faire la ligature du pédicule. Mais on lui préfère d'ordinaire l'incision *latérale,* qui fait tomber de suite sur la vésicule, sans qu'on ait des chances de s'égarer. L'incision *oblique* est d'ailleurs parfaitement admissible. Quant aux incisions en T ou en L, elles ont l'inconvénient de prédisposer aux éventrations, surtout dans les cas de suppuration.

*b) Exploration :* 2ᵉ *temps.* — Le 2ᵉ temps est le temps de l'*exploration* proprement dite, et il consiste dans la recherche et l'examen de la vésicule et des canaux biliaires. Il ne varie pas, quelque soit le mode d'intervention auquel on ait recours.

II. EXTIRPATION. — *a) Libération de la vésicule : 3ᵐᵉ temps.* — Le 3ᵉ temps comprend la cholécystectomie proprement dite. Il consiste d'abord à *libérer la vésicule biliaire,* en rompant les adhérences qu'elle présente normalement avec la face inférieure du foie, avec l'angle inférieur du côlon, avec l'estomac, l'intestin grêle, même le rein droit ; ou plutôt en l'isolant de tous ces organes, car elle n'est guère en connexion intime qu'avec la partie supérieure du côlon transverse.

Pour rompre les adhérences intestinales, le doigt habile du chirurgien est d'un grand secours ; car il faut agir avec une extrême prudence pour ne pas ouvrir le tube digestif, et n'avoir recours aux ciseaux, au bistouri ou au thermocautère que s'il existe des adhérences fibreuses si résistantes qu'il soit absolument impossible de les rompre avec le doigt.

En outre, l'*hémostase* doit être faite à l'aide de pinces à mors solides, ou tout simplement au thermocautère ou à l'air chaud, lorsqu'il y a un suintement trop abondant du tissu hépatique.

De plus, si, pendant qu'on isole la vésicule biliaire, on se trouve en présence de petits *abcès péricholécystiques* enkystés (ce qui est fréquent), situés entre la vésicule et les organes voisins ou dans les couches les plus superficielles de ses parois, il ne faut pas hésiter à les ouvrir; mais il y a de grandes précautions à prendre pour éviter une inoculation possible. Cela est facile, si l'on a soin de nettoyer ces abcès, un à un, avec des compresses stérilisées.

A ce moment, il peut y avoir intérêt à *ponctionner* la vésicule, pour faciliter le décollement de l'organe : on pratiquera cette ponction comme d'ordinaire.

*b) Libération du Cystique : 4ᵉ temps.* — C'est la partie la plus délicate de l'opération; car il s'agit, la vésicule biliaire étant libérée, d'*isoler dans toute son étendue le canal cystique.*

C'est une manœuvre difficile ; car il est indispensable d'éviter la déchirure de ce canal, si l'on ne veut pas voir la bile, qui est septique, infecter la plaie, et se répandre dans le péritoine. Comme on opère alors à une profondeur assez grande, un aide adroit doit écarter les bords de la plaie pour agrandir le champ opératoire, et donner au chirurgien la plus grande liberté d'action. Celui-ci remonte alors lentement vers le cholédoque et isole le canal cystique avec ses doigts, sans être gêné par les intestins que protègent et repoussent des compresses aseptiques.

*c) Ligature du Cystique : 5ᵉ temps.* — Le 5ᵉ temps consiste à faire la *ligature* du canal cystique. Pour cela, après dénudation complète du canal, on l'entoure d'une ligature à la soie, à quelques millimètres, quelquefois même à un centimètre et plus du canal cholédoque ; puis on en fait une deuxième plus avant, près du col de la vésicule, après avoir refoulé la bile. On isole la vésicule du péritoine qu'on dissèque, de façon à éloigner autant que possible le point où portera la section, pour éviter toute inoculation possible de la séreuse.

*d) Section du cystique : 6ᵉ temps.* — C'est alors seulement qu'on sectionne aux ciseaux la portion du cystique qui est comprise entre les deux ligatures (1). Une autre précaution, qu'il est indispensable de prendre, c'est de s'assurer, avant la section, de la solidité de la ligature perdue du canal cystique ; à la rigueur, il n'est pas inutile de la faire double (2).

(1) Sendler (1898) a *réséqué* dans un cas *tout le cystique* entre des ligatures.
(2) Michaux (1893) a conseillé une *quadruple* ligature sur le cystique, précaution un peu exagérée.

Enfin, dernière précaution, on *désinfecte* le pédicule, avant de l'abandonner dans l'abdomen, avec un tampon trempé dans une solution de sublimé au 1/1000, ou dans de l'eau phéniquée forte. Toutefois, si la chose est possible, il est préférable de nettoyer et cautériser à l'aide de la pointe à peine rougie du thermocautère.

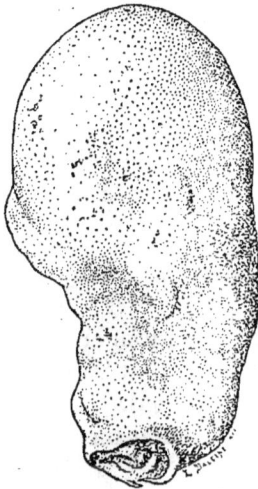

Fig. 224. — Vésicule biliaire bourrée de calculs, extirpée avec section au-dessous du col de la vésicule (Lejars).

Cette technique opératoire est, sur le cadavre, extrêmement facile ; mais, sur le vivant, il n'en est plus de même, car la vésicule biliaire, lorsqu'on est obligé de l'extraire, est généralement le siège de phénomènes pathologiques intenses, nombreux et variés, qui toujours lui font subir des modifications considérables dans sa forme, son volume, ses dimensions, et qui, par là-même, rendent l'opération plus délicate.

Ce sont, tantôt des collections purulentes qui la *distendent* énormément ; et, dans ce cas, il faut la *ponctionner*, afin de pouvoir plus sûrement la disséquer. Tantôt ses parois sont d'une *friabilité extrême*. Tantôt la vésicule présente de nombreux trajets *fistuleux*, qui la font communiquer, soit avec l'extérieur, au niveau de la paroi abdominale, soit, cas plus grave, avec le tube digestif au niveau de l'intestin grêle ou du côlon (*Fig.* 230), soit même avec la plèvre.

Dans d'autres cas, la vésicule est pleine de *calculs* biliaires (*Fig.* 224) ; le canal cystique renferme un ou plusieurs *calculs enchatonnés*, dont l'extraction est parfois des plus délicates (*Fig.* 225). D'autre part, quand les parois sont friables, on peut déchirer ce canal et avoir les plus grandes difficultés à le ligaturer. Ou bien c'est encore le fil de soie, qui lors

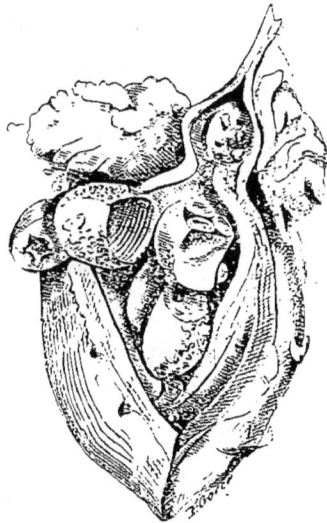

Fig. 225. — Vésicule biliaire ouverte, après extirpation et dissection du cystique renfermant des calculs.

d'une striction trop énergique, sectionne complètement les parois

du canal cystique, etc. Telles sont les causes fréquentes qui viennent compliquer le manuel opératoire de la cholécystectomie et
qui peuvent compromettre le succès de l'opération.

Dans le cas où la friabilité du canal cystique pourrait devenir la
cause d'un épanchement ultérieur de bile dans la cavité abdominale, Kœberlé a conseillé l'emploi d'une *pince hémostatique* à
demeure, qu'il place pendant quelques heures sur le point où a
porté la section du canal.

*Fixation du pédicule à la paroi et drainage* : *7e Temps*. —
Certains chirurgiens ont recommandé de *suturer* le moignon
cystique et de le *réduire* en utilisant des sutures perdues.

Pour quelques auteurs, il n'y a aucun danger à abandonner ainsi
complètement le moignon dans l'abdomen, comme le font Langenbuch et Thiriar [*Cholécystectomie idéale* : Leonte (1892), Monod,
Schwartz (1893), Termet (1898)], à la condition qu'il soit bien nettoyé et désinfecté.

Cela serait au contraire imprudent, au dire de Faure ; et certains
croient préférable de le *fixer à la paroi abdominale*, avec du catgut, ou quelques crins de Florence (Stewart (1895), entr'autres).

La technique qui nous paraît la meilleure est la suivante. On
*fixe* à la paroi abdominale la coque conjonctive et épiploïque
qui enveloppait la vésicule avant sa décortication ; on isole ainsi
le moignon cystique du reste de la grande cavité péritonéale, en
formant une petite cavité artificielle sous-hépatique, que l'on peut
facilement *drainer* avec un drain de caoutchouc entouré de gaze.

En opérant de la sorte, s'il se produit quelques phénomènes infectieux (désinfection incomplète du pédicule, ou rupture de la
ligature), on a des chances de les localiser et d'éviter l'épanchement de la bile dans le péritoine. C'est là d'ailleurs une variété
d'*Epiplooplastie*, aussi réduite que possible.

3° FERMETURE DE L'ABDOMEN. — 8e *Temps*. — Le dernier temps
consiste dans la fermeture de la paroi abdominale, que l'on ne doit
suturer qu'après avoir pris toutes les précautions que nous venons
d'indiquer, et lorsque l'hémostase est assurée.

## II. — Cholécystectomie partielle.

La technique opératoire que nous venons d'exposer est celle de la *cholécystectomie totale, en un temps,* technique qui a été utilisée par tous les chirurgiens.

Gross (1883), Kottmann (de Solothurn), après plusieurs autres

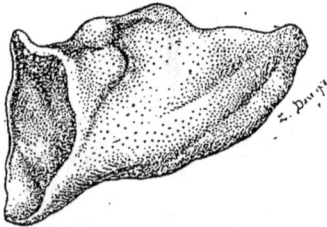

Heussner (1889), etc., ont bien proposé et exécuté des *cholécystectomies partielles* (*Fig.* 226).

Mais cette opération ne sera jamais qu'une intervention d'exception ; car elle est absolument contre-indiquée par la physiologie pathologique. Pourtant leur exemple a été suivi par Parona (1891), Le Dentu (1892), Posadas (1893), Soave (1894),

*Fig.* 226. — Cholécystectomie partielle (D'après Lejars).— A droite est le fond de la vésicule.

Terrier (1895), Desguin, Staub (1896), Kehr, Ozenne (1898), etc.

On n'a d'ailleurs eu recours à cette opération que lorsqu'on n'a pas pu faire autrement (Lejars), c'est-à-dire quand les adhérences étaient si intimes entre la vésicule biliaire et le tissu hépatique, qui saigne si facilement, qu'il était absolument impossible de faire l'ablation totale de la vésicule.

Comme Kottmann, on peut alors suturer ce qui reste de vésicule en place à la plaie de la paroi abdominale ; on exécute alors une sorte de *Cholécystostomie.*

---

## III. — Opérations complémentaires.

1° *Résection partielle du foie.* — Quand on opère pour une *tumeur maligne* de la vésicule, ce n'est souvent qu'au moment de l'intervention que l'on s'aperçoit si la lésion a envahi le foie lui-même. Il faut prendre de suite un parti. Ou s'arrêter, si l'on constate que l'on ne pourra pas tout enlever ; ou faire le nécessaire, c'est-à-dire *réséquer la partie hépatique dégénérée.*

Dans ces cas, souvent il existe des *adhérences* importantes, qui rendent très délicate, l'ablation de la vésicule elle-même, sans cependant être telles qu'elles compromettent le succès.

On connaît plusieurs faits de cette nature, parmi lesquels on doit citer ceux d'Heussner (1889), Hochenegg (1890), Von Winiwarter (1892), Czerny, Ullmann (1897) (*Fig.* 227), M. Robson (1898) (*Fig.* 228).

Tel encore le cas de Duret, tout récent (1898), où il s'agissait d'une tumeur du volume des deux poings, située sous l'épiploon, le gros intestin et le côté droit de l'estomac, soudée à ces organes, et unie à une lame du foie de la largeur de la main. Après avoir placé deux pinces-clamps convergentes, de manière à circonscrire une large portion triangulaire du foie, on abaissa la masse morbide. Elle adhérait à la vésicule biliaire très épaissie et contenant quatre

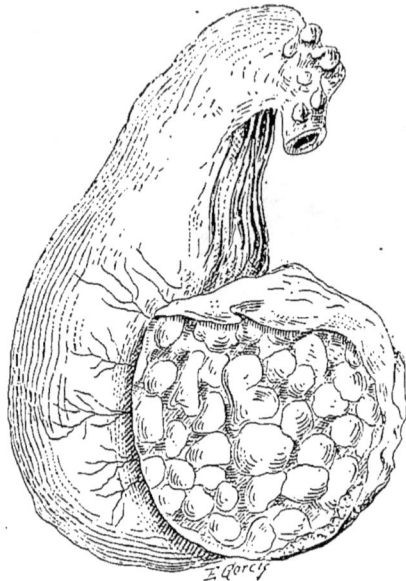

Fig. 227. — Résection partielle du foie, après cholécystectomie (Ullmann).

calculs, dont un enclavé, du volume du pouce. Le canal cystique très élargi servit de pédicule ; il fut fixé à la paroi. La région du foie où la résection a été pratiquée était cirrhosée. Les pinces-clamps enlevées, trois ou quatre ligatures isolées furent faites. On sutura ensuite soigneusement les surfaces de section du foie. La guérison opératoire fut obtenue.

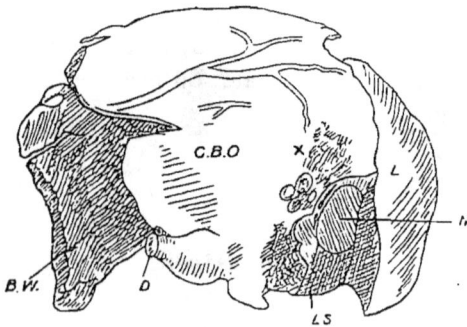

Fig. 228. — Schéma d'une résection du foie, après ablation d'une vésicule biliaire pour épithélioma (M. Robson).— *Légende* : G.B.O. vésicule biliaire (surface saine) ; X. adhérence à la paroi abdominale ; B.W., paroi de la vésicule infiltrée par le néoplasme ; L., foie ; N, tumeur maligne secondaire du foie ; L.S., foie incisé pour montrer le nodule néoplasique ; D, canal cystique.

On peut donc, on le voit, être obligé d'ajouter à la *cholécystectomie* une résection partielle du foie, quand la tumeur, née dans la vésicule, est intimement soudée à cet organe. Dans le cas de Duret, une portion triangulaire fut enlevée et la glande était cirrhosée à ce niveau. Dans un fait également récent (1898), Holländer a dû aussi, avec la vésicule, extirper une grande portion de foie cancéreux.

2° *Greffe du bout du Cystique sur l'intestin.* — Pour éviter la *fistule*, qui s'observe parfois à la suite de la cholécystectomie, et la transformation ultérieure en cul-de-sac, propre à recevoir des calculs, des bouts du cystique non réséqué, Heddœus a proposé (1895) de compléter l'ablation de la vésicule par une *Cystico-entérostomie* par greffe du canal biliaire sur le colon ou l'intestin grêle (1).

Inutile de faire remarquer que c'est là une manœuvre complémentaire parfaitement inutile, la cholécystectomie, faite dans de bonnes conditions, causant assez rarement désormais une fistule persistante.

\*
\* \*

**Suites et complications.** — Il nous paraît presque inutile d'insister sur les *accidents* qui peuvent survenir au cours de l'intervention, comme, par exemple, la difficulté de l'*hémostase* à la face inférieure du foie ; car ces complications sont du ressort de la chirurgie hépatique en général, et n'empruntent aucun caractère spécial à ce fait que l'opérateur a d'abord pour but la seule ablation de la vésicule biliaire.

On a dit que la cholécystectomie amenait un amaigrissement rapide de l'opéré, et on a soutenu qu'on ne devait pas enlever, sans raisons sérieuses un organe comme la vésicule biliaire. On a même prétendu qu'il fallait conserver la vésicule, afin de permettre aux calculs biliaires formés de s'y loger, plutôt que de demeurer dans les canaux biliaires principaux, où leur présence est plus gênante !

En réalité, on oublie que ce n'est là qu'un organe accessoire, et qui paraît à beaucoup parfaitement inutile, même chez l'homme.

Parfois, après l'opération, il se forme une *fistule biliaire.* Il est probable quand il en est ainsi, qu'il reste un calcul dans le cholédoque, ou qu'il y a une oblitération momentanée de ce canal. Mais, d'ordinaire, cette fistule s'oblitère d'elle même, assez rapidement. S'il n'en est pas ainsi, on doit la traiter ultérieurement.

(1) Kehr, dans un cas (1895), a laissé à dessin le *cystique ouvert*, en le drainant ; il a fait là une *Dermostomie*, qu'on peut comparer à l'opération préconisée par Heddœus (*Cystico-entérostomie*).

**Indications.** — Les indications de la cholécystectomie sont à l'heure actuelle très difficiles à formuler d'une façon précise.

1° Cette opération est tout indiquée dans les cas, d'ailleurs rares, de *tumeurs bénignes* [kyste hydatique (Routier, 1899) ; kyste simple (Adler, 1891), etc.], et de *tumeurs malignes primitives* [cancer, sarcome (Czerny, 1897), etc.], de la vésicule biliaire, surtout lorsque le néoplasme est bien délimité et peu adhérent aux organes voisins (*Fig.* 229).

Les extirpations de vésicules biliaires, atteintes de tumeurs, commencent à devenir plus fréquentes ; mais elles ont été rares jusqu'à ces dernières années. Une des premières est due à Socin (1886). Toutefois, le premier cas de cancer opéré paraît être celui de Von Tischendorf (1886) ; et le premier succès pour tumeur maligne remonte à cet auteur. Depuis, d'autres opérateurs ont suivi ces exemples. Nous citerons Heussner (1889), Hochenegg (1890) ; puis, en 1891, Von Winiwarter, qui a enlevé un cancer de la vésicule avec calcul. A noter encore les cas de Blumenthal (1895), d'Heidenhain, d'Ullmann (1897), de Robson, de Holländer (1898), de Czerny (6 cas, avec 2 morts), etc.

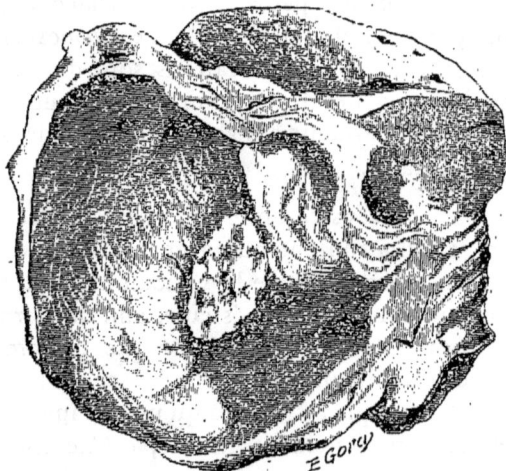

Fig. 229. — Tumeur de la vésicule biliaire, justiciable de la cholécystectomie (M. Robson).

En 1898, Duret (de Lille) a mentionné l'extirpation, suivie de succès, d'une tumeur épithéliale ; elle avait le volume des deux poings et était intimement soudée au foie. Ce qui montre bien qu'on peut venir à bout des adhérences les plus solides et que cette complication, évidemment importante, ne saurait être considérée comme une contre-indication absolue à l'opération. Il a pratiqué en même temps la résection d'un coin de la glande hépatique. Ce qui indique jusqu'où peuvent aller les audaces chirurgicales.

2° On fait encore la cholécystectomie dans certains cas d'*abcès des parois vésiculaires* (Dawson, 1890).

3° Pour les *fistules biliaires persistantes*, cette opération, ou plutôt la *cholécystosyringectomie*, entre nettement en lutte avec la cholécystentérostomie.

En effet, pour ces affections, cette dernière opération, comme nous le disons plus loin, a été pratiquée, dès 1886, par Krönlein (dans un cas particulier de fistulé intra-abdominale *vésicale*), puis par Langenbuch pour une fistule *cutanée* ; et l'exemple de ce dernier a été suivi par Michaux (1889), Kummell et Robson (1890), Matlakowski, Guelliot, Bastianelli (1891); puis à nouveau par Robson (1893), Kehr (1895), Fourmeaux (1896) ; mais dès cette époque, on l'a délaissée pour l'anastomose.

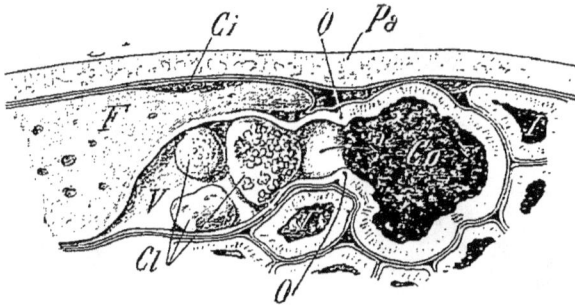

Fig. 230. — Fistule cholécysto-colique (Doyen). — *Légende :* F. foie ; Ci. cicatrice entre le foie et la paroi; Pa, paroi abdominale; Co, côlon ; I, intestin grêle : V. vésicule biliaire; Cl, calculs biliaires; O, fistule cholécysto-colique ; a, trajet de la fistule (flèche)

Signalons un cas d'Allingham (1895) pour fistule *cholécysto-côlique*, analogue à un fait de Doyen (*Fig.* 230).

Nous répétons que, d'après nous, cette variété de cholécystectomie mérite une description à part (ce que nous avons fait), et à laquelle nous renvoyons (*Cholécystosyringectomie*).

4° On a encore recours à cette intervention lorsqu'on se trouve en présence de larges *perforations* vésiculaires et d'*ulcérations* considérables de vésicules, dont les parois sont très amincies [Troyanoff; Kehr, 2 cas (1896)].

5° En outre, dans certains cas de *traumatismes* (*ruptures*, *plaies* et *déchirures étendues* de la vésicule).

6° En principe, la cholécystectomie a été jadis considérée comme l'opération de choix dans les *cholécystites suppurées non calculeuses;*

mais, en réalité, elle semble n'avoir été pratiquée que rarement [une fois par Kummell (1890), d'Alloco. Stewart (1895), Czerny, etc., etc.]. Elle est d'une exécution très difficile dans ces circonstances, en raison des adhérences de la face externe de la vésicule, et doit être suivie du drainage.

7° Cette opération est aussi de mise dans les cas de *paracholécystites suppurées* ou *fibreuses* (Bukowski, 1893), qu'une simple laparotomie n'a pas réussi à guérir ; on enlève alors à froid la vésicule.

8° En ce qui concerne la *lithiase biliaire* et ses complications les plus habituelles, depuis quelque temps la cholécystectomie a perdu du terrain (1) et est peu à peu remplacée par la cholécystostomie : cela lors de *cholécystites, suppurées* ou non, de nature *calculeuse*, et de *calculose multiple* simple de la *vésicule biliaire*.

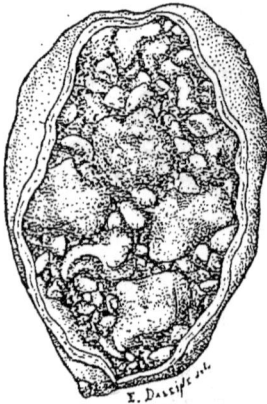

Fig. 231. — Vésicule biliaire extirpée pour calculose (Lejars). — La vésicule est bourrée de petits calculs.

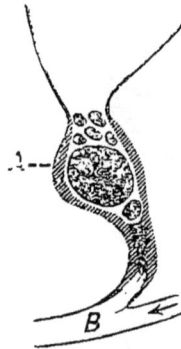

Fig. 232. — Calcul fixé dans le cystique, avec *oblitération* de ce canal près du cholédoque, justiciable de la cholécystectomie. — *Légende :* A, Calcul du cystique, situé derrière le point oblitéré ; B, cholédoque.

a) Dans les cas de *calculs de la vésicule* (*Fig.* 231), en effet, on ne doit aujourd'hui avoir recours à la cholécystectomie totale, ou même seulement à la cholécystectomie partielle, que lors de grande *friabilité des parois* de la vésicule, et quand l'organe a subi une *atrophie* assez considérable pour rendre impossible, ou seulement difficile, sa fixation à la paroi abdominale.

(1) On ne doit pas faire cette opération dans la calculose du cholédoque, bien entendu, et partant dans l'ictère sans lésion de la vésicule.

Pour tous les autres cas, on doit désormais recourir à une opération, beaucoup plus simple (à ce que prétendent depuis longtemps
les chirurgiens anglais) : la *cholécystostomie avec drainage des voies
biliaires* [Broca (1894), Terrier (1895), Lejars (1896), Czerny, etc.].

*b*) Pour les *calculs du cystique*, affection qui autrefois indiquait
nettement la cholécystectomie [Le Dentu, Périer, Dalle Ore (1890);
Depage, Richardson, Soave (1894), Ringstedt (1895), Kehr (1896),
etc.], on a recours désormais à la *cysticotomie*, sauf dans les cas où
il y a en même temps *oblitération en aval du canal* (*Fig.* 232) ;
ici, en effet, la conservation des voies biliaires accessoires ne peut
servir à rien et on doit enlever la vésicule.

9° Dans la *cholécystite interstitielle* ou *fibreuse* (*paracholécystite*), ou *parenchymateuse* non calculeuse et sans épanchement,
la cholécystectomie est aussi l'opération de choix (Longuet), mais
seulement comme ressource ultime, après l'inefficacité bien
reconnue du traitement médical. Toutefois, dans les formes douloureuses et à symptômes digestifs marqués (vomissements incoerci-
bles), il ne faut pas tergiverser trop longtemps, car, dans ces conditions, l'opération devient très laborieuse et parfois impossibles. Les résultats obtenus sont extrêmement brillants (7 opérations, 7 succès), et ont été bien étudiés par Longuet.

10° La *cholécystite tuberculeuse* bien limitée est de même justiciable de la cholécystectomie, qui ne paraît pas encore avoir été
exécutée dans ces circonstances.

Tel est l'état de la question, que nous n'avons fait qu'analyser en
quelques mots. Ce n'est là qu'un résumé purement théorique, car,
si nous avions voulu faire œuvre didactique, et entrer dans le
détail des faits particuliers, ce n'est plus ces quelques lignes qu'il
aurait fallu pour montrer que certains chirurgiens ont une tendance trop grande à simplifier en ces matières. En fait de lithiase
par exemple, il n'est pas une seule observation de malade susceptible d'être traitée chirurgicalement qui soit identique à une
autre. Aussi nous excusera-t-on de n'avoir pas voulu formuler des
règles plus précises, dans l'état actuel de la question. La cholécystectomie, ainsi que la chirurgie de la vésicule biliaire, est
encore d'origine relativement trop récente (1882).

## CHAPITRE VII.

### 617.5558.88

### CHOLÉCYSTENTÉROSTOMIE.

**Définition**. — On désigne sous le nom de *cholécystentéros-tomie* l'opération qui consiste à établir une communication artificielle entre la vésicule biliaire et une partie quelconque du tube digestif sous-diaphragmatique.

Cette abouchement peut se faire d'une façon *spontanée*, dans certains cas pathologiques, et en particulier dans les cas de *gros calculs anciens* de la vésicule biliaire, accompagnés d'un état infectieux local, réduit à sa plus simple expression, mais capable de déterminer d'abord l'apparition d'*adhérences* cholécysto-intestinales, par ulcération de la muqueuse de la vésicule, puis la formation d'une fistule susceptible de donner passage au calcul, qui avance ensuite peu à peu dans le tube digestif, jusqu'au jour où il est éliminé, ou produit de l'occlusion intestinale (*Fig.* 230).

**Etymologie**. — χολή, bile; κυστίς, vésicule; ἔντερον, intestin; στομα, bouche : *Bouche entre la vésicule biliaire et l'intestin.*

**Synonymie**. — *Anastomose biliaire*, terme trop vague, pouvant s'appliquer aux diverses parties de l'arbre biliaire. — *Enté-rostomie biliaire* (Bouche intestino-biliaire) (Reclus). Ce dernier mot, vanté par J. L. Faure (1899), a l'inconvénient de laisser croire que c'est l'intestin qu'on abouche dans la vésicule, alors que le contraire est précisément le but poursuivi ; de plus, malgré sa simplicité, il n'est *pas asssez précis*, car on peut aboucher dans l'intestin autre chose que la vésicule. Il faudrait dire, à la rigueur, *entérostomie cholécystique*, et non biliaire. — En tous cas, ces expressions sont nettement mauvaises, et par conséquent à rejeter, parce qu'elles n'ont pas un sens assez bien défini.

**Historique**. — L'histoire de cette opération a été magistralement faite, dès 1890, par H. Delagénière, dans sa thèse. Elle a été complétée depuis par Courvoisier (1890) dans son beau livre ; par Murphy (1892), par Paturet, par Martig (1893), enfin par Langenbuch (1897) et Waring (1898), dans leurs excellents ouvrages sur la chirurgie des voies biliaires et du foie; et par J. L. Faure, dans l'un des *Traités de Chirurgie*. A signaler, en outre, les thèses récentes de Cannac (1897) et Loiselet (1899). Il est donc très facile d'en donner un clair résumé.

1° *Clinique.* — H. Delagénière a relaté les sept premiers cas connus : ceux de Von Winiwarter (1881), Monatyrski, Kappeler, Socin (1887), Bardenheuer (1888), Terrier, Mayo Robson (1889). Courvoisier, dans son ouvrage, a cité ensuite un cas personnel (1890).

Paturet, en 1893, n'a rapporté que onze faits, c'est-à-dire quatre de plus seulement que Delagénière : ceux de Tillaux (1890), Körte (1891), Richelot (1891), et Reclus (1892), alors qu'en réalité, à cette époque, on avait déjà pratiqué 35 fois cette opération! Il avait oublié de citer un autre cas de Bardenheuer (1888); un cas de Robertson et un autre de Lambotte (1889); celui de Courvoisier, déjà mentionné; ceux de Blagovetschenski, Robinson, Blattmann (1890); deux autres observations de Körte de 1890 et 1891, publiées en 1892; deux opérations incomplètes de Riedel (1890) et de Körte (1891); les 2 cas de Linderer (1892); ceux de Jones, de Wickhoff (1893), sans compter ceux que va mentionner, peu de temps après, Martig, qui ne donne que 19 faits en tout, c'est-à-dire ceux de Czerny, Chaters Symonds (1889), Fritzche (1890), Bircher, Chavasse, Helferich (1891), Courvoisier (3 cas), Pinner, Czerny (2 cas), Roux (1892).

C'est alors que Murphy publie sa 1re statistique personnelle, qui va depuis 1892 à 1894, et qui comprend 10 cas à elle seule. Il faut y ajouter les faits opérés par sa méthode dus à Lee, Mayo, Forster, Fabrique, Rogers, Hartmann (2 cas), Ferguson, Lane, Luken, Dunn, Weir, et au nombre de 12 : ce qui donne, pour le premier semestre de 1894, un chiffre supérieur à 50 observations, exactement 57.

Depuis les faits se sont multipliés; et il faudrait citer une liste interminable de travaux, depuis ceux de Frenkel, Gersuny, Rosenstirn, Jones, Monod, Hurd, Ross (1893), de Ricard, Robson, Werder, Lainé (1894), Schachner, Giordano, Delbet (1895), Heydenreich, Broca, Chaput (1896), jusqu'à la discussion récente de la *Société de Chirurgie* (1897), les deux mémoires de Moore (3 cas), les cas de Scott (1897), Brun, etc. (1).

L'idée première de l'opération remonte à Nussbaum (1880); mais l'intervention n'a été exécutée pour la première fois que par Von Winiwarter (de Liège) en 1881. L'opération qu'il exécuta, quoiqu'elle réussît, malgré les conditions particulièrement défavorables dans lesquelles elle fut faite, ne ressemble d'ailleurs

(1) En 1898, Kehr avait fait 3 fois cette opération ; Czerny, onze fois; M. Robson, 13 fois.

absolument en rien à la cholécystentérostomie telle qu'on la pratique actuellement, c'est-à-dire en un seul temps.

2° *Expérimentation.* — Cette dernière ne date en réalité que des opérations que firent sur l'homme Monatyrski et Kappeler, après les recherches expérimentales de Gaston (D'Atlanta) (1884-87), de Colzi (1886), et les remarques plus anciennement formulées par Harley (1883). Les résultats, obtenus en particulier par Colzi sur des animaux, démontraient en effet la possibilité de la cholécystentérostomie; mais elles n'eurent qu'une influence restreinte sur les progrès réalisés en chirurgie humaine, car elles restèrent à peu près ignorées des premiers opérateurs, de même que les nouvelles expériences de Gaston et de Depage (1887), jusqu'au travail de M. H. Delagénière. On pourrait presque en dire autant des recherches plus récentes du Pr Dastre (1889), Monari (1893), et Didier (1894).

**Variétés.** — On doit distinguer plusieurs variétés de *Cholécystentérostomies*, suivant le point précis du tube digestif où est pratiquée l'anastomose. D'ailleurs les entérostomies biliaires *spontanées* peuvent également se produire dans les mêmes points.

1° *Cholécysto-gastrostomie (Gastrostomie biliaire)*, ou abouchement dans l'*estomac*, au voisinage du pylore; rare, mais pratiquée déjà.

2° *Cholécysto-duodénostomie (Duodénostomie biliaire)*, dans laquelle on fait l'anastomose avec le *duodénum*. C'est l'opération classique, celle qui est à recommander, celle qu'on pratique dans là très grande majorité des cas.

3° *Cholécysto-entérostomie*, abouchement ou avec le jéjunum (*Cholécysto-jéjunostomie*), ou avec l'iléon (*Cholécysto-iléostomie*), à laquelle on a parfois eu recours par nécessité, quand, au milieu des adhérences péri-vésiculaires, on ne pouvait pas découvrir l'anse duodénale.

4° La *Cholécysto-côlostomie (Côlostomie biliaire)*, ou anastomose avec une partie du côlon, généralement le *côlon transverse*, opération qui a été très rarement pratiquée. Elle doit d'ailleurs être rejetée en principe, quoiqu'on en ait dit récemment.

**Technique opératoire.** — La cholécystentérostomie, s'exécutant après une laparotomie exploratrice paracholécystique, et nécessitant des manœuvres délicates dans l'intérieur de l'abdomen et surtout au-dessous du foie, il est indispensable d'avoir à sa disposition tout le matériel nécessaire aux interventions abdominales en général et aux anastomoses viscérales en particulier.

*Instruments.* — Suivant donc que l'on se sera résolu à employer la méthode des *sutures*, ou celle des *appareils* d'approximation les plus modernes, il faudra préparer des *aiguilles ad hoc*, des *fils* de catgut ou de soie fine pour les sutures, ou les *boutons* anastomotiques dont on se sert habituellement. Il sera même prudent, au cas où, par hasard, on ne pourrait pas faire de sutures, alors même qu'on en aurait l'intention, d'avoir sous la main le plus petit modèle de ces appareils, généralement utilisé en pareil cas, et en particulier le numéro le plus élevé de la série des boutons de Murphy types (*Fig.* 254 et 255), ou modifiés par Mathieu (*Fig.* 256 et 257); ou réciproquement. Dans ces conditions, on sera à l'abri de toutes les surprises et on pourra écarter les difficultés susceptibles de se présenter.

Avec le P<sup>r</sup> Terrier, insistons sur l'intérêt que présente ici l'*antisepsie intestinale préalable*; on essaiera donc de la réaliser, autant que possible bien entendu, car il est malaisé de la mener à bien, si tant est même qu'on puisse quelque chose à ce point de vue à l'aide du naphtol ou des substances analogues.

**Variétés.** — I. Actuellement, les opérateurs se partagent en deux camps, en ce qui concerne le manuel opératoire de la cholécystentérostomie, comme d'ailleurs toutes les fois qu'il s'agit d'anastomoser des viscères creux. 1° Les uns tiennent pour les *sutures*; ce sont les *Suturistes*; 2° les autres pour les appareils dits *Boutons anastomotiques*; ce sont les *Boutonistes!* Il nous faudra donc décrire avec détails ces deux grandes méthodes.

Mais nous devons noter, en outre, d'autres procédés curieux, qui méritent une mention, au moins au point de vue historique : ce sont les *méthodes en plusieurs temps* (deux d'ordinaire) avec, comme sous-procédés, ceux qui sont basés sur l'emploi de la *ligature* élastique, ou sur l'*écrasement* des parois de la vésicule.

II. Enfin, nous devrons dire aussi un mot des variétés opératoires d'ordre anatomique, dans lesquelles l'anastomose n'a pas été faite au niveau du duodénum, suivant la règle classique, mais bien sur l'estomac, l'intestin grêle ou le côlon lui-même.

**Manuel opératoire.** — Pourtant, quelle que soit la méthode utilisée, le premier temps de l'opération, c'est-à-dire la laparotomie exploratrice parabiliaire, est toujours le même; et, à ce propos, quelques remarques s'imposent, qui ont trait à l'*incision* abdominale à choisir.

## I. — Incision et exploration.

1° *Incision.* — Comme d'habitude, on a eu recours à toutes celles qui sont susceptibles d'être employées. On a fait successivement l'incision sur la vésicule, faisant tumeur, parallèlement au rebord des fausses côtes, c'est-à-dire oblique, incision qui a l'avantage de donner beaucoup de jour (ce qui est très précieux dans le cas actuel) ; sur le bord externe du muscle droit ; sur la ligne médiane sus-ombilicale, avec ou sans incision complémentaire transversale (Reclus).

Bardenheuer a fait une incision en volet, avec décollement de la séreuse, de manière à pratiquer une *exploration extra-péritonéale* ; ce procédé est justement tombé dans l'oubli.

Il est indiscutable que l'incision la plus pratique est l'*incision médiane sus-ombilicale;* toutefois il faut qu'elle soit étendue, de façon à pouvoir atteindre la vésicule biliaire, cachée sous la lèvre droite, mais généralement distendue et partant assez facile à trouver, et de façon à ce qu'on puisse manœuvrer à l'aise du côté du duodénum.

Qu'on n'oublie pas en effet que, si l'on fait des sutures, il faut de la place pour le passage des aiguilles et des anses de fil.

2° *Exploration.* — L'exploration ne présente ici rien de bien spécial. Généralement on trouve très peu d'adhérences péribiliaires, puisque désormais cette opération semble réservée aux tumeurs comprimant le cholédoque, et non pas aux complications de la lithiase biliaire.

La vésicule distendue sera facile à reconnaître, et on pourra la *ponctionner*, si elle gêne par son volume, ou si on a besoin de compléter le diagnostic. On l'*incisera* au besoin; et, toutes les fois qu'elle contiendra des calculs, on n'y manquera pas, de façon à les extraire tout d'abord.

La ponction ou l'incision permettra, en outre, le *cathétérisme rétrograde des voies biliaires*, qui donnera de précieux renseignements sur la cause des accidents nécessitant l'opération.

## II. — Anastomose.

L'exploration des voies biliaires terminée, qu'on ait ou non ouvert la vésicule au cours de ces recherches, il faut se disposer à exécuter l'anastomose, lorsqu'on a constaté qu'elle est bien indiquée.

Faisons remarquer toutefois dès maintenant que, si l'on opère pour une *fistule cholécystique* (M. Robson), il sera bon, au préalable, de traiter complètement cette fistule, c'est-à-dire de la détacher de la paroi abdominale, d'en réséquer les bords infectés, et de fermer par une cholécystorraphie spéciale cette perte de substance.

Pour plus de sûreté, on pourra d'ailleurs fixer à la paroi abdominale cette partie suturée, pour éviter toute issue de bile du côté du péritoine, en cas de mauvaise suture. Il est préférable en effet de ne pas utiliser la fistule comme point de communication, car cette fistule a toujours ses parois infectées.

Comme, pour l'exploration de la vésicule, on l'ouvre presque toujours par son *fond*, on pourra aboucher cette ouverture dans l'intestin, d'autant plus facilement que c'est là le point le plus mobile du réservoir biliaire.

Variétés. — 1° *Lieu de l'anastomose.* — Reste à déterminer le point du tube digestif dans lequel on désire que la bile vienne se déverser. Nous avons déjà dit que c'était le *duodénum* qu'il fallait s'efforcer de choisir dans tous les cas, car c'est ce point qu'indique nettement la physiologie. Malheureusement, on ne peut pas toujours parvenir à établir la fistule en ce point; et quelquefois on a été obligé d'y renoncer. On s'est rejeté sur l'*estomac*, sur le *petit intestin*, parfois même sur le *côlon*, dont les anses viennent toujours, sans effort ni coudure, se mettre en contact avec la vésicule, dès qu'on recherche cette solution.

Comme il faut faire l'anastomose autant que possible hors du ventre, en attirant dans la plaie la vésicule et l'anse intestinale, souvent le duodénum ne se laisse pas facilement énucléer, en raison de ses adhérences normales à la paroi postérieure de l'abdomen; il en résulte que parfois la portion herniée n'est nullement le duodénum, mais bien l'estomac ou plutôt la région pylorique. C'est ce qui explique pourquoi certains chirurgiens ont fait l'abouchement dans la cavité gastrique. Et, chose extrêmement curieuse, malgré les prédictions des physiologistes, ce déversement de la bile dans l'estomac n'a amené aucune complication sérieuse. On dirait que le tube digestif s'accommode très facilement des tours de force auxquels on le contraint ! Les cas de *cholécystogastrostomie* connus sont, en effet, très démonstratifs à ce point de vue.

2° *Mode d'anastomose*. — L'établissement de la fistule elle-même, comme nous l'avons fait remarquer déjà, peut être exécuté de deux façons principales, tout à fait différentes. Nous avons donc à décrire : 1° la *Méthode des Sutures*; 2° la *Méthode des Appareils d'approximation*.

Les autres procédés, qui n'ont qu'un intérêt restreint, nous arrêteront à peine. — Il est indispensable d'ailleurs de noter que la très grande majorité des méthodes d'anastomose intestinale est applicable à cette opération.

## I. — NATURE DE L'ANASTOMOSE.

Nous allons étudier maintenant ces divers variétés d'Anastomose, en commençant par celles qui sont en rapport avec le moyen employé pour établir la communication cholécysto-intestinale.

### I. — Anastomose à l'aide des Sutures.

**Historique.** — Les procédés basés sur l'emploi des sutures sont les plus anciens. Ils remontent à von Winiwarter, et surtout à Monatyrski et à Kappeler. Ils ont été perfectionnés par Terrier, H. Delagénière, J. L. Faure, etc. — Par contre les efforts de Bardenheuer, Tillaux, et de Souligoux constituent plutôt des retours en arrière, qui s'expliquent d'autant moins que la méthode de Murphy était déjà créée.

**Variétés.** — I. PROCÉDÉS TYPIQUES. — Il y a plusieurs procédés de *cholécystentérostomie avec sutures*. Les principaux sont les suivants.

1° Le *Procédé des deux Boutonnières*, le plus anciennement connu, préconisé par Colzi après ses recherches expérimentales, et employé par plusieurs chirurgiens, dont Monatyrski, Kappeler, Socin, Richelot, etc.

*a)* Le manuel opératoire *typique* consiste à inciser d'abord l'intestin et la vésicule, puis à suturer ensemble les lèvres de l'incision.

Par analogie avec les dénominations adoptée pour la cholécystostomie, qui n'est qu'une anastomose de la vésicule avec l'extérieur
par l'intermédiaire de la peau, Marcel Baudouin donne à ce procédé le nom de *cholécystentérostomie à incision première et à
sutures dernières.*

*b)* Pourtant la meilleure façon de l'exécuter est d'adopter la modification proposée par H. Delagénière (1890), puis par Faure (1898),
c'est-à-dire de n'ouvrir les cavités à anastomoser qu'après avoir
adossé les *séreuses*, en arrière du point d'ouverture.

C'est, pour nous comme pour J. L. Faure (1899), cette dernière
méthode opératoire qui est la plus simple, aujourd'hui que l'on est
accoutumé aux opérations abdominales ; et c'est à elle qu'il faut
recourir de préférence, quand on est *suturiste*, c'est-à-dire quand
on *sait* faire les sutures.

2° Le *Procédé dit de Terrier* a été utilisé pour la première fois
par ce chirurgien en 1889. On place d'abord une rangée de sutures
séreuses, avant d'ouvrir la vésicule et l'intestin. On peut l'appeler
également *Cholécystentérostomie à sutures premières et incision
dernière* (Marcel Baudouin). Il est à peu près oublié, à l'époque
actuelle, en raison de sa complexité.

II. Procédés exceptionnels. — Il nous faudra rapprocher de ces
méthodes de cholécystentérostomie les *procédés en plusieurs temps,*
dont les plus connus sont ceux de Von Winiwarter, Bardenheuer,
Tillaux, et Souligoux, que nous décrirons sous les dénominations
de : 1° *Procédé en plusieurs temps* (Von Winiwarter) ; 2° *Procédés
en deux temps :* a) *à l'aide de la ligature élastique* (Bardenheuer) ;
b) à l'aide de la *forcipressure* (Tillaux) ; c) à l'aide de l'*écrasement
intra-abdominal* (Souligoux). — Ces procédés constituent une catégorie de méthodes de transition entre celles des *Sutures* et des
*Boutons.*

**Manuel opératoire.** — I. Cholécysto-entérostomie a incision
première. — 1° *Procédé typique de Colzi.* — Dans ce procédé, on
peut commencer, à l'exemple de Colzi, après avoir disposé hors
du ventre les parties sur lesquelles on opère, par pratiquer au *fond
de la vésicule* (si cela n'a pas déjà été fait pour l'exploration des
voies biliaires), et sur le *bord libre* de l'anse intestinale choisie,
c'est-à-dire autant que possible la *première anse du duodénum* et
au-dessous du pylore, *deux incisions,* en forme de boutonnière et de
même grandeur, qui peuvent avoir environ les dimensions nécessaires pour l'introduction d'un doigt (*Fig.* 233).

A ce moment, on *protégera avec grand soin l'abdomen* contre les matières qui pourraient s'écouler, soit de l'intestin, soit de la vésicule ; pour cela, il suffira de disposer, au-dessous de ces organes, une bonne couche de compresses aseptiques, les isolant du péritoine; de ne pas mélanger ces compresses; de les surveiller avec soin ; et surtout de ne pas introduire les doigts dans la cavité péritonéale, quand ils auront été souillées par les liquides intestinaux ou la bile.

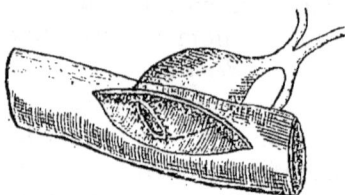

Fig. 233. — Aspect de l'anastomose dans une cholécystentérostomie faite par le procédé de Colzi. — Le duodénum a été incisé à côté de la bouche cholécystoduodénale, pour montrer comment cette dernière a été constituée à l'aide des sutures muqueuses (H. Delagénière).

Ce sont là des précautions élémentaires d'asepsie opératoire ; mais on les oublie si souvent qu'il est toujours utile de les rappeler.

2° *Cholécysto-entérostomie à incision première, après fixation partielle (Modification de H. Delagénière).* — a) *Incision.* Mais cette manière *typique* de procéder a un inconvénient, car il es

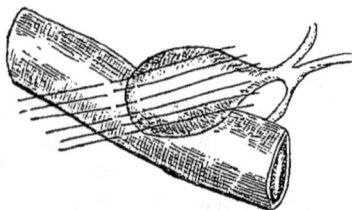

Fig. 234. — Cholécystentérostomie à incision première (Procédé des deux boutonnières modifié par H. Delagénière). — Manière de placer les fils des sutures séreuses postérieures (*à points séparés*) pour unir la vésicule au duodénum. (H. Delagénière) (1).

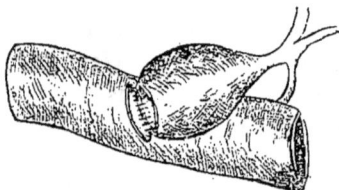

Fig. 235. — Cholécystentérostomie à incision première. — Manière de faire le second rang de suture sur les muqueuses après ouverture des deux conduits (H. Delagénière).

difficile, après les deux incisions, de placer les sutures séreuses postérieures. Pour y parvenir plus facilement et éviter des manipulations dangereuses, il vaut mieux opérer exactement comme dans les anastomoses intestinales, c'est-à-dire placer d'abord la série de *sutures séreuses postérieures* (mais celle-là seulement), et n'inciser qu'ultérieurement, comme l'ont recommandé d'abord H. Delagénière dès 1890 (*Fig.* 234 et 235), puis Chaput (1892) (*Fig.* 236), enfin Faure (1899) (*Fig.* 237 à 240).

(1) Dans le procédé primitif de Colzi, qu'a décrit H. Delagénière, cette rangée de *sutures séreuses postérieures* n'était faite, on le sait, qu'après les deux incisions. H. Delagénière a soupçonné lui-même, dès 1890, la difficulté opératoire, puisque, tout en donnant la description textuelle de Colzi, il a figuré, mais d'une façon schématique seulement, le procédé que nous décrivons aujourd'hui, exécuté à points séparés.

Pour cela, il suffit de faire une première rangée de sutures séreuses, *à points séparés*, d'après Colzi. Dans ce cas, chaque fil est conduit perpendiculairement à la direction de la boutonnière ; il pénètre d'abord dans l'épaisseur des tuniques intestinales, sans atteindre la muqueuse, à 4 ou 5 millimètres en arrière du bord libre supposé de l'incision à pratiquer, puis ressort à 4 ou 5 millimètres plus loin, pour être placé de la même façon dans l'épaisseur des tuniques de la vésicule. Cinq ou six fils seront placés de cette façon, de sorte que, lorsqu'ils seront serrés, les séreuses intestinales et vésiculaires seront accolées sur une étendue de 4 à 5 millimètres (*Fig.* 234). On peut aujourd'hui très avantageusement remplacer ces points séparés par un *surjet séro-séreux* : ce qui est beaucoup plus rapide, si l'on dispose d'aiguilles *ad hoc* et avait été déjà indiqué par Delagénière (1890), puis par J.-L. Faure (1899) (*Fig.* 237).

On *incisera alors*, en avant de cette ligne de sutures, à environ 1/2 centimètre.

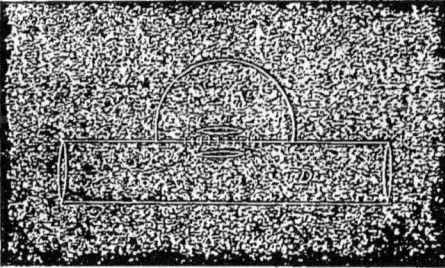

*Fig.* 236.— Cholécystentérostomie *à fixation première.*— Incision des organes (D'après Chaput). — *Légende :* V, vésicule ; D. duodénum ; *i. i*, incision sur les deux organes. — [Suture séro-séreuse des lèvres postérieures *à points séparés.*

2° *Sutures fixatrices définitives*. — On a alors à placer le deuxième rang de sutures, c'est-à-dire le plan muquo-muqueux, de façon à ce que les deux lèvres postérieures de la bouche soient complètement réunies. Quoique Colzi ait jadis recommandé les points séparés, on choisira de préférence le *surjet*, pour exécuter cette autre suture, de même que pour unir les lèvres antérieures, comme le voulait H. Delagènière dès 1890 et comme l'a recommandé récemment J.L. Faure (1899) (*Fig.* 238).

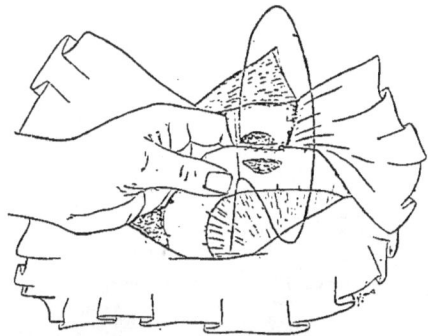

*Fig.* 237. — Cholécystentérostomie à l'aide de sutures : *Procédé de Colzi, modifié par J.-L. Faure.* — *Surjet* séro-séreux effectué. — Vésicule et jéjunum ouverts (Le surjet devrait être terminé, avant l'incision) (Faure).

L'union des lèvres antérieures est aussi très facile par ce procédé; et l'on pratique également deux plans de sutures à ce niveau, le premier unissant les muqueuses, le second les séreuses.

Chaque point muco-muqueux sera fait en traversant, à 1 ou 2 millimètres de son bord libre, la lèvre de l'intestin et la paroi de la vésicule. En raison de la minceur des parties à unir, on peut prendre ici toute la paroi, sans crainte d'infecter le fil, qui le serait forcément au contact des liquides intestinaux, alors même qu'il ne traverserait pas les muqueuses (*Fig.* 239).

Pour le plan séreux antérieur, au contraire, les points ne doivent pas être perforants, de même que pour le 1er plan postérieur. Les fils seront noués aux extrémités des deux boutonnières qui seront réunies et formeront ainsi une bouche anastomotique parfaitement close. En somme, on emploie ici la méthode de sutures connue sous le nom de Lembert-Czerny (*Fig.* 185 et 186).

Avant de réduire les parties dans l'abdomen, on devra, bien entendu, nettoyer avec soin les abords de l'anastomose, vérifier si l'occlusion est parfaite, et ne pas craindre de placer un ou deux fils supplémentaires, si c'était nécessaire, surtout au niveau des angles, comme le recommande M. Terrier.

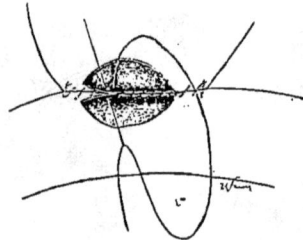

Fig. 238. Cholécystentérostomie par le *procédé de Colzi-Faure.* — Exécution de la deuxième suture muquo-muqueuse, ou *surjet* réunissant la lèvre postérieure des boutonnières vésiculaire et intestinale (Faure), à moitié fait. — On voit, à droite et à gauche, les extrémités du surjet séro-séreux postérieur (Faure).

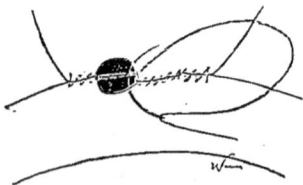

Fig. 239. — Cholécystentérostomie par le *procédé Colzi-Faure.* — Troisième suture en *surjet*, réunissant les lèvres antérieures des boutonnières vésicu- et intestinales, non encore terminée. — Au fond de la boutonnière, on aperçoit la deuxième suture terminée. (Faure).

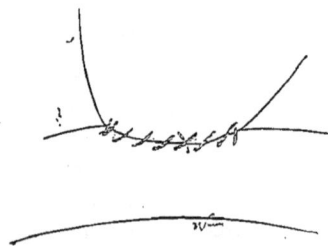

Fig. 240. — Cholécystentérostomie par le *procédé Colzi-Faure.* — Opération terminée. — On voit la 4e suture, le surjet séro-séreux antérieur (1).

Quand l'opération est terminée (*Fig.* 240), on obtient un orifice de communication bordé tout autour par deux rangées de sutures

(1) Ces quatre figures extraitee du *Traité de Chirurgie* de Le Dentu et Delbet (1899).

muqueuses (ou une seule, si ces deux rangées ont été exécutées avec le même fil : ce qui est aussi facile que pour les anastomoses intestinales) ; et les cavités de l'intestin et de la vésicule sont en continuité l'une avec l'autre, condition éminemment favorable pour éviter la rétraction progressive de la fistule et son occlusion.

Très certainement, c'est là le procédé destiné à devenir tout à fait classique, en raison de sa facilité d'exécution, si l'on recourt *au surjet*. C'est celui qu'a décrit récemment J.-L. Faure avec de minutieux détails (1899). Il n'y a guère, en effet, que la manière de faire de Murphy qui puisse lui être opposée comme rapidité.

Toutes les autres méthodes de sutures, comme les procédés en plusieurs temps, sont destinées à s'effacer devant ce manuel opératoire aussi simple et aussi sûr qu'élégant.

3° *Procédé valvulaire par invagination* (*Modification de J.-F. Faure*). — J.-L. Faure, en 1897, avait décrit une modification du procédé de Colzi, par laquelle il proposait de faire une *anastomose valvulaire*. Il l'a abandonnée depuis.

Pour cela, il réalisa l'abouchement, en *invaginant* la vésicule dans l'intestin. Pour y parvenir, il fit sur l'intestin, en bonne place, une boutonnière de deux centimètres et demi environ, dans laquelle il enfonça la vésicule. Son fond ayant été au préalable percé d'un orifice étroit, il la sutura aux bords de l'incision.

Théoriquement, comme l'a dit Faure, ce procédé par invagination s'opposerait à l'infection biliaire, en formant une véritable *valvule*. Mais il a eu raison d'ajouter que tout cela était un peu hypothétique.

Le rôle de cette valvule, si l'on en juge par ce que l'on sait de la chirurgie de l'estomac, n'est peut-être pas, en effet, aussi important qu'on pourrait le croire ; et il n'y aurait rien d'étonnant à ce qu'elle ne servît à rien, soit qu'elle s'atrophiât très vite, soit quelle fût insuffisante, soit même qu'elle s'obstinât à jouer un rôle absolument contraire à celui pour lequel on l'avait créée.

II. — CHOLÉCYSTENTÉROSTOMIE A SUTURES PREMIÈRES (*Procédé de Terrier*). — Ce procédé, que H. Delagénière a appelé *procédé à un seul rang de sutures séreuses*, est un peu plus complexe que le précédent, et ne satisfait peut-être pas autant l'esprit, quoiqu'il semble exposer un peu moins à la souillure du péritoine, car l'intestin et la vésicule ne sont ouverts qu'au moment de serrer le dernier fil. Il a d'ailleurs été très peu utilisé jusqu'à ce jour.

En procédant ainsi jadis, F. Terrier a circonscrit, en somme, un petit espace, au moyen d'une rangée de points de Lembert, disposés d'une façon circulaire et placés à la fois sur la vésicule et sur l'intestin : cela de manière à ce qu'ils unissent le péritoine qui revêt ces organes. Il ne restait plus alors qu'à établir une communication entre les deux canaux à anastomoser, au niveau de l'espace qui restait libre entre les sutures séreuses.

a) *Fixation première.* — Pour cela, la vésicule est maintenue en contact avec le duodénum (toujours la première portion), de façon à ce que sa face inférieure réponde à la face antéro-supérieure de l'intestin. On place alors dix points de suture. Huit sont placés sur deux rangées antéro-postérieures, de manière à laisser entre ces

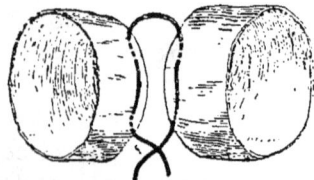

Fig. 241. — Cholécystentérostomie par le procédé de Terrier. — Manière de placer le *fil en bourse*, pour unir la vésicule biliaire au duodénum (H. Delagénière).

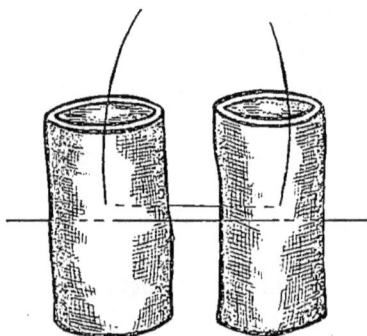

Fig. 242. — Cholécystentérostomie par le procédé de Terrier. — Manière de placer les fils latéraux (Figure un peu inexacte) (H. Delagénière).

deux rangs un espace suffisant pour pratiquer la communication ; les deux autres sont disposés en bourse, aux deux extrémités de cet espace, de façon à le fermer complètement. C'est par l'un de ces deux fils qu'on commence les sutures ; et on le dispose comme un cordon de bourse (*Fig.* 241).

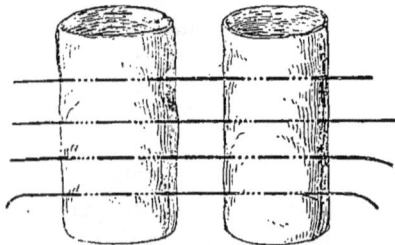

Fig. 243. — Cholécystentérostomie d'après le procédé de Terrier. — Union des deux conduits par une *série de fils* (H. Delagénière).

L'aiguille pénètre d'abord dans l'intestin, dans la séreuse et dans la musculeuse, sans intéresser la muqueuse ; elle y chemine quelques millimètres, et en sort pour pénétrer encore une fois plus loin dans les parois intestinales. On fait de même sur la vésicule. Les deux chefs ainsi placés, on pourra facilement les nouer, le moment venu.

Au-dessous de ce premier point, on place sur deux rangs les huit points latéraux (*Fig.* 242). Chaque fil, après avoir pénétré dans l'épaisseur de la paroi intestinale, ressort à une petite distance, ressort de nouveau, et s'engage de la même façon sur la vésicule (*Fig.*243). En serrant les fils, on adosse, sur deux lignes longitudinales, la vésicule et l'intestin.

Pratiquement, on saisit les extrémités des fils placés avec des pinces à pression, pour ne pas les mélanger, et de façon à les reconnaître facilement ; puis on place un dernier *point en bourse*, en tout semblable au premier.

On commence par serrer le premier point en bourse et on coupe les fils au ras. On serre ensuite les points latéraux. A ce moment, l'espace réservé entre les deux rangées de sutures, n'est plus accessible que par l'extrémité, où il reste un fil en bourse à lier.

*b) Incision dernière.* — Par cet endroit, on glisse une pince à disséquer, dont les branches, en s'écartant, éloignent l'un de l'autre les points de sutures latéraux. Et, pour établir une communication entre les deux organes, il suffit de *ponctionner* avec un *bistouri* à lame étroite d'abord la vésicule, puis l'intestin, de façon à ce que les orifices des deux ponctions se correspondent aussi exactement que possible.

*c) Drainage.* — Dès que les organes sont ouverts, pour maintenir la communication, on place un *drain* en caoutchouc de 4 à 5 millimètres de largeur, de 4 à 5 centimètres de longueur, dans la fistule, de façon à ce qu'il remplisse la double ouverture. Ce drain est destiné à tomber ultérieurement dans le duodénum et à être expulsé dans les selles.

Au moment de l'ouverture, de la bile peut s'écouler, quand la vésicule n'a pas été préalablement explorée ; et il faut protéger, bien entendu, le péritoine avec des compresses aseptiques.

Lorsque le drain est en place, on n'a plus qu'à serrer le dernier point en bourse, pour que la fistule soit complètement entourée d'un rang circulaire de sutures séreuses.

III. — Procédés en plusieurs temps. — On connaît plusieurs méthodes, pouvant être groupées sous cette dénomination.

1° *Ligature élastique.* — Le procédé de l'anastomose par la *ligature élastique*, bien connu en chirurgie intestinale, grâce aux travaux de Bardenheuer (1888), Postnikow (1892), Mac Graw et

H. Cordier (1896), etc., a été employé aussi pour la cholécystentérostomie : deux fois, dès 1888, par Bardenheuer; une fois en 1893
par Ross; puis une fois en 1898 par Fritsche : sans le moindre
succès d'ailleurs, puisque sur ces quatre cas on a noté quatre morts
opératoires. Ce qui est édifiant!

Ce procédé est donc complètement à rejeter en pratique. Bornons-
nous à rappeler que la méthode employée a été celle de Bardenheuer,
c'est-à-dire la *ligature en chaine* de toute la paroi, avec un *fil de
caoutchouc.*

2° *Forcipressure.* — Le procédé
de Tillaux (1891) se rapproche singulièrement du procédé de la pince
de Chaput pour l'entéro-anastomose.
En tous cas, il consiste à saisir entre
les deux branches d'une pince les
parois de la vésicule et de l'intestin
ouvert et à laisser l'instrument en
place, jusqu'à ce qu'il tombe.

On fait là d'ordinaire une opération en *deux temps*, car, avant de
créer la fistule (quand elle n'existe
pas), il faut laisser les adhérences se
former. Le manuel opératoire de D.
Giordano (1895) peut être rapproché
de ce procédé.

3° *Sutures à plusieurs temps.* —
Von Winiwarter, en 1888, dans la
première opération pratiquée, a exé-

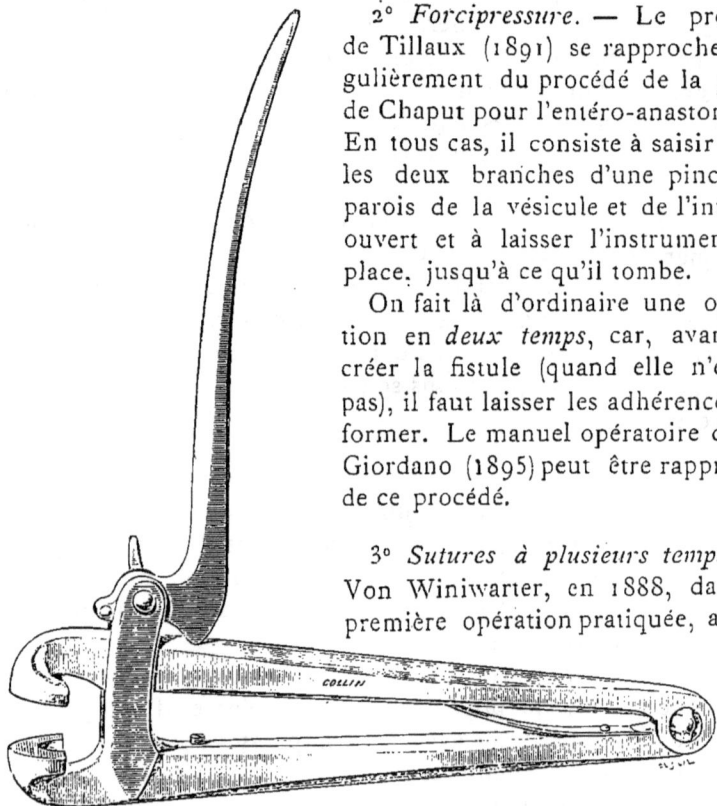

*Fig.* 244. — Pince de Souligoux pour l'écrasement latéral des viscères creux (vésicule,
intestin, etc.).

cuté l'abouchement en une série de temps fort complexes.

Nous nous bornons à enregistrer ce procédé d'exception, qui n'a
plus qu'un intérêt historique. Toutefois, Lambotte a opéré à peu
près de même, dès 1889, dans un cas de fistule.

Enfin Körte a fait, mais *en deux temps* seulement, à l'aide des
sutures, une colostomie cholécystique (1890). Dans une pre-

mière laparotomie, il fixa la vésicule au *côlon*, et, dans une seconde
intervention, il ouvrit l'intestin et la vésicule par la fistule qui existait déjà.

IV. — Méthode de l'écrasement intra-abdominal ou de l'anastomose par sphacèle (*Procédé de Souligoux*). — Sur l'intestin, cet
auteur trace d'abord avec le bistouri une *incision* elliptique, de 3
centimètres de long sur 2 de large, ne comprenant que les tuniques séreuse et musculaire et *enlève le lambeau* ainsi circonscrit.
On mortifie à l'aide d'une pince *ad hoc* (*Fig.* 244) et cautérise
ensuite, sur une étendue de 1/2 centimètre, la muqueuse ainsi
mise à découvert. Puis, sur chacune des faces antérieure et
postérieure de la vésicule, on passe un mince fil, armé d'une fine
aiguille (*Fig.* 245). La face postérieure de la vésicule est réunie par
un surjet au bord postérieur de la surface intestinale cruentée. Le
sommet ou fond de la vésicule est broyé et cautérisé à la potasse. Le fil antérieur qui s'attache sur la face antérieure ¦de la
vésicule est passé à travers l'intestin, en avant de la zone muqueuse
mortifiée (1). Le fil postérieur est passé de même en arrière de cette
zone. Après que les fils
sont sortis à travers l'intestin, ils sont confiés à un
aide qui tire dessus, attirant

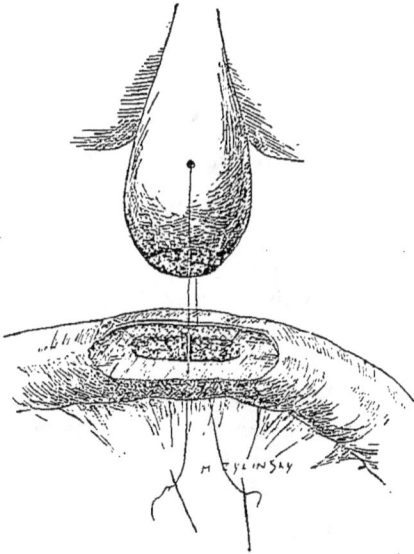

Fig. 245. — Cholécystentérostomie d'après le procédé de Souligoux. — Le fond de la vésicule est
écrasé et un fil de traction passé à travers ses
parois. La séro-musculeuse du duodénum a été
incisée et extirpée. Le fil de traction, armé d'une
aiguille et passé à travers la tranche de la paroi
intestinale taillée en biseau.

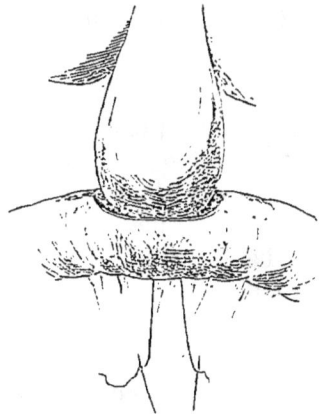

Fig. 246. — Cholécystentérostomie d'a-
près le procédé de Souligoux. — Le
fond de la vésicule a été introduit, en
tirant sur le fil de traction, en refoulant dans l'intérieur de la cavité duodénale la muqueuse du duodénum
mortifiée.

(1) Harley a fait, il y a longtemps déjà, chez des animaux, une cholécystentérostomie à
l'aide de *pâte caustique*, placée entre la vésicule et l'intestin; il a suturé ensuite les
organes par dessus.

la vésicule qui repousse la muqueuse intestinale, s'invaginant ainsi dans la cavité intestinale (*Fig.* 246).

Le surjet est continué pendant que l'aide maintient les fils. Dès qu'il est terminé, les fils de traction sont coupés au ras de l'intestin, dans la cavité duquel il rentre. Qua-rante-huit heures après, les zones mortifiées tombent dans la cavité intestinale et la vésicule commu-nique, par suite, avec l'intestin. Quand on examine les pièces, on

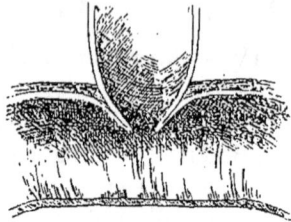

Fig. 247.—Cholécystentérostomie effec-tuée par le procédé de Souligoux. — Aspect de la valvule obtenue, après la chute des parties mortifiées.

peut se rendre compte que l'orifice se trouve au sommet d'un bour-relet muqueux, qui n'est pas sans présenter quelque ressemblance avec la saillie faite par l'ampoule de Vater. Les fibres intestinales forment, de même, autour de la vésicule, une sorte de sphincter.

Comme l'anastomose n'est rétablie que 48 heures après l'opé-ration, l'intestin n'est pas ouvert pendant les manœuvres, et les chances d'infection sont très sensiblement diminuées. De plus, le procédé permet, en invaginant le fond de la vésicule dans l'intes-tin, de constituer une sorte de *valvule* (*Fig.* 247).

## II. — Anastomose à l'aide des Appareils d'Approximation.

**Historique.** — F. Terrier et M. Baudouin, dans leur livre récent sur la *suture intestinale*, ont fourni un historique très complet pour les appareils de ce genre appliqués aux anastomoses du tube digestif. Il n'est pas question des cholécystentérostomies pratiquées à l'aide de ces appareils; mais, à la lecture de ce volume, il est facile de soupçonner l'usage qu'on peut en faire pour cette opé-ration, à condition d'user de modèles particuliers et plus petits.

C'est ainsi d'ailleurs que des *lamelles d'os* décalcifiés, analo-gues aux plaques de Senn (*bones plates*) ont été employées dès mars 1892, par Chavasse, dans une cholécystentérostomie; qu'en 1892, également, Mayo Robson a proposé, pour l'anastomose de la vésicule biliaire avec l'intestin, l'emploi de *bobines en os décalcifié*, c'est-à-dire d'un appareil en substance résorbable d'origine animale

(*Fig.* 248), de la grosseur du petit doigt ; que D. Lainé (1894) a préconisé un bouton spécial d'approximation, *Bouton de Lainé* (*Fig.* 251), qu'il place dans les conduits à anastomoses à l'aide d'une *pince spéciale* (*Fig.* 252).

M. Robson a cité deux cas heureux dus à l'emploi de cette bobine. La suture se fait comme dans son procédé d'entéro-anastomose

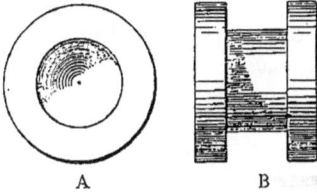

*Fig.* 248. — Bobine en os décalcifié de Mayo Robson. — A, face supérieure de la bobine ; B, bobine vue de côté.

(*Fig.* 249 et 250), par dessus la bobine, qui, après avoir un instant empêché le rétrécissement de la bouche de se produire, disparaît d'elle-même en quelque temps.

Mais la même année Murphy fit connaître un modèle de son *bouton métallique,* appareil non résorbable et devant être éliminé par l'intestin, susceptible d'être employé dans le même but ; et cet

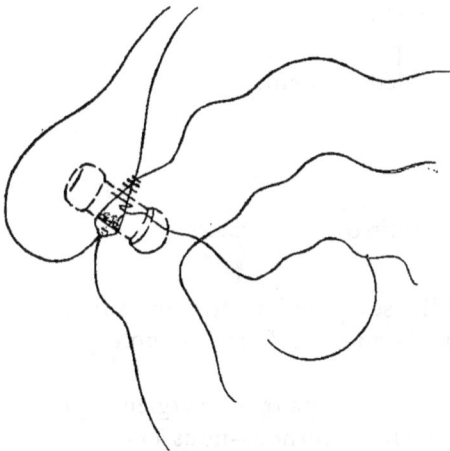

*Fig.* 249. — Cholécystentérostomie par le procédé de la bobine en os de Mayo Robson. — Manière de faire la suture marginale sur les *muqueuses* intestinale et biliaire (M. Robson).

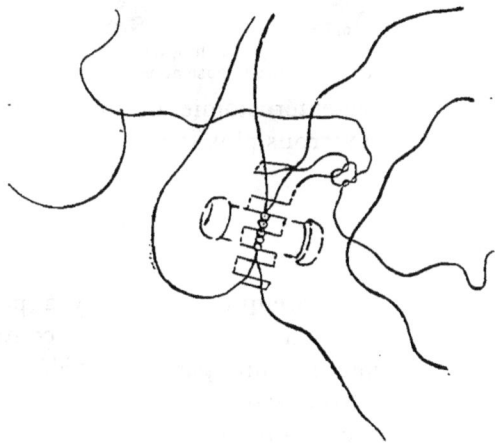

*Fig.* 250. — Cholécystentérostomie à l'aide de la bobine en os de Mayo Robson. — Manière de placer la suture sur la *séreuse péritonéale* périduodénale et périvésiculaire (M. Robson).

appareil a eu un succès tel qu'il est encore à peu près aujourd'hui le seul appareil d'approximation employé en chirurgie biliaire !

Dans une plaquette (1894), Damaso Lainé a publié la description de son bouton ; nous nous bornons à en reproduire la figure (*Fig.* 251), de même l'instrument, pince spéciale (*Fig.* 252), qu'il emploie pour le mettre en place. Il est inutile, ce nous semble, d'insister d'avantage, puisque ce nouvel appareil n'est pas près de détrôner le Bouton de Murphy.

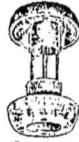

Fig. 251 — Bouton de Lainé pour la cholécystentérostomie

On pourrait utiliser à la rigueur pour cette opération le *Bouton*

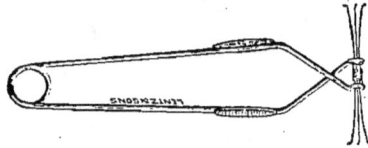

*Fig.* 252. — Pince spéciale de Lainé pour mettre en place son Bouton à Cholécystentérostomie.

Fig. 253. — Bouton de Boari pour l'anastomose de petits canaux.

*de Boari*, que cet auteur a fait construire spécialement pour l'uretère (*Fig.* 253), quoi que ce dernier soit de petites dimensions et qu'en réalité il soit plutôt de mise pour la cholédocho-entérostomie, la cystico-entérostomie, ou même l'hépatico-entérostomie, comme nous le verrons plus loin.

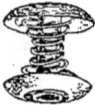

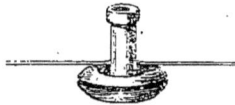

### ANASTOMOSE A L'AIDE DU BOUTON DE MURPHY.

**Historique.** — Murphy a publié ses premiers travaux sur la question en 1892 ; puis il a continué depuis à faire ses cholécystentérostomies par ce procédé (1894-1895).

Nous avons cité précédemment les principaux chirurgiens qui avaient suivi son exemple aux Etats-Unis. Bornons-nous à rappeler les mémoires plus récents de Chaput, Lee, Fabrique, Hartmann, Rosenstirn, Barrows, Mynter, Ricketts, Fergusson, Lane, Luken (1893), Lainé, Mynter, Rogers, Dunn, Meyer (1894), Schachner, Robson, Arbunot Lane, Spencer, Woodwart, Abbe, Baer, Swain (1895), Robson, Winnett (1896), Stretton (1897), Cousins, Ross (1898), Winnette, Abbe, Shiels, Seymour, Moffat, Stephen, Munter, etc.

**Manuel opératoire.** — Nous ne décrirons pas ici le bouton de Murphy, qui est aujourd'hui universellement connu, et dont nous donnons ci-joint des figures très explicites (*Fig.* 254 à 257).

Rappelons seulement que le modèle spécial, destiné à la cholécystentérostomie, est le *plus petit* de toute la série (*Fig.* 254 et 255).

Une modification, construite par Mathieu (*Fig.* 256 et 257), sera avantageusement utilisée, car ce modèle est très facilement démontable et aisé à nettoyer.

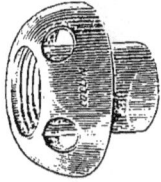

Fig. 254.— Bouton de Murphy (Collin). Pièce mâle.

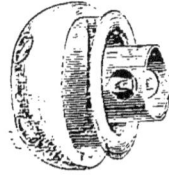

Fig. 255. — Bouton de Murphy (Modèle Collin).— Pièce femelle.

La vésicule biliaire étant amenée hors de l'abdomen, de même que la première anse du duodénum, on peut, à l'exemple de Murphy et de Lainé, placer un *compresseur intestinal* (*Fig.* 258 et 259),

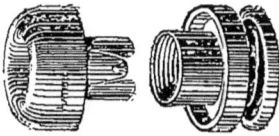

Fig. 256. — Petit bouton de Mathieu pour la cholécystentérostomie. — Bouton *ouvert*.

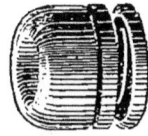

Fig. 257. — Petit bouton de Mathieu pour la Cholécystentérostomie. — Bouton *fermé*.

pour prévenir l'échappement des gaz et des matières, lorsque l'incision du duodénum sera faite.

On prend alors une petite aiguille, enfilée d'un fil de soie assez long, et l'on introduit dans la paroi du duodénum en un point directement opposé au mésentère, et voisin de la tête du pancréas. On s'en sert pour effectuer un *surjet en bourse*, qui est destiné à entourer l'incision

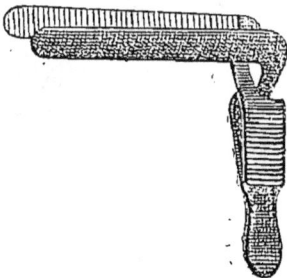

Fig. 258.—Compresseur intestinal de Murphy, pour oblitérer momentanément le duodénum au cours de la cholécystentérostomie.

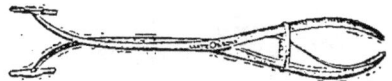

Fig. 259. — Compresseur intestinal de Laisné pour la cholécystentérostomie.

intestinale (*Fig.* 260). On en fait autant sur la face correspondante de la vésicule biliaire. Alors seulement on *incise* le duodénum sur une étendue suffisante pour l'introduction du bouton (*Fig.* 261), et on opère de même sur la vésicule biliaire (*Fig.* 262). L'incision doit avoir comme dimensions les deux tiers du diamètre du bouton choisi. On saisit alors avec une pince, de la façon représentée par la *Fig.* 263, la *pièce mâle* du bouton et on l'introduit dans la vésicule biliaire (*Fig.* 262); on serre le surjet placé sur la paroi, sans désarticuler la pince, et fait un nœud solide au fil qu'on coupe ras, après avoir placé les lèvres de la plaie vésiculaire dans la capsule du bouton (Modèle de Murphy, *Fig.* 265).

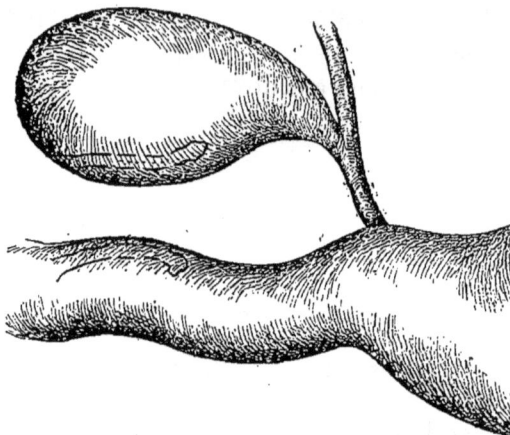

Fig. 260. — Mise en place sur la vésicule biliaire et le duodénum du *surjet en bourse*, destiné à maintenir le bouton de Murphy pour la cholécystentérostomie (Murphy).

On saisit la *pièce femelle* d'une façon analogue, avec une pince (*Fig.* 264), et on la place dans le duodénum (*Fig.* 262). On l'y fixe de la même manière. On enlève alors les pinces à forcipressure et on maintient les boutons avec les deux mains, comme l'indique la *Figure* 265.

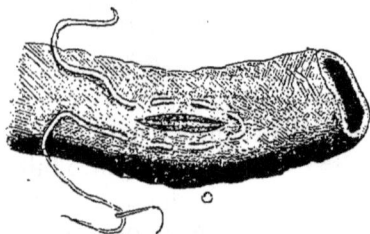

Fig. 261. — Détails du surjet placé sur le Duodénum et façon de placer le fil en bourse à l'aide d'une petite aiguille. — Le Duodénum est incisé, pour l'introduction du bouton.

On enfonce ensuite la pièce mâle dans la pince femelle, bien franchement, de façon à amener les surfaces séreuses au contact parfait et à rapprocher à fond les deux pièces (*Fig.* 265).

Comme pour l'intestin, la pression élastique de la *bague à ressort* (*Fig.* 255, 256 et 263) provoque la nécrose des parois comprimées et une large communication s'établit entre les deux organes, accolés par l'adhérence rapide des séreuses.

Ultérieurement, le bouton est éliminé par l'intestin. Il n'y a pas la moindre chance pour qu'il tombe dans la vésicule et y séjourne, comme cela a été noté pour l'estomac ; mais, pour remédier à la possibilité de cet inconvénient, on pourrait recourir à un *bouton à ailerons latéraux*, construit sur le modèle

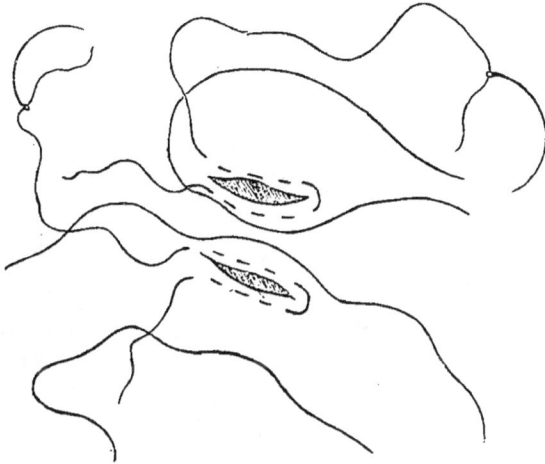

Fig. 262. — Cholécystentérostomie à l'aide du Bouton de Murphy. — Les incisions sont faites sur la vésicule et le duodénum, et les deux surjets destinés à fixer les deux pièces du bouton sont en place (Schéma de M. Robson).

de celui de Weir (*Fig.* 266), dont la pièce femelle, à ailerons, serait placée dans le duodénum.

On peut faire au bouton de Murphy, appliqué à la cholécystentérostomie, toutes les objections qu'on a formulées contre cet appareil dans l'entéro - anastomose ; mais nous ne nous y arrêterons pas, renvoyant aux travaux spéciaux et en particulier à l'ouvrage de F. Terrier et M. Baudouin, qui résume la question.

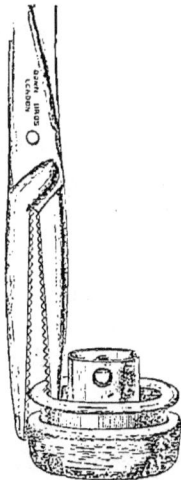

Fig. 263. — Le Bouton de Murphy (pièce mâle), saisi avec une pince, pour l'introduction dans la vésicule.

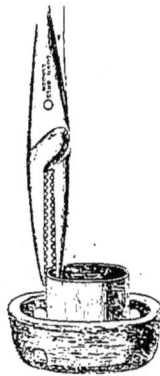

Fig. 264. — Le bouton de Murphy (pièce femelle), saisi avec une pince pour l'introduction dans le duodénum.

Certes, le bouton peut théoriquement rester après l'anastomose biliaire fixé dans l'intestin ; mais c'est là une supposition, jusqu'ici absolument gratuite, au moins pour ce qui est du petit modèle utilisé dans la cholécystentérostomie ! Et, en réalité, l'on ne connaît

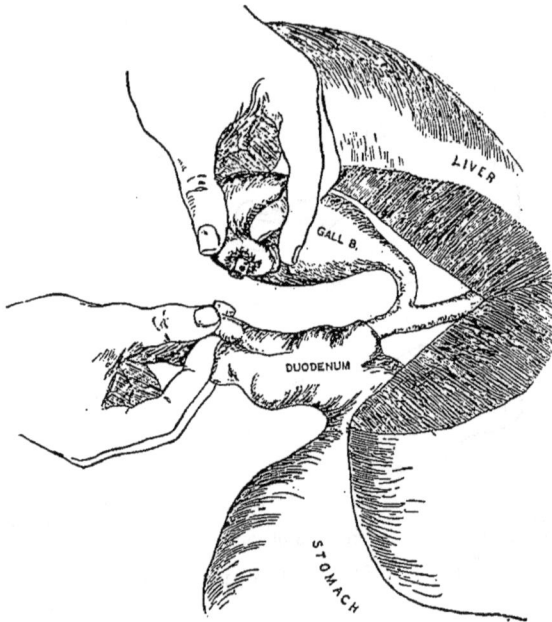

Fig. 265. — Cholérystentérostomie par le bouton de Murphy. — Les deux pièces mâle et femelle du bouton sont placées dans la vésicule biliaire (*Gallb.*), et le duodénum, et il ne reste plus qu'à les articuler.

encore qu'un exemple de cette complication. Le seul cas observé a été publié par Hartmann (1894); il se forma dans ce fait une fistule et le dixième jour on put retirer par là le bouton. Dans le fait de Dunn (1894), le bouton ne fut éliminé que le dix-huitième jour; mais il n'y eut pas d'accident.

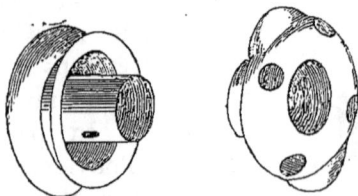

Fig. 266. — Bouton de Murphy, à ailerons latéraux. (D'après R. F. Weir).

Et les cas de morts, notés par Weir, Schachner et Murphy, n'ont nullement trait à l'appareil employé. Ce qui prouve que son usage est certainement défendable, d'autant plus que son emploi est de beaucoup plus aisé que celui des sutures.

Toutefois, dans un cas, Delbet, après avoir mis en place les deux pièces du bouton, fut dans l'impossibilité de les réunir, et dut les enlever, pour recourir à la méthode des sutures.

D'autre part, Shepherd (1895), raconte que la vésicule fut coupée par la bague, parce qu'elle était très épaisse et très friable, et qu'il en résulta un décès par suite d'hémorragie.

Ces accidents ne suffisent certes pas pour faire rejeter l'emploi de cet appareil ; aussi renoncerons-nous à discuter ses avantages et à les comparer à ceux de la suture, pour ne pas reprendre à nouveau ici la question des *Boutonistes* et des *Suturistes*, qu'il est bon de laisser à la chirurgie intestinale.

Bornons-nous à répéter, avec J.-L. Faure, que la suture est à la portée de tout le monde, quand on a appris à la faire, tandis que l'appareil d'approximation peut ne pas fonctionner, au moment où l'on croit que son application va être très aisée.

## II. — LIEUX D'ANASTOMOSE.

1° Nous avons fait remarquer que la plupart des cas d'anastomose biliaire avaient trait à des *Cholécysto-duodénostomies* : ce qui se conçoit assez. En 1894, en effet, on en avait déjà relevé six cas exécutés par le procédé des sutures, et vingt à l'aide du bouton de Murphy, soit vingt-six opérations (1).

2° Les cas de *cholécystentérostomie proprement dite* ne sont pas très rares et on peut ainsi classer les plus anciens jusqu'en 1893 en particulier, d'après un tableau de Murphy (Tableau II).

En réunissant le cas de Kappeler aux autres faits de cholécystentérostomies du tableau, on obtient les chiffres de 12 *iléostomies*, et de 4 *jéjunostomies :* soit 16 cas contre 26 *cholécystoduodénostomies*, c'est-à-dire près des deux tiers.

Mais, depuis 1894, cette proportion paraît avoir diminué.

On connaît actuellement au moins six cas de *cholécystojéjunostomie*.

3° La *cholécystocolostomie*, dont on connaît plusieurs cas *spontanés* (*Fig.* 267), n'a été faite que six fois. On ne l'a pratiquée

(1) Citons les cas suivants : Kœrte, Mynter, Rosentirn, Macdonald (1893); Terrier, Abbe, Munster, H. Delagénière (1894), Spencer (1895) Broca, Delbet, Owens, Winnet, Terrier, (1896), etc., etc.

TABLEAU II.

| CHOLÉCYSTENTÉROSTOMIES PROPREMENT DITES. | | | |
|---|---|---|---|
| *Entérostomie en général.* 11 cas. | *Jéjunostomie.* 4 cas (1). | *Iléostomie.* 1 cas. | *Colostomie.* 3 cas (2). |
| Socin........ 1 Bardenheuer 2 Courvoisier. 1 Lindner..... 2 Reclus...... 1 Frankel..... 1 Czerny...... 1 Jones ....... 1 Wie ........ 1 | Monatyrski . 1 Fristzche ... 1 Helferich.... 1 Murphy..... 1 | Kappeler.... 1 | Robson .... 1 Chavasse .. 1 Czerny .... 1 |

ANASTOMOSES DE LA VÉSICULE AVEC L'INTESTIN GRÊLE,
JUSQU'EN 1893.

à ce niveau que parce qu'on ne pouvait pas agir autrement (adhérences intimes, etc.).

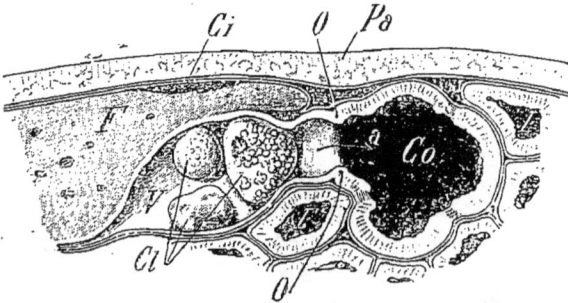

Fig. 267. — Schéma d'un cas de *cholécystocolostomie* spontanée (Doyen). — *Légende :*
F, foie; *Pa*, paroi abdominale ; *Ci*, cicatrice de la face intérieure du foie; V, vésicule
biliaire; *Cl*, calculs de la vésicule; Co côlon transverse; O, fistule cholécysto-côlique;
*a*, orifice de communication (flèche) et loge inférieure de la vésicule; I, intestin grêle.

Toutefois Williet, d'après J.-L. Faure, aurait proposé d'aboucher
la vésicule au côlon de parti pris ; pour cet auteur, ce serait le lieu
d'élection de l'anastomose.

(1) Depuis 1893, il faut ajouter à cette liste les cas de Nimier (1893), Dubar (1899).
(2) Depuis 1933, il faut ajouter à cette liste les faits de Körte (1890), de Shepherd (1894)
et de Routier (1896).

4° La *Cholécystogastrostomie* est parfaitement admissible, quoi qu'on en ait du dire. Les faits anatomo-pathologiques de fistules spontanées cholécystogastriques [Beer (1896), Nicholls (1898), etc.] et cholécystopyloriques (Montprofit (*Fig.* 268), etc.), le démontrent nettement.

D'autre part les expériences physiologiques de Dastre (1880), d'Oddi (1887), et celles plus récentes (1898) de M. Masse (de Bor-

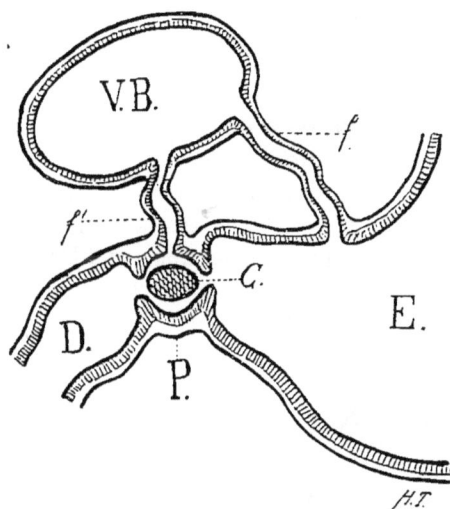

Fig. 268. — Schéma d'un cas de *Cholécystogastrostomie* spontanée. (Monprofit.) — *Légende* : E, estomac; V, B., vésicule biliaire ; D, duodénum; P, pylore; C, calcul biliaire placé [· dans le pylore ; *f*, fistule cholécysto-stomacale ; *f*, fistule cholécysto-pylorique.

deaux) ont montré aussi que cette anastomose est parfaitement compatible avec le fonctionnement normal de l'estomac et de l'appareil biliaire; et les recherches (1897) de M. Cannac, élève de M. Masse, sont absolument démonstratives. La tolérance de l'estomac pour la bile n'est plus discutable.

La cholécystogastrostomie a été exécutée pour la première fois chez l'homme en 1892 par Wickhoff et Angelberger, puis par Ricketts en 1893 et par Quénu (1894). Depuis, elle a été pratiquée avec succès par le Pr Terrier (1896), dans un cas où il n'a pas pu mieux faire, en raison de la situation de la vésicule. Enfin Giordano, Jaboulay et Duchamp (1898) en ont rapporté chacun une observation.

\*
\* \*

**Suites et complications**. — L'opération terminée comme
une laparotomie ordinaire, sans drainage ni tamponnement dans
la majorité des cas, à moins de complications spéciales (crainte
d'infection par accident opératoire) , on fera le pansement
habituel.

Les *soins consécutifs* ne présentent rien de particulier. On sur-
veillera seulement les selles et les urines pour s'assurer du fonctionnement de l'appareil biliaire, et notera avec soin les changements
de la coloration de la peau, ordinairement ictérique, lors de l'intervention. Le régime lacté, l'antisepsie intestinale, les purgatifs
légers pourront parfois être utiles.

Rien à noter de spécial pour les *complications* possibles : ce sont
celles de toutes les laparotomies parahépatiques et parabiliaires.
On a rarement constaté d'accidents dus à l'anastomose seule.

Si des *hémorragies* peuvent être très gênantes, et même graves
et fatales (Richelot Shepherd), cela tient aux lésions hépatiques et
biliaires concomitantes; et nous
n'avons pas à y insister ici, car
elles peuvent se présenter dans
toutes les laparotomies faites
pour des affections de la région.

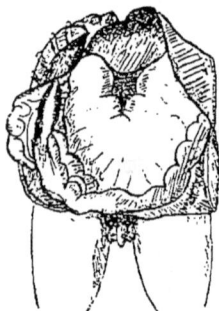

Fig. 269. — Aspect de l'intestin et de la vésicule biliaire
après une cholécystentérostomie datant de quinze
mois (Kappeler). — On voit,
à gauche, la vésicule, en
forme d'olive, s'étendant
entre la région hépatique
et l'intestin.

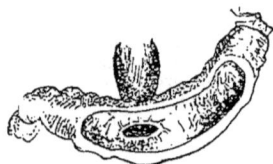

Fig. 270. — État de la bouche cholécys-
to-duodénale (Le duodénum a été
ouvert) dans un cas de cholécystentérostomie remontant à quinze
mois (Kappeler). — Vésicule atrophiée, réduite à l'état de canal.

*a*) Les *résultats opératoires immédiats* de la cholécystentérostomie sont très remarquables, la guérison opératoire étant aujour-
d'hui la règle, et la mort par collapsus (opérations trop tardives)
devenant l'exception. Tous les symptômes de l'obstruction biliaire
(prurit, ictère, etc.), disparaissent progressivement.

*b*) Les *résultats physiologiques* de l'opération, de même que les
*résultats anatomiques* qu'elle fournit et qui sont connus, grâce à

plusieurs autopsies publiées, confirment les renseignements donnés *a priori* par les recherches expérimentales de Gaston (d'Atlanta), Colzi, Dastre, etc. La vésicule, une fois que la fistule cholécysto-intestinale est bien établie, revient sur elle-même (*Fig.* 269), comme dans les cas de cholécystostomie à fistule persistante, et se transforme en une sorte de long canal, qui prolonge le cystique

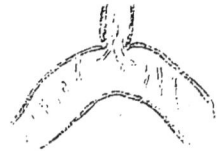

Fig. 271. — Schéma d'un cholécyst-entérostomie ancienne, effectuée par des sutures et aspect de la fistule (Kappeler).

(*Fig.* 270) (1). D'un autre côté, l'orifice de la fistule se rétrécit notablement (*Fig.* 271), jusqu'à ce qu'il ait récupéré le calibre du cystique.

La pression dans les voies biliaires étant supérieure à celle du contenu intestinal, grâce à l'intensité de la sécrétion et aux petites dimensions des canaux principaux, la bile coule constamment de la vésicule dans l'intestin. La muqueuse du duodénum se plisse au niveau de l'ouverture et il se forme là des replis, plus ou moins comparables à ceux qui avoisinent l'ampoule de Vater.

*c)* La fistule établie et fonctionnant bien, les *résultats cliniques* éloignés varient, bien entendu, avec la nature de la lésion qui a motivé l'intervention. Chez les *lithiasiques* et chez les *scléreux pancréatiques*, ils sont très satisfaisants. Et, même, chez les *cancéreux*, quand l'opération n'est pas trop tardive, il y a une réelle amélioration et une notable survie.

On a fait à la cholécystentérostomie le reproche de permettre l'*infection* des voies biliaires par refoulement des matières intestinales dans la vésicule. C'est une objection absolument théorique; et les faits sont là pour prouver que, dans la très grande majorité des cas, on n'observe pas ces accidents d'infection. D'ailleurs il serait bien difficile d'en affirmer la pathogénie, d'autant plus que souvent les voies biliaires sont infectées quand on opère. En tous cas, Tuffier a montré, dans un fait suivi d'autopsie, que la vésicule biliaire était restée parfaitement aseptique après l'opération.

**Indications.**— On a exécuté la cholécystentérostomie dans plusieurs affections, dont les principales sont certaines complications de la *lithiase biliaire*, et les *tumeurs* qui compriment le canal cholédoque. L'écoulement de la bile étant arrêté dans ce conduit,

(1) C'est cette loi physiologique qui a conduit Marcel Baudouin à proposer la gastro-entérostomie dans la dilatation de l'estomac dès 1892.

on a cherché ainsi à le rétablir, en détournant le cours de la bile, et en la faisant circuler par les voies accessoires, de façon à gagner l'intestin par le cystique, la vésicule ayant été anastomosée avec le duodénum.

Pour que cette opération soit indiquée, il suffit donc qu'il y ait OBSTACLE A LA CIRCULATION BILIAIRE DANS LE CHOLÉDOQUE, quelque soit la nature du rétrécissement ou de l'obstruction totale de ce conduit; mais nous verrons tout à l'heure si quelques-unes des causes d'occlusion cholédochienne ne peuvent pas être traitées de façon plus radicale.

Et, d'un autre côté, pour que la cholécystentérostomie soit possible, il faut deux conditions : 1° que la *vésicule biliaire* existe, atrophiée ou non (elle peut être réduite à sa plus simple expression, puisque la *Cystico-entérostomie* est possible); 2° que le *canal cystique existe et soit perméable*, ou qu'on puisse le rendre tel, en le désobstruant des corps étrangers, qui pourraient y gêner le cours de la bile.

Il est bien évident que si l'obstacle porte sur l'hépatique, en même temps que sur le cholédoque, c'est à une autre intervention qu'il faut avoir recours (*Hépatico-entérostomie* supérieure ou *Cholangio-entérostomie*); et que, si le cystique n'existe pas, c'est à la *Cholédocho-entérostomie supérieure* ou à l'*Hépatico-entérostomie* qu'il faut songer tout d'abord.

Ceci dit, voyons dans quels cas on est intervenu déjà par la cholécystentérostomie, et quelles sont aujourd'hui les véritables et les seules indications de cette opération, qui a récemment perdu beaucoup de terrain, puisqu'elle n'est plus qu'une intervention palliative, grâce aux beaux succès qui ont suivi les opérations radicales du genre de la Cholédochotomie.

1° *Tumeurs de la région moyenne pancréatico-duodénale.* — Les premières interventions ont été dirigées contre des TUMEURS, comprimant le cholédoque, ou l'obstruant lui-même, du genre de celle observée récemment par H. Dominici (*Fig.* 272).

D'abord les *tumeurs de la tête du pancréas* [Monatyrski, Kappeler, Socin, Reclus, Tillaux, Rosentirn, Wier, Abbe, Quénu, Michaux, Shepherd, Roth et Courvoisier, Bureau (1896), Dubar, Czerny (2 cas), 1895 et 1897, Peck (1897), Marion, Robson (cancer), Dubar, Kehr (kyste hydatique), etc.], qui amènent presque toujours une dilatation de la vésicule (Loi de Courvoisier) : ce qui facilite beaucoup l'intervention, en la ramenant presque à une entéroanastomose.

Puis les *tumeurs des voies biliaires* elles-mêmes, et en particulier du *cholédoque* [Ross (1893), Fritzche, Murphy, Kehr (2 cas)] et de *l'ampoule de Vater*, qui se présentent à peu près dans les mêmes conditions (*Fig.* 272); enfin les *tumeurs de la vésicule* (Czerny, 1897), et même *du duodénum*, propagés ou non aux conduits biliaires et au foie (Murphy).

Toutes les fois qu'au cours d'une laparotomie exploratrice on trouvera une lésion de ce genre, et qu'on constatera qu'elle est inopérable radicalement (ces tumeurs sont parfois opérables, quand elles sont de *très petit volume*, qu'elles siègent soit sur le cholédoque, soit sur le pancréas ou le duodénum), il faudra recourir à l'opération palliative, qui prolongera certainement la vie de quelque temps, comme le démontre en particulier le cas de Kappeler, où l'opéré a survécu 15 mois.

Dans ces circonstances, la cholécystentérostomie reste la seule intervention indiquée (Loiselet, 1899).

2° *Lithiase biliaire et complications.* — On a fait jadis un très grand nombre de fois cette opération pour des accidents de la lithiase, dont nous citerons trois principaux : a) *Calculs enclavés du Cholédoque* ; b) *Fistule cholécystique intarissable* ; c) *Rétrécissements*, probablement d'origine lithiasique (?), *du cholédoque*. Mais aujourd'hui certaines de ces complications peuvent relever d'autres opérations.

a) *Calculs du Cholédoque.* — Dans ces cas, il ne faut pas recourir, à tout hasard, à la cholécystentérostomie, qui a été pratiquée cepen-

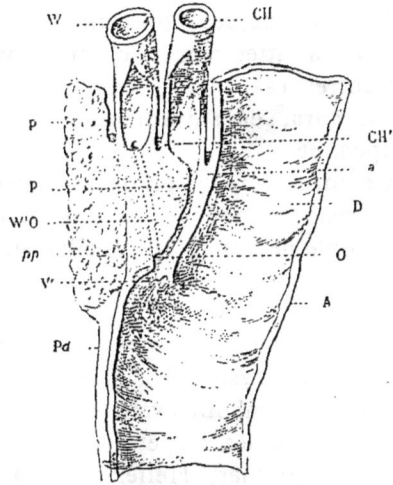

Fig. 272. — Type de cancer de la région de l'ampoule de Vater (D'après H. Dominici). — Légende : D, duodénum ; — CH, cholédoque ; — W, canal de Wirsung ; — A, paroi intérieure du duodénum ; — a, paroi postérieure du côté de l'estomac ; — P, trajet intraduodénal du cholédoque ; — W'O, canal de Wirsung, représenté en pointillé, débouchant en O sur la paroi postérieure d'une cavité qui n'est autre que la cavité du cholédoque dans son trajet intraduodénal ; — V', ampoule de Vater, faisant saillie dans le duodénum. — Le néoplasme occupe la paroi postérieure du cholédoque dans son trajet intraduodénal de CH' en O, la paroi postérieure de l'ampoule de Vater, de O en V'. Il est centré par le trajet du canal de Wirsung W'O, qu'il rétrécit. En arrière, il marche à la rencontre des acini du pancréas *pp*.

dant par Körte, Baer, Binnie, Mayo, Delbet, Murphy, Czerny (5 cas avec un mort), Hartmann, Luken, Dunn, Ricard, etc.

Il faut étudier, avant de se décider, les caractères des calculs, et leur siège, et l'état des parois des voies biliaires principales. Il faut recourir, aussi souvent que possible, à la *cholédochotomie*, typique ou transduodénale, opérations radicales, toutes les fois que ces opérations sont matériellement exécutables.

L'anastomose n'est guère de mise aujourd'hui que pour certains CALCULS EXTRÊMEMENT ENCLAVÉS dans la portion rétroduodénale, lorsque les voies biliaires sont absolument *infectées*, et qu'on a à lutter contre un très mauvais état général. Dans tous les autres cas, on doit extraire, à tout prix, le corps étranger ; et on aura, en suivant cette voie, plus de succès qu'on ne le soupçonne.

Ce qui signifie qu'on devra faire de moins en moins la cholécystentérostomie pour les calculs du cholédoque et surtout ceux de l'ampoule de Vater, très facilement accessibles par l'intérieur du duodénum.

*b) Fistule cholécystique.* — C'est M. Robson qui le premier a fait la cholécystentérostomie typique pour cette affection. Mais, dès 1889, Lambotte avait tenté cette opération en plusieurs temps.

Ces exemples ont été suivis par Courvoisier (1889), Chavasse, Riedel, Lindner, Helferich, Frankel, Czerny, Foster, Rogers, Körte (plusieurs cas), Wikhoff, Roux, Delagénière (1892), Peyrot (1894), etc., etc.

Nous avons dit et nous répétons que, dans ces conditions, l'opération devait être précédée du détachement des lèvres de la fistule de la paroi abdominale, de la résection des parties de la vésicule infectées, et de la suture de cette ouverture, avant de songer à l'anastomose.

Certes, c'est là une indication qui persistera, car il y aura encore longtemps des fistules biliaires par suite de l'incurie des malades. Mais il faut bien savoir que ces fistules, une fois réalisées, *s'oblitèrent toujours*, quand il n'y a pas d'obstacle au cours de la bile dans les voies principales; et que, pour les guérir, il suffit de désobstruer le cholédoque. Donc, en présence de l'une d'elles, restant impossible à fermer par les petits moyens (grattage, cautérisations légères, etc.), il sera plus logique de faire une laparotomie exploratrice soignée, de façon à voir si, en réalité, il n'y a pas derrière de la calculose, cholédochienne ou cystique, passée inaperçue. Et ce ne sera que lorsqu'on ne trouvera rien, *absolument rien* (ou un *rétrécissement simple*), à l'exploration ordinaire et transduodénale, qu'on devra faire une cholécystentérostomie, de préférence à l'ablation totale de la fistule. La *cholécystosyringectomie* n'est guère aujourd'hui de mise en effet que dans les cas très exceptionnels de parois fistulaires abcédées ou infectées, et d'oblitération absolue du cystique.

Dans ces circonstances, la cholécystentérostomie donne évidemment d'excellents résultats; et on n'a enregistré que peu d'insuccès. On crée ainsi une voie de dérivation qui fonctionne de suite et très bien.

*c)* *Rétrécissements du cholédoque*. — Cette affection, encore très mal connue, est probablement d'origine lithiasique et la conséquence d'anciens calculs, qui se sont éliminés.

Terrier (1889), et Robson (1895), ont fait chacun une cholécystentérostomie dans des cas de ce genre et les opérés ont survécu, après guérison absolue.

L'anastomose est la seule opération de mise en l'espèce et reste toujours indiquée à l'heure actuelle. C'est en effet une opération *radicale*, dans ces cas particuliers. D'ailleurs on n'a pas encore songé à utiliser la *Cholédochoplastie*, peut être possible sur le cholédoque, comme sur l'uretère.

# CHAPITRE VII.

## 617.5558.814

## OPÉRATIONS POUR FISTULES BILIAIRES.

**Définition**. — Les fistules biliaires étaient jadis assez fréquentes. Elles tendent à le devenir moins, depuis qu'on intervient sur l'appareil biliaire.

Il existe deux grandes variétés de *Fistules biliaires*, suivant qu'on tient compte de leur *siège* ou de leur *mode de formation*.

1° *Siège*. — En les classant d'après leur siège, on peut les diviser en deux catégories : a) celles qui siègent sur la *vésicule* et qui sont de beaucoup les plus fréquentes ; b) celles qui ont pour point de départ les *canaux biliaires*.

Les premières sont presque tout entières constituées par les parois du réservoir de la bile ; les secondes ont souvent, au contraire, une longue partie de leur trajet formé par du *tissu de cicatrice*, qui est loin d'avoir la résistance de la musculo-muqueuse de la vésicule.

Il en résulte qu'il est bien plus sûr d'agir *directement* d'une façon chirurgicale sur les premières que sur les secondes, en raison de la constitution même du trajet fistuleux.

2° *Origine*. — D'un autre côté, ces fistules peuvent être: a) *spontanées* ou *pathologiques* ; b) *opératoires*, c'est-à-dire consécutives à une intervention préalable.

Mais, à de rares exceptions près, les mêmes méthodes chirurgicales ont été appliquées indifféremment jusqu'ici à l'une quelconque de ces variétés de fistules, pourtant fort différentes au double point de vue anatomo-physiologique et pathologique.

**Synonymie**. — Comme on peut désigner les fistules biliaires par le terme de *Cholésyringies* (χολὴ, bile, σύριγξ, fistule), il est permis de donner à plusieurs de ces opérations le radical *Cholésyrinx*. D'où les termes de *Cholésyringoplastie*, et de *Cholésyringectomie*, que nous proposons pour désigner une autoplastie ou une résection de trajet fistuleux d'origine biliaire.

**Variétés.** — On connaît jusqu'à présent *neuf sortes d'opérations* bien distinctes, qui ont été employées pour guérir les fistules biliaires, ou ont été exécutées sur elles ; mais, désormais, quatre ou cinq d'entre elles n'ont guère plus qu'un intérêt historique. D'ailleurs, voici la liste complète de ces interventions.

1° *Dilatation non sanglante* ;

2° *Dilatation sanglante*, ou chirurgicale proprement dite ;

3° *Incision simple* de la fistule, et partant de la vésicule ou du conduit correspondant ;

4° *Oblitération artificielle* de l'ouverture cutanée par *l'avivement et la suture*, ou *la cautérisation* ;

5° *Résection du trajet fistuleux* en totalité (*cholécystectomie spéciale*) ;

6° *Anastomose du trajet fistuleux* avec l'intestin, et fermeture de l'orifice cutané ;

7° *Extraction des calculs isolés* dans la fistule, sans dilatation ni incision ;

8° Voire même la *Cholécystostomie* vulgaire ;

9° Il faut, en outre, au moins mentionner la *réouverture des fistules,* qui n'est qu'une simple manœuvre, inutile à décrire. Kehr, en 1896, en citait 6 cas, dont un avec laparotomie.

Nous n'étudierons d'ailleurs dans ce chapitre que les opérations dont nous n'avons pas encore parlé et laisserons par conséquent de côté ce qui a trait à l'*incision* des *fistules vésiculaires* (Cholécystostomie atypique ; Cholécystostomie ordinaire) et à leur *extirpation* (Cholécystectomie) ; puis à l'*anastomose des trajets fistuleux* (Cholécystentérostomie), et à l'*extraction des calculs des fistules de la vésicule* (Lithectomie de la vésicule par voie fistulaire).

## 617.5888.814.1

## I. — Dilatation non sanglante.

**Définition.** — On désigne sous ce nom la dilatation effectuée à l'aide d'instruments variés non coupants et par conséquent ne pouvant pas intéresser les parois de la fistule.

**Historique.** — Cette méthode, d'après Courvoisier, remonterait à Grandelande, qui en a publié un cas en 1829. On peut citer, parmi les faits anciens, ceux de Alle (1837), Levacher, Santo Nobili (1847), Piorry, mentionné par Fauconneau (1847), Frétin (1854), Beck (1869), von Ingerslev (1872), Anger (1879), etc.

Depuis 1882, date du renouveau de la chirurgie biliaire, on n'a guère enregistré que les observations de Pasquier, Fleury (1884), Crédé (1886). En 1890, Courvoisier mentionnait une vingtaine de cas seulement.

**Variétés.** — On n'a guère employé jusqu'ici que la *dilatation lente*; mais il y a à citer aussi quelques cas de *dilatation rapide*.

**Manuel opératoire.** — La dilatation, dans ces fistules, a été obtenue, soit avec les *substances dilatantes* classiques : *éponges préparées et comprimées* (*Fig.* 273) (une dizaine de fois) ; *laminaires*

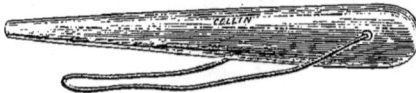

*Fig.*273.— Eponge préparée et comprimée.

(*Fig.* 274) (5 à 6 fois environ) ; ou bien *racine de gentiane* (1 fois), etc., etc.; soit avec des *instruments dilatateurs*, tels que *bougies* (*Fig.* 275), ou *cathéters uréthraux*, etc. ; soit avec du *catgut* tassé.

a) *Substances dilatantes.* — Inutile de faire remarquer qu'aujourd'hui on doit donner la préférence aux tiges fines de *laminaires*, cylindriques ou coniques (*Fig.* 274), qui ont séjourné au moins 48 heures dans l'éther iodoformé.

L'introduction est facile, à condition de choisir une laminaire aussi petite qu'il est nécessaire ; et, au bout d'une dizaine d'heures, la dilatation est obtenue. Pour obtenir un résultat encore plus marqué, on mettra en place une seconde laminaire, plus grosse.

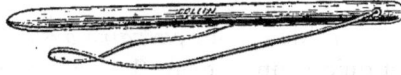

*Fig. 274. — Laminaire cylindrique avec son fil.*

La dernière à placer devra rester au moins 24 heures, si l'on désire extraire des calculs après avoir obtenu cette dilatation (Lithectomie).

Si l'on emploie du *catgut*, il faut en bourrer la fistule au maximum, en laissant une des extrémités du fil au dehors.

Plusieurs fois on a été obligé de faire des dilatations *répétées* et successives (Alle, Fleury).

*b) Instruments dilatateurs*. — Cette dilatation, qu'on dit *rapide* parfois, est obtenue avec des appareils de volume croissant ; mais, pour ces fistules, elle ne donne que des résultats très médiocres. Les *bougies dilatatrices de l'urètre* (*Fig.* 275) sont les instruments les plus simples ; et il est inutile d'avoir des instruments spéciaux.

On peut combiner les procédés de dilatation lente et rapide (1).

**Suites.** — Des accidents, parfois assez sérieux, ont été signalés, après ou au cours des dilatations. Ils se comprennent facilement, même lorsque les substances dilatantes employées ont été stérilisées au préalable.

La mise en place d'une laminaire ou d'une bougie obture momentanément la fistule d'une façon assez complète et il suffit que la bile soit septique, que les voies biliaires soient encore malades ou obstruées, pour que cette rétention passagère de la bile provoque des accidents, c'est-à-dire de la *fièvre* et son cortège de symptômes : ictère, etc.

Mais tout disparaît d'ordinaire quand l'on enlève la cause de cette complication.

---

(1) Chaudron a préconisé en 1878 des *injections dilatatrices* d'eau chaude ; en réalité, les injections ne peuvent rien dilater.

**Indications.** — I.— On peut chercher à dilater une fistule biliaire pour *explorer* plus complètement son contenu, quand le cathétérisme en est particulièrement malaisé. La méthode, qui utilise les laminaires aseptiques, est, dans ces cas de *dilatation exploratrice*, la seule à recommander, en raison de son innocuité presque absolue.

II.— D'autres fois, on dilate pour *extraire des calculs* logés dans le trajet fistuleux, et qu'on suppose être la cause de sa persistance.

Dans ces cas, bien entendu, la dilatation est suivie d'une *Lithectomie cholécystique par voie fistulaire*, opération que nous avons

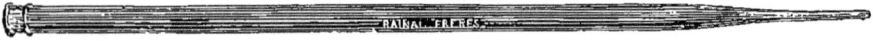

Fig. 275. — Bougie dilatatrice pour fistules.

déjà décrite; mais celle-ci est dès lors notablement facilitée par la dilatation préalable.

On ne guérit pas toujours, il s'en faut de beaucoup, les fistules par ce simple procédé. Courvoisier, sur 12 cas, cite en effet 6 succès seulement (Alle, Anger, Beck, von Ingerslev, Levacher, Pasquier). Dans les autres faits, on n'a rien obtenu; et parfois même on a fait *suppurer* les fistules, probablement par inoculation septique (Piorry, Credé, etc.).

**617.55558.814 [5 + 6]**

## II. — Dilatation sanglante.

**Définition**. — La dilatation dite *sanglante* est celle qui est précédée d'une *incision* des téguments, ou d'une partie du trajet fistuleux, pour permettre l'exploration ou le nettoyage de la fistule.

**Synonymie**. — On pourrait donner à cette opération le nom de *Cholésyringotomie* (χολή, bile ; σύριγξ. fistule ; τομή, incision).

**Historique**. — Courvoisier, en 1890, avait recueilli trente-sept cas de cette opération, dont dix seulement ont trait à la variété qui correspond à une incision de la vésicule.

Citons uniquement les principales observations intéressantes à divers points de vue. D'abord les plus anciennes : celles de Stalpart van der Wiel (1687), Müller (1742), Civadier (1757), Vogler (1797) ; puis celles, plus récentes, de Salzmann (1870), Metz (1873), etc.

Les modernes à signaler sont surtout celles de Lister (1880), Rosenbach (1882), Allen (1884), Credé (1886), Bristowe, Braman, Hoffman (1887), etc., etc.

Depuis 1890, les observations sont exceptionnelles, en raison des progrès de la chirurgie biliaire.

**Variétés**. — Il faut distinguer deux variétés pour cette opération, suivant que l'incision reste toute superficielle, ou au contraire est prolongée jusqu'aux vestiges d'une vésicule biliaire qui persiste.

On a donc :

1° La *dilatation*, avec *incision de débridement* superficielle.

2° La *dilatation avec incision de la vésicule*.

**Manuel opératoire**. — *a*) Nous n'avons rien de spécial à ajouter pour la dilatation avec *débridement*, l'incision ne jouant qu'un rôle très secondaire, sauf en ce qui concerne les complications post-opératoires qu'elle peut entraîner ; et nous retombons ici dans l'histoire de la dilatation simple.

Le débridement doit être fait au *bistouri*, plutôt qu'au *thermo-cautère*.

Ajoutons seulement que la *lithectomie* du trajet fistuleux est alors plus facile encore, puisque la voix d'accès est plus large. Pourtant cette dernière manœuvre n'a pas toujours été aisée, malgré une incision importante ; et souvent on a dû l'abandonner pour recourir à des opérations plus complexes (Courvoisier en cite plusieurs faits : entr'autres ceux de Lister, Salzmann, Rosenbach, etc.).

*b*) Quand on est obligé d'aller jusqu'à l'ouverture de la vésicule biliaire, il est vraiment plus simple d'extirper la fistule ou de l'anastomoser avec l'intestin.

Pourtant cette *Cholécystosyringotomie* (car on peut ainsi désigner l'opération, la vésicule étant sûrement intéressée dans ce cas) a été, au début, pratiquée plusieurs fois, il est vrai avec des difficultés assez grandes. En réalité, en procédant ainsi, on arrive à exécuter une véritable laparotomie ; mais on la pratique dans les plus mauvaises conditions, c'est-à-dire sans savoir ce qu'on fait exactement.

**Suites.** — Aussi a-t-on noté des accidents graves. Dans le cas de Rosenbach, les parois de la fistule ayant été *déchirées* avec une pince, un calcul tomba dans le péritoine. Müller déchira le duodénum : d'où une fistule, qui donna du chyme.

On a observé des *suppurations* assez fréquemment : ce qui s'explique par des inoculations au niveau de l'incision. Sur les 87 cas notés par Courvoisier, cet auteur n'a enregistré que 3o guérisons ; et encore une des opérées eut-elle plus tard un abcès du foie : il est vrai qu'on était en 1687 !

**Indications.** — Les indications de l'opération sont absolument les mêmes que pour la *dilatation simple* ; mais l'on n'a eu recours à la dilatation sanglante que lorsque l'on a eu constaté que la première opération ne donnait rien ou à peu près.

C'est une intervention à abandonner aujourd'hui, malgré les succès enregistrés. Si la dilatation simple ne mène à rien au bout de quelques essais, il est plus logique, plus rapide et surtout plus sûr de traiter la fistule directement, c'est-à-dire par une laparotomie, au cours de laquelle on se décidera suivant les circonstances, soit pour l'anastomose intestinale, soit pour l'extirpation du trajet.

**617.3558.814 [2 + 4]**

### III. — Oblitération artificielle ou Cholésyringoplastie.

**Définition.** — Cette opération, qui a été très rarement employée, peut être exécutée par deux manœuvres fort distinctes :

1° la *Cautérisation* ;
2° La *Suture*, après *avivement*.

Mais toutes les deux n'ont guère donné que des résultats infructueux. Elles ne sont pas suffisantes, parce qu'en l'espèce on ne s'adresse qu'à la fistule, c'est-à-dire à la partie anatomique de la lésion, et non pas aux causes physiologo-pathologiques, c'est-à-dire l'*oblitération des voies biliaires principales* et l'*infection*. Aussi sont-elles aujourd'hui presque complètement abandonnées.

**617.5558.814.2**

### I. — Cautérisation.

**Définition.** — La *cautérisation* est une méthode presqu'aussi vieille que la chirurgie ; mais elle n'a été appliquée qu'assez tardivement aux fistules biliaires.

**Variétés.** — La cautérisation peut s'effectuer de deux manières principales :

*a*) Par des *injections modificatrices* intrafistulaires, injections qui doivent être exécutées avec des liquides *caustiques* ;

*b*) Grâce à des *appareils de cautérisation*, agissant par l'action de la chaleur ou de l'électricité.

**Manuel opératoire.** — I. *Injections caustiques.* — D'après Courvoisier, c'est Luton (de Reims), qui, en 1866, paraît avoir eu le premier l'idée de traiter les fistules biliaires par des injections d'*iode* dans le trajet muqueux. Son exemple a été suivi plus tard par Landerer (1886), qui s'efforça de guérir de la sorte une fistule consécutive à une cholécystostomie en deux temps, exécutée par un procédé particulier. En 1887, Hofmokl, dans des conditions analogues, essaya le *chlorure de zinc* (1).

_____

(1) Dès 1878, Chaudron avait bien recommandé des injections d'*eau chaude* pour traiter des fistules ; mais alors il cherchait à les *dilater*, et non à les *modifier*.

II. *Cautérisation*. — La cautérisation avec les *appareils ther-miques* ne paraît remonter, au dire de Courvoisier, qu'en 1888 et à une observation de Novaro, qui utilisa à ce moment le *thermo-cautère*. Il nous semble très probable pourtant que les anciens chirurgiens ont dû cautériser ces fistules au *fer rouge* ; mais nous n'avons pu nous livrer à ce propos à des recherches historiques suffisantes pour pouvoir les consigner ici. Courvoisier, en 1889, a suivi l'exemple de Novaro, après avoir essayé le *nitrate d'argent* dans un premier cas.

Dès 1888 d'ailleurs, Zielewicz avait utilisé le *galvano-cautère*, dans des circonstances analogues.

### 617.5558.814.4

## II. — Suture après avivement.

**Définition. — Etymologie.** — C'est à ce procédé qu'on peut donner plus spécialement le nom de *Cholésyringoplastie*, car il semble, à première vue, très chirurgical (χολή, bile ; σύριγξ, fistule ; πλάσσω, façonner).

Malheureusement, pour la raison que nous avons signalée plus haut, il ne vaut guère mieux, cliniquement parlant, que le pré-cédent.

**Historique.** — Le premier cas de suture après avivement d'une fistule biliaire est de Hertz et date de 1873. Ce chirurgien n'obtint aucun succès. En 1885, Hofmokl fut plus heureux, en tentant la même opération ; mais, en 1889, Courvoisier eut, comme Hertz, un insuccès flagrant.

Depuis 1890, les observations sont plus rares (Chaput (1890) etc.) ; en effet, en 1896, Kehr (d'Halberstadt), pour plus de deux cents laparotomies biliaires, n'avait fait que onze fois cette opé-ration. On paraît d'ailleurs vouloir presque totalement abandon-ner cette méthode, en raison des judicieuses réflexions de Cour-voisier, dans son magistral traité (1890), quoique Czerny, jusqu'en 1898, en ait publié sept cas, suivis de guérison.

**Manuel opératoire.** — Le manuel opératoire utilisé est très simple, car il s'agit d'ordinaire ici d'une opération *extrapéritonéale*.

Après avoir nettoyé la région autant que possible et l'avoir anti-septisée au maximum à l'aide de lavages et d'essuyages à la gaze ou à la ouate antiseptique ou aseptique, on *avive*, à l'aide d'un *bistouri* fin, à lame étroite, les bords de la fistule sur une étendue d'un centimètre si possible, sans s'occuper de la petite hémorragie en nappe qui peut se produire.

Puis, avec une aiguille de Reverdin fine, analogue à celle qui sert pour l'intestin (*Fig.* 193, 194 et 195), on place deux ou trois points de suture, qu'on exécute au *crin de florence*. On les noue solidement de manière à bien affronter les parties avivées; et on termine par un pansement aseptique.

Dans quelques cas, entre autres dans des observations de Bœckel (1885), Morris (1887), Robert (1890) et de Kehr, on a fermé des fistules au cours d'une *laparotomie* ; mais cette intervention toute particulière doit évidemment rentrer dans l'étude des *cholécysten-dyses*.

**Suites**. — Les choses paraissent toujours bien aller pendant quelques jours; mais, bientôt, on s'aperçoit que la bile continue à s'écouler au dehors, d'abord en petite quantité, puis plus abondante.

En quelques jours, les fils à sutures, qui se sont infectés, car la bile est d'ordinaire *septique*, tombent les uns après les autres et comme si l'on n'avait rien fait.

Pourtant, quand la bile n'est pas infectée ou plutôt n'est plus septique, on peut obtenir, comme Hofmokl, la fermeture de la fistule, après un temps plus ou moins long.

**Indications**. — Malgré les insuccès qu'elle a donnés, cette opération, qui n'a aucune gravité, peut encore être essayée, au moins une fois ; mais à la condition que l'on se soit assuré, au préalable, que la *bile n'est plus septique*, et qu'il ne persiste *pas d'oblitération sérieuse des voies biliaires principales*. Mais, alors, elle est presque inutile, parce que, dans la très grande majorité de ces cas, les fistules biliaires *guérissent spontanément*.

On voit que cette simple remarque restreint, dans une proportion très inattendue, les indications de la suture après avivement.

**617.5558.814.7**

## Résection des Fistules ou Cholésyringectomie.

**Définition. — Etymologie.** — On peut désigner sous ce nom (χολή, bile; σύριγξ, fistule) l'*extirpation d'une fistule biliaire cutanée, persistante*, sur un point quelconque des voies biliaires, qu'elle soit d'origine spontanée ou consécutive à un acte opératoire.

Dans cette intervention, il y a toujours ouverture de l'abdomen.

**Synonymie.** — *Ablation* ou *Résection des trajets fistuleux cutanés.*

**Historique.** — L'histoire de cette intervention pour *fistules cutanées* a été confondue, bien à tort jusqu'ici, avec celle de la cholécystectomie; car il y a un véritable intérêt à séparer les deux opérations, pour ne pas être amené à rassembler et à critiquer en bloc des faits et des interventions qui ne sont pas comparables. C'est ce que nous allons tenter dans cette ébauche.

Courvoisier a mentionné (1890), comme première intervention de ce genre, un cas qu'a opéré Langenbuch pour une fistule consécutive à une cholécystostomie exécutée par Mayo Robson le 20 septembre 1885; et cette opération est du 28 septembre 1886.

Mais, comme nous l'avons signalé, ce n'est pas le premier fait d'extirpation pour fistule biliaire. Dès le 5 août de la même année, Krönlein, en effet, fit une cholécystectomie pour fistules; mais il s'agissait ici, il est vrai, d'une fistule *spéciale*, cholécysto-vésicale, et en somme d'un *trajet intra-abdominal* renfermant des calculs.

L'exemple de Langenbuch fut suivi le 14 mars 1890 par Mayo Robson (de Leeds). Nous avons noté ensuite les observations de Michaux (1889), de Kümmell(1890), de Matlakowski, de Guelliot, de Bastianelli (1891), de Robson (1893), de Kehr (1895); de Fourneaux (1896), etc.

Depuis cette époque, on paraît, à première vue, avoir renoncé peu à peu à traiter de cette façon les fistules cholécystiques. Mais, en réalité, cela tient à la rareté désormais plus grande des fistules intarissables, en raison des progrès de la chirurgie biliaire.

**Variétés**. — Presque toujours, on pratique cette extirpation pour des fistules d'*origine vésiculaire*. — Dans ce cas, on peut employer le mot *Cholécystosyringectomie*, qui est plus précis, s'il est un peu plus long (χυστίς, vésicule).

Nous ne parlerons ici, bien entendu, que des *fistules biliaires cutanées* ; nous ne faisons pas, en effet, rentrer dans ce chapitre la résection des *fistules biliaires intra-abdominales* (cholécystogastriques, cholécystocoliques, cholécysto-vésicales, etc.), qui constitue *seule*, d'après nous, une véritable variété de la cholécystectomie typique.

**Manuel opératoire**. — L'existence d'une *fistule cutanée* ne simplifie pas du tout le manuel opératoire de la cholécystectomie ordinaire; et, pour plus de sûreté au cours de l'opération, il est prudent de se comporter, si possible, comme si elle n'existait pas, c'est-à-dire de faire la *laparotomie paracholécystique* exploratrice *au-dessous d'elle*, sans intéresser en rien le trajet fistuleux au début de l'intervention. De cette façon, en effet, on évite des *inoculations*, quand la bile est septique.

D'autre part, quand la fistule a persisté pendant longtemps, ce qui est d'ordinaire le cas lorsqu'on se résoud à la traiter de la sorte, la vésicule s'est d'ordinaire notablement *atrophiée*, et s'est à peu près transformée en un canal allongé, au lieu de garder sa forme de réservoir. Ne jouant plus ce rôle, en raison de l'ouverture cutanée, et subissant la loi biologique bien connue d'après laquelle la fonction fait et maintient l'organe, elle n'est plus représentée que par un trajet, plus difficile à reconnaître le ventre ouvert que dans le cas de dégénérescence cancéreuse ou de dilatation calculeuse.

Aussi, pour la reconnaître plus aisément, est-il prudent d'introduire dans la fistule une bougie uréthrale (*Fig.* 275), l'oblitérant complètement et servant de conducteur. Alors, grâce à ce guide, on peut disséquer assez facilement le trajet fistuleux.

Une fois cet *isolement* effectué, l'opération devient, il faut l'avouer, tout à fait comparable à une cholécystectomie ; on terminera donc comme si l'on avait à réséquer une vésicule, présentant un volume normal.

Guelliot a même fait, dans son cas, une résection de la fistule qui n'a été que *partielle* ; et l'opéré a guéri.

**Suites**. — Elles sont d'ordinaire très simples. On n'a pas noté de complications spéciales.

**Indications.** — Pour les *fistules cutanées intarissables*, ne reconnaissant pas pour cause une obstruction du cholédoque, après avoir, si l'on veut, essayé au préalable ce que nous appellerons les moyens de douceur, c'est-à-dire la dilatation et l'oblitération par suture, on pourra recourir avec succès à cette opération, aussi peu grave qu'une anastomose quelconque.

Cela permettra d'obtenir des guérisons radicales, dans les cas de *calculs enclavés dans le trajet fistuleux, lors d'oblitération du cystique*, et surtout lors de *suppurations* interminables *d'origine fistulaire*. Et c'est particulièrement dans ces cas d'*infections profondes des parois* de la vésicule que cette extirpation donne d'excellents résultats.

On doit, en effet, réserver plutôt l'anastomose de la fistule avec l'intestin au cas où il y a une lésion comprimant ou obturant le cholédoque (cancer du cholédoque, du pancréas, etc., calculs), d'ailleurs inopérable elle-même (1).

(1) Dans, tout ce chapitre, nous ne parlons que des *fistules cutanées*, nous le répétons. Nous renvoyons forcément au chapitre de la cholécystectomie, etc., pour les *fistules biliaires intestinales*.

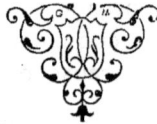

§ II.

**617.5557.8**

## OPÉRATIONS SUR LE CANAL CYSTIQUE.

---

### CHAPITRE I.

**617.5557.8.0**

### CHIRURGIE DU CANAL CYSTIQUE EN GÉNÉRAL.

**Définition.** — Le CANAL CYSTIQUE, cette partie des voies biliaires accessoires qui fait communiquer la vésicule biliaire avec les voies biliaires principales, c'est-à-dire le canal cholédo-hépatique, est susceptible, de constituer un asile, d'une façon définitive, à des *calculs biliaires* ; et cette variété de lithiase a donné lieu à l'invention de toute une série d'interventions chirurgicales, qu'on peut comparer à celles qu'on pratique sur le cholédoque et même la vésicule biliaire.

**Historique.** — Nous devons, en effet, faire remarquer une fois pour toutes que ces opérations sont loin d'être spéciales au canal cystique.

Elles ont presque toutes été effectuées déjà, soit sur la vésicule biliaire et le cholédoque, soit même sur le canal hépatique et les ramuscules biliaires intrahépatiques.

Ajoutons que le premier travail d'ensemble qui ait été publié de cette chirurgie du canal cystique, si bien comprise par Kehr, mais qui remonte au début de la cholécystotomie, est tout récent ; il date de 1898 et est dû à Marcel Baudouin.

**Variétés d'opérations.** — Nous croyons qu'on peut définitivement classer les opérations faites sur ce canal sous les rubriques suivantes :

1º *Injections dans le canal cystique ; Drainage du cystique ;*

2° *Laparotomie exploratrice pour affections du cystique ;*
3° *Cysticolithotripsie ;*
4° *Cysticotomie ;*
5° *Cysticectomie ;*
6° *Cystico-entérostomie.*

Mais d'autres opérations ont encore été pratiquées sur le cystique, ce sont : 1° La *Ligature du cystique* ; 2° le *Cathétérisme* ; 3° le *Massage du cystique* ou *Refoulement par l'extérieur des calculs du cystique;* 4° la *Lithectomie du cystique* ou *extraction des calculs du cystique,* par une incision faite sur une partie des voies biliaires autre que le cystique, telle la vésicule biliaire, ou mieux le cholédoque : 5° la *Suture du cystique* (par exemple pour rupture traumatique, etc., ou *Cysticorrhaphie.* Cette dernière manœuvre n'a pas encore été tentée, en dehors de la lithiase ; aussi sa description rentre-t-elle jusqu'à nouvel ordre dans la *Cysticotomie typique* pour calculs du cystique.

Nous avons énuméré ces diverses opérations dans l'ordre qui a été adopté par Marcel Baudouin (1898). Mais, pour ne point compliquer ces descriptions, et pour simplifier cette étude des interventions qu'on peut pratiquer sur le cystique, nous passerons sous silence certaines de ces opérations, qui n'ont point encore été mises à exécution, ou qui n'ont, jusqu'à ce jour, qu'un intérêt purement *théorique* : tels sont les injections, la laparotomie exploratrice, le cathétérisme du canal cystique, etc. De même pour la *ligature*, qui n'est qu'un procédé de médecine opératoire expérimentale.

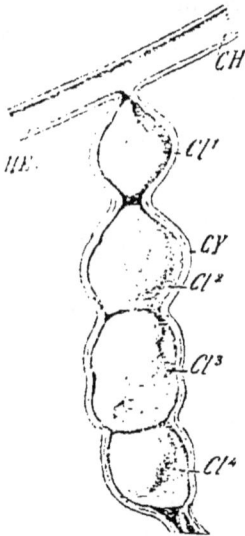

Fig. 276. — Type de Calculose du Cystique (Schéma). — *Légende :* CY, canal cystique; CH, canal cholédoque : HE, canal hépatique ; Cl¹, Cl², Cl³, Cl⁴, 4 calculs du Cystique en place.

Aussi voulant, avant tout, être *pratique*, et réellement utile aux opérateurs, nous bornerons-nous à n'étudier ici, et dans l'ordre suivant, qui est plus conforme aux descriptions didactiques habituelles, que :

1° LE REFOULEMENT PAR L'EXTÉRIEUR DES CALCULS DU CYSTIQUE OU MASSAGE ;

2° la CYSTICOLITHOTRIPSIE ;

3° la LITHECTOMIE DU CYSTIQUE ;

4° la CYSTICOTOMIE, qui est l'opération la plus courante, et la seule qui probablement donnera, dans l'avenir, de bons résultats ;

5° la CYSTICO-ENTÉROSTOMIE ;

6° la CYSTICECTOMIE.

**Indications**. — La chirurgie du cystique ne s'est guère adressée, jusqu'à présent du moins, qu'à la *lithiase biliaire* et à sa principale complication : l'arrêt des calculs dans cette région des voies biliaires (*Fig.* 276).

Et encore, si l'on est intervenu, est-ce malgré la plupart des médecins praticiens, qui proclament encore aujourd'hui la nécessité de ne recourir au bistouri qu'après avoir formellement constaté l'échec des médications habituelles. A notre avis, en agissant de la sorte, nous le répétons, on ne parvient guère qu'à épuiser les patients, et à les remettre souvent trop tard, *in extremis*, entre les mains de l'opérateur.

Aussi ne saurions-nous trop redire que l'intervention chirurgicale, dans ce cas, est nécessaire dès que le diagnostic de *Calcul du Cystique* est certain ou même probable. En raisonnant ainsi, croyons-nous, les interventions chirurgicales sur le cystique ne seront plus, comme aujourd'hui, dans notre pays, encore une véritable exception ; et l'on exécutera plus fréquemment, à l'exemple de M. H. Delagénière, au moins quelques-unes d'entre elles, en particulier la *Cysticotomie*, dont l'avenir ne semble pas douteux.

## CHAPITRE II.

### 617.5557.893

### REFOULEMENT PAR L'EXTÉRIEUR DES CALCULS DU CYSTIQUE.

**Définition.** — On désigne aujourd'hui sous ce nom le déplacement pur et simple, après laparotomie paracholécystique, des calculs biliaires localisés dans le canal cystique, à l'aide de simples pressions exercées à ce niveau.

Le refoulement peut avoir lieu, bien entendu, sans qu'il soit nécessaire de broyer au préalable les calculs, soit du côté de la vésicule (ce qui devra être le cas le plus fréquent, lors de cholécystotomie), soit vers l'intestin, par le cholédoque, quoique cette voie soit plus difficile à parcourir.

**Synonymie.** — *Massage du Cystique.*

**Historique.** — Cette sorte de massage intra-abdominal des voies biliaires a été préconisée et recommandée, dès 1885, par Maunoury (de Chartres), aussi bien pour le cystique que pour le cholédoque. Peut-être même remonte-t-elle à une date plus ancienne : Jones (1879), Parkes (1885), par exemple, pour le cholédoque, etc.), et a-t-elle été employée dès le début des opérations de la vésicule biliaire (1880 à 1882) ; mais on n'a pas, dans la littérature, consigné d'une façon spéciale ces tentatives.

**Variétés.** — 1° Comme nous l'avons dit, le refoulement du calcul peut avoir lieu du côté de la vésicule ; *mais, comme il doit y rester* une fois qu'il y est parvenu (sans cela, nous aurions affaire à une autre opération que nous étudierons tout à l'heure, la *lithectomie du cystique*), la difficulté n'est que déplacée et le problème thérapeutique n'est pas résolu.

Cette première variété de refoulement n'est donc en réalité qu'un temps de la Lithectomie du cystique.

2° Quand, au contraire, le massage est exécuté de façon à pousser le calcul dans l'intestin par les voies biliaires principales (variété opératoire que Maunoury a envisagée plus spécialement sous le nom de *massage des voies biliaires*), on n'a plus à s'occuper des calculs, qui s'éliminent spontanément par les selles.

**Manuel opératoire.** — En réalité, jusqu'à présent, aucune observation clinique probante n'est venue confirmer ces vues, un peu trop théoriques. Il est à peine possible, pratiquement, de refouler les calculs biliaires du cystique dans les voies biliaires principales et de là dans l'intestin, *sans être obligé auparavant de les écraser*. C'est, du moins, ce qu'affirme Mayo Robson, qui s'y connaît en cholélithotripsies, et qui déclare très nettement avoir toujours été obligé de les *écraser d'abord*, soit avec les doigts, soit avec une pince ; et ce ne serait que quelques jours après cette opération qu'on retrouverait des fragments de calculs dans les selles du malade.

Mais, dans ces conditions, ce n'est plus le simple refoulement ou *massage* du cystique seul que l'on a en vue : c'est une *Cystico-lithothripsie*, opération que nous étudierons dans un autre chapitre.

Quoiqu'il en soit, si l'on voulait tenter le massage, il faudrait s'assurer au préalable de la *perméabilité du cystique* du côté du cholédoque ; puis, cela fait, essayer le refoulement avec le pouce et l'index, en n'employant pas la moindre violence. La pression à exercer sur le calcul doit être absolument modérée.

Si, dans ces conditions, le calcul ne se déplaçait pas de suite, il vaudrait mieux renoncer à cette manœuvre, pour recourir à une autre intervention.

**Indications.** — Aussi le massage des voies biliaires paraît-il, sauf quelques circonstances très exceptionnelles, devoir être une opération d'un avenir très problématique, à supposer même qu'il soit possible à exécuter, comme le croyait Maunoury. C'est désormais une opération à laquelle il faut préférer, sans hésitation aucune, des procédés plus sûrs, ayant fait aujourd'hui leurs preuves cliniques.

## CHAPITRE III.

### 617.55557.84

### CYSTICOLITHOTRIPSIE.

**Définition.** — La *cysticolithotripsie* est l'opération qui consiste à broyer, sur place et par l'extérieur, les calculs biliaires qui se trouvent enclavés dans le canal cystique, que cette opération soit suivie du refoulement des débris calculeux, soit vers la vésicule biliaire, préalablement incisée, comme le pratiquent Tait et Robson, soit par le canal cholédoque, jusque dans l'intestin, d'après le procédé de Mears.

**Etymologie.** — χυστις, cystique ; λιθος, calcul ; τριϐω, broyer : *Broiement des calculs du cystique.*

**Historique.** — C'est vers 1884 que Lawson Tait a publié ses premières observations de *cysticolithotripsie* ; c'est lui qui a, le premier, préconisé cette opération, confondue alors avec la cholécystolithotripsie, cela bien avant que Langenbuch ait recommandé la *cholédocholithotripsie* en 1886.

D'après les recherches faites par Marcel Baudouin, qui a donné un historique aussi complet que possible de cette question, et d'après Courvoisier, Lawson Tait aurait en effet exécuté, de 1884 à 1886, trois cysticolithotripsies. Courvoisier rapporte, en outre, un cas qui lui est personnel, et qui, jusqu'à Marcel Baudouin, avait été pris pour une cholécystolithotripsie.

Le chirurgien de Bâle en cite plusieurs autres, en particulier l'observation de Mears, qui est très intéressante. Ce dernier opérateur, en effet, fit l'opération au cours d'une cholécystostomie par la voie lombaire ; toutefois, les fragments calculeux ne furent pas repoussés dans la vésicule biliaire, qui était ouverte, mais bien dans l'intestin.

Malgré des recherches approfondies, Marcel Baudouin n'a pu trouver d'observations bien certaines, relatives à la cysticolithotripsie, antérieures à celles de Lawson Tait ; mais il est très probable pourtant que cette opération a dû être faite à la même époque par d'autres chirurgiens (1), en particulier par Thornton, dont nous citons plus loin le procédé particulier.

Il faut arriver à 1888, pour rencontrer la première observation de Mayo Robson, qui fut bientôt suivie de nombreuses autres ; à 1887, pour trouver une observation de Schede d'après Langenbuch ; et 1890 par celle de Marriott. De 1888 à 1892, nous notons sept opérations de Mayo Robson. Mentionnons aussi le fait de Sprengel (1891). En 1892, nous notons les cas publiés par Rutherford Morisson et Cabot.

A partir de cette époque, on ne publie presque plus d'observations de cysticolithotripsie, l'opération paraissant délaissée. Toutefois, en 1894, on retrouve encore un cas de Zavaletta. Au 1er juin 1898, Kehr, qui a pourtant une pratique considérable, n'avait fait qu'une seule cysticolithotripsie (1896).

**Variétés.** — 1° Cette intervention a presque toujours coïncidé avec une *cholécystotomie*, le calcul après broiement ayant été refoulé dans la vésicule. C'est là la *cysticolithotripsie* combiné avec la *lithectomie du cystique*.

2° Cependant Mayo Robson a publié aussi le cas, qui est absolument caractéristique et très probant, d'une *cysticolithotripsie typique*, faite sans ouverture des voies biliaires, et qui a été suivie d'un réel succès. Le calcul a été repoussé directement dans l'intestin par le cholédoque (1891). Mears, on le sait, avait fait la même opération, mais par la région lombaire.

**Manuel opératoire.** — I. *Cysticolithotripsie typique.* (*Procédé de Robson*). — On fait d'abord une laparotomie exploratrice parabiliaire ou plutôt paracholécystique, afin de bien se rendre compte de la position du calcul. Puis on s'efforce de l'écraser.

Les doigts doivent être utilisés d'abord. Si l'on ne peut réussir, on emploie, comme l'a fait Mayo Robson, une *pince à mors*, recouverte d'un bout de sonde en gomme élastique. Malheureusement, on ne parvient pas toujours à bien appliquer la pince, et il faut alors en dernier ressort revenir à l'écrasement digital.

Pourtant, si l'on réussit à écraser les calculs, il reste à en refouler les débris dans le canal cholédoque, puis de là dans l'intestin : ce qui n'est pas toujours aisé. Il est d'ailleurs très délicat de se rendre un compte exact de ce que l'on fait.

(1) Voir le chapitre *Cholélithotripsie* pour les travaux de Santopadre (1858) et Wins (1872

L'opération terminée, on renferme l'abdomen ; et, quelques jours après, on doit retrouver, dans les selles du malade, des débris calculeux.

II. *Opération combinée à la lithectomie du cystique par voie cholécystique.* — Souvent il arrive que l'on est obligé d'ouvrir la vésicule biliaire pour en extraire les calculs biliaires qui s'y trouvent. On repousse alors les débris du calcul cystique qu'on vient d'écraser dans la vésicule et on les enlève ensuite, le plus souvent par l'ablation manuelle. Cette combinaison de la cysticolithotripsie avec la lithectomie du cystique par voie cholécystique a été jadis la plus employée, en raison de sa simplicité et surtout de la fréquence de la lithiase vésiculaire dans les cas de calculose du cystique.

*Aiguillage extérieur (Procédé de Thornton).* — Thornton a eu recours dans ces circonstances à un procédé dangereux. Après cholécystotomie, voyant qu'il ne pourrait dilater le cystique pour pratiquer la lithectomie, il fragmenta les calculs intracystiques à l'aide d'une fine *aiguille, introduite au travers des parois du conduit cystique,* et ensuite écrasa les morceaux obtenues avec une pince à polypes à mors, préalablement enlacés d'un tube de caoutchouc rouge. Nous croyons inutile d'insister sur le peu d'avenir de cette méthode.

**Indications**. — I. — La cysticolithotripsie typique, présentant de nombreuses difficultés au point de vue opératoire, et donnant des résultats très incertains, est une opération qui, sans disparaître complètement peut-être des cadres de la médecine opératoire, tendra à être remplacée peu à peu par la cysticotomie, sinon plus simple à exécuter, du moins plus sûre dans ses résultats.

II. — Mais, combinée à la cholécystotomie, elle pourra encore rendre de réels services, surtout dans le cas où les calculs biliaires sont très *friables,* et par suite relativement faciles à broyer.

# CHAPITRE IV.

## 617.5557.894

## LITHECTOMIE DU CYSTIQUE.

**Définition**. — Jusqu'à ces derniers temps, les chirurgiens n'étaient pas d'accord sur la définition et l'importance à donner à la lithectomie du cystique. Ils se refusaient à considérer, comme une opération spéciale, le procédé qui consiste à *extraire des calculs contenus dans le canal cystique par une incision pratiquée sur une autre partie des voies biliaires*, accessoires ou principales, par exemple la vésicule biliaire ou le canal cholédoque. Et certains n'ont voulu longtemps y voir qu'une manœuvre complémentaire, soit de la cholécystotomie, soit de la cholédochotomie.

**Etymologie**. — λίθος, calcul ; ἐκτὸς, en dehors : *Ablation des calculs du cystique*.

**Historique**. — Il est indiscutable partout, et c'est un fait évident, bien mis en relief par Marcel Baudouin, que la lithectomie du cystique est une opération spéciale, qu'il n'est pas possible d'identifier avec la cholécystotomie ou la cholédochotomie.

Aussi nous rangeons nous à l'avis de Courvoisier et de M. Baudouin, qui ont eu raison, à notre sens, au point de vue opératoire, et surtout au point de vue pathologique, de décrire à part cette intervention.

Pour la voie cholécystique, Courvoisier a cité vingt observations de lithectomie du cystique, dont un grand nombre lui sont personnelles. Way (1888), Bernays, Küster et Cabot (1892) ont fait aussi cette opération, en recourant à des manœuvres spéciales. Citons encore, pour avoir un historique aussi complet que possible de la question, les faits d'Hirschberg (1887), de Riedel (1888), de Schede (1889), Seymour (1891), de Davis, Ashton, Cabot (1892), de Robson (1892), Brown, Macdonald (1893), de Colzi, Haslam, Richar-Binnie, Gaston (1894), Depage (1895), H. Delagénière, Page, Shears (1897), Kehr, Stirling (1898), etc.

Ajoutons que, s'il faut en croire les indications bibliographiques fournies par Marcel Baudouin, la première opération de lithectomie du cystique remonterait en réalité à l'année 1759 (Vogel) ; mais nous n'avons pas pu vérifier cette assertion.

**Variétés**. — Comme nous l'avons dit, il existe plusieurs variétés de cette opération. On peut, en effet, mener à bien la lithectomie du cystique par des ouvertures pratiquées sur les diverses parties des voies biliaires accessoires ou principales.

On désigne ces variétés par l'indication de la *voie* suivie : 1° *la voie cholécystique*, la plus fréquemment utilisée ; 2° *la voie cholédochienne*, qui a dû probablement être très rarement employée ; 3° *la voie hépatique*, non mentionnée encore, mais possible à la rigueur.

**Manuel opératoire**. — I. LITHECTOMIE PAR VOIE CHOLÉCYS-TIQUE. — Il est quelquefois facile, soit au cours de la cholécysto-tomie, comme c'est ordinairement la règle, soit au moment d'une cholécystectomie, d'extraire des calculs du canal cystique par la vésicule biliaire.

*Instruments.* — Pour cela, on saisit le calcul avec des *pinces* assez fines, spéciales ou non ; ou bien, lorsqu'il est d'une préhension malai-sée, on cherche à le déplacer avec de petites *curettes* (*Fig.* 279, 280),

Fig. 277. — Instrument de Riedel pour mobiliser les calculs fixés dans le cystique. — Au-dessus, petite *curette* fenétrée ; au-dessous, petit *levier*.

des *crochets* à anévrysmes, ou de légers *leviers* (*Fig.* 277.)

Riedel (1890), Cabot (1892), Wardle Mark (1897), ont même inventé des instruments spéciaux pour cet usage. Citons les cro-

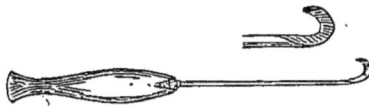

Fig. 278. — Crochets tranchants de Cabot (Tiemann et Cⁿ), pour inciser les valvules du canal cystique et dégager les calculs.

chets tranchants de Cabot (*Fig.* 278), le levier de Riedel (*Fig.* 277), les curettes biliaires de Riedel et Cabot (*Fig.* 277 et 279), les cuillers de Tait (*Fig.* 280) et de Wardle Mark (*Fig.* 281).

M. Lawson Tait a inventé en 1898, un instrument qu'il a
employé bien souvent avec succès pour *morceler* les *concrétions*
oubliées dans les canalicules après la cholécystostomie. Cet
instrument est construit de telle façon que, n'importeoù le calcul

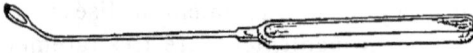

Fig. 279. — Curette de Cabot pour déplacer les calculs du cystique (Tiemann et Cⁱᵉ).

a pénétré, on peut toujours l'atteindre, et cela sans aucun danger
pour le malade, dit le chirurgien anglais. Il consiste en une
sorte de petite *cuillère fendue* à son extrémité (1) : ce qui lui donne

Fig. 280. — Ancienne curette de Tait, pour la lithectomie du cystique par voie cholécystique, et l'extraction des calculs de la vésicule biliaire.

l'aspect de deux plumes à écrire. L'instrument est aussi muni d'un
manche creux, à travers lequel il est facile de faire passer un courant d'eau et qui est d'une très grande utilité pour entraîner les
débris. Les succès que M. Barling et d'autres chirurgiens ont
obtenus, en enlevant avec cet instrument des calculs entiers, et en
laissant les conduits complètement libres, paraissent réels.

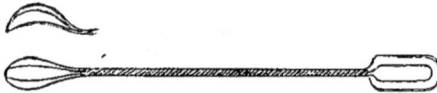

Fig. 281. — Cuiller pour la lithectomie du cystique par voie cholécystique de Wardle
Mark (1897).

Ces instruments spéciaux ont été imaginés parce que les types
ordinaires de crochets, curettes ou cuillers, sont de formes défec-
tueuses, alors même qu'il s'agit des plus petits modèles, et c'est
grâce à eux seulement qu'on peut extraire les calculs sans être
obligé de faire à la vésicule une incision trop grande. L'instrument de Warde Mark en particulier, a ceci de particulier qu'il est
formé de fil malléable, et qu'il suffit d'une légère pression pour
donner à la cuiller la largeur convenable. Le manche est aussi
suffisamment flexible pour permettre l'exploration profonde du
cystique (*Fig.* 281).

(1) Nous n'avons pas pu trouver le dessin de cet instrument,

I. Procédés classique. — Parfois la pression des doigts suffit parfaitement pour mobiliser les calculs du cystique et l'emploi des instruments est inutile. Quand il en est ainsi, on fait évidemment l'opération typique, qu'on ne peut exécuter qu'assez rarement.

Ce procédé est facilement applicable, lorsqu'il n'y a qu'un calcul isolé à extraire. Mais il n'en est pas toujours de même; et dans

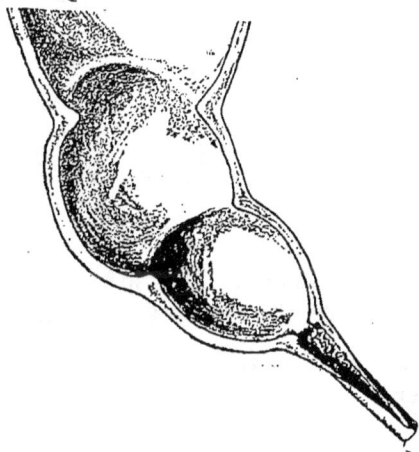

Fig. 282. — Aspect d'un canal cystique, ayant contenu des calculs près du col de la vésicule, et par lesquels on eut fait facilement la lithectomie.

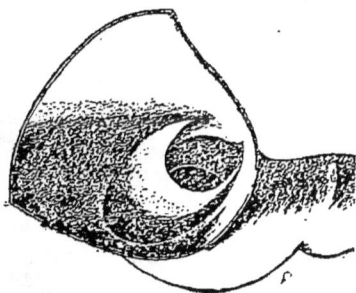

Fig. 283. — Bride muqueuse et valvule de Heiler *à l'entrée du canal cystique*, gênant l'introduction des instruments et l'extraction des calculs par la vésicule.

d'autres cas, l'extraction est très délicate, en particulier lorsqu'on se trouve en présence de calculs multiples (*Fig.* 282). Dans ce cas, il est très malaisé de déloger ces calculs, sans produire de lésions sérieuses, par suite de la dilatation considérable et du rétrécissement de certaines parties du canal cystique, dans lequel ils sont encastrés, ou bien parce qu'ils sont en partie masqués par des brides muqueuses plus ou moins grandes (*Fig.* 283).

Aussi peut-on, avant d'avoir recours à la *cysticolithotripsie* sur place (comme Tait, Courvoisier, Thornton, etc.), qui n'est qu'une manœuvre complémentaire, ou à la *cysticotomie,* recourir à une foule de petits moyens, qui ne sont inspirés que par les circonstances dans lesquelles se trouve placé l'opérateur, et qui permettent de vaincre les obstacles créés à l'ablation du calcul par les lésions anatomo-pathologiques ordinaires, c'est-à-dire les rétrécissements, les brides, les valvules anormales, etc., du canal (*Fig.* 284).

II. Procédés spéciaux. — 1° *Injections*. — On peut faire des *injections liquides chaudes*, ou *gazeuses*, dans le canal cystique, comme on le trouve cité par Courvoisier dans un cas, où le calcul fut déplacé par une injection d'eau chaude (Fontan).

Mais d'autres auteurs ont été plus loin encore, et imaginé des manœuvres plus efficaces.

2° *Cholécysto-cysticotomie (Procédé de Küster)*. — C'est ainsi que Küster, au cours d'une cholécystotomie, n'a pas hésité à *fendre largement la vésicule biliaire* et à *continuer l'incision sur le canal cystique*, aussi loin qu'il fut nécessaire pour enlever le calcul.

C'est cette observation de Küster que Langenbuch considère, à tort selon Marcel Baudouin, comme le premier cas connu de *cysticotomie vraie* ; en réalité, c'est une opération qui ne mérite que le nom de *Cysticotomie complémentaire*.

Plus récemment, l'exemple de Küster a été imité par Sendler, H. Delagénière (1898), etc., dans des cas un peu spéciaux, décrits plus haut sous le nom de *taille totale* des voies biliaires.

3° *Cysticotomie interne (Procédé de Bernays)*. — On peut encore, lorsqu'on se trouve en présence d'une bride qui immobilise un calcul (*Fig.* 285), *inciser cette bride par l'intérieur du canal cystique*. C'est ce qu'a fait au bistouri Bernays, qui a agi absolument comme s'il avait eu à opérer une bride du canal inguinal dans un cas de hernie étranglée [1].

Cabot, également, en 1892, incisa le cystique par l'intérieur de ce conduit et de la vésicule ; mais il fit cette *Cysticotomie interne* avec un crochet tranchant spécial (*Fig.* 278), dont l'emploi lui a paru très commode ; il termina l'opération par un drainage intracystique.

On ne doit pas cependant, pour le cystique, recommander sans réflexion cette solution très élégante du problème qui s est posé aussi pour la lithectomie du cholédoque par voie cholécystique et même duodénale, car, dans la grande majorité de ces cas, on trouve la muqueuse des voies biliaires plus ou moins septique ; et l'inciser de la sorte est évidemment fournir une porte d'entrée aux microbes, une surface d'introduction pour ces germes dangereux dans les parois du conduit, pouvant favoriser une infection plus ou moins localisée.

[1] H. Delagénière (1898) dans un cas très analogue (*lithectomie de l'hépatique par voie cystique*), a eu de même recours à une *hépatico-cysticotomie interne*, pratiquée au bistouri.

Aussi pensons-nous qu'il est préférable d'abandonner ce procédé qui n'est jamais indispensable, toutes les fois qu'on ne drainera pas les voies biliaires.

4° *Dilatation.* — Enfin, mentionnons qu'on peut *dilater le canal cystique rétréci à l'aide d'une laminaire*, procédé recommandé Langenbuch, et employé avant cet auteur par Schede. Mais cette manœuvre ne donnera jamais que des résultats un peu lents ; et, partant ce ne saurait être qu'un pis aller.

\*
\* \*

III. LITHECTOMIE PAR VOIE CHOLÉDOCHIENNE.— Marcel Baudouin n'a pas pu trouver d'observation bien caractéristique de *lithectomie par la voie du cholédoque.* Aussi croyons que cette opération ne doit avoir été pratiquée qu'excessivement rarement, si même elle l'a jamais éte.

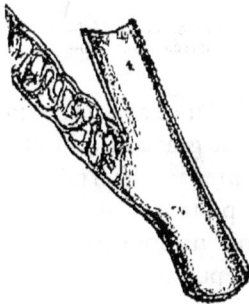

Fig. 284. — Aspect normal du carrefour biliaire, c'est-à-dire du point d'abouchement du cystique dans le cholédoque.

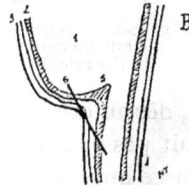

Fig. 285. — Schéma d'une Cysticotomie interne.— — Légende : 1, Vésicule biliaire intérieure ; 2, paroi muqueuse ; 3, paroi musculaire et péritoine ; 4, canal cystique ; 5, valvule spirale du cystique ou bride cicatricielle ; 6, étendue de l'incision de la bride et limite de sa profondeur.

Au demeurant, elle ne doit pas être d'une exécution aisée, en raison de l'étroitesse du calibre des voies biliaires au point d'implantation du cystique dans le cholédoque (*Fig.* 284) ; on sait d'autre part, que ce carrefour biliaire n'est dilaté que dans les cas où un calcul s'y est arrêté.

\*
\* \*

IV. LITHECTOMIE PAR VOIE HÉPATIQUE. — Tant qu'à la *voie du canal hépatique,* il paraît avéré qu'elle n'a pas encore été employée.

\*
\* \*

**Indications**. — La lithectomie du cystique, par la voie cholécystique, est évidemment toute indiquée dans les *cas simples* de
CALCULS DU CANAL CYSTIQUE (*Fig*. 286). Elle est de mise encore, lorsque, pour une cause ou pour une autre, le chirurgien est obligé
d'ouvrir la vésicule biliaire ; et elle doit toujours être employée de
préférence à la cysticolithotripsie seule, qui donne des résultats
moins certains.

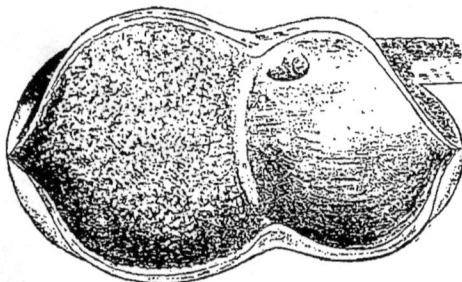

*Fig*. 286. — Aspect de l'entrée du cystique dans la vésicule biliaire dans un cas de calcul encastré en cet endroit (Le calcul a été enlevé).

Peut-elle, dès aujourd'hui, entrer en balance avec la *cysticotomie*,
qui ne paraît pas être une opération plus grave que la cholécystotomie. C'est ce qu'il nous faudrait maintenant déterminer. Personnellement, nous inclinons à le croire pour les cas simples ; mais,
comme les observations de cysticotomie ne sont pas encore suffisamment nombreuses pour que l'on puisse avoir une idée très
précise de sa gravité, il faut faire des réserves et éviter de formuler
aujourd'hui une opinion trop nette.

Par contre, lorsque l'on se trouve en présence de *cas complexes*,
de calculs *fortement enclavés* dans le canal cystique, et *isolés* les
uns des autres par des brides plus ou moins résistantes ou des
valvules importantes, il ne doit plus y avoir aucune hésitation. Il
faut faire de préférence la cysticotomie, en incisant ou non en
même temps la vésicule biliaire ; car cette opération permet d'agir
vite et bien. Si, dans ces cas, l'on voulait en effet extraire les
calculs par la voie cholécystique, on risquerait de déchirer malen-
contreusement le canal cystique, accident qui est toujours plus à
redouter qu'une incision franche, qu'on peut facilement suturer.

## CHAPITRE V.

### 617.5557.85

### CYSTICOTOMIE.

**Définition**. — La *cysticotomie* (Kehr) est l'opération qui consiste à inciser le canal cystique, première partie des voies biliaires accessoires.

**Synonymie**. — *Taille du Cystique.*

**Etymologie**. — κυστικὸς, cystique ; τομή, section : *Incision* ou *ouverture du canal cystique.*

**Considérations générales**. — Cette opération, appelée à un réel avenir, est beauoup moins grave que la taille du chólé-doque ; car le rôle du cystique dans la circulation de la bile est bien plus accessoire. C'est aussi une opération beaucoup moins complexe que la cholédochotomie, par suite de la position plus superficielle du cystique qu'il n'est point difficile de trouver et d'atteindre.

Mais partout la taille du cystique est d'une importance clinique beaucoup moindre, parce qu'il est à peine plus sérieux de résé-quer ce cystique, et la vésicule biliaire y compris, ou de le vider de ses calculs par la vésicule, que d'inciser ce conduit.

Disons encore que la cysticotomie est la plus intéressante de toutes les opérations effectuées jusqu'à ce jour sur le cystique, et qu'elle est de jour en jour mieux connue, plus appréciée et plus pratiquée. C'est une intervention à étudier avec soin, car elle res-tera certainement en chirurgie biliaire, et deviendra bientôt une opération aussi courante que la cholécystotomie.

**Historique**. — C'est Lindner qui, le premier, eut l'idée de cette intervention et qui l'exécuta le 4 juin 1891, pour des calculs biliaires, en la combinant avec la cholécystectomie ; mais, à cette époque, il ne se rendit pas bien compte de la portée et de l'intérêt que présentait son opération.

L'année suivante, en août 1892, a lieu la deuxième opération de ce genre par Hans Kehr (d'Halberstadt). En réalité, c'est ce chirurgien qui fit la première cysticotomie proprement dite, la cysti_cotomie typique, sans pratiquer la résection de la vésicule biliaire, qu'il avait incisée dans une intervention antérieure. Ces deux premières interventions furent couronnées de succès.

Deux mois plus tard, le même praticien, Hans Kehr, — ce petit chirurgien de province allemand qui a autant d'expérience en chirurgie biliaire que les plus célèbres opérateurs des universités d'Outre-Rhin, — refit la même opération, en imitant absolument Lindner, c'est-à-dire en faisant en même temps une cholécystectomie ; mais cette opération ne réussit pas, et amena la mort de la malade. Peu de temps après, il publiait un mémoire très intéressant sur ce sujet, dans lequel il citait alors quatre nouvelles observations (au total, 6 cas). Il en a encore publié d'autres depuis cette époque.

Plus récemment, le 2 mars 1894, M. le professeur Thiriar (de Bruxelles) a exécuté avec succès une autre cysticotomie ; mais il y a ajouté la *ligature* du conduit. Quelques mois plus tard, nous trouvons un cas de cysticolithectomie idéale, rapporté par Greiffenhagen ; puis, en 1895, W. Scott en a publié un autre.

Enfin, citons encore le cas d'Ullman (1896), les deux observations de Gould (1896), les faits publiés par H. Delagénière en 1898 et au nombre de deux ; les sept opérations avec un décès de Czerny dont un opéré de Mamersel, cités par Petersen (1898) ; les autres opérations de Kehr, qui atteignent, en bloc, le chiffre énorme de 37 au 11 juin 1898, etc., etc.

**Variétés.** — La cysticotomie peut revêtir différentes formes suivant les conditions dans lesquelles on l'exécute.

1° *Cysticotomie idéale* ou *typique.* — Elle peut être *simple* : c'est alors la cysticotomie proprement dite. Elle peut être *complexe* : dans ce cas, elle est toujours concomitante d'une autre opération sur la vésicule, ou sur le cystique, ou sur le cholédoque, ou plusieurs de ces organes à la fois. En effet, elle est alors exécutée après une cholécystectomie, après une ligature du canal cystique, ou après une cholécystostomie. Elle peut être faite en même temps qu'une cholécystotomie idéale et une cholédochotomie (Incision totale des voies biliaires.

Parfois même, elle ne paraît pas devoir être mise en ligne de compte, parce qu'il arrive que l'on est obligé de faire l'ablation du canal cystique et de la vésicule biliaire, après avoir fait d'abord la cysticotomie. Cette opération est donc aussi soit *primitive*, soit *secondaire*.

Kehr et Martig sont surtout ceux qui ont insisté spécialement sur son intérêt et son avenir. C'est Martig qui, le premier, dans sa thèse, a fait œuvre didactique, en consacrant quelques lignes à la description théorique du procédé opératoire. Mais l'étude la plus complète de cette opération et sa mise en valeur sont dues à Marcel Baudouin (1897).

2° *Cysticotomie sans sutures.* — Nous ne devons pas omettre de rapprocher de la cysticotomie idéale, typique, des faits qui ont une certaine importance historique, et qui se rapportent à des *cysticotomies atypiques et complexes.*

Si nous ne tenions compte que de ces faits, ce serait à Hochenegg (de Vienne) que reviendrait l'honneur d'avoir le premier, le 21 décembre 1890, incisé le canal cystique, pour en extraire des calculs, au cours d'une cholécystotomie. Mais c'est par hasard que ce chirurgien fut amené à faire une cysticotomie ; il croyait surtout agir sur le cholédoque, et ne termina pas « idéalement », comme l'on dit, l'acte opératoire qu'il avait commencé, c'est-à-dire qu'il ne referma pas l'incision qu'il avait faite au cystique. Il ne fit donc qu'une *cysticotomie sans suture*, c'est-à-dire *atypique*. D'ailleurs on ne peut véritablement pas le considérer comme le père de la cysticotomie, surtout quand on compare son intervention à celles de Lindner et de Kehr : ces chirurgiens opérèrent en effet en pleine connaissance de cause, et menèrent à bien leur opération d'une façon très élégante.

En outre, le 13 avril 1891, un autre opérateur, Robert Abbe, fit également l'incision du cystique pour en extraire un calcul ; mais il ne fit pas une cysticotomie typique, puisqu'il enleva ensuite la vésicule biliaire et le canal cystique (cysticectomie secondaire). La 3ᵉ opération de cysticotomie sans sutures est de Lennander (1893). A citer encore tout récemment un cas de H. Delagénière (1898), etc.

3° *Cysticotomie complexe ou combinée.* — D'autre part, si nous en croyons Langenbuch, ce serait Küster qui aurait pratiqué le premier la cysticotomie, en incisant le canal cystique pour en extraire un calcul. Le fait est exact ; mais cela ne prouve pas que ce soit Küster qui ait inventé le procédé opératoire typique. Küster, en effet, ne fut amené à faire une cysticotomie qu'au cours d'une cholécystotomie ; il fendit la vésicule biliaire pour en extraire les calculs, aussi loin qui put, et *prolongea son incision*, jusque sur le canal cystique. Ce n'est donc qu'une cysticotomie *complémentaire* d'une cholécystotomie qu'il pratiqua ; et nous ne pouvons véritablement pas comparer cette intervention aux cysticotomies primitives et absolument typiques de Lindner et de Kehr. Elle se rapproche beaucoup plus de l'opération de Delagénière (Incision totale des voies biliaires). Sinon, il nous faudrait ranger au nombre des cysticotomies, les opérations de Sendler et de Bernays, dont nous avons déjà parlé, qu'a utilisées aussi Delagénière et qu'on appelle *Cysticotomie interne* ; mais ce débridement par l'intérieur du cystique doit rentrer plutôt dans l'étude de la lithectomie du canal par voie cholécystique.

**Manuel opératoire**. — Nous ne décrirons pas avec de nombreux détails le manuel opératoire de la cysticotomie ; car, outre qu'il est des plus simples, il est le même que celui de la cholédocotomie, sur lequel nous insisterons particulièrement.

### I. — CYSTICOTOMIE TYPIQUE OU IDÉALE.

La *laparotomie* d'accès est ordinairement *latérale* ; c'est ainsi qu'ont opéré Lindner, Kehr, Greiffenhagen, Scott. Mais, dans un cas, Kehr eut recours à l'incision abdominale *médiane* seule ; et, dans sa première observation, il fit la même incision médiane, en la combinant avec une autre incision, oblique à droite et en bas.

Un autre opérateur, M. Thiriar, préconise une incision *curviligne oblique* en bas et à droite. Nous ne doutons point que ces incisions complexes donnent beaucoup de jour à l'opérateur. Mais elles ont aussi des inconvénients très sérieux (Hochenegg) ; et l'*incision latérale* nous paraît la plus simple.

1° Lorsque l'on a fait la laparotomie, et qu'on a rompu toutes les adhérences voisines, lorsqu'on a le canal bien en vue et le calcul sous le doigt, il suffit d'*inciser le canal cystique* sur le corps

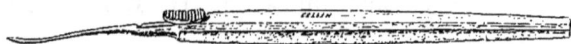

*Fig.* 287. — Aiguille très fine de Reverdin pour la suture du cystique.

étranger, dans le sens longitudinal, et d'une façon suffisante pour extraire avec une petite pince le calcul, sans déchirer les lèvres de l'incision ; car les parois du cystique sont en général enflammées et très friables.

2º Après l'incision vient la *suture*. Cette question des *sutures* a une grande importance ; car la cysticotomie typique, idéale, doit être complétée par des sutures, analogues à celles de la cholédoco‑tomie typique. On place un ou deux *plans à points séparés*, à l'aide d'une fine aiguille de Reverdin (*Fig.* 287).

Dans le cas d'un *seul plan*, celui-ci embrasse toute l'épaisseur des parois du canal. C'est là le procédé de Lindner, qui ne plaça sur son incision qu'un seul point de catgut.

Dans le cas de *deux plans* de sutures superposées, si on peut les exécuter, on doit les faire à la manière des points de Lembert (Scott) ; c'est toujours de la sorte que pratiqua Kehr, que nous devons considérer comme le véritable créateur de la cysticotomie. M. Thiriar plaça simplement une *ligature* sur l'ouverture faite au canal. Scott, Greiffenhagen et Czerny, firent des sutures soignées, et s'en trouvèrent très bien.

En général, la situation assez superficielle du canal cystique rend ces manœuvres bien moins difficiles que pour la cholédochotomie. Cependant, la découverte du cystique, qui est profondément caché sous le foie, n'est pas chose aisée ; mais, en tirant sur lui, par l'intermédiaire de la vésicule, on peut l'ouvrir presqu'au bord du foie, les voies biliaires s'infléchissant avec assez de facilité.

3º La question du *drainage sous-hépatique* n'est pas encore résolue et reste entière. Il est évidemment préférable de drainer et même de tamponner dans tous les cas d'opérations multiples portant sur les voies biliaires ; cela est même indispensable lorsqu'on ne fait pas de sutures. Mais là n'est pas la difficulté, car, sur ce point, on sait parfaitement à quoi s'en tenir. L'important est de savoir si le drainage est inutile, quand on fait une cysticotomie typique et simple, quand on n'a pas eu d'adhérences trop nombreuses à détruire. Or Greiffenhagen, et après lui d'autres opérateurs, n'a pas eu recours à ce drainage, et les résultats qu'il a obtenus semblent prouver qu'on peut s'en passer, si les lésions ne sont pas trop anciennes.

II. — Cysticotomie atypique ou sans sutures.

La cysticotomie atypique, c'est-à-dire sans sutures, a été expérimentée par certains chirurgiens, comme cela avait été fait déjà pour la cholédochotomie ; elle a donné d'excellents résultats.

Nous avons cité, entres autres, le cas d'Hochenegg qui, le premier, fit cette cysticotomie atypique, le 21 décembre 1890. Il se borna à un *tamponnement sous-hépatique* à la gaze iodoformée ; car l'incision était trop profonde et inabordable.

Par contre, Lennander a fait le *drainage vrai du canal cystique* (1893), conduite qu'à imitée H. Delagénière en 1898, et non pas un simple tamponnement sous-hépatique.

Ces faits prouvent que la suture n'est pas, en pratique, absolument indispensable. Toutefois, il est assurément préférable de l'utiliser, quand on le peut, parce qu'on a quelques chances alors d'éviter une fistule biliaire, qui peut durer assez longtemps avant de se fermer, ou qui peut même persister, s'il reste un léger obstacle dans le cholédoque.

### III. — CYSTICOTOMIE COMPLEXE.

Langenbuch, d'une façon méthodique, préfère à la simple cysticotomie typique la *cysticotomie combinée à la cholécystostomie*. H. Delagénière est aussi partisan de la *taille totale des voies biliaires*, et recommande ce manuel opératoire complexe dans tous les cas, comme étant plus sûr, même quand on n'a pas à intervenir sur la vésicule.

Nous nous permettons de faire remarquer que l'expérimentation clinique a déjà prouvé que la cholécystostomie supplémentaire est parfaitement inutile, quand il n'y a pas de lésions de la vésicule biliaire.

*
* *

**Suites et résultats.** — Les résultats qu'on a obtenus jusqu'à ce jour sont du meilleur augure, car, sur la cinquantaine d'opérations typiques qui sont connues, il n'y a guère que deux décès à enregistrer. Encore faut-il attribuer plutôt ces insuccès, non pas à la cysticotomie, mais aux autres opérations faites en même temps qu'elle (cholécystectomie, par exemple, etc.), ou à l'état antérieur de l'opéré.

C'est là, assurément, une statistique des plus encourageantes et bien digne de réveiller l'ardeur des chirurgiens. Nous sommes persuadé qu'elle ne deviendra probablement jamais plus mauvaise, tant que l'acte opératoire ne sera pas complexe lui-même.

**Indications.** — Les indications de la cysticotomie sont des plus restreintes, mais des plus nettes. On n'a eu en effet recours à cette opération que dans les cas de CALCULS, *volumineux* et *absolument enchatonnés*, DU CANAL CYSTIQUE (*Fig.* 288). Et encore ces calculs doivent-ils être vraiment impossibles à déloger par les manœuvres de douceur (pression légère, refoulement, etc.).

La cysticotomie est encore indiquée, lorsque le calcul est d'une *dureté* telle qu'on ne peut le broyer, sans causer des dégâts aux parois biliaires enflammées.

Si le refoulement ou le broiement du calcul était possible, on devrait peut-être faire plutôt une lithectomie après cholécystotomie.

Pourtant Kehr, dès 1893, a insisté d'une façon toute particulière sur la difficulté qu'il y avait à déloger parfois les calculs du cystique, surtout lorsqu'il existe un *rétrécissement* du cystique, qui peut s'opposer au refoulement du calcul. Nous pouvons donc dire que la cysticotomie idéale remplacera souvent et utilement la lithectomie par voie cholécystique et surtout la cholécystectomie; car, à notre avis, il nous paraît pour le moins inutile d'enlever une vésicule biliaire qui n'est pas gravement atteinte.

Toutefois, nous ne devons point omettre de faire remarquer, pour établir la limite réelle de cette opération, que le chirurgien ne doit jamais pousser bien loin la lithotritie des calculs et qu'il ne doit la faire qu'avec les doigts, par suite de la friabilité toute spéciale des voies biliaires. Nous ne recommandons pas l'emploi des pinces ou des aiguilles perforantes que préconise Thornton pour le broiement des calculs biliaires; car nous considérons ces procédés comme nuisibles et même dangereux, par ce fait que l'on ne sait jamais exactement ce que l'on fait, que les manœuvres auxquelles on se livre sont toujours faites plus ou moins à l'aveugle, sans que l'on puisse y apporter toute la précision nécessaire. Aussi sommes-nous d'avis qu'il vaut mieux recourir de suite à une *Cysticotomie* qui, faite avec soin,

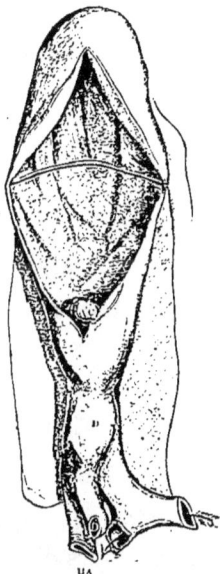

Fig. 288. — Type de Calculs du Cystique, avec vésicule à peu près saine, susceptibles d'être enlevés par Cysticotomie. — *Légende* : C, calcul à l'entrée du cystique, bloquant le canal du côté de la vésicule ; D, calcul intra-cystique ; D', carrefour biliaire ; H, canal hépatique. — La flèche est placée dans la veine porte (Mayo Robson).

n'offre pas de dangers plus grands ni plus sérieux.

Tout ce qui précède montre que la cysticotomie typique est véritablement une opération d'avenir; que ce n'est point là une intervention qui doive être forcément combinée à une autre opération, comme le veut Langenbuch; et que, partant, en raison de la fréquence des calculs du cystique (*Fig.* 288), elle sera désormais souvent employée.

# CHAPITRE V.

## 617.5557.87

## CYSTICECTOMIE.

**Définition.** — On donne le nom de *cysticectomie* à l'opération qui consiste à réséquer la partie des voies biliaires qui va du canal cholédoque à la vésicule, c'est-à-dire le canal cystique (1).

**Étymologie.** — χυστιχός, cystique ; ἐχτός, en dehors : *Ablation du cystique.*

**Synonymie.** — *Résection du cystique.*

**Historique.** — Cette opération est due à Zielewicz (de Posen), qui la pratiqua en 1887.

**Variétés.** — 1° L'intervention que cet auteur a faite et qui consista à lier le canal cystique à ses deux extrémités, pour le réséquer ensuite entre ces deux ligatures, en laissant en place la vésicule biliaire, doit porter le nom de *Cysticectomie typique.*

2° Par contre, il faut appeler *cysticectomie secondaire* ou *atypique*, l'opération qui consiste à enlever le cystique au cours d'une cholécystectomie. La cysticectomie peut-être alors *partielle* ou *totale* ; mais elle est plus généralement partielle.

Nous ne nous occuperons ici que de la *Cysticectomie typique* ; car la cysticectomie secondaire rentre vraiment dans l'étude de l'ablation de la vésicule biliaire ou cholécystectomie.

Malgré les recherches attentives auxquelles Marcel Baudouin s'est livré, il n'a d'ailleurs pu découvrir qu'un seul cas de *cysticectomie primitive* : c'est celui de Zielewicz.

**Manuel opératoire.** — Le procédé, employé par Zielewicz pour la résection totale du cystique, est très simple. Il a utilisé une aiguille de Deschamps, qui lui a servi à passer un fort fil de soie

(1) Par analogie, avec ce que l'on a écrit récemment sur la chirurgie de l'intestin, Marcel Baudouin a fait remarquer qu'on pratique ainsi une véritable EXCLUSION, *totale et complète*, DE LA VÉSICULE BILIAIRE ; l'exclusion ne serait qu'incomplète, si l'on y ajoutait une cholécystostomie.

double sous le canal cystique. Puis, après l'avoir coupé, il a lié un des chefs du fil, d'abord du côté du cholédoque, puis le deuxième du côté de la vésicule biliaire. Il a sectionné ensuite la partie du cystique comprise entre ces deux ligatures.

**Suites et complications.** — Toutefois Zielewicz eut un incident. Il incisa par mégarde le foie, et, pour arrêter l'*hémorragie* abondante, qui en résulta, il dut recourir à un *tamponnement* temporaire, mais rigoureusement fait ; son opérée guérit.

**Indications.** — Zielewicz réséqua le cystique, parce qu'il voulait obtenir la *mobilisation de la vésicule biliaire*, afin de faire plus facilement une cholécystotomie, destinée à l'extraction d'un très gros calcul.

Quoi qu'il en soit, nous persistons à croire qu'il eût été aussi simple de faire une cholécystectomie ou au moins une cholécystostomie sans fixation. En tous cas, c'est certainement ce que l'on ferait aujourd'hui.

Aussi ne nous rendons-nous pas très bien compte des indications possibles d'une telle intervention, qui doit forcément disparaître soit devant l'ablation de la vésicule biliaire, dans les cas analogues à ceux de Zielewicz, soit devant la cysticotomie, dans les cas de calculs enclavés dans le cystique.

# CHAPITRE VI.

## 617.55557.88

## CYSTICO-ENTÉROSTOMIE.

**Définition.** — La *cystico-entérostomie* est une opération comparable, en tout point, à la cholécystentérostomie, ou mieux à la cholédocho-entérostomie. Elle consiste à aboucher le canal cystique, plus ou moins dilaté, avec un point quelconque de l'intestin.

On peut unir le cystique à l'intestin grêle ou à une partie quelconque du côlon.

**Etymologie.** — χυστιχός, cystique ; ἔντερον, intestin ; στόμα, bouche : *Bouche entre l'intestin et le cystique.*

**Variétés.** — Jusqu'à ces dernières années on n'avait encore pratiqué que le mode d'abouchement, qui porte le nom de *Cystico-colostomie*; mais de véritables *Cystico-entérostomies*, c'est-à-dire des anastomoses entre le cystique et l'intestin grêle, ont été pratiquées il y a peu de temps.

**Historique.** — Marcel Baudouin (1898) a écrit que la première observation connue de cystico-entérostomie correspondait à un cas où l'anastomose du cystique avait été pratiquée avec le côlon ; et il faisait allusion ainsi à une opération exécutée par Mayo Robson, le 6 août 1892, c'est-à-dire à une cystico-colostomie, qui fut d'ailleurs suivie d'un succès remarquable.

Mais Langenbuch (1898) affirme que Th. Roth a eu recours à cette intervention dès 1885, et employa alors un procédé un peu spécial.

Depuis, le 24 juillet 1895, M. Robson a pratiqué une autre fois cette opération.

De plus, le 1er juin 1898, Kehr signalait trois cas de cystico-entérostomie, pour sa seule pratique. La première et la plus connue des observations de Kehr est du 15 août 1896.

Ces données démontrent que l'opération est absolument exécutable, et qu'elle est acceptable quand elle est indiquée, c'est-à-dire dans les cas d'absence, congénitale ou opératoire, ou de disparition post-opératoire, de la vésicule biliaire, par exemple après une cholécystectomie (Kehr).

**Manuel opératoire.** — On connaît, jusqu'à présent, au moins deux procédés très différents de cystico-entérostomie.

VARIÉTÉS. — Ces procédés sont les suivants : 1° Le premier est dû à Roth et a pour principe l'*implantation latérale*, c'est-à-dire la *greffe*; 2° le second, utilisé par Mayo Robson et Kehr, est celui que d'ordinaire on emploie dans la cholécystentérostomie, c'est-à-dire l'*anastomose latérale*, ou procédé classique d'adossement des viscères.

I. IMPLANTATION LATÉRALE. — 1° *Greffe simple.* — *a) Suture (Procédé de Roth).* — Au dire de Langenbuch, Th. Roth a abouché, après avoir enlevé la vésicule biliaire, le canal cystique à l'intestin grêle pour un rétrécissement du cholédoque. Mais, au lieu de fermer l'orifice de section du cystique et d'accoler la paroi de ce canal à l'intestin, il a *implanté directement* dans ce dernier l'extrémité du conduit biliaire, de façon à réaliser une véritable greffe, analogue à celle proposée par Czerny pour le cholédoque, mais non encore exécutée, et aux greffes de l'uretère soit sur l'intestin, préconisées par Trendelenburg, soit sur le bassinet et la vessie.

*b) Bouton de Murphy (Procédé de M. Robson).* — En 1895, Mayo Robson a réalisé la même opération; mais, au lieu de faire des sutures, il a employé un petit *bouton de Murphy*, pour greffer le cystique sur l'intestin grêle.

2° *Greffe après entérotomie à distance.* — Dans le premier cas qu'opéra Kehr, il songea un moment à utiliser la greffe, perfectionnée de la façon suivante. Il débuterait par une longue *entérotomie* longitudinale exploratrice ; puis pratiquerait une seconde entaille très petite, sur le bord libre de l'intestin, pour y introduire et y suturer l'extrémité du cystique préparée *ad hoc*. Il refermerait ensuite l'incision de l'entérotomie.

Mais il n'eut pas l'occasion de mettre ce procédé à exécution dans son observation de 1896, qui fut opérée par la méthode de Robson de 1892, c'est-à-dire par l'accolement latéral, mais en recourant à un appareil anastomotique.

II. ANASTOMOSE PAR ADOSSEMENT. — Le manuel opératoire, dans ce procédé, est très simple; il consiste à utiliser les différents procédés usités pour ce genre d'anastomose, c'est-à-dire à recourir, à l'exemple des chirurgiens anglais et allemands, soit aux *boutons anastomotiques*, soit aux *sutures*. Pour ces anastomoses de canaux de petit calibre, comme le cystique, le cholédoque ou l'uretère, etc., il est bien évident qu'il faut des appareils d'approximation spéciaux, de volume approprié.

*a) Méthode de la bobine (Procédé de M. Robson).* — Dans son cas de 1892, Mayo Robson s'est servi d'une *petite bobine d'os décalcifié,* dont la mise en place n'a présenté, paraît-il, aucune difficulté. Cette bobine était analogue à celle qu'il employait alors pour les anastomoses intestinales et vésiculaires.

Toutefois, on devra se garder de suivre absolument l'exemple de Robson, qui fit alors l'abouchement dans le *côlon* ; et, à moins de se trouver dans l'impossibilité d'agir autrement, il sera bien préférable d'aboucher le canal cystique dans l'*intestin grêle,* non loin de l'origine de l'anse jéjunale, plutôt que dans le gros intestin.

*b) Procédé par les sutures* (Kehr). — Il est évident que si le cystique est tant soit peu dilaté, on peut facilement faire cette anastamose à l'aide de sutures, comme le pratiqua Kehr, une première fois, le 17 août 1896. Il s'agissait, dans ce cas complexe d'une fistule du cystique et il fit une incision transversale, passant à son niveau. Trouvant le duodénum *adhérent à la paroi, immédiatement au-dessous du trajet fistuleux,* il se garda bien d'en rompre les adhérences et les *utilisa.* La fistule était ouverte ; il fendit le *duodénum* à son tour sur une étendue d'un centimètre, et sutura alors la lèvre antérieure de l'incision au trajet fistuleux. En somme, dans ce cas, la partie postérieure de l'anastomose se trouva toute réalisée, grâce aux adhérences ; et on n'eut qu'à fermer la voie de communication entre les organes par douze points de sutures antérieures ; on obtenait ainsi une bouche hermétiquement close.

Dans ses autres observations, Kehr a fait l'adossement typique.

**Suites.** — Dans les six cas connus, dont cinq au moins le sont avec des détails suffisants, on n'a noté aucune complication après l'opération.

**Indications.** I. — La cystico-entérostomie est évidemment indiquée dans les cas où la vésicule biliaire, faisant à peu près ou complètement défaut par suite d'atrophie pathologique ou d'extirpation préalable, le cystique ayant persisté et se trouvant suffisamment dilaté, on a à combattre un OBSTACLE CHOLÉDOCHIEN, impossible à guérir radicalement (*rétrécissement cicatriciel* ou *néoplasique du cholédoque, calcul non extirpable,* etc.) (1). Elle doit alors toujours

(1) Dans un cas de Kehr, nous l'avons dit, on fit l'opération pour une *fistule biliaire* persistante, après cholécystectomie exécutée *antérieurement.*

être préférée à la cholédoco-entérostomie, qui est d'une exécution plus difficile.

Au point de vue des indications, on ne doit pas mettre cette opération en parallèle,— et on ne saurait le faire, en effet, sans sortir du sujet —, avec l'hépatico-entérostomie ou la cholangio-entérosto-mie, parce que ces opérations ne sont indiquées que dans les cas d'oblitération de l'*hépatique*, siégeant au-dessus de l'embouchure du canal cystique.

L'opérateur ne doit pas oublier, lorsqu'il se trouve, par exem-ple, en présence d'un calcul qui fait obstacle au cours de la bile dans le cholédoque, que l'opération la plus simple est celle qui consiste à s'attaquer directement au corps du délit, et partant à inciser le conduit dans lequel se trouve ce calcul. Aussi, malgré les succès indiscutables qu'ont obtenu Th. Roth, Mayo Robson et Kehr, sommes-nous d'avis que la cholédochotomie n'est pas une opération plus grave que la cystico-entérostomie ; et que c'est à cette intervention sur le cholédoque que l'on devra s'adresser désormais, de préférence, dans les cas où l'obstacle sera un *calcul*; si enclavé soit-il, en effet, on pourra presque toujours l'enlever sans produire de trop grands désordres.

II. Heddæus (1895), pour éviter une fistule consécutive, tou-jours possible après la CHOLÉCYSTECTOMIE (comme dans le cas de Kehr), a conseillé de compléter, de parti pris, l'extirpation de la vésicule par une anastomose du cystique avec l'intestin, à l'exem-ple de Mayo Robson, qui opéra ainsi en 1895.

Inutile d'ajouter que cette indication n'est pas soutenable, en présence des résultats, très beaux en général, donnés par la cho-lécystectomie classique. Personne ne suivra le chirurgien allemand sur ce terrain, au moins dans les circonstances ordinaires.

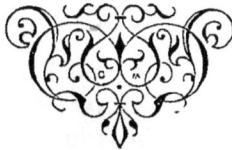

# QUATRIÈME PARTIE.

## 617.5552.8

## OPÉRATIONS SUR LES VOIES BILIAIRES PRINCIPALES EN GÉNÉRAL.

### § I.

## 617.5555.8

### OPÉRATIONS SUR LE CANAL CHOLÉDOQUE.

### CHAPITRE I.

## 617.5555.8.0

### CHIRURGIE DU CHOLÉDOQUE DANS SON ENSEMBLE.
### SES RAPPORTS AVEC LA CHIRURGIE DU DUODÉNUM.

**Définition.** — On trouvera plus loin, dans la série des chapitres qui constituent le premier paragraphe de cette quatrième partie, une étude complète des diverses interventions tentées sur le cholédoque.

**Considérations générales.** — Nous n'avons rien de particulier à signaler, en ce qui concerne l'ensemble de la chirurgie de ce canal, sauf son VOISINAGE IMMÉDIAT AVEC LE DUODÉNUM, organe, qui ne dépend pas de l'appareil hépatique, mais qui en réalité est l'aboutissant ou plutôt la continuation directe de tout le système biliaire (*Fig.* 289).

Une description des opérations destinées à combattre les lésions du canal vecteur principal de la bile doit donc nous amener forcément à parler de certaines opérations pratiquées sur le duodénum, surtout dans le but de remédier à la calculose de ce conduit, et en particulier dans les cas où la lésion siège dans sa partie rétroduodénale.

Mais, pour être de quelque utilité, cette étude doit grouper les opérations publiées, en dégageant diverses manœuvres complémentaires utilisées.

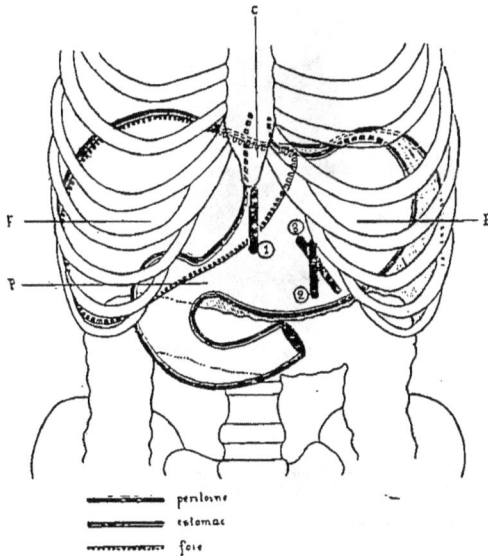

*Fig.* 289. — Figure schématique montrant les rapports du *Duodenum* avec le *Foie*, et partant le *Système Biliaire.* — *Légende :* E,, Estomac ; P, Duodénum; F, Foie.

**Variétés.** — On a décrit trois variétés d'intervention sur le Duodénum pour calculose cholédochienne, appuyées par une observation au moins chacune :

1° *La Lithectomie du cholédoque par voie duodénale*, ou *Opération de Mac Burney* (1891).

2° *La Duodénotomie exploratrice*, soit *antérieure*, pour calculose du cholédoque rétroduodénal (*Opération de Terrier*, janvier 1894), soit *supérieure*, faite par Pozzi (mai 1894), pour compléter une cholédochotomie ordinaire.

3° la *Cholédochotomie intraduodénale* ou *interne* (*Opération de Kocher*, 1895), suite d'une Duodénotomie exploratrice antérieure et postérieure.

Envisagées dans leur ensemble, ces trois opérations ont des points communs, puisqu'elles constituent chacune une variété de *Duodénotomie*, soit qu'on n'ait employé cette entérotomie que dans un but d'exploration, soit qu'on l'ait fait suivre d'une évacuation des calculs par une incision de l'ampoule de Vater ou du cholédoque lui-même.

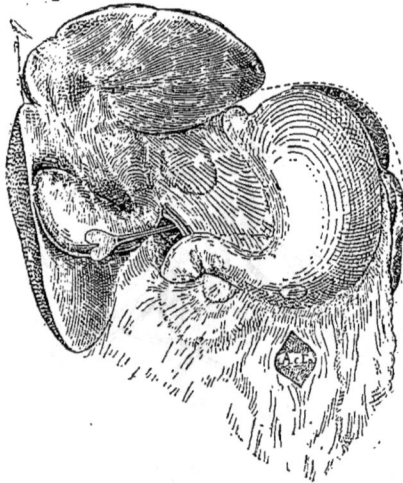

Fig. 290. — Situation du *Canal Cholédoque*. — Cette Figure montre que ce canal est placé entre le Foie d'une part (*Système biliaire intrahépatique*) et la partie du tube digestif qui a reçu le nom de Duodénum (Doyen). — La sonde cannelée fait comprendre l'isolément possible du cholédoque et son attaque facile du côté de l'hiatus de Winslow, au-dessus du duodénum.

Mais il est plus logique de décrire chaque intervention à part et de laisser à chacune d'elles ce qui lui appartient en propre.

C'est ce que nous ferons, en intercalant leurs descriptions au milieu des opérations portant sur le cholédoque lui-même et en les rapprochant des procédés opératoires avec lesquels elles ont des rapports de parenté indiscutable.

En effet, le duodénum peut être, en quelque sorte, considéré comme une suite du canal cholédoque, énormément distendu (*Fig.* 290).

## CHAPITRE II.

### 617.55555.83.

## DUODÉNOTOMIE EXPLORATRICE DE L'EMBOUCHURE
## DU CHOLÉDOQUE.

**Définition**. — Cette opération consiste à s'ouvrir une voie, à travers la paroi du duodénum, pour arriver à explorer plus facilement la partie terminale du cholédoque, et à reconnaître plus aisément la nature des affections qui peuvent s'y localiser.

Il va s'en dire qu'elle ne doit pas être réservée uniquement aux faits d'occlusion pour calculose et qu'elle peut s'appliquer également à toutes les lésions du canal, amenant un arrêt au cours normal de la sécrétion biliaire.

C'est ainsi que Robert Abbe y eut recours pour diagnostiquer un cas de tumeur maligne de l'embouchure du cholédoque, tumeur dont l'existence fut démontrée à l'autopsie (1891) ; et qu'Adler, également en 1891, l'utilisa pour reconnaître également un cancer de la région.

Cette incision préalable du duodénum aide beaucoup à l'exploration du cholédoque inférieur et de l'embouchure de ce conduit, en ce sens qu'elle permet d'étudier l'arrivée de ce canal dans l'intestin, l'ampoule de Vater, en même temps que l'orifice du canal de Wirsung, et de voir si ces régions sont le siège de tumeurs ou d'autres lésions.

Elle permet en outre le *cathétérisme normal des voies biliaires*, et leur *insufflation directe*, grâce auxquels on peut reconnaître les rétrécissements ou les calculs, qui sont susceptibles d'amener l'obstruction des voies biliaires principales et même accessoires.

**Synonymie**. — *Cholédochotomie duodénale* ou *rétro-duodénale*.. Ce sont là des expressions impropres, employées par divers auteurs. — *Entérotomie duodénale* est un mot acceptable.

**Historique**. — Le fait, le premier en date, est celui de Robert Abbe qui remonte à 1891, mais n'a été publié qu'en janvier 1892 ; il se rapporte au cas, dont nous venons de parler, de tumeur maligne, siégeant au niveau de l'embouchure du cholédoque dans l'intestin. Citons ensuite celui d'Adler, qui est aussi de 1891.

Si nous laissons complètement de côté les faits de lithectomie cholédochienne par voie duodénale, qui pourtant nécessitent une duodénotomie exploratrice, et par suite les cas de Mac Burney, dont le premier est également de 1891, nous trouvons ultérieurement trois observations nouvelles de duodénotomie exploratrice, qui ne diffèrent entre elles que par le siège de l'incision faite au duodénum, car elles ont eu toutes pour but le diagnostic de lésions d'origine lithiasique.

La première remonte à janvier 1894, époque où Felix Terrier fit une duodénotomie exploratrice *antérieure*. La seconde est de mai 1894 ; il s'agit d'une duodénotomie exploratrice *supérieure*, faite par Pozzi. Puis Kocher, en 1895, a fait une duodénotomie exploratrice antérieure et supérieure.

A mentionner enfin un cas tout récent de Curtis (1898).

Pour être complet, citons les cas récents de lithectomie cholédochienne par voix duodénale (Czerny, Haasler, Carle, etc.).

**Manuel opératoire**. — Toutes les opérations intra-duodénales comportent un temps commun : la *Duodénotomie exploratrice*, intervention qui doit elle-même être précédée d'une *Laparotomie parabiliaire antérieure* ou *abdominale*.

En effet, jusqu'à aujourd'hui on n'a pas essayé de pénétrer dans l'intestin par une voie autre que la région abdominale, la région dorso-lombaire par exemple, chose qui ne doit pas être d'une impossibilité absolue, puisqu'en certains cas on y a songé déjà. Ainsi Braune, dès 1876, proposait un procédé de *Duodénostomie postérieure* ; mais on n'en a jamais fait usage sur le vivant. De ce fait on peut rapprocher aussi la cholédochotomie lombaire de Tuffier (1895), et les tentatives que firent Mears et autres pour arriver à la vésicule par la même voie.

I. LAPAROTOMIE PARACHOLÉDOCHIENNE. — Mais revenons à la voie abdominale ; on a le choix, pour l'ouverture de l'abdomen, entre l'incision sur la ligne *médiane*, et, selon la méthode de Mac Burney, l'incision *latérale*.

Kocher a utilisé une incision médiane dans la première partie de son opération ; puis il lui a fait décrire une courbe en dehors, de telle sorte que finalement elle était concave et *transversale*. Il obtint ainsi beaucoup de jour, en même temps que beaucoup de liberté pour évoluer dans le champ opératoire. Pozzi a procédé un peu différemment. Il a d'abord incisé l'abdomen sur la ligne *médiane*, au dessus de l'ombilic; mais, se trouvant gêné, il a complété cette incision par une ouverture *transversale*, dirigée à droite et portant sur la moitié du muscle grand droit de ce côté (Incision en L renversé). Félix Terrier, frappé des inconvénients assez grands que présente l'ouverture transversale de l'abdomen, s'est contenté d'une laparotomie sus-ombilicale *médiane*.

En réalité, il est indifférent de choisir l'une ou l'autre de ces incisions.

II. Duodénotomie. — 1° *Incision de l'intestin.* — Le ventre étant ouvert, le premier point est de bien s'assurer de la position du duodénum ; puis, prenant sur les diverses régions de cet organe, soigneusement examinées, les points de repère nécessaires, de faire l'*incision duodénale* en bonne place, pour éviter le désagrément, qui arriva à Abbe, de ne pouvoir découvrir les véritables lésions de l'ampoule de Vater... qu'à l'autopsie!

Où faut-il inciser ? Après avoir reconnu les diverses parties du duodénum, il faut évidemment faire porter l'incision *au niveau de l'embouchure du cholédoque.*

R. Abbe avait incisé, dans son cas, quatre pouces au-dessous de l'ampoule de Vater : ce qui est beaucoup trop bas. Rien ne sera plus facile pourtant, si l'on a bien pris ses points de repère, d'éviter cette erreur. Mais, pour inciser le duodénum avec plus de facilité, il faut avoir soin de *le fixer* au préalable, pour qu'il ne s'échappe pas sous le bistouri. Pour y parvenir, Kocher a employé le procédé suivant : il a glissé le médius de la main gauche derrière le duodénum et, le ramenant jusqu'en avant, a pu soulever l'intestin sans difficulté ; à ce moment un aide, exerçant une pression à la face supérieure de l'organe, vint l'appliquer solidement contre le médius situé en arrière. L'opérateur, trouvant alors un plan solide et résistant, pût découvrir la paroi antérieure, transversalement, dans toute sa largeur.

M. Pozzi a choisi la paroi *supérieure* du duodénum, et y a pénétré en poursuivant sur cet organe une incision de cholédochotomie ordinaire. Mac Burney et Terrier ont jugé préférable, et cela avec raison, d'attaquer la *partie antérieure* du tube digestif, d'en suivre le grand axe, et ont employé une incision *longitudinale*, parallèle à cet axe. Mac Burney opère sur la *portion descendante* ou *verticale*, en face l'ampoule de Vater, et n'ouvre que sur une étendue de 3 à 4 centimètres.

Par contre, pour Kocher, il est plus sûr de faire une incision *horizontale*, qui expose moins à la lésion des vaisseaux du tube digestif, en raison de leur direction générale; d'autre part l'écartement considérable, que l'on peut donner aux lèvres de la plaie intestinale, permet un accès facile de la cavité et une exploration plus aisée de la paroi postérieure. On a ainsi, beaucoup plus commodément, à la fois sous les yeux et sous la main, les diverses parties à examiner, l'ampoule de Vater notamment.

F. Terrier introduit l'index dans la cavité duodénale ouverte, et explore à loisir l'embouchure du cholédoque et l'origine du canal de Wirsung. Si on le recourbe, on arrive ainsi sur la partie intraduodénale du cholédoque que l'on peut déplacer et rendre accessible. Cette manœuvre permet les interventions secondaires, si elles sont jugées nécessaires : telle une cholédochotomie ordinaire, comme le fit Terrier. Mais, dans ces cas, la duodénotomie exploratrice n'est plus une intervention typique, comme celle que nous décrivons en ce moment; elle n'est qu'un des temps opératoires de la cholédochotomie, c'est-à-dire une simple manœuvre auxiliaire.

2° *Exploration intraduodénale.* — L'examen à l'œil et au doigt du duodénum effectué avec grand soin, il reste, avant de suturer la plaie intestinale, à pratiquer le *cathétérisme explorateur naturel des voies biliaires,* en prenant les précautions que nous avons décrites plus haut pour ce cathétérisme, et à s'assurer de cette façon des lésions qui peuvent siéger au-delà de l'ampoule de Vater.

On n'oubliera pas surtout de bien vérifier, en même temps, l'état du *diaphragme pylorique,* souvent atteint dans la lithiase.

3° *Suture du Duodénum.* — Comment procéder à la suture? Plusieurs méthodes ont été employées par les divers opérateurs. Nous ne prendrons pas, on le conçoit, partie pour l'une plutôt que pour l'autre : toutes étant bonnes et suffisantes; nous nous bornerons à les énumérer rapidement.

Kocher a fait usage d'une double rangée de sutures, comme dans le procédé classique. Terrier, qui apporte à ces sutures le plus grand soin, les a faites, dans son cas, à deux étages et à points séparés, selon la méthode de Lembert. Pozzi a pris toutes les tuniques de l'intestin dans un surjet au catgut; puis il l'a consolidé par une rangée de sutures à la soie fine d'après le procédé de Lembert, renforcé lui-même en certains points par un troisième plan de sutures séparées. R. Abbe s'est servi d'une suture continue, d'après le procédé de Lembert. Mac Burney a utilisé une suture au catgut à trois étages, et lavé les parties voisines de la plaie avec une solution de chlorure de sodium.

Nous n'insistons pas davantage, pour ne pas empiéter sur le domaine de la chirurgie intestinale.

*4° Drainage et fermeture de la paroi.* — Si l'on a quelque crainte pour les sutures, rien ne contrindique le *drainage du péritoine*, pour lequel on se servira, soit d'un sac de Mikulicz, placé en avant du duodénum, soit plus simplement encore de quelques mèches de gaze aseptique.

Puis on *ferme la paroi abdominale* comme dans une laparotomie vulgaire.

**Suites.** — Cette variété d'*entérotomie* ne présente rien de spécial. On n'a pas observé de complications particulières.

**Indications.** — Les cas, où l'on doit recourir à la duodénotomie exploratrice, ressortent facilement de la description même du manuel opératoire ; si bien qu'il n'est pas nécessaire de s'y arrêter longuement.

I.—Toutes les fois que l'on aura affaire à un CALCUL BILIAIRE ARRÊTÉ DANS LA PORTION RÉTRODUODÉNALE DU CHOLÉDOQUE, comme cela est arrivé à Mac Burney, à Terrier, à Kocher, à Pozzi, à Hassler, à Carle, etc., ou fixé près de l'ampoule de Vater, cette opération est susceptible de rendre les plus grands services.

En effet, elle seule permet de se rendre un compte rigoureusement exact de la situation qu'occupe le calcul et des lésions qui l'avoisinent.

Aussi, dès que l'on se croira dans l'impossibilité d'aborder une concrétion biliaire, fixée en un des points que nous avons cités, par la voie cholédochienne proprement dite, c'est-à-dire toutes les fois que la cholédochotomie classique ne paraîtra pas d'une exécution facile, devra-t-on sans hésiter recourir à cette duodénotomie exploratrice.

II. — Là n'est pas encore son seul avantage, sans vouloir envisager toutes les affections extrahépatiques où elle peut être utile. Mais, puisque nous ne devons nous occuper ici que des diverses lésions des canaux biliaires, notons seulement, en passant, qu'elle pourra parfois faire reconnaître de petites *tumeurs de l'embouchure du cholédoque* ou de *l'ampoule de Vater*, comme dans le cas de R. Abbe, tumeurs malignes (*Fig.* 291) ou bénignes; les *corps étrangers* non calculeux de ce conduit, comme les *vésicules hydatiques*, arrêtées à l'ampoule (*Fig.* 292); ou même des affections concomitantes du

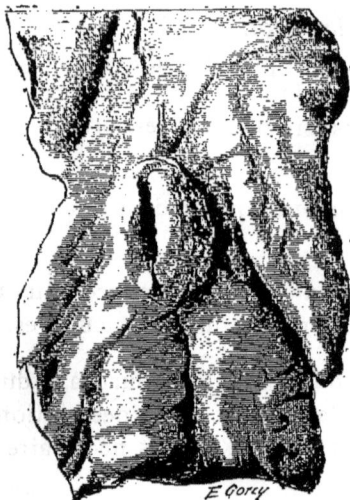

Fig. 291. — Carcinome de l'embouchure du canal cholédoque. — Le Duodénum a été incisé et on voit la tumeur papillomateuse obstruant l'ampoule de Vater.

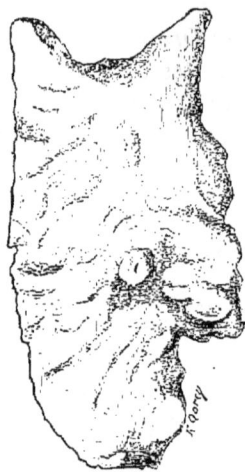

Fig. 292.— Vésicule hydatide, arrêtée, à l'entrée du cholédoque, dans l'ampoule de Vater (D'après M. Robson, 1898).

*duodénum*, tels que des *ulcères* des lésions de l'orifice pylorique (*spasmes*, etc.), qui peuvent être en relation avec la lithiase.

Considérant les résultats obtenus par les divers opérateurs, on doit, au demeurant, conclure que cette opération ne présente en elle-même aucune gravité. En effet, sur les 13 cas qui nous sont connus, nous enregistrons 11 succès et 2 décès, indépendants d'ailleurs de l'opération elle-même. On peut donc dire que, faite avec toutes les précautions en usage aujourd'hui, dans de bonnes conditions et avec soin, elle ne présente pas plus de danger qu'une simple laparotomie exploratrice parabiliaire.

Cette constatation n'étonnera pas d'ailleurs les opérateurs accoutumés à la chirurgie intestinale actuelle, dont les succès, toujours croissants et de mieux en mieux établis, permettent de prévoir le jour où l'on ne redoutera plus pour elle aucune complication grave.

CHAPITRE III.

**617.3333.893**

## REFOULEMENT DES CALCULS DU CHOLÉDOQUE.

**Définition**. — Débarrasser le canal cholédoque des calculs qui l'obstruent, en les refoulant, soit dans le duodénum, soit par le canal cystique dans la vésicule biliaire, sans leur avoir au préalable fait subir aucun broiement : telle est la manœuvre spéciale que Marcel Baudouin a désignée sous ce nom.

Ce refoulement présente, en effet, des difficultés beaucoup moins considérables, il est aisé de s'en rendre compte, quand il y a broiement antérieur ; mais il ne s'agit plus alors de l'opération qui nous occupe, mais bien de *Cholédocholithotripsie* avec refoulement, intervention sur laquelle nous reviendrons par la suite.

**Historique**. — On a dit que Maunoury (de Chartres) a été le premier, en 1885, à avoir l'idée de recourir à cette sorte de massage du cholédoque. En réalité, il n'en est rien. La paternité de cette manœuvre appartient à Hansfield Jones (1878), et l'opération a été exécutée pour la première fois par Lange le 26 juillet 1885 ; puis par Parkes la même année. Ultérieurement, plusieurs chirurgiens y recoururent.

Mais, il faut bien le reconnaître, les résultats n'ont guère été jusqu'ici favorables, à tel point que presque tous ceux qui en ont fait usage,—et ils sont nombreux,—se sont vus obligés de lui adjoindre, soit la *cholédocholithotripsie*, comme le firent Langenbuch (1886), Sprengel (1890), M. Robson (1891), etc., etc. ; soit la *cholédochotomie*, comme Riedel (1888), Hochenegg (1890), Heussner (1881), G. Franck, etc., etc. D'autres fois, l'insuccès a été plus complet encore (Porter (1892), etc.).

M. Robson a pourtant cité un *cas typique*, couronné de succès (1898).

**Variétés**. — Il faut bien différencier cette opération des deux suivantes, qui sont toute autres.

1° *Refoulement après ponction sans laparotomie.* — Harley a autrefois imaginé de déplacer les calculs du cholédoque à travers la paroi abdominale, sans recourir à la laparotomie. A cet effet, il employa une longue aiguille, qu'il conduisait à travers la paroi de l'abdomen ; et, à l'aide de cette tige, opérant absolument *au hasard et à l'aveugle,* dans l'intérieur de la cavité abdominale, il essayait d'agir sur les calculs du cholédoque, et, par des pressions plus ou moins répétées sur les concrétions biliaires de les repousser hors du cholédoque et de les conduire ensuite jusque dans l'intestin.

Il est inutile de faire ressortir, une fois de plus, les dangers d'une pareille manœuvre ; et l'on ne peut, à l'exemple de Courvoisier, que la juger très sévèrement. Les résultats, d'ailleurs, en furent déplorables. Malgré cela, Harley ne put s'empêcher, même par la suite, de recommander à nouveau cette méthode, dont il est aussi facile de comprendre le peu de succès que difficile de saisir le manuel opératoire précis.

2° *Massage extrapéritonéal.* — On peut rapprocher de cette méthode, un peu barbare, le simple *refoulement des calculs sans laparotomie,* et sans emploi d'aucun instrument, c'est-à-dire le vulgaire *massage* extrapéritonéal *des voies biliaires.*

Mais cette pratique n'est guère admissible et défendable que pour la vésicule, le cholédoque étant impossible à atteindre dans ces conditions ; et encore n'est-elle pas du domaine chirurgical véritable.

**Manuel opératoire.** — On fait d'abord la laparotomie comme d'ordinaire. Pour le refoulement, plusieurs méthodes ont été préconisées ; mais, aujourd'hui, il est à peu près admis que le meilleur instrument est encore la *main.*

Cependant, il faut remarquer que plusieurs chirurgiens ont fait jadis usage d'*instruments.* Parkes, en 1885, a employé un *cathéter* ; Thiriar, en particulier, introduisit par la vésicule biliaire et le canal cystique une *sonde cannelée,* et une *sonde de femme en verre* (1893).

Il est à peine besoin d'insister sur la technique propre au *refoulement digital* vrai. Il faut procéder à l'aide des doigts, avec la plus grande douceur, après avoir bien fait le diagnostic topographique des lésions.

Le difficile est de libérer d'abord le calcul des anfractuosités des parois du cholédoque dilaté et de lui faire franchir ensuite l'ampoule de Vater sans encombre. Mais le calcul n'y passe

que s'il n'est pas gros. A la moindre résistance, il est prudent de
ne pas insister, et de recourir à une autre manœuvre plus complexe,
mais plus sûre.

Le but poursuivi est en général le refoulement vers le *duodénum*
(Lange, Parkes, etc.); mais, au cours des manœuvres, le calcul peut
filer, malgré le chirurgien, vers l'*hépatique* (Sutton, 1891; F. Terrier)

**Suites**. — Marcel Baudouin a montré, par les faits qu'il a
recueillis, qu'il s'agissait là d'une opération donnant un bilan
déplorable. Sur 17 faits, que grâce à lui nous connaissons, il y a eu
2 morts, 12 insuccès opératoires, et seulement 3 guérisons. Ces 3
dernières sont d'ailleurs récentes (1898) et dues à Robson et à
Hassler (de Halle).

Toutefois, il ne faudrait rien exagérer ; et si, au point de vue
thérapeutique, il s'agit d'une intervention donnant rarement un
résultat, il faut bien savoir que, pratiquée avec méthode et précaution, elle n'est pas aussi grave, opératoirement parlant, que les
deux cas de morts cités tendraient à le faire penser : cela d'autant plus qu'on a surtout publié les insuccès.

**Indications**. — Il ne faut pas croire que ce refoulement soit
souvent possible ; les observations connues démontrent combien
le fait est loin d'être fréquent.

S'il est parfois aisé d'y parvenir pour des CONCRÉTIONS, PETITES et
MOBILES, du cholédoque, plus souvent on se trouve arrêté par un
obstacle invincible ; et l'on doit faire usage alors soit de la *lithectomie cholédochienne* par la voie cholécystique, soit mieux encore
de la *cholédocholithotripsie,* et surtout de la *cholédochotomie,*
soit même, comme Sprengel, de la *cholédocho-entérostomie.*

Si l'on songe, en effet, que la lumière du cholédoque peut se
trouver rétrécie en aval, et le fait est très fréquent, on se rend
compte combien le calcul trouvera de difficultés à suivre cette
voie. Mais, en outre, on sait la peine que l'on éprouve à faire cheminer ces concrétions vers les parties profondes du cholédoque, et
ensuite à travers le pancréas, vers l'ampoule de Vater. Et, si alors
celle-ci se trouve elle-même plus ou moins obstruée, le calcul s'y
fixe dès son arrivée d'une manière complète et le chirurgien est
forcé de se résoudre, pour l'en retirer, à une intervention ultérieure, beaucoup plus sérieuse que s'il l'avait laissé à son point
d'arrêt primitif.

Parfois, comme dans les cas de Terrier et de Bl. Sutton, en
procédant à ce refoulement, on peut laisser échapper le calcul du

côté du canal hépatique. Dans ces conditions, il devient parfois à jamais impossible d'extraire le calcul, parce que l'on ne parvient pas à le retrouver. Le remède a été alors pis que le mal.

Ainsi donc, cette méthode, qui paraît par elle-même assez simple et exempte de dangers, ne doit être tentée qu'après un examen très approfondi et une connaissance bien exacte du *volume*, du *nombre* et de la *forme* des concrétions à refouler, et de la *conformation générale du cholédoque* considéré. Si, au cours de la manœuvre, on sent la moindre résistance sérieuse, il est prudent de l'abandonner aussitôt et de terminer l'intervention, en créant une voie artificielle en un point quelconque des canaux biliaires et au besoin sur le cholédoque lui-même.

Ce qui revient à dire que les indications de cette opération sont absolument limitées à certains cas très rares de *petits calculs, uniques* et *mobiles, du cholédoque* : ce qui, évidemment, est une variété de lithiase très exceptionnelle.

# CHAPITRE IV.

## 617.5555.84

## CHOLÉDOCHOLITHOTRIPSIE.

**Définition.** — La *cholédocholithotripsie* est une opération qui a pour but d'écraser les calculs qui obstruent le cholédoque.

Cet écrasement se pratique sur les concrétions en place, et en agissant à travers les parois du cholédoque, intactes de toute intervention préalable. Puis, le morcellement obtenu, on s'efforce de refouler par la pression des doigts les divers fragments, que l'on tente, en général, d'amener jusque dans le duodénum.

On a voulu identifier à cette manœuvre celle que nous avons décrite sous le nom de « Refoulement des calculs » du cholédoque, ou massage de ce canal, et qui consiste uniquement à refouler les calculs vers l'intestin par une pression digitale.

Mais nous avons déjà fait remarquer que nous la considérions comme une opération spéciale, méritant elle-même une description à part ; nous ne croyons pas qu'on puisse, en effet, réunir les deux interventions et les considérer comme à peu près identiques.

Ce serait une erreur didactique, que de vouloir, sous une même dénomination, englober des faits aussi distincts ; par là, on risquerait fort de méconnaître la gravité propre de chacun d'eux et les inconvénients de chaque opération ; et il serait à peu près impossible, par suite, de dégager leurs mérites respectifs. Chose d'autant plus regrettable que les deux manipulations sont en réalité fort différentes l'une de l'autre : remarque sur laquelle Courvoisier a depuis longtemps attiré l'attention.

**Étymologie.** — χοληδόχος, cholédoque (χολή, bile ; δοχή, réservoir); λίθος, calcul ; τρίβω, briser : *Broiement des calculs du cholédoque.*

**Synonymie.** — *Lithotritie des calculs du cholédoque.*

**Historique.** — Langenbuch, le premier, pratiqua la cholédocholithotripsie le 10 août 1886 ; mais, avant lui (1884), il est juste de le reconnaître, L. Tait avait usé de la même méthode, en l'appliquant à la fois sur le cystique et ce canal. De son côté, Langenbuch apportait une modification au procédé ordinaire, en imaginant, au lieu de refouler les calculs vers l'intestin, de les faire passer dans la vésicule biliaire, qu'il enlevait ensuite. Toutefois son innovation ne fut pas heureuse ; et l'opérée mourut.

Ce n'est, en somme, que le 16 novembre 1886 que la cholédocholithotripsie fut faite avec succès et d'une manière typique. C'est à Courvoisier qu'en revient l'honneur ; et, depuis, il a eu plusieurs fois l'occasion de renouveler cette tentative, puisqu'en 1891 il avait déjà été appelé six fois à faire usage de cette manœuvre.

Ces succès ont suscité beaucoup d'imitateurs, parmi lesquels nous ne citerons que les bons résultats, c'est-à-dire ceux obtenus par Crédé, Thornton, Kocher (1889), Abbe (1891), Van der Veer (1891), et surtout par Mayo Robson, qui, à lui seul, a publié, de 1890 à 1898, une statistique de 30 cas, sans insuccès ; enfin Thiriar, Roux (1892), **H.** Delagenière (1893), Vautrin, Teale (1895), Dollinger (1897), etc., etc.

Langenbuch, d'après Braun, en 1897, ne connaissait que 30 choledocholithotripsies; à cette époque pourtant, Marcel Baudouin avait déjà réuni au moins 36 observations. En y ajoutant 18 cas récents de M. Robson, cela donne au moins un total de 54 opérations.

Il semble qu'en ces dernières années la choledochotomie ait eu une certaine tendance à remplacer la choledocholithotripsie, tombée un peu en désuétude. Au 1er juin 1898, en effet, sur 360 opérations sur les voies biliaires, H. Kehr (d'Halberstadt) n'avait encore pratiqué qu'une fois cette opération : ce qui prouve que son avenir reste pour tous encore très problématique !

**Variétés.** — 1° La *cholédochotripsie proprement dite*, c'est-à-dire sans refoulement des fragments calculeux dans l'intestin ou la vésicule, est très rare, et n'est qu'un pis aller détestable.

2° Toutes les fois qu'on le peut, on la complète par le *refoulement*, sorte de massage du cholédoque, d'autant plus aisé alors que les calculs sont réduits en fragments aussi petits que possible.

On les dirige d'ordinaire vers le duodénum, plus rarement vers la vésicule, alors ouverte ; mais, parfois, ils peuvent s'échapper du côté de l'hépatique : ce qui est une complication sérieuse.

**Manuel opératoire.** — Il est impossible de formuler des règles absolues pour la technique de cette opération. Il est essentiel tout d'abord de ne pas oublier que son emploi est strictement limité aux cas où l'accès et la sortie du cholédoque sont très aisées, et où ce canal n'est pas enfoui au milieu d'ahérences inextricables.

Le point capital est de ménager le plus possible les parois du cholédoque, pendant les manœuvres du broiement. Et, pour lui éviter les moindres traumatismes, on conçoit que la plus grande douceur soit absolument de rigueur, quand on sait de plus que très souvent les parois des canaux biliaires sont excessivement friables.

I. *Broiement.* — Comme pour la cholécystolithotripsie de L. Tait et M. Robson, plusieurs procédés sont en usage.

Les uns, et parmi eux Langenbuch et Robson, emploient des instruments : *pinces à mors* plus ou moins puissants ; *pinces à fragmenter*, ou autres variétés, dont on matelasse les extrémités d'amadou, ou que l'on munit d'une garniture en caoutchouc ou d'un tube à drainage. On a aussi employé des pinces à mors garnies d'*amadou désinfecté* à l'aide du sublimé.

Enfin Thornton, et quelques-uns ont essayé ce broiement à l'aide d'une *aiguille*, introduite à travers les parois du cholédoque. Nous ne saurions trop faire ressortir les dangers de cette dernière manœuvre, que l'on doit complètement repousser aujourd'hui.

Les autres, avec Courvoisier, se servent uniquement de leurs *doigts :* l'index et le pouce. Dans ce cas, Robson place l'index dans l'hiatus de Wislow et le pouce sur la partie antérieure du cholédoque.

II. *Refoulement.* — Ici encore, le broiement des calculs une fois effectué, les auteurs varient sur la voie à suivre pour leur expulsion. C'est en général avec les *doigts* que l'on y procède. Nous croyons mauvais d'imiter Langenbuch, qui a repoussé les fragments dans la *vésicule* biliaire ; et surtout Crédé, qui a fait fausse route et les a engagés dans l'*hépatique*. A notre avis, mieux vaut, et c'est là la voie ordinaire à suivre quand on le peut, assurer leur évacuation par le *duodenum.*

Peut-être peut-on, dans certains cas, laisser à la nature le soin de les expulser par la voie qui lui semble la meilleure : ce qui constitue la cholédocholithotripsie simple ; mais il sera toujours plus chirurgical, — et partant plus sûr —, de n'avoir pas grande confiance dans les forces naturelles d'expulsion. On ne devra se borner à leur emploi que lorsqu'on ne pourra pas faire autrement.

**Suites opératoires.** — Jusqu'en 1895, époque où il fit paraître sa thèse, Jourdan n'avait pas pu rassembler plus de 27 cas de cholédocholithotripsie. Persuadé que ce nombre était inférieur à la réalité, Marcel Baudouin a cru utile de procéder à des rechercherches minutieuses, et, après avoir dépouillé la plupart des travaux publiés sur le sujet, a pu élever le nombre des fait connus à 36 ; et encore est-il loin de les avoir tous décrits ! Langenbuch et Braun n'en connaissaient en 1897 que trente. Si l'on ajoute à ces 36 cas, les faits de Kehr et Robson, cela donne pour aujourd'hui au moins 55 observations, sans préjudice de celles oubliées.

Nous en tenant aux cas recueillis jusqu'à l'heure actuelle, nous pouvons considérer cette opération comme une intervention relativement bénigne, puisque, sur les 27 cas cités par lui, Jourdan n'avait enregistré que 3 morts. Dans les faits que M. Baudouin a ajoutés à cette statistique, il y a 2 morts de plus ; ce qui donne un total de 5 morts. Encore convient-il de faire remarquer que parmi ceux-ci figure une opérée de Robson, qui ne succomba que le 18e jour après l'intervention, d'une péritonite secondaire. Dans les 4 autres cas suivis de mort (chiffre de mortalité donné aussi par Langenbuch), et où l'on avait employé la cholédocholithotripsie (Langenbuch, Robson, Vautrin, Teale), on doit également faire remarquer que l'on a eu recours en même temps à une autre opération. Ainsi Langenbuch avait ajouté une cholécystectomie ; Robson et Teale, une cholécystostomie ; enfin Vautrin, une cholécystotomie. De sorte qu'il est bien difficile de dégager les responsabilités qui incombent à chaque opération, et que, d'une manière équitable, on ne peut vraiment incriminer la seule cholédocholithotripsie.

Il est inutile, ce nous semble, de s'appesantir outre mesure sur la discussion de ces faits malheureux, les données étant trop peu certaines pour établir une discussion serrée ; et nous n'insistons pas davantage sur les autres raisons que l'on a bien voulu invoquer : tel le *collapsus post-opératoire*, noté par Langenbuch.

Si l'on s'en tient donc aux faits bruts, on voit que, pour les cas connus, on a une mortalité de 13 pour 100 environ : ce qui ne donne pas une gravité beaucoup plus grande à cette opération qu'à beaucoup d'autres interventions abdominales.

En ce qui concerne les *résultats opératoires éloignés*, nous retrouvons, pour une appréciation définitive, les mêmes difficultés et les mêmes incertitudes. Dans la plupart des cas, nous sommes en présence d'opérations par trop complexes et de renseignements si vagues que l'on ne peut en retirer des conclusions certaines ; et les statistiques établies jusqu'à ce jour ne fournissent que des données sujettes à trop de réserves pour avoir une grande valeur. Langenbuch donne, comme chiffres connus actuellement, pour les 30 cas qu'il a enregistrés, 22 guérisons définitives, et 4 résultats douteux, en dehors des 4 cas de mort déjà signalés.

Après ce rapide exposé des suites opératoires, il nous reste à souhaiter que la communication d'une cholédocholithotripsie pure, parfaitement dégagée de toute intervention secondaire, et dont l'histoire nette, rédigée avec tout le soin désirable, nous donne des indications précises et sérieuses, d'autant plus utiles qu'elle sera la première dont on ne pourra' révoquer en doute la valeur, au point de vue thérapeutique et chirurgical! Mais ce n'est pas une raison pour ne pas reconnaître qu'il existe des cas de guérison très réels, et qui ont été suivis avec soin. Kocher, entre autres, dans un fait, a vu le foie, très atteint par une obstruction calculeuse du cholédoque et partant hypertrophié, diminuer peu à peu de volume (*Fig.* 293). Ce qui justifie pleinement toutes les tentatives faites, sans toutefois engager formellement les chirurgiens à suivre désormais la même ligne de conduite.

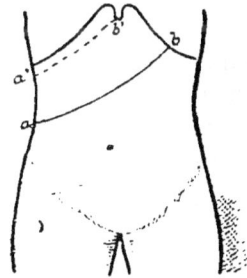

Fig. 293.— Schéma de la diminution de volume du foie après une *Cholédocholithotripsie* (Kocher.) — *Légende* : *a, b,* limite inférieure du foie avant l'opération.— *a,b,* limite du foie après l'opération (1889).

**Indications.** — Une semblable manœuvre semble aujourd'hui un procédé peu chirurgical; et nous n'en voulons pour preuve que les nombreuses critiques dont il a été l'objet. Hahn, peut-être par trop pessimiste, n'a pas ménagé à cet égard les remarques les plus défavorables ; et les insuccès de plusieurs chirurgiens, par suite de la dureté extrême de certains calculs, sont bien faits pour laisser le champ libre aux remarques acerbes.

C'est ainsi que, pour la raison précédente ou pour tout autre cause, Courvoisier dans un cas ; Koerte dans deux ; Franck, Hochenegg, Braun, Heussner, Bland-Sutton, etc., après avoir vainement essayé d'écraser par ce moyen des calculs du cholédoque, ont dû renoncer à la lithotripsie; et cette abstention leur fut dictée par la prudence. Plutôt que de recourir à des pressions exagérées pour rompre des calculs trop résistants, ne voulant pas s'en tenir à une demi mesure, ils abandonnèrent ce procédé, — qui faisait courir de trop grands risques à leurs patients, les menaçant d'une déchirure, d'une perforation, d'un écrasement et d'une gangrène consécutive du cholédoque —, pour recourir à une cholédochotomie.

C'est qu'en effet ils avaient compris combien, au cours de ces manœuvres, on s'expose facilement à des ruptures, soit par les instruments un peu trop brutalement maniés, soit même avec les doigts, ou à des lésions des parois des canaux biliaires. Et si, à ce moment, une petite déchirure venait à n'être pas aperçue, le malade serait voué à toutes les conséquences fâcheuses d'une plaie des voies biliaires !

Ce ne sont là, à vrai dire, que des considérations théoriques; mais il est juste, dans toute intervention sérieuse, de ne négliger aucun facteur important; et, dans le cas actuel, on ne saurait oublier combien dans ces états pathologiques il est fréquent que le cholédoque soit enflammé et même fortement distendu : toutes causes qui donnent à ses parois une friabilité dont on ne saurait trop se préoccuper.

De plus, comme nous l'avons déjà dit, des manœuvres brutales, ou même simplement une pression trop énergique, amène la mortification ultérieure d'une portion du canal, et les voies biliaires infectées viennent s'ouvrir et verser leur contenu septique dans la cavité péritonéale: d'où péritonite purulente, avec toutes ses conséquences désastreuses.

Mais là ne sont pas les seuls écueils de la méthode. On peut réussir à merveille le *broiement* des calculs, sans déchirer ou contusionner le cholédoque. Il reste le second temps de l'opération ordinaire, rationnelle : le refoulement des calculs dans le duodénum. Il se peut qu'on ne puisse réussir à les faire tous passer dans l'intestin ; l'opération est alors incomplète, puisqu'on laisse à demeure quelques fragments plus ou moins volumineux. Par le fait de leur présence dans le cholédoque, le processus irritatif ne se trouve pas enrayé ; et rien ne prouve que leur séjour prolongé ne sera pas le point de départ d'une nouvelle formation de dépôts calcaires, dont la terminaison sera la formation de concrétions, plus ou moins volumineuses, rétablissant le premier état pathologique.

D'autres fois encore (Courvoisier l'a constaté lui-même), un simple déplacement peut laisser croire qu'on a réussi à écraser le calcul, alors que tout est encore en état.

Aussi, chaque fois qu'on aura affaire à une *occlusion du cholédoque par des concrétions biliaires*, s'il est difficile de désobstruer le canal par la lithotritie, vaudra-t-il mieux songer à l'un des autres procédés en usage aujourd'hui, et surtout à la cholédochotomie, en particulier. Nous ne saurions trop recommander en effet de recourir de préférence à ce mode d'intervention.

Nous réserverons donc uniquement la cholédocholithotripsie à quelques cas, excessivement simples et d'une exécution aisée, de CALCULS, PEU NOMBREUX ET TRÈS FRIABLES, DU CHOLÉDOQUE, alors que pour une raison quelconque, il est impossible ou contre-indiqué de recourir à la taille de ce conduit.

# CHAPITRE V.

## 617.5555.894.

## LITHECTOMIE CHOLÉDOCHIENNE.

**Définition**. — La *lithectomie cholédochienne* est, d'après Marcel Baudouin, l'opération qui consiste à s'ouvrir une voie, en un point quelconque des voies biliaires, laissant de côté bien entendu le cholédoque, pour procéder à l'extraction des calculs de ce canal.

**Synonymie**. — Le mot *cholédocho-lithectomie* eût été plus logique peut-être; mais il n'a pas été choisi par Marcel Baudouin, parce que beaucoup d'auteurs l'emploient pour désigner la cholédochotomie typique, et qu'il est difficile de faire revenir les chirurgiens sur les dénominations qu'ils ont une fois utilisées.

On a proposé aussi la dénomination d'*Evidement* (Ausräumung) ou *Curetage du cholédoque* (Rose, 1899); mais nous avons déjà dit pourquoi il fallait rejeter ce terme.

**Etymologie**. — λίθος, calcul; ἐκτὸς, en dehors : *Ablation de calculs du cholédoque en général*.

**Variétés**. — L'opérateur ne se trouvera jamais embarrassé, puisqu'il peut procéder soit par le canal cystique (*voie cystique*), soit par le canal hépatique (*voie hépatique*), soit par le duodénum *voie duodénale*, soit par la vésicule biliaire (*voie cholécystique*).

On s'arrête en général aujourd'hui à la *voie cholésystique*; c'est en tout cas la plus employée, et la seule que nous décrirons ici, avec la *voie duodénale*, qui s'applique à des cas particuliers (1).

1º A proprement parler, cette opération par la *voie cholécystique* n'est guère qu'un des temps de certaines cholécystotomies; mais,

---

(1) Jusqu'à présent, nous ne connaissons pas en effet d'observations, absolument probantes, de *lithectomie cholédochienne par voie hépatique* ou *cystique ;* mais ces opérations sont parfaitement possibles dans certains cas.

si cette voie est toute naturelle pour l'extraction des calculs du canal cystique, il n'a pas été donné aussi souvent de passer par la vésicule biliaire pour parvenir jusqu'au cholédoque. Et, en effet, il n'est pas toujours facile de faire cheminer un instrument préhenseur à travers le canal cystique, pour gagner le cholédoque, et, après avoir saisi le calcul arrêté, de le ramener.

Souvent il arrive d'ailleurs que les voies biliaires *accessoires* sont peu dilatées : ce qui est une cause de plus pour avoir un échec, cause qui explique surabondamment l'emploi assez rare de cette méthode. Aussi ne nous étendrons-nous que modérement sur cette variété.

2° Il n'en est pas tout à fait ainsi de la *lithectomie cholédochienne par voie duodénale,* qui a peut-être plus d'avenir, quoiqu'elle ne soit de mise que dans des circonstances toute spéciales.

Nous allons donc consacrer un paragraphe spécial à chacune de ces deux variétés d'opérations, à manuel opératoire très distinct.

## I. — Lithectomie cholédochienne par voie cholécystique.

**Définition**. — Comme nous l'avons dit, cette opération consiste à extraire, par la vésicule ouverte, c'est-à-dire après cholécysto-tomie, les calculs du cholédoque.

**Synonymie**. — C'est à cette variété de lithectomie que Rose a réservé plus spécialement, mais à tort, la dénomination d'*Evidement* ou de *Curetage des voies biliaires*.

**Historique**. — Des diverses voies par lesquelles l'opérateur peut atteindre un calcul du cholédoque, il semble que ce soit la seule qui ait été employée pendant longtemps et au début des interventions sur ce canal.

Un des premiers cas est de Langenbuch et date de 1886. On en trouve, d'autre part, trois observations, citées dès 1890 par Courvoisier, dans son important ouvrage (Cas nos 1615, 1643, 1688); et, si l'on veut bien y ajouter les faits relevés par Marcel Baudouin, on verra que les succès dus à son emploi sont déjà en assez grand nombre.

Mentionnons seulement les deux faits de M. Robson (1888 et 1892) ; puis ceux de Routier, Cabot (1892), Thiriar, Roux, Tuffier (1893), Routier (1894), Malcom, Hartmann (1895), Routier (1897); et enfin ceux de Rose, Erdmann (1898), etc.

Langenbuch, qui, dans son traité, confond à tort cette opération avec le *massage du cholédoque*, donne pour ces deux interventions réunies le chiffre de 31 opérations, dont 22 guérisons, 7 morts et 2 suites douteuses ; mais cette statistique, qui comprend des cas trop disparates, ne mérite pas d'être retenue.

**Variétés**. — Il existe deux variétés de cette opération, variétés dont nous allons retrouver la description au manuel opératoire.

1º La *Lithectomie pure et simple* ;

2º La *Lithectomie, après Cholédocholithotripsie*, c'est-à-dire après broiement préalable des calculs du cholédoque.

**Manuel opératoire.** — Après la laparotomie, deux procédés, comme nous venons de le dire, ont été, jusqu'à l'heure actuelle, mis en pratique pour cette lithectomie cholédochienne par la voie cholécystique.

I. LITHECTOMIE SIMPLE. — Dans le premier procédé, il s'agit d'une *simple extraction* du calcul.

E. Rose (1898) a recommandé la *fixation préalable des concrétions* avec le doigt. Pour cela, il suffit que l'aide attire fortement en haut le foie et les fausses côtes : ce qui rend béant l'hiatus de Winslow et permet au doigt d'arriver jusqu'au cholédoque.

On pourra, comme Robson et E. Rose, introduire alors soit une petite *cuiller*, soit une *curette très fine* par la vésicule, et, grâce à elle, retirer doucement le calcul.

La curette flexible (E. Rose) est poussée avec précaution dans le cholédoque, en passant entre le calcul et la paroi. Ou bien encore on fera pénétrer une petite *pince* par la vésicule et le canal cystique, la poussera jusqu'au cholédoque, que l'on trouve d'ordinaire un peu dilaté, et, arrivé là, on cherchera à prendre le calcul dans les mors.

Ainsi décrite, la manœuvre constitue, à proprement parler, l'intervention typique.

L'opération peut se terminer, soit par la fixation de la vésicule à la peau (cholécystostomie), ce qui est la règle ; soit par une suture de la vésicule (cholécystendyse), comme l'a fait Rose entre autres.

II. LITHECTOMIE APRÈS CHOLÉDOCHOLITHOTRIPSIE. — Dans une deuxième méthode, on fait d'abord subir aux calculs, avant de les enlever, un *broiement* suffisant.

Alors seulement on procède à l'extraction de chacun des fragments obtenus. En un mot, c'est l'extraction précédée d'une véritable *lithotritie*, faite dans l'intérieur même du cholédoque (1).

Mais cette cholédocholithotripsie, secondaire en l'espèce, qui semblerait avoir pour but de faciliter l'extraction et d'en diminuer les dangers, est précisément une cause de difficultés. Exécutée dans l'intérieur des canaux biliaires, elle est loin d'être toujours aisée ; et, comme il est possible de déchirer d'abord le cystique, puis le

---

(1) A citer deux cas de Courvoisier (nᵒˢ 1533 et 1625) ; un fait de Thornton (Courvoisier, nᵒˢ 1694) ; un cas de Tuffier (1893), entres autres.

cholédoque lui même en y procédant, elle agrave le pronostic de l'intervention, plutôt qu'elle n'en facilite le manuel opératoire.

Par suite, on devra en réserver l'emploi à des cas spéciaux, lorsqu'on aura pu constater, par exemple, des canaux biliaires très larges, ou qu'on aura la certitude de ne rencontrer que des calculs mobiles, presque flottants, ou très peu difficiles à broyer.

**Suites.** — Cette opération est d'un pronostic bien plus favorable que le massage du cholédoque. Sur les dix cas rassemblés par Marcel Baudouin, on ne note en effet que deux morts, deux mauvais résultats, et sept guérisons absolues, dont trois pour Courvoisier sur trois opérations. De plus les cas de mort de Langenbuch et Rose ont trait, l'un à une opération ancienne (1886) et complexe, au cours de laquelle on fit une cholécystectomie, la seule cause peut-être du décès ; et l'autre, celui de Rose, à une intervention restée incomplète, mais très compliquée.

Il s'agit donc là d'une manœuvre à encourager, tout à fait différente, bien entendu, du massage du cholédoque ; et nous ne comprenons pas pourquoi Langenbuch a mélangé ainsi deux opérations, en tout si dissemblables.

Il ne faut se dissimuler toutefois que l'exploration du cholédoque n'est pas absolument complète dans une telle opération, et qu'on peut laisser en place quelques calculs, surtout au voisinage de l'ampoule de Vater et dans le canal hépatique : ce qui est arrivé dans un cas récent (Rose, 1898), qui se termina d'ailleurs, comme nous l'avons signalé, par un décès.

**Indications.** — En conséquence, si, après un examen approfondi, on a acquis la certitude ou que les concrétions biliaires sont fixées solidement et fortement enclavées dans le canal cholédoque, ou que l'on aura quelques difficultés pour l'extraction complète de tous les calculs, mieux vaut, évidemment, s'armer de prudence et recourir à la cholédochotomie, car l'on est en droit d'attendre de cette dernière opération, d'après les statistiques les plus récentes, des succès aussi brillants que ceux fournis par cette variété de lithectomie cholédochienne.

De plus, un autre écueil, dont il faut tenir compte de suite, c'est la possibilité de trouver un *canal cystique rétréci* ou *obturé* et une vésicule biliaire *rétractée*. Or les travaux de Courvoisier, Terrier et M. Baudouin, ont démontré combien ces faits étaient fréquents dans la calculose cholédochienne. Si donc, en procédant à une tentative d'extraction, on sentait que le passage sera difficile par le canal cystique non suffisamment dilaté, il serait aussi inutile qu'imprudent d'insister ; et l'on devrait ne pas hésiter à pratiquer aussitôt, le cas échéant, la cysticotomie, et ensuite, une lithectomie par *voie cystique*. Celle-ci, en effet, si elle n'est pas moins grave que la cholédochotomie, présente l'avantage d'être d'une exécution beaucoup plus aisée.

Après élimination de ces diverses circonstances, on comprend qu'il reste, en réalité, peu de faits absolument du ressort de l'intervention que nous étudions. Elle ne s'applique en effet, en tout cas, qu'aux CALCULS MOBILES DU CHOLÉDOQUE, quand les *voies biliaires accessoires ne sont pas rétrécies*, et quand il n'y a aucun de ces calculs arrêtés au voisinage de l'ampoule de Vater.

## II. — Lithectomie cholédochienne par la voie duodénale.

**Définition**. — Cette variété de lithectomie du cholédoque consiste dans le fait d'extraire, grâce à une *Duodénotomie* exploratrice préalable, les calculs inclus dans l'ampoule de Vater ou dans la partie rétroduodénale du cholédoque.

**Historique.** — C'est à Mac Burney (de New-York) que l'on doit la conception, l'exécution, et la réussite de cette opération, qu'il a pratiquée vers 1891 pour la première fois.

De son côté, Czerny, dès 1892, eut une idée à peu près analogue ; mais elle a plutôt trait à la cholédochotomie transduodénale proprement dite. Depuis, le 8 décembre 1897, Czerny a fait la véritable opération de Mac Burney (Petersen, 1899).

Jusqu'à la fin de 1898, Mac Burney a eu l'occasion d'avoir recours à la même intervention dans cinq autres cas, toujours avec le même succès, sauf dans une circonstance spéciale où l'opération fut suivie de mort.

En novembre 1898, M. Robson, de son côté, avait exécuté deux fois cette opération (le 17 juin 1897 et le 3 mars 1898). Haasler (de Halle) a cité récemment un autre fait (1898). Carle a rapporté, tout dernièrement aussi (oct. 1898) qu'il avait eu l'occasion d'opérer *plusieurs* fois de cette façon, de même que H. D. Colins (1898). A citer encore un cas de S. White (1898). Ce qui fait au moins une quinzaine d'observations déjà.

Tous ces chirurgiens ont, au demeurant, pratiqué la lithectomie, après avoir fait au préalable une *incision* au niveau de l'ampoule de Vater, c'est-à-dire une *cholédochotomie interne*.

**Variétés.** — Jusqu'ici, cette lithectomie a pu être effectuée sans *cholédocholithotripsie* préalable ; mais, presque toujours, elle a été accompagnée d'une *incision libératrice*, au niveau de l'ampoule de Vater. Ce qui fait qu'on doit en distinguer au moins deux variétés :

1° La *lithectomie*, pure et simple ;

2° La *lithectomie*, avec *incision* de l'orifice de l'ampoule de Vater (*Cholédochotomie interne*), puis *dilatation*.

**Manuel opératoire.** — Quoiqu'il s'agisse là d'une intervention, qui nécessite d'abord une laparotomie exploratrice, puis une Duodénotomie exploratrice, l'opération en elle-même ne présente pas de grandes difficultés dans sa technique. Après avoir fait une laparotomie parabiliaire exploratrice, pour arriver à diagnostiquer la présence et la situation du calcul, lorsqu'on s'est bien assuré de sa position près de l'ampoule de Vater, et derrière l'anse d'intestin correspondante, on *incise le duodénum.*

I. DUODÉNOTOMIE. — 1° *Incision.* — On peut, comme le font Mac Burney et M. Robson, recourir à une incision *longitudinale* sur la face antérieure de l'anse intestinale (*Fig.* ?o3). Mac Burney recommande actuellement d'ouvrir au niveau de *l'anse descendante,* sur une étendue de 3 à 4 centimètres seulement.

Pourtant, rien n'empêche l'opérateur de pratiquer une ouverture *transversale,* s'il croit cette direction préférable, comme l'ont fait M. Robson dans un cas, et plusieurs autres chirurgiens, en particulier Pozzi, Terrier, Kocher, etc.

2° *Exploration.* — Après avoir bien mis à nu la paroi postéro-interne du duodénum, on recherche l'ampoule de Vater, et on la dégage de façon à l'avoir sous les yeux constamment.

II. LITHECTOMIE. — 1° *Lithectomie simple.* — Mac Burney, dans son premier cas, essaya de *dilater* l'orifice du cholédoque par l'introduction d'une *sonde* dans son orifice. Mais, après plusieurs efforts infructueux, il dut y renoncer; et il se décida de suite à faire une *incision libératrice* sur la papille et l'ampoule. Il put alors, avec un *instrument mousse* (pince à forcipressure, etc.) achever la dilatation de l'orifice ainsi agrandi.

Il est certes possible que, dans certains cas, la dilatation puisse être obtenue, sans incision préalable, d'une manière très suffisante. Dans ce cas, évidemment, on ne fait qu'une *lithectomie* simple. Mais, d'ordinaire, il faut y ajouter la *cholédochotomie interne.*

2° *Lithectomie avec incision.* — Avant d'exécuter cette incision, il est bon de faire le *cathétérisme du cholédoque par la voie naturelle* (expression employée à dessein pour opposer cette variété de sondage au *cathétérisme rétrograde,* qu'on fait après une incision sur les voies biliaires), pour se rendre compte exactement de la situation du calcul.

Le coup de bistouri doit être léger; et une incision libératrice de 1 centimètre suffit d'ordinaire. De suite, on aperçoit, au fond, l'extrémité du calcul qui fait saillie. Passant un doigt derrière la portion descendante du duodénum, on refoule vers l'incision de l'ampoule la partie terminale du cholédoque et on exprime, en quelque sorte, le calcul enclavé. Pressant alors avec le doigt sur le calcul, et le dirigeant en dehors, il est facile de le faire tomber, en l'énucléant de sa loge, dans l'intestin, d'où il est aisé de l'extraire.

Le cholélithe une fois enlevé, on fait à nouveau un *cathérisme explorateur* soigné des voies biliaires, pour s'assurer qu'il ne reste pas d'autres concrétions, soit dans le cholédoque, soit dans l'hépatique, soit même dans les voies biliaires accessoires.

III. FERMETURE DU DUODÉNUM. — Le reste de l'opération est en tout semblable aux manœuvres ordinaires de la duodénotomie exploratrice, et ne comporte vraiment aucune considération spéciale.

Mac Burney ferme l'intestin à l'aide d'une suture au catgut à trois étages et lave la surface externe du duodénum et les parties voisines avec une solution chaude de chlorure de sodium. Robson fait une suture continue au catgut sur la muqueuse et à la soie sur la séreuse. Mac Burney termine par une laparorraphie exécutée à la soie, avec plusieurs plans de suture. Il laisse cependant, au centre de la plaie un petit orifice où il place un petit drain, destiné à drainer l'espace cellulaire sous-cutané. Robson ne draine pas.

Nous avons, en somme, deux manœuvres accessoires à retenir dans la lithectomie cholédochienne par voie duodénale : 1° L'*incision* libératrice; 2° la *dilatation* ultérieure de l'orifice du cholédoque, préalablement incisé, manœuvres facultatives, qui peuvent être inutiles. Rappelons seulement qu'elles représentent, à peu de chose près, la manœuvre employée pour l'extraction de calculs de l'urètre arrêtés dans la fosse naviculaire, ou plutôt la *Cysticotomie interne* de Bernays !

**Suites.** — Les suites de cette opération sont celles de toute laparotomie. Mac Burney, dès le lendemain, fait boire à ses opérés de l'eau stérilisée par petites gorgées et administre toutes les quatre heures un lavement alimentaire. Le jour suivant, il donne un lavement purgatif. Mais on pourrait aussi bien suivre la pratique des autres chirurgiens en fait de chirurgie intestinale.

Mac Burney n'a perdu qu'une seule malade sur 6 cas. Encore ce décès n'a-t-il rien à voir avec l'opération (Il a eu pour cause une intolérance gastrique toute particulière). Tous ses autres cas ont parfaitement guéri, de même que ceux de Robson, Haasler, Carle, etc.

**Indications.** — I. Il est évident qu'une opération de ce genre convient tout à fait aux CALCULS DU CHOLÉDOQUE ENCLAVÉS AU NIVEAU DE L'AMPOULE DE VATER (*Fig.* 295), ou même ARRÊTÉS DANS LA PORTION

RÉTRO-DUODÉNALE de ce conduit (*Fig.* 294). Comme elle n'est pour beaucoup, malgré sa complexité d'ailleurs apparente, qu'une cholé-

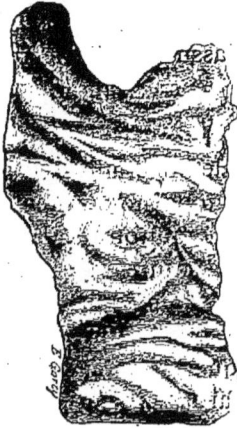

*Fig.* 294. — Calcul biliaire arrêté à l'entrée du duodénum,
sous la partie rétroduodénale,
du cholédoque, à peine visible
par l'intestin, mais faisant une
saillie notable dans son intérieur. (D'après M. Robson,
1898).

dochotomie ordinaire, il est indiscutable que, dans de telles circonstances,
c'est à elle qu'on doit avoir recours.

Mais est-elle toujours applicable,
dans ces cas très spéciaux, et assez
fréquents, de calculose du cholédoque ?
Non, quoiqu'en pense Mac Burney.

Kocher a fait remarquer, en effet, et
avec juste raison, qu'on ne peut pas l'employer pour tous les calculs enchatonnés dans l'ampoule, ou siégeant non
loin de son orifice, car parfois la concrétion a un volume beaucoup trop
considérable pour qu'il soit possible de
l'énucléer par l'ouverture ainsi créée,
même après une incision libératrice
suffisante.

D'autres fois, les adhérences seront trop
solides pour qu'on puisse songer à une
lithectomie par ce procédé fort simple
et d'exécution facile. Dans d'autres cas enfin, il sera à peu
près impossible d'exécuter convenablement l'incision de l'ampoule. Il faut alors avoir recours à une intervention plus élégante,
mais aussi moins aisée ; et c'est précisément celle à laquelle dut se
résoudre Kocher dans un cas d'obstruction du cholédoque par
un calcul biliaire, et qui lui fit imaginer la *cholédochotomie transduodénale*.

II. Kocher, on le voit, en inventant cette cholédochotomie
nouvelle, a restreint, dans une certaine mesure, les indications de la
lithectomie par voie duodénale. Mais Mac Burney, de son côté, a
cherché, en revanche, à les étendre considérablement, en recommandant l'opération, non plus seulement pour les concrétions voisines
de l'ampoule de Vater, mais aussi pour tous les CALCULS QUI SIÈGENT
DANS LA PARTIE INTRAPÉRITONÉALE DU CHOLÉDOQUE, et qui d'ordinaire
sont du domaine de la cholédochotomie classique.

Son raisonnement, quoique d'allure paradoxale, a beaucoup de
vrai. Pour un opérateur habitué à la chirurgie abdominale, il est
certain que, d'une part la duodénotomie exploratrice n'aggrave pas
beaucoup l'intervention ; et que, d'autre part, la remarque sur

laquelle s'appuie Mac Burney pour étayer sa démonstration, a une très grande valeur.

Il a, en effet, raison de soutenir que les plaies du duodénum sont plus faciles à suturer et guérissent plus facilement que les

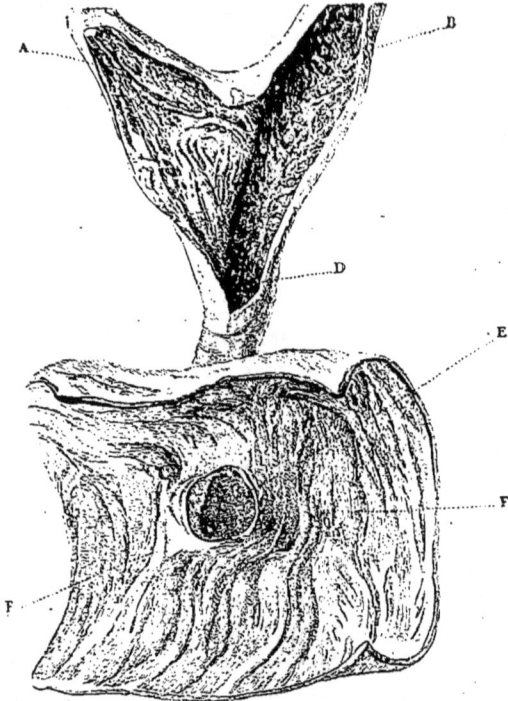

Fig. 295. — Calcul biliaire, très visible, enclavé dans l'ampoule de Vater, et presque sorti. — Les conduits biliaires sont en rétrodilatation et le calcul est sur le point de tomber dans la cavité du duodénum. — *Légende :* A, partie du cystique ouvert et dilaté ; D, cholédoque rétrodilaté ; E, calcul qui a passé dans les conduits et est sur le point de tomber dans le duodénum ; F, F', partie du duodénum étalée, dans lequel les valvules conniventes sont peu développées : ce qui est la règle dans cette partie du petit intestin. (BAILLIE, *Morbid anatomy*, 1800).

incisions pratiquées sur le cholédoque par la voie intrapéritonéale sous-hépatique. Et cela est surtout vrai quand on opère pour des accidents de lithiase biliaire, c'est-à-dire dans des cas où les parois des conduits sont très enflammées et d'une résistance peu considérable.

Ajoutons enfin que le chirurgien de New-York a raison d'insister sur les renseignements que peut fournir, en même temps, le *cathétérisme du cholédoque par l'intérieur du duodénum.*

CHAPITRE VI.

**617.5555.85**

## CHOLÉDOCHOTOMIE.

**Définition.** — La *cholédochotomie* est l'ouverture du canal cholédoque.

D'ordinaire, elle est pratiquée sur un conduit *dilaté* et pour l'extraction des *calculs* biliaires qui s'y sont arrêtés.

**Etymologie.** — χολή, bile ; δοχή, réceptacle ; τομή, section : *Incision du canal vecteur de la bile.*

**Synonymie.** — *Taille du Cholédoque* ou *du Canal commun.* Cette opération est en effet tout à fait comparable à la taille de la vésicule (*Cholécystotomie*) ou du canal cystique (*Cysticotomie*), etc. — *Extraction des calculs du cholédoque* (Courvoisier). — *Cholédocholithotomie* (Courvoisier, Waring). — *Cholédocholithectomie.*

**Variétés.** — I. A l'heure actuelle, il existe deux variétés très distinctes de cholédochotomie ; mais ces deux variétés ne paraissent pas avoir autant d'avenir l'une que l'autre.

Ce sont :

1° La *Cholédochotomie typique,* qui a pour but, après une laparotomie parabiliaire, d'inciser le cholédoque, dans sa portion libre, et facilement accessible, qui va du duodénum au hile du foie (*Fig.* 296).

C'est la *Cholédochotomie intrapéritonéale,* connue depuis assez longtemps déjà, et exécutée jusqu'à présent un nombre relativement considérable de fois. C'est l'opération classique. (*Fig.* 297).

2° La *Cholédochotomie transduodénale* ou *intraduodénale* (M. Baudouin), qui consiste à attaquer la partie du cholédoque située derrière l'intestin et au niveau de la tête du pancréas, de même que son trajet intra-pariétal, à l'aide d'une *Duodénotomie exploratrice* préalable, et dans laquelle on atteint le corps étranger, en allant à sa recherche à travers la paroi du tube digestif incisée elle-même (*Fig.* 294).

Cette variété d'intervention, due à Kocher, n'a été encore pratiquée que très rarement et est de date récente.

II. *a*). Chacune de ces deux opérations peut d'ailleurs, comme nous
le verrons plus loin, être *suivi* ou *non de la suture des parties
incisées*.

D'où les dénominations de *Cholédochotomie idéale* et de *Cholédochotomie sans sutures*.

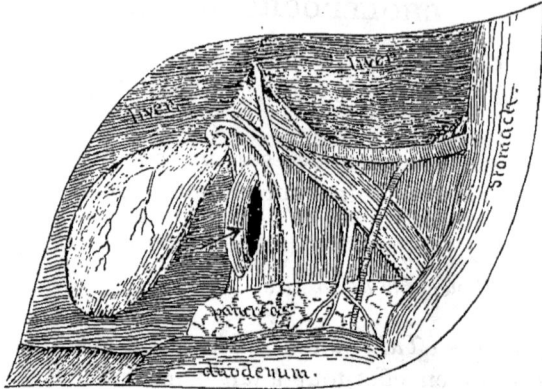

Fig. 296. — Le Cholédoque dans son ensemble. — Figure destinée à montrer les deux
portions, *intrapéritonéale* et *rétroduodénale*, du canal vecteur de la bile.

*b*) A noter encore que la cholodochotomie est souvent combinée à d'autres opérations biliaires, telles que la *cholécystostomie*,
la *cholécystotomie*, la *cysticotomie*, plus rarement la *cholécystectomie*, etc.

Nous décrirons séparément les deux variétés mentionnées en
premier lieu, en raison de leur grande dissemblance.

### I. — Cholédochotomie intrapéritonéale typique.

**Définition.** — C'est la cholédochotomie *classique*, l'incision du cholédoque au-dessous du foie (*Fig.* 297).

C'est actuellement l'une des opérations les plus importantes de la chirurgie biliaire.

**Synonymie.** — *Taille du Cholédoque* proprement dite.

**Historique.** — Cette cholédochotomie typique est la première qui ait été pratiquée.

Elle a été conçue en 1884 par Langenbuch, qui déclarait dès cette époque qu'on pouvait parfaitement tenter l'ouverture du

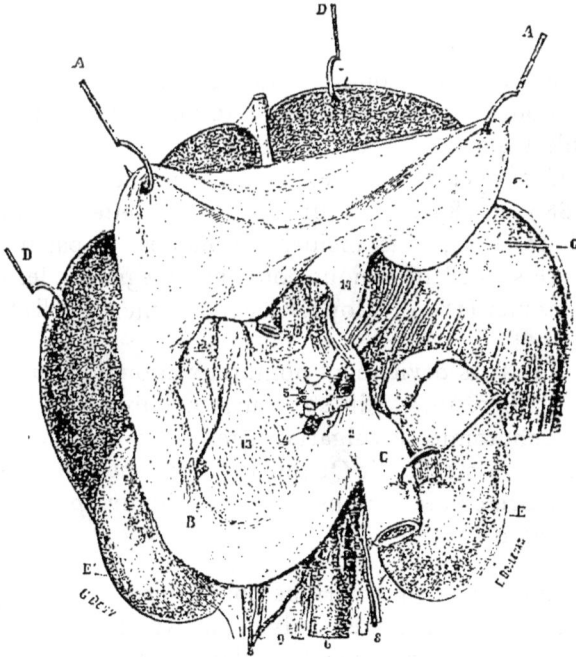

*Fig.* 297.— La situation du Cholédoque par rapport au Foie et au Duodénum. — Figure destinée à montrer la situation de la *portion intrapéritonéale* du cholédoque (D'après Testut).

cholédoque, à condition toutefois de refermer de suite ce conduit. C'était là évidemment préconiser la *cholédochotomie avec sutures*.

Peu de temps après (1885), Parkes développait la même idée; et, quelques années plus tard (1890), Kocher (de Berne) insistait à nouveau sur la possibilité de cette opération, qu'il considérait comme tout à fait rationnelle.

Mais, dès le 6 février 1884, elle avait déjà été pratiquée, à l'insu des auteurs précédents, par Kümmell (de Hambourg); malheureusement sa malade avait succombé à une intervention trop complexe : il avait fait en même temps une cholécystectomie, pratiquée chez une malade épuisée.

D'un autre côté, dès le 8 décembre 1888, dans un cas où il dut compléter son intervention par une cholédocho-entérostomie, Riedel (d'Iéna) avait eu l'idée de pratiquer une cholédochotomie ; mais il s'arrêta en route et n'exécuta que le premier temps (il est vrai le seul nécessaire) de cette intervention, c'est-à-dire, l'*incision* du canal; ce fait a été d'ailleurs suivi également de mort. Riedel avait pris, en vain, la précaution de *lier* au préalable le canal cholédoque.

C'est à Thornton (de Londres) que l'on doit en réalité le premier succès pour la cholédochotomie (9 mai 1889). L'opération de Marcy n'est que du 26 octobre 1889 (1).

Les malades opérés par ces chirurgiens et Courvoisier (de Bâle), en 1889 et 1890, après un diagnostic nettement posé, guérirent d'ailleurs tous, sans incidents notables. A partir de cette date, les cas se succèdent et nous pouvons enregistrer les observations de Heussner (1889), Lloyd, Küster, Hochenegg, Kehr (1890).

Dès 1891, les faits deviennent nombreux et on note presque toujours d'excellents résultats ; ils sont surtout publiés en Allemagne, où la cholédochotomie se vulgarise vite, et en Angleterre. Ce qui tient, non pas comme l'a dit Quénu à la fréquence plus grande de la lithiase biliaire en ces régions, mais à l'initiative plus hardie des chirurgiens anglo-saxons.

L'opération est faite en Amérique pour la première fois par Van der Veer le 15 janvier 1891 ; en Suisse, par Roux le 16 juin 1891 et Socin (1892) ; et, en France, par Jaboulay (de Lyon) en juin 1891, et F. Terrier le 19 avril 1892.

En Allemagne et en Autriche, nous notons ensuite les cas de Rehn, Braun, R. Frank, Riedel, Kehr, Küster (1891), Lauenstein,

(1) En 1897 et 1898 s'est élevée une discussion sur la priorité de la Cholédochotomie en Angleterre et Amérique (Ferguson, Marcy, Fenger). Les détails précédents la tranchent définitivement, et montrent que la réclamation était un peu oiseuse.

Kehr (1892), etc., etc. En Angleterre, ceux de Bland Sutton (1891), Arbuthnot Lane (1892), M. Robson (1893), etc. ; en Danemark, celui de Studsgaard (1892), etc., etc.

A partir de 1893, les observations sont si nombreuses dans tous les pays qu'il n'y a plus d'intérêt à les mentionner (1).

Si bien qu'à cette époque, pour les opérations que nous connaissons, nous n'avons guère relevé qu'une dizaine d'insuccès. Encore faut-il remarquer que les morts sont dûes surtout à des chirurgiens qui opèraient pour la première fois des calculs du cholédoque !

Courvoisier, dans son livre, n'a consacré en 1890, que deux pages à cette opération, qui fut alors aussi brièvement étudiée par Robson (1892).

C'est en 1892 que parurent les premières monographies sur la question : d'abord celle due à la collaboration de F. Terrier et M. Baudouin (1892); puis le travail de Ricklin, et celui de Martig, paru à Bâle en 1893; et enfin les thèses de Paris de Le Petit (1894) et M. Jourdan (1895), qu'inspira l'école de Terrier. Les thèses de Paulidès (Lyon, 1898), de Sanchez (1898), méritent à peine une mention, tandis que celle de P. Wiart (Paris, 1899) fournit d'intéressantes données anatomiques sur cette opération, fréquemment exécutée à l'époque actuelle.

On ne trouvera pas dans les articles de Langenbuch et de Waring (1898), et même de Faure (1899), de notions bien nouvelles; mais il nous faut signaler d'une façon spéciale les recherches anatomiques de Quénu (1895) et ses publications (1897 et 1898) sur les diverses variétés de cholédochotomie intrapéritonéale.

**Technique opératoire.** — VARIÉTÉS. — I. L'incision du cholédoque par voie péritonéale peut se pratiquer dans deux conditions très différentes, suivant qu'on aborde la région sous-hépatique, où ce canal est accessible, par la face antérieure de l'abdomen ou par la région lombaire.

D'où deux grandes variétés dans la technique opératoire :

1° La *cholédochotomie classique, par voie abdominale* ou *antérieure ;*

2° La *choléchotomie par voie lombaire* ou *postérieure,* jusqu'ici non utilisée, et dont l'avenir est loin d'être démontré.

(1) En 1898, Czerny avait fait 14 fois cette opération avec 2 morts ; et Kehr quarante-six fois !

II. Mais la cholédochotomie typique, ou *antérieure*, peut elle-même être exécutée de deux façons différentes, suivant qu'on incise le conduit biliaire de suite après avoir terminé la laparotomie exploratrice; ou au contraire quelques jours après seulement. Nous aurons donc à étudier aussi :

1° La *cholédochomie en un seul temps*, ou *classique* ;

2° La *cholédochotomie en deux temps,* rarement pratiquée jusqu'à aujourd'hui.

Nous décrirons avec détails le procédé opératoire courant, et ne consacrerons que quelques lignes aux autres méthodes, sur lesquelles il n'y a pas désormais d'intérêt pratique à insister outre mesure.

### I. — Cholédochotomie antérieure en un temps.

**Définition.** — Comme on le sait, cette opération, qui tend à devenir très fréquente en chirurgie biliaire, consiste, après laparotomie parabiliaire exploratrice, d'abord à inciser le canal cholédoque dans le but d'extraire les calculs qui s'opposent au passage de la bile, puis, si possible, à suturer immédiatement les lèvres de l'incision, après s'être assuré, par un cathétérisme méthodique des voies biliaires, que le canal vecteur principal est parfaitement perméable.

**Historique.** — C'est là l'opération classique, qui a été décrite avec grand soin par Terrier, Le Petit, Jourdan et Langenbuch. C'est évidemment l'opération de l'avenir, pour la majorité des cas de calculose du cholédoque; et elle n'entre en réalité en lutte qu'avec la cholédochotomie trans-duodénale pour certaines localisations de ces calculs.

**Variétés.** — 1° Parfois il est impossible de suturer l'incision faite au cholédoque. On dit alors qu'on a pratiqué une *cholédochotomie sans sutures*. Cette variété opératoire, qu'on termine forcément par un *drainage méthodique*, peut avoir ses indications spéciales, comme l'a montré Quénu (1897).

2° Mais d'ordinaire, on s'efforce de réaliser la fermeture du conduit biliaire, de façon à pratiquer une *cholédochotomie avec sutures,* ou *idéale*, comme on a l'a appelée aussi.

**Manuel opératoire.** — Les précautions habituelles à toute intervention intraabdominale étant prises comme d'ordinaire, après avoir eu soin de se munir de tous les instruments nécessaires aux opérations sur les voies biliaires, c'est-à-dire de tout ce qu'il faut, pour en faire le *cathétérisme*, pour en *extraire les calculs* (curettes, crochets, pinces, etc.), pour faire les *sutures* (aiguilles fines, etc.), pour pratiquer le *drainage*, etc., on procède d'abord à une laparotomie exploratrice parabiliaire.

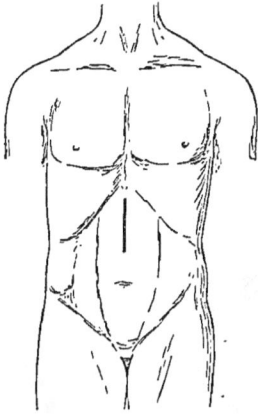

Fig. 298. — Laparotomie médiane sus-ombilicale pour affections du cholédoque. — Incision la meilleure pour la cholédochotomie (Waring).

LAPAROTOMIE PARACHOLÉDOCHIENNE. — 1° *Incision.* — Dans ce cas particulier, l'incision de l'abdomen est forcément *sus-ombilicale* ; mais là s'arrête l'accord. On a, en effet, utilisé tantôt une incision unique, tantôt des incisions multiples.

Quand on n'en fait qu'une, ce qui vaut mieux, elle est d'ordinaire *verticale*, et placée sur la ligne *médiane (Fig.* 298) ; plus rarement sur le *bord externe du muscle droit* du côté droit de l'abdomen.

Mais certains auteurs ont eu recours à une incision *oblique*, c'est-à-dire parallèle au rebord costal, plus ou moins courbe, ou même *horizontale.*

Quand l'incision est *multiple*, elle se compose généralement d'une branche horizontale et d'une branche verticale, ou oblique, de sorte qu'on a une section de la paroi en forme de T, d'⅂ (L retourné), d'⋉ (Y grec couché), d'H, etc.

Laquelle incision préférer ? Il est indiscutable, comme le prouvent les observations originaires d'Allemagne, où l'on a un certain culte pour les incisions complexes, que l'ouverture de la paroi en L par exemple (la branche verticale correspondant à la limite externe du muscle droit, et l'horizontale au niveau du bord inférieur du foie) donne un jour considérable ; que, grâce à elle, on atteint plus facilement la plupart des cholédoques qui restent inaccessibles avec la simple incision verticale ; que, de la sorte, on simplifie notablement la cholédochotomie, qui est rendue en même temps plus sûre.

Mais, si l'on y a recours, il faut refermer l'abdomen avec un soin minutieux, ne pas drainer, et obtenir une réunion par première intention, pour éviter l'éventration ultérieure qui a été notée.

En France, on semble préférer manifestement la simple incision *verticale* et *latérale* (bord externe du muscle droit); et, à condition de lui donner une longueur d'au moins 10 à 12 centimètres, on

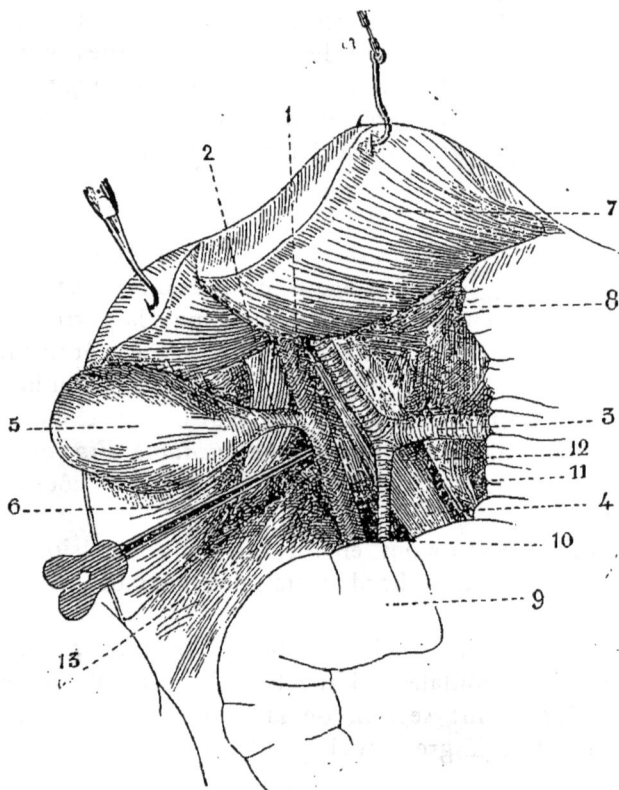

Fig. 299.—Le *trajet intrapéritonéal* du Cholédoque, du Carrefour biliaire au Duodénum. (Schéma, d'après Jeannel). — *Légende:* 1, canal hépatique; 2. canal cystique; 3, artère hépatique; 4, veine porte; 5, vésicule biliaire; 6, lobe droit du foie; 7, lobe gauche du foie, 8, lobule de Spiegel; 9, duodénum; 10, cholédoque; 11, pancréas; 12, artère gastro-épiploïque droite; 13, rein. — Une sonde canelée est engagée dans l'hiatus. Derrière le pédicule vasculaire, on aperçoit le feuillet postérieur du petit épiploon.

arrive de la sorte à manœuvrer assez à l'aise dans la région sus-hépatique. — Il est indiscutable pourtant que l'incision verticale et *médiane* est la plus logique, quand on a pour but spécial la recherche du cholédoque.

2º *Exploration.* — L'abdomen ouvert, il faut s'orienter. C'est un des temps les plus difficiles de l'acte opératoire, la face inférieure du foie étant la plupart du temps adhérente aux organes voisins, épiploon, pylore, côlon transverse et intestin grêle (*Fig.* 299).

Le péritoine incisé, on tombe en effet d'ordinaire sur un magma solide, englobant tout ce qui occupe l'hypochondre droit. Les adhérences sont souvent assez résistantes. On les décolle pru-demment, à l'aide des doigts, liant les vaisseaux épiploïques, quand cela est nécessaire, dégageant d'abord la masse intestinale et, allant à la recherche du *bord inférieur du foie* (*Fig.* 300). Là, en effet, on trouvera peut-être la *vésicule biliaire*, premier point de repère important.

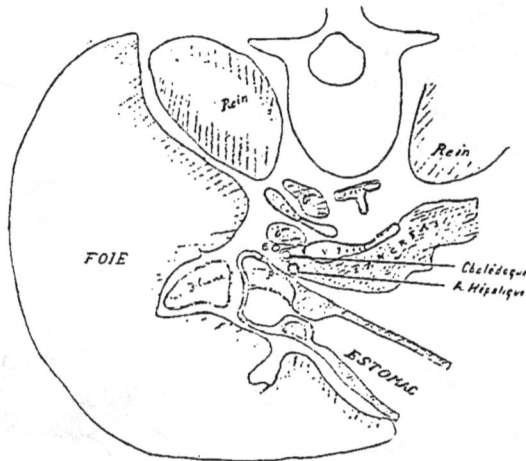

Fig. 3oo. — Coupe schématique de la cavité abdominale, passant au niveau du cholédoque (D'après Quénu). — Schéma destiné à montrer la profondeur à laquelle on opère, quand on intervient sur le cholédoque. — On voit que, pour atteindre le cholédoque, il faut s'engager entre le foie et l'estomac, passer entre la vésicule et le duodénum, et incliner à gauche.

Trop souvent malheureusement, celle-ci *n'existe plus ou est telle-ment atrophiée*, qu'on a les plus grandes difficultés à la découvrir, au milieu des adhérences. On ne s'acharnera pas à sa recher-che, étant donné la *fréquence de sa disparition lors de calculs du cholédoque*, de peur de léser quelques vaisseaux importants de la face inférieure du foie hypertrophié ou cirrhotique, et ira d'emblée vers le cholédoque, au milieu des vestiges de péritonite chronique péricholédochienne, qui encombrent toute la partie profonde de l'hypochondre, en masquant plus ou moins l'épiploon gastro-hépa-tique sclérosé.

En sculptant avec soin les organes qui se présentent au voisi-nage du duodénum (*Fig.* 3oo), incisant le moins possible et ne procédant à l'aveugle qu'avec les plus grandes précautions, on finit par arriver sur l'obstacle, constitué d'ordinaire soit par un *gros calcul* enclavé solidement, soit par une *série de calculs, assez petits*.

En même temps, on distingue, plus ou moins nettement, le cholédoque très dilaté, en amont sa continuation avec l'hépatique (*Fig.* 301), ce qui reste du cystique et de la vésicule, si ces organes ne contiennent pas de calculs. Quand ils en renferment en effet, on les reconnaît généralement dès le début des recherches.

Parfois les *ganglions* du hile hépatique, tuméfiés, peuvent servir de guide (*Fig.* 300) ; quand on les a reconnus, les voies biliaires sont proches : c'est le moment d'être attentif.

En résumé, comme l'a dit F. Terrier, le toucher joue le plus grand rôle dans cette exploration de la région sous-hépatique. Mais il faut bien savoir que les points de repère anatomiques ou résistants manquent, ou sont masqués le plus souven par des adhérences, parfois considérables.

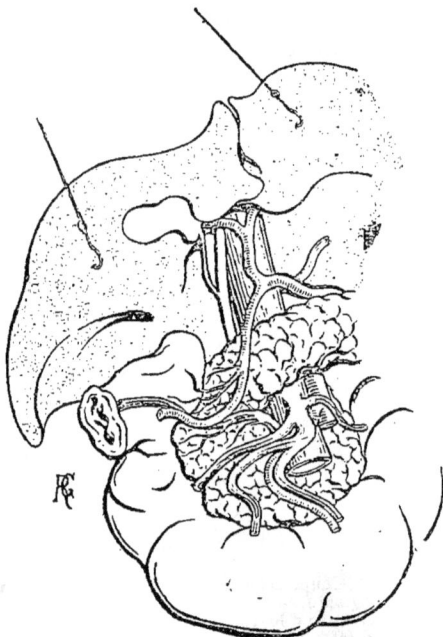

Fig. 301. — Vue d'un cholédoque normal dans sa *portion sus-pancréatique*. — Il se trouve sur le bord gauche de la veine porte. — Au voisinage, vaisseaux veineux (en bas). La vésicule est, sous le foie, en haut et à gauche (*Figure* de la thèse de Wiart).

Les lésions mises à nues, le diagnostic vérifié ou rectifié, l'heure est venue de prendre une décision. Un obstacle se trouve bien dans le conduit ; il faut le faire disparaître. Si son siège est tel que la cholédochotomie directe soit possible et constitue la meilleure opération à faire, il faut se préparer à inciser hardiment le canal.

### I. Cholédochotomie idéale ou avec Sutures.

I. Incision. — 1° *Ouverture du cholédoque.* — La cholédochotomie *intra-péritonéale* peut être : *a) sus-duodénale ; b) rétroduodénale.*

*a)* Si le calcul siège dans la portion abordable du conduit, c'est-
à-dire au dessus du duo-
dénum (*portion sus-duo-
dénale du cholédoque*), après
avoir bien protégé les
organes voisins à l'aide de
compresses stérilisées, à
l'aide du bistouri, guidé
par le doigt gauche de
l'opérateur, placé sur un
calcul, on incise *sur le
canal même.* On fait alors
une *cholédochotomie sus-
duodénale* (*Fig.* 302).

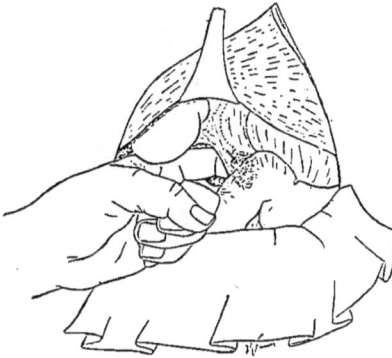

Fig. 302. — Cholédochotomie intrapéritonéale.—
*Exploration :* Manière de soulever le cholédoque
et l'anse duodénale pour faire saillir un calcul
un peu rétroduodénal, l'index gauche étant placé
dans l'hiatus de Winslow et recourbé en crochet.
Le foie étant relevé par un rétracteur, on voit,
en pointillé, le cystique, le cholédoque, et le calcul qu'il contient, à travers l'épiploon gastro-
hépatique. — *Incision :* I, incision faite pour
l'extraction du calcul, parallèlement à l'axe du
canal (Faure).

Pour inciser, il faut ab-
solument un point d'appui;
pour cela on place l'index
dans l'hiatus de Winslow,
s'il est libre. Quand il y
a des adhérences à son niveau, il faut les détruire du doigt suffisamment pour aller jus-
que derrière le calcul
et le soulever.

*b)* Lorsque le calcul
occupe la *partie rétro-
duodénale* du cholédo-
que (*Fig.* 303), on peut
parfois mobiliser et
écarter le duodénum
en dedans, mettre à dé-
couvert la surface pos-

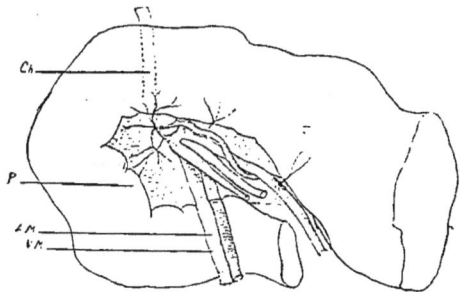

Fig. 303. — Trajet *rétroduodénal* du cholédoque
(D'après Quénu).— *Légende :* Ch., trajet pointillé
du cholédoque ; P, pancréas; A. M. artère mésentérique ; V. M. veine mésentérique.

téro-interne et inciser le conduit biliaire sur cette face ; on fait
alors une *cholédochotomie rétroduodénale.* Pour y parvenir, Faure

indique de soulever fortement le cholédoque et d'abaisser le duodénum, en plaçant l'index gauche recourbé en crochet dans l'hiatus
de Winslow ; de cette façon le calcul fait une saillie suffisante au-
dessus de l'intestin, et on peut inciser le canal en ce point comme
d'ordinaire. Mais cette
opération n'est pas tou-
jours possible ; et, dans
ces circonstances, il faut
alors recourir à une
autre intervention : la
*cholédochotomie trans-
duodénale*.

Les cas de cholédo-
chotomie rétroduodé-
nale sont encore rares.

Quand on ne peut sou-
lever le calcul, il faut
s'inspirer des conditions
anatomo-pathologiques
dans lesquelles on se
trouve. C'est ainsi que
Arbunoth Lane, pour
abaisser le duodénum, a
dû *sectionner le péri-*

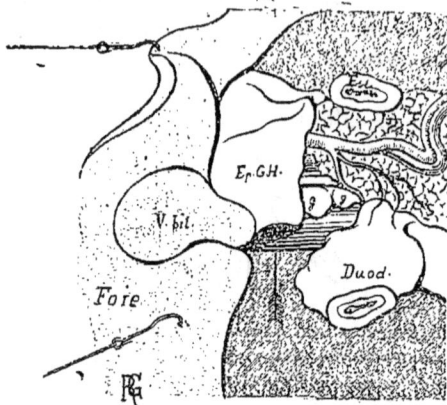

Fig. 304. — Vue de la PORTION RÉTRODUODÉNALE du
cholédoque, après section et rabattement en bas de
la première partie du duodénum. — Sur la Figure, le
canal se trouve au-dessus des ganglions lymphatiques (*g, g*), qui le séparent de la veine cave. La flèche
indique l'hiatus de Winslow. — *Légende*: *Ep. G. H.*,
petit épiploon en place (on voit à son bord inférieur
émerger la portion rétroduodénale) ; *Est.*, estomac;
*Duod.*, duodénum ; *V. bil.*, vésicule biliaire (*Figure*
extraite de la thèse de Wiart).

*toine* sur le bord supérieur de cette partie de l'intestin. Czerny,
de son côté, n'a pu atteindre le calcul derrière le duodénum qu'en
déchirant des adhérences multiples.

Pour cette cholédochotomie rétroduodénale, Haasler (de Halle),
qui a fait trois fois cette opération, commence par fendre le feuillet antérieur du ligament hépato-duodénal près du duodénum,
comme A. Lane, et parallèlement à lui pour éviter une branche de
l'artère pancréatico-duodénale. Avec un instrument mousse, il
libère le duodénum qu'on écarte et l'on voit alors la portion
terminale du cholédoque, recouverte d'une languette de pancréas,
qu'on déchire avec une sonde cannelée, ou bien qu'on coupe au
bistouri (*Fig.* 304).

Au moment de l'incision du cholédoque, il se produit d'ordinaire
une *hémorragie* veineuse, plus ou moins abondante (section des
veines gastro-épiploïques ou duodénales, hémorrhagie qui s'arrête
d'ordinaire spontanément.

2° *Extraction du calcul.* — Une fois le canal incisé, on détache alors le calcul à l'aide du doigt, de la curette, d'un petit crochet, de la sonde cannelée, ou de tout autre instrument, celui qui paraît le mieux convenir. S'il existe plusieurs calculs, plus ou moins haut placés, on les fait également sortir par l'incision, à l'aide de pressions digitales. On peut les extraire, si besoin est, avec des pinces.

3° *Cathétérisme.* — Immédiatement après, si du moins on le croit utile, on pratique le *cathétérisme* du cholédoque. On y procède alors avec une petite bougie à boule, et on dirige l'exploration d'abord du côté du duodénum, puis vers la vésicule, et même du côté de l'hépatique, si l'on a des doutes. La dilatation des canaux est parfois si grande qu'on peut employer une sonde ou une bougie volumineuse.

II. SUTURES. — Le second temps de l'opération comprend la *suture du cholédoque.*

Cette fermeture du conduit peut être exécutée de trois façons différentes.

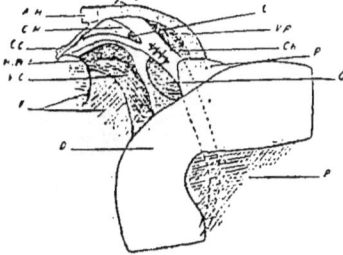

Fig. 305. — Cholédochotomie idéale (Schéma d'après Quénu et Kehr). — L'*incision* est faite sur le canal, et quelques sutures sont placées. — *Légende* : P, pancréas; D, duodénum; G, ganglion péricholédochien; F, foie; Ch, cholédoque incisé; c, c, canal cystique; C. h, canal hépatique; C, ganglion péricystique; A. H. artère hépatique; V, C, veine cave inférieure; H. W, hiatus de Winslow.

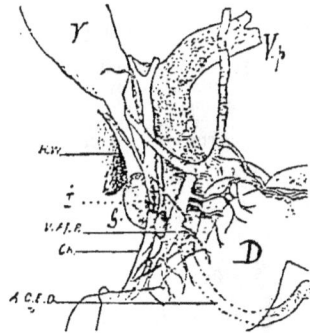

Fig. 306. — Cholédochotomie typique ou idéale, terminée (D'après Quénu et Kehr). — *Légende* : V, vésicule; V. p, veine porte; D, duodénum; H. W, hiatus de Winslow; Ch, cholédoque suturé; I, ligne d'incision du canal; V. af. p, veine afférente porte; a. g. e. d, artère gastro-épiploïque droite.

*a)* Dans le procédé ordinairement employé, on *enlève le calcul* d'abord, comme nous venons de le voir, avant de poser les fils de sutures; mais on peut les placer sans artifice aucun (*Procédé classique*); ou bien en servant d'un *instrument* spécial (*Procédé de Halsted*).

*b*) Dans un autre procédé, au contraire, préconisé par Elliot, on place les fils également après l'incision, mais *avant l'extraction du corps étranger.*

*c*) On pourrait d'ailleurs concevoir un troisième procédé, qui consisterait à les placer même *avant l'incision* (1).

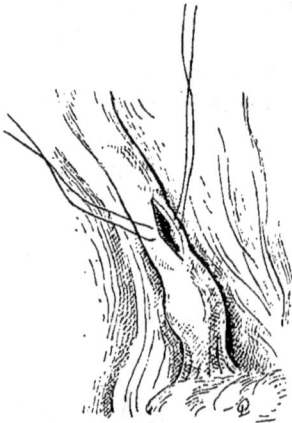

Fig. 307. — Cholédochotomie par le procédé de Halsted.— Incision *en dehors* du calcul ; fils suspenseurs placés sur les deux lèvres de l'ouverture cholédochienne.

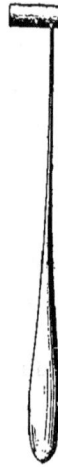

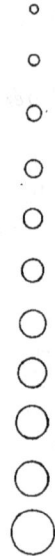

Fig. 808. — Le « *Miniature Hammer* » ou « *Marteau à suture des petits conduits* » de Halsted.— L'instrument dans son ensemble à gauche ; à droite, les dimensions en millimètres de la tête dans les différents modèles (Réduit).

*a*) *Suture dernière du cholédoque.* — 1° *Procédé classique.* — Dans ce cas, on referme le canal biliaire après l'extraction du calcul. Nous avons vu que cette fermeture n'est pas toujours possible à faire, en particulier quand on est obligé de travailler à une très grande profondeur, et d'agir sur des parois très faibles ; mais, quand la suture semble devoir tenir, il faut y procéder plutôt avec de la *soie fine* qu'avec du catgut (*Fig.* 305).

Autant que possible, on fait *deux étages* de sutures, en utilisant

(1) Lauenstein, avant d'ouvrir, a posé parfois des fils de soutien et incisé entre ces fils. Cette manière de faire ne peut pas être toujours utilisable ; en tous cas, il faudrait ne pas la borner à des fils de soutien, mais à *tous les points de suture*, pour que le procédé dont nous parlons et que nous retrouverons pour l'*Hépaticotomie* se trouve réalisé.

pour le second les débris conjonctifs péricanaliculaires ; quelquefois même on a pu en faire *trois*(*Fig.* 306).

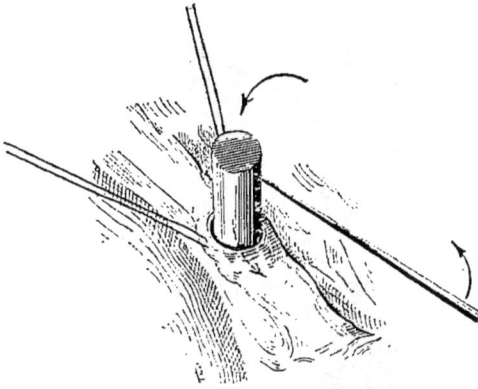

*Fig.* 309. — Cholédochotomie. Incision et extraction des calculs faites. — *Introduction* du marteau de Halsted. — Les flèches indiquent le mouvement à imprimer au manche et à la tête de l'instrument, pour faire pénétrer cette dernière dans [le conduit biliaire (Halsted).

Tous les procédés de sutures ont été, comme on le suppose, essayés (1). On se bornera à l'emploi des *points séparés* simples, les plus pratiques en l'espèce, au moins, pour le premier plan. Si un seconde est possible, on devra s'efforcer d'employer le procédé de Lembert-Czerny, le plus simple et le plus sûr de tous (*Fig.* 185 et 186).

2° *Procédé de Halsted* (1898) ou *Suture sur support en marteau.* — Récemment W. S. Halsted (de Philadelphie) a décrit une ingénieuse méthode pour placer les fils à sutures sur le cholédoque, comme sur les autres canaux biliaires. Pour cela, après avoir, sur les bords de l'incision, placé des *fils suspenseurs*, et exécuté cette incision *un peu en dehors du calcul* à extraire (*Fig.* 307), il introduit, l'extirpation du corps étranger faite (*Fig.* 309), la tête d'un instrument spécial (*Fig.* 308), qu'il appelle *Miniature Hammer* (petit marteau), dans le conduit ouvert. Les points de sutures sont placés alors ; ce qui se fait facilement, puisqu'on a pour tuteur la tête de ce marteau (*Fig.* 310), remplaçant le calcul et faisant saillir les parois du cholédoque. De plus, les sutures sont exécutées par son procédé, c'est-à-dire faites en U à anses allongées, ou en double capiton à point de Lembert. Les fils passés, on retire le marteau et fait les nœuds. Nous croyons inutile de donner une description détaillée de ce petit marteau construit en aluminium. Qu'il nous suffise d'ajouter qu'expérimenté sur le chien par Halsted, il vient d'être employé chez l'homme par J. J. Buchanan (de Pittsburg) (1898), qui le recommande aussi chaudement que son inventeur, car il peut en effet rendre de réels services. Il saute aux yeux que la suture est ainsi grandement facilitée.

(1) Michaux (1893), dans un cas où il ne pouvait pas suturer, a fermé la plaie du cholédoque avec des pinces et a tamponné.

*b) Points de sutures placés avant l'extraction (Procédé d'Elliot)*. —

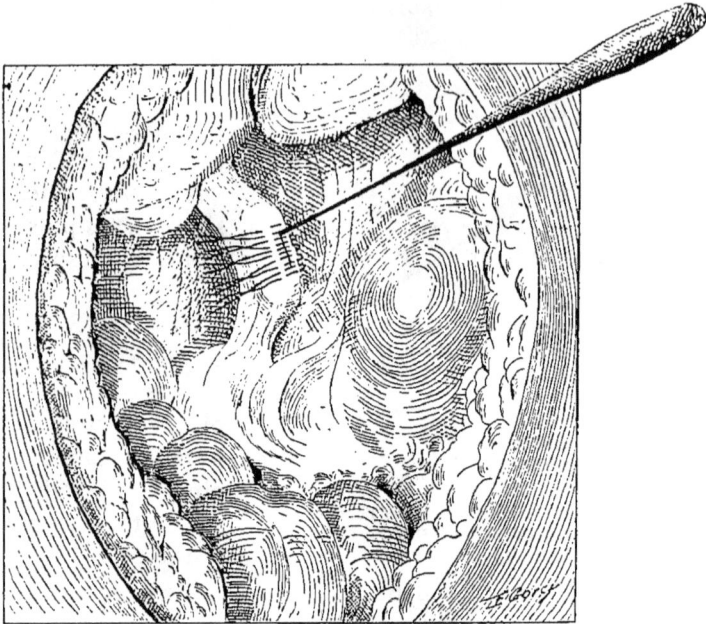

Fig. 310. — Cholédochotomie, avec *Sutures de Halsted* placées et *Marteau* encore en *place*. — Estomac à droite et Duodénum où aboutit le cholédoque ; en bas, angle hépatique du côlon ; foie et vésicule biliaire, en haut. — Il reste à retirer le marteau, avant de nouer les fils.

Comme l'a signalé Mayo Robson (1898), on peut appliquer à la cholédochotomie la manière de faire recommandée pour l'Hépaticotomie par Elliot, en ce qui concerne le placement des fils à sutures (1894). Cet auteur, comme nous le verrons plus loin, préconise en effet la *mise en place des sutures avant l'extraction du calcul* (Fig. 311).

Ce système a certainement des avantages, parce qu'il facilite notablement l'exécution matérielle de la pose

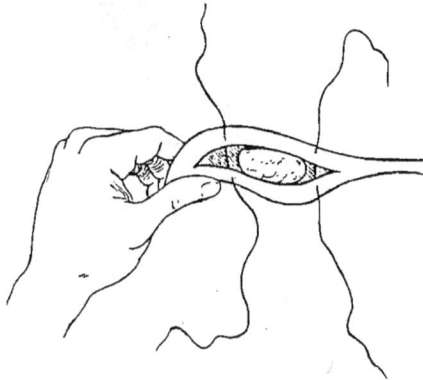

Fig. 311. — Cholédochotomie idéale, avec *points de sutures premières*, c'est-à-dire mis en place avant l'extraction du calcul, d'après le procédé d'Elliot (Schéma de M. Robson). — On voit le calcul dans le cholédoque, et les fils placés avant qu'il ait été extrait.

des fils ; mais nous n'insisterons pas sur sa description détaillée, renvoyant à ce que nous en dirons au chapitre de l'Hépaticotomie.

*c) Points de sutures placés avant l'incision.* — Cette méthode, entrevue par Lauenstein, n'a pas été préconisée d'une façon formelle, et n'a pas donné lieu à des recherches spéciales ; aussi nous bornerons-nous à la mentionner. Aussi bien est-il très facile de soupçonner comment on pourrait la mettre à exécution.

*Drainage sous-hépatique.* — Si bien faite qu'elle soit, rarement la suture peut être absolument hermétique : ce qui rend le *drainage sous-hépatique* presque obligatoire dans tous les cas.

Certes, quand on a fait une suture suffisamment solide sur le cholédoque, on peut à la rigueur ne pas drainer, quoiqu'en pense Faure, car, dans 23 cas au moins, on a obtenu ainsi des succès complets. Mais on n'imitera pas d'ordinaire cette conduite, trop imprudente, alors surtout qu'en même temps que la cholédochotomie on aurait pratiqué une intervention sur les voies biliaires accessoires. On drainera donc le fond de la plaie avec soin, soit avec un tube de caoutchouc, soit à l'aide de lanières de gaze iodoformée, soit mieux encore avec un tube de caoutchouc enveloppé de gaze stérilisée. Un véritable tamponnement parabiliaire n'est d'ordinaire pas nécessaire.

Ce drainage est indiqué par les résultats cliniques observés eux-mêmes. En effet, sur 50 cas de cholédochotomie idéale, Quénu a noté que 21 fois les sutures avaient cédé et avaient donné lieu à des fistules. Les sutures, en effet, tiennent mal, en raison de l'inflammation des parois et de leur difficulté d'application.

III. Fermeture. — L'abdomen est refermé comme d'habitude. Si on a fait une incision en L, il faut prendre bien soin de réunir d'une façon parfaite la branche horizontale et ne laisser sortir le drain et la gaze que par la branche verticale ; cela pour éviter une éventration possible. En tous cas, la suture de la paroi doit toujours être exécutée avec grand soin chez les opérés, car ce sont toujours des malades très épuisés au moment de l'intervention.

**Suites opératoires et complications.** — 1° *Suites normales.* — Dans la grande majorité des cas, au cours des suites opératoires, il ne se produit rien de particulier.

Si un drainage a été pratiqué, il y a généralement un *écoulement de bile*, plus ou moins abondant, par le drain, mais seulement dans les premiers jours : ce qui prouve que la suture n'est pas souvent hermétique et que l'incision faite au cholédoque est surtout obturée par les adhérences, qui se forment autour du canal. Mais il n'y a pas là de fistule à proprement parler.

L'état général s'améliore un peu, quand la bile a retrouvé son cours normal. L'ictère, d'ordinaire intense dans les affections pour lesquelles on intervient par la cholédochotomie, diminue progressivement, en même temps que les selles se colorent ; mais le foie reste longtemps encore tuméfié.

2° *Accidents. a) Hémorragie.* — Un des principaux accidents post-opératoires, qui ait été noté jusqu'à présent, est l'*Hémorragie* ; et elle a beaucoup d'analogie avec celle qui a été citée après la cholécystostomie, et la cholécystentérostomie. En réalité, il s'agit là de la complication la plus ordinaire de toutes les interventions sur les voies biliaires ; elle est due, en général, non pas à l'acte opératoire proprement dit (1), mais bien au mauvais état général des malades avant l'intervention.

Parfois du sang s'épanche dans l'intérieur même du cholédoque (Quénu) et peut amener, en se coagulant, une obstruction plus ou moins complète de ce conduit par un caillot ; dans ces circonstances, l'accident peut être mortel.

D'autre fois, le sang s'échappe au dehors par la plaie abdominale ou se répand au-dessous du foie, dans l'espace même où a passé l'opérateur pour aller à la recherche du calcul (Socin) (2).

Tout ceci montre avec quel soin l'*hémostase* doit être pratiquée au cours de la cholédochotomie ; il ne faut donc jamais refermer le ventre avant de s'être assuré qu'aucun vaisseau ne donne. En cas de doute, il est de toute nécessité de *tamponner* la plaie ; ce qui permet d'éviter au moins une hémorragie extérieure.

*b) Fistule biliaire.* — Un autre accident est l'insuffisance des sutures, qui peuvent parfois lâcher. Dans ces circonstances, assez rarement la bile septique *s'épanche dans le péritoine* et cause la mort, comme cela a été noté par Riedel (1891), puis Schwartz, A. Lane, Michaux (1895).

Le plus souvent, il se forme alors une *fistule biliaire* ; et la guérison survient. Sur 50 cas de succès de cholédochotomie idéale, Quénu, en 1897, notait en effet 21 fistules : ce qui constitue presque la proportion d'un tiers.

Ces fistules ont trait à des cas de Thornton, Courvoisier, Abbe, Roux, Riedel, Kehr, Michaux, Terrier et Quénu : ce qui prouve qu'elles ne sont nullement en rapport avec l'inexpérience du chirurgien ! Mais il est rare qu'elles persistent longtemps. Studsgaard a

(1) Pourtant M. Robson (1898) a blessé une fois une grosse branche de l'artère pancréatico-duodénale et a été obligé d'en faire la ligature.

(2) Ce chirurgien fit alors une laparotomie secondaire et guérit sa malade par un tamponnement en règle.

noté une durée de six semaines, et Anderson et Lejars une persistance d'un mois. Si elles existent encore après un mois, c'est d'ordinaire que l'obstacle au cours de la bile dans le cholédoque n'a pas été complètement levé par la cholédochotomie, et qu'une nouvelle opération s'impose (Kehr, etc.). .

3° *Morts*. — Le décès, s'il survient, est plutôt dû aux lésions hépatiques antérieures, contre lesquelles le chirurgien ne peut rien, et qui sont la conséquence d'une intervention trop longtemps retardée.

La mort est alors la conséquence du *collapsus* (Kummell, Kehr, Jaboulay, etc.), d'une *insuffisance hépatique* (Veer, Terrier, Lane, Lauenstein, Vautrin, etc.), rarement d'une autre complication [perforation du côlon (Kehr) ; péritonite (Lauenstein, etc.) ; congestion pulmonaire (Lloyd, etc.)].

Les reins fonctionnant mal, après l'opération il peut y avoir des accidents de *cholémie* (Czerny, Quénu, Duplay, etc.).

Parfois aussi, il faut accuser une *infection péritonéale* d'ordre opératoire ; d'où mort par septicémie. Peut-être est-ce la *bile* qui est la coupable ? En tous cas, il faut s'efforcer d'éviter toutes les causes de contamination par ce liquide, presque toujours infecté, au cours de manœuvres péricholédochiennes.

## II. CHOLÉDOCHOTOMIE SANS SUTURES.

**Définition**. — Dans certains cas, où les parois du cholédoque sont extrêment friables, où le canal est à peine reconnaissable au fond de la loge sous-hépatique, il est plus prudent de *renoncer d'emblée à placer des sutures* sur ces tissus enflammés.

On n'y parviendrait pas de reste et on occasionnerait même des désordres graves.

**Historique**. — La cholédochotomie sans sutures paraît avoir été conçue par Parkes en 1885, au dire de Courvoisier. D'après Parkes, en effet, au lieu de faire une cholédochotomie à sutures perdues, « il serait peut-être, dans certains cas, dit-il, préférable de placer un drain dans l'incision du cholédoque, afin de conduire la bile au dehors et d'empêcher son écoulement dans la cavité abdominale, cela jusqu'à ce que des adhérences se fussent formées autour du drain, tout le long du trajet cholédocho-cutané ».

C'était là, en somme, recommander *le drainage direct du cholédoque*.

En tous cas, on connaît aujourd'hui un certain nombre d'opérations de ce genre. La première paraît être celle d'Hochenegg (1890). Notons, en outre, les cas de Robson et Sutton (1891), Duncan (1892), Jaboulay (1893), Kehr, Lane, Morison (4 cas, 1894), Terrier (1895), Robson, Hartmann, G. Marchant (1896), Thiriar, Duplay, Bishop (1897), et en particulier les cas récents de Quénu (1897), de White et Wood, de Routier et de Schwartz (1898).

Dès 1895, Morison avait insisté sur les avantages de cette méthode, qui a été vantée à nouveau par Bishop et Quénu (1898), et surtout par Kehr, dès 1897.

**Manuel opératoire.** — Lorsqu'on a ainsi pris la résolution de ne pas suturer le cholédoque, on est obligé de terminer la cholédochotomie par un véritable *drainage cholédocho-hépatique*, manœuvre opératoire que nous avons décrite à part, vu son importance, de façon à assurer le libre écoulement de la bile à l'extérieur. Ce drainage doit être fait de façon à être aussi efficace que possible, bien entendu.

Le drainage du cholédoque au travers de la loge sous-hépatique, isolée autant que faire se peut de la grande cavité péritonéale à l'aide de la fixation par des sutures aux parois de l'abdomen des débris d'épiploon voisins (*Épiplooplastie d'isolement*), doit même, pour plus de sûreté encore, être combiné avec un véritable *tamponnement parabiliaire*, sur la technique duquel nous n'avons pas à revenir.

Mais, ces deux précautions prises, la persistance de l'ouverture à ciel ouvert du cholédoque n'a plus d'inconvénient sérieux.

**Suites opératoires et complications.** — 1° *Suites normales.*— Quand le canal cholédoque, de même que l'hépatique, a été bien nettoyé, bien débarrassé des calculs qu'il renferme, la *fistule biliaire* qui se forme, grâce au développement des adhérences autour du drainage, guérit d'ordinaire assez rapidement. Rarement elle dure un mois. Si elle persiste, c'est qu'on a laissé quelque chose dans le cholédoque, ou que ce canal est rétréci.

2° *Morts*. — Mais si l'opération a été faite presque *in extremis*, chez des malades depuis longtemps infectés, parfois une mort rapide en est la conséquence (Lane, Morison, Hartmann, G. Marchand).

Quoiqu'il en soit, d'après M. Quénu (1897), ce procédé opératoire donnerait relativement plus de guérisons que la cholédochotomie idéale, affirmation qui est peut être un peu hasardée et exagérée.

## II. Cholédochotomie en deux temps.

**Définition.** — Au lieu d'opérer en un seul temps, on peut faire
la *cholédochotomie en deux temps*, c'est-à-dire n'ouvrir le cholédoque, exploré au préalable au cours d'une laparotomie, que lors
d'une seconde intervention, après avoir tamponné la région sous-
hépatique, de façon à provoquer dans l'intervalle des adhérences,
isolant le cholédoque de la grande cavité abdominale.

C'est, en somme, une simple variété de toutes les opérations en
deux temps en général.

**Historique.** — Ce manuel opératoire a été d'abord mis en pratique par Yversen (1892), puis par Arbuthnot Lane, Quénu (1894),
et Kehr (1893 à 1895, 3 cas). Mais l'opération d'Arbuthnot Lane
n'est pas une véritable cholédochotomie en deux temps ; il
s'agit plutôt là de deux cholédochotomies successives, faites à court
intervalle (1), plutôt que d'une intervention exécutée en deux fois.

L'opération type peut porter le nom d'*Opération d'Yversen*; mais
il faut ajouter que les derniers cas ont été seuls suivis de guérison :
Yversen a, en effet, perdu son opéré.

**Synonymie.** — *Cholédochotomie sans sutures*, dénomination
mauvaise, car elle permet de confondre cette opération avec le
procédé précédent.

**Manuel opératoire.** — I. Laparotomie : 1ᵉʳ *Temps*. — Dans
un premier temps, on a fait une laparotomie exploratrice, découvrant le canal cholédoque avec le calcul qui l'obstrue, et fait un
tamponnement sous-hépatique à la gaze stérilisée.

On peut diminuer dans une certaine étendue la plaie abdominale.

II. Incision : 2ᵉ *Temps*. — Quelques jours après, on intervient à
nouveau. M. Quénu a opéré cinq jours après, en raison d'accidents aigus d'intoxication biliaire. Après ablation de la gaze, on fait
un nettoyage de la cavité. Puis, un doigt étant placé sur le calcul,
à l'aide d'un bistouri à long manche, ou mieux de longs ciseaux
fins et pointus, glissés sur le doigt, on *incise* ou déchire le canal,
et on enlève le calcul, avec une curette ou une pince. Bien entendu,

---

(1) M. Quénu, en 1896 et 1897, a fait deux fois des interventions analogues à celles de
Lane (réincisions du cholédoque à peu de jours d'intervalle).

il est absolument *inutile de placer des sutures* sur la plaie faite au cholédoque ; d'ailleurs cela ne serait pas facile, car on opère alors à une notable profondeur du milieu d'adhérence.

On se borne à un *drainage* soigné.

**Indications.** — Le gros inconvénient de cette méthode est qu'elle retarde de quelques jours la partie utile de l'intervention. Elle ne peut donc être employée que dans les cas où l'urgence opératoire n'est pas absolue.

Mais, en raison des adhérences obtenues au préalable, elle offre une sécurité, qui est indéniable, sans toutefois être absolument indispensable. Ce procédé, d'après Quénu, aurait pour avantages de *raccourcir l'opération :* ce qui, chez des sujets très affaiblis, aurait son importance.

Il est évident, d'ailleurs, qu'il est plus aisé de ne pas faire de sutures que de s'appliquer à placer des fils sur un conduit à parois souvent très altérées !

Les sutures auraient un autre inconvénient, quand elles ne sont pas très bien exécutées ; elles rétréciraient le canal, soit de suite, soit ultérieurement par cholédochite traumatique ; et il pourrait en résulter de la *rétention biliaire temporaire* (ce qu'a observé Quénu, au moins dans deux cas), ou de la *rétention de sang intracanaliculaire*, s'il y a hémorragie post opératoire (un fait de Quénu). Il est encore certain qu'en ne fermant pas le canal la bile et le sang peuvent s'écouler librement au dehors.

Quoique les critiques de Quénu contre la cholédochotomie idéale paraissent un peu vives, il n'en est pas moins vrai que le *drainage direct* systématique du *cholédoque* peut parfaitement remplacer les sutures. Mais on peut opérer en un temps ; inutile donc de faire l'intervention en deux fois.

Quant aux statistiques de mortalité que Quénu donne, elles n'ont pas une grande valeur démonstrative.

Il est logique de prétendre que la cholédochotomie en deux temps a des indications spéciales ; mais il ne faut pas, de parti pris, vouloir lui faire prendre la place de l'opération dite idéale, ou du procédé où l'on ne suture pas. Elle est, pour nous, en tous cas, à recommander surtout lorsqu'il y a de l'*ictère chronique*, dû à une *calculose* du cholédoque *très ancienne*, avec lésions intra-hépatiques non douteuses, et un *état général très mauvais*. Il n'est pas douteux, en effet, que, dans ces conditions, l'important est, avant tout, d'opérer sûrement.

### III. Cholédochotomie par voie lombaire.

**Définition.** — On peut, comme nous l'avons vu, au lieu d'aller
à la recherche du cholédoque par la paroi antérieure de l'abdomen, chercher à atteindre le conduit vecteur de la bile par la région
lombaire.

**Historique.** — Cette *cholédochotomie lombaire*, ou *postérieure*,
a été surtout étudiée théoriquement, et cela par Tuffier et Poirier
(1895). Elle a été encore récemment l'objet de recherches anatomiques de la part de M. Wiart (1899).

On sait d'ailleurs que la voie lombaire a été également préconisée et même utilisée chez l'homme, pour aborder la vésicule
biliaire [Whright (1885), Mears (1890), Bogajesky (1891), Tischendorf, Reboul (1895), Lejars (1898), etc.]. Mais, en ce qui concerne
le cholédoque, on n'a pas encore, à ce que nous sachions, publié
d'observations cliniques. Nous nous bornerons donc à résumer ici
les remarques formulées par Tuffier, Poirier et Wiart.

**Manuel opératoire.** — Pour atteindre le cholédoque par cette
voie, il faut, plaçant le sujet sur le côté gauche et refoulant le côté
droit en haut avec un coussin glissé sous le flanc, inciser dans la
région lombaire *droite*, comme si l'on voulait aborder le rein
(*Fig.* 36).

I. Laparotomie postérieure. — 1º *Incision.* — Tuffier recommande l'incision de la néphrectomie lombaire, c'est-à-dire une
ouverture parallèle à la douzième côte, et située à un travers de doigt
au-dessous, partant de l'angle de cette côte et de la masse sacro-
lombaire, et se prolongeant sur une longueur de 15 centimètres au
moins. Cette incision doit être grande, au dire de Poirier, et
doit descendre jusqu'à la crête iliaque. Il faut qu'elle soit très
oblique, de façon à ce que la plaie soit bien éclairée (*Fig.* 37).

2º *Exploration.* — Lorsque le *rein* et le *côlon* sont reconnus,
il faut d'abord dégager l'extrémité inférieure du rein, qu'on relève
et la faire maintenir sous les fausses côtes à l'aide des doigts, ou
d'un écarteur (*Fig.* 35). On cherche alors le *duodénum*; on découvre sa portion ascendante (Poirier), et s'efforce de reconnaître
sa seconde portion (*Fig.* 372) par sa face postérieure, qui est

dépourvue de péritoine, puis le *pancréas*. On relève et protège alors la *veine cave inférieure* en dedans, et récline en dehors la deuxième partie du duodénum.

Puis Tuffier va à la découverte du *paquet vasculo-biliaire*, qui descend du foie, en introduisant dans la plaie l'index gauche, la pulpe en dedans.

Poirier, au contraire ne veut pas recourir au *doigt aveugle*. Il conseille de chercher à *voir* au fond de la plaie ; et, d'après lui, c'est possible. On distingue alors nettement un gros cordon descendant, qui est formé par deux ou trois ganglions lymphatiques, constants, excellents points de repère des vaisseaux (grosses veines et artère pancréatico-duodénale, branche postérieure) et le cholédoque.

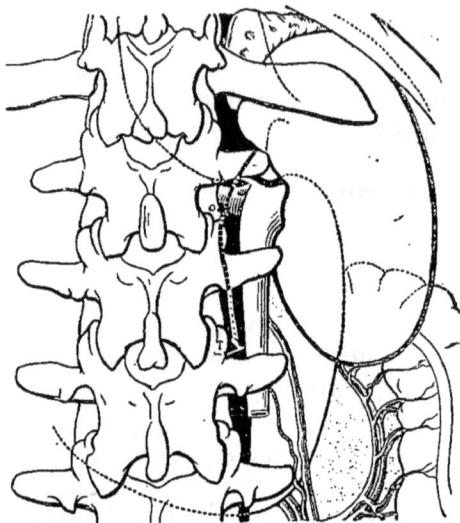

Fig. 312. — Voie d'accès du cholédoque par la région des lombes. — Le trajet classique de ce canal est indiqué par un pointillé. — Le segment OT de ce trajet correspond seul en réalité à l'étendue de ce canal (D'après Farabeuf et Wiart).

On dégage cette masse, qui descend vers le duodénum ; puis, avec une très longue pince et une sonde cannelée, on cherche à isoler et à dénuder le canal dans toute sa portion *rétro-duodénale* et intrapancréatique, autant que possible, sans ouvrir le péritoine, c'est-à-dire, sans remonter trop haut (*Fig.* 312).

II. CHOLÉDOCHOTOMIE. — Il ne reste plus qu'à *inciser* le canal, après qu'il a été reconnu. Jusque-là tout est facile, dit Wiart, car l'exploration est des plus aisées : ce qui est une affirmation un peu aventurée, ce me semble ! Quand il s'agit en effet d'ouvrir le cholédoque à une telle profondeur, on risque singulièrement de faire de gros dégâts et en particulier d'ouvrir la *veine cave* ou ses affluents, et c'est pourquoi précisément Wiart conclut en déconseillant fortement cette taille.

Il est évident que, quand on se borne à attaquer cette deuxième partie du cholédoque, on fait une opération *extrapéritonéale* : ce qui a une importance, étant donné la difficulté des sutures cholédochiennes intrapéritonéales. Et point ne serait donc besoin, si l'on procédait ainsi, de se préoccuper ultérieurement de la fermeture du conduit : on laisserait la plaie ouverte.

**Indications.** — Nous devons remarquer, dès à présent, qu'il ne s'agit là que de données anatomiques, et que, si l'opération paraît facile sur le cadavre, elle doit l'être beaucoup moins sur le vivant (Quénu, Michaux, Routier, J. L. Faure).

Le rein peut gêner beaucoup, soit par suite d'un déplacement inattendu, soit à cause de sa mobilité, si fréquente à droite. D'autre part, comme on a à opérer souvent dans ces conditions chez des femmes âgées, un embonpoint un peu marqué peut rendre très difficile la recherche de la très courte partie du cholédoque, accessible au fond de cette plaie très profonde. Il est vrai que sur la malade il y aurait probablement un calcul du cholédoque : ce qui permettrait de reconnaître plus aisément le conduit plus ou moins dilaté.

Wiart a insisté tout particulièrement sur le danger du *voisinage de la veine cave inférieure*, danger qui, sur le cadavre, où la veine est vide, ne frappe pas l'observateur ; mais il n'est pas moins réel, et la cholodochotomie lombaire, sinon l'exploration du cholédoque par les lombes, restera toujours une opération dangereuse, difficile et insuffisante.

D'ailleurs cette voie d'accès a un défaut capital, bien plus important encore, si l'on peut ainsi parler, car il est d'ordre *clinique*. Elle ne répond pas en effet, aux nécessités de la pratique chirurgicale. Par là, l'exploration des diverses parties des voies biliaires est impossible, et l'on sait que très rarement on peut opérer sur le foie avec un diagnostic absolument ferme (Michaux, Quénu).

Elle ne pourrait donc être défendue que dans les cas où il faudrait à tout prix, agir sur le cholédoque sans passer entre le foie et le duodénum.

Aujour'hui que nous connaissons un excellent chemin pour intervenir par l'intérieur du duodénum, il est certain que la voie lombaire va peu à peu retomber dans l'oubli, dont MM. Tuffier et Poirier ont essayé vainement de la tirer.

*⁎*
*⁎ ⁎*

**Suites.** — Nous avons précédemment signalé les *résultats immédiats* de chacune des variétés de cholédochotomie *intrapéritonéale* connues ; nous n'y reviendrons pas.

En ce qui concerne leurs *résultats éloignés*, ajoutons seulement qu'on connaît des cas de guérison, qui remontent déjà à quatre ans.

Il n'y aucun intérêt à insister davantage sur ce point, car les observations, où les malades ont été suivis longtemps, sont encore extrêmement rares ; il est trop tôt pour tenter une analyse des opérations à ce point de vue.

**Indications.** — Jusqu'ici la cholodochotomie n'a été pratiquée que pour l'OBSTRUCTION CALCULEUSE DU CHOLÉDOQUE. Et, quand on a posé ce diagnostic d'une façon ferme, quand l'obstruction est persistante et menaçante par sa durée même, et l'intensité du complexus symptomatique, il est évident que l'incision du cholédoque est l'opération qu'on doit s'efforcer de tenter (*Fig.* 313).

Mais souvent il n'est pas possible de reconnaître à l'avance la cause de l'obstruction du canal biliaire principal ; ce n'est alors qu'au cours de la laparotomie exploratrice qu'on se décide à faire la cholédochotomie typique, la jugeant praticable.

Parfois elle ne l'est pas pourtant, et cela pour diverses raisons. Le calcul peut-être situé en effet dans la portion rétroduodénale et pancréatique du cholédoque et partant être peu ou point abordable par la *voie intrapéritonéale*, c'est-à-dire sus-duodénale, même après dissection et abaissement du bord supérieur de la première portion du duodénum, ou même mobilisation de cette partie du tube digestif, par incision du péritoine.

Dans ce cas, il faut renoncer à la cholédochotomie intrapéritonéale simple, et recourir à l'opération que nous décrivons plus loin sous le nom de *cholédochotomie transduodénale*.

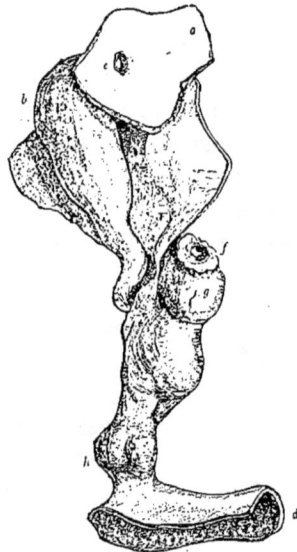

*Fig.* 313. — Type de *Calculose du Cholédoque.* — *Légende :* a, peau, avec fistule biliaire ; e, b, vésicule biliaire ; f, entrée dans le foie du canal hépatique, renfermant un calcul, g ; h, calculs multiples du cholédoque ; d, duodénum (Lawson Tait).

Quand il semble qu'on ne pourra enlever le calcul qu'en déchirant *complètement* le cholédoque (cas de Doyen), il vaudrait peut-être mieux s'abstenir d'une opération radicale, plutôt que de s'exposer à la nécessité d'une cholédochorraphie circulaire ou d'une greffe à l'intestin.

Toutefois, dans ces circonstances, on peut remplacer avec avantage la cholédochotomie par une *cholédochectomie* avec *cholécystentérostomie*, si *cette dernière* est praticable. La *seule cholécystentérostomie* pourrait suffire; mais elle ne constituerait pas une intervention radicale, et ne serait alors qu'un pis aller. S'il n'y avait pas de vésicule, on pourrait recourir à la *cholédocho-entérostomie*.

Quand il s'agit de calculs très friables, on est souvent tenté de remplacer la cholédochotomie par la *cholédocholithotripsie*; mais on fera mieux de ne pas céder à cette tentation : le broiement des calculs ne vaut pas leur ablation.

Dans les cas, par contre, de calculs très mobiles et petits, il est évident que si, l'on peut les *refouler dans la vésicule*, il vaut mieux les extraire par cette voie qu'inciser sur le cholédoque.

Associée ou non à une autre intervention sur les voies biliaires, exécutée en même temps qu'elle, la cholédochotomie peut être *primitive*; elle est alors faite à un moment où l'on n'a pas encore agi chirurgicalement pour une autre affection.

Elle peut être *secondaire*, c'est-à-dire faite après une cholécystostomie préalable (1). Dans ce second cas, il existe une *fistule biliaire*, et l'infection est toujours moins intense.

Il importe de distinguer ces deux conditions, si l'on veut apprécier, comme il convient, les résultats fournis par cette opération. Aussi, quand l'on a affaire à un malade très infecté, y a-t-il parfois intérêt à établir une *fistule biliaire*, avant d'inciser le cholédoque.

On se placera certainement, en se conduisant de la sorte, dans de meilleurs conditions pour obtenir une guérison rapide et complète.

(1) La cholédochotomie a été exécutée aussi secondairement à des cholécystotomies, cholécystectomies, cholédocholithotripsies, etc.

## II. — Cholédochotomie transduodénale.

**Définition.** — Cette cholédochotomie consiste, comme nous l'avons dit, à extraire un calcul de la portion *rétroduodénale* ou *intrapariétale* (1) du cholédoque, en incisant la paroi postérieure de la seconde portion du duodénum elle-même, après duodénotomie antérieure.

Cette dénomination est due à Marcel Baudouin (1897).

**Synonymie.** — *Cholédocho-duodénostomie interne* (Kocher e Kehr). — *Duodéno-cholédochotomie* (M. Robson). — *Cholédochotomie interne* (Jourdan, Faure). — *Cholédochotomie intraduodénale* (M. Baudouin).

Evidemment, la dénomination de Kocher ne peut s'appliquer qu'à la variété opératoire dans laquelle on ne ferme pas par des sutures l'incision de la paroi postérieure du duodénum.

**Historique.** — Cette intervention, dont l'idée remonte certainement, en partie aux opérations préalables de duodénotomie exploratrice pour calculose du cholédoque, en partie aux interventions aujourd'hui désignées sous le nom de lithectomie du cholédoque par voie duodénale, a été soupçonnée par Czerny (d'Heidelberg) dès 1892. Il proposa en effet à cette époque un mode d'intervention, basé sur la duodénotomie préalable. « On pourrait, disait-il alors, inciser verticalement le duodénum, puis chercher à *souder le cholédoque à cette partie de l'intestin à partir de la papille de Vater* ; cela fait, on élargirait autant qu'on voudrait l'embouchure du conduit vecteur principal de la bile. »

Il eut alors le tort d'ajouter que ce procédé ne promettait guère de faire fortune : l'avenir a prouvé le contraire.

En tous cas, l'opération n'a été pratiquée pour la première fois que le 4 juin 1894 par Kocher. Depuis cette époque, elle ne paraît avoir été utilisée que deux fois, d'abord par Kehr (d'Halberstadt), le 30 novembre 1894 (Kehr ignorait certainement l'opération de Kocher, publiée en 1895 seulement) ; puis, tout récemment, le 17 mai 1898, par Mayo Robson (de Leeds).

---

(1) C'est là ce qu'on appelle la *troisième portion* du cholédoque (M. Robson), la *seconde* étant représentée par la partie *rétroduodénale*, la *première* par la partie *intrapéritonéale*.

Notre description reposera donc exclusivement sur ces trois observations : ce qui permettra de comprendre les raisons de sa brièveté.

**Manuel opératoire.** — Supposant faite la laparotomie exploratrice parabiliaire, et admise la nécessité d'ouvrir le duodénum (pour tâcher d'agir sur le calcul enclavé derrière cet organe), on procèdera d'abord à la *Duodénotomie exploratrice antérieure*, opération précédemment décrite.

I. *Incision.* — Après examen des parties et surtout après avoir reconnu que le calcul siège bien dans la portion rétro-duodénale ou intrapariétale du cholédoque, et qu'il est impossible à extraire par la simple lithectomie pratiquée par l'ampoule de Vater, on fera une *incision* sur la paroi postérieure de la seconde portion du duodénum, au niveau même du calcul, fixé par les doigts de l'opérateur et de l'aide. Cette *duodénotomie postérieure* devra être pratiquée de préférence *longitudinalement*, au dire de Kocher.

Quand le duodénum est incisé, on sectionne la paroi de la portion du cholédoque qui lui est intimement accolée. En réalité, on coupe à la fois, d'un seul coup de bistouri, les deux parois (*Duodénocholédochotomie* de Robson).

II. *Extraction du calcul.* — Reste à pratiquer l'*extraction* du calcul avec de petites pinces : ce qui est facile, quand l'incision est assez grande, et quand on prend soin de faire refouler le dit calcul par un aide, d'arrière en avant. Il est indispensable d'avoir une ouverture suffisamment large, pour ne pas lacérer les bords de la plaie.

A ce moment la *cholédochotomie transduodénale* est effectuée.

III. *Fermeture.* — On peut terminer l'opération de trois façons différentes ; a) soit en *suturant complètement* les parties incisées ; ce qui n'a pas encore été tenté ; b) soit en laissant les choses en état (*pas de sutures*) : ce qu'à fait M. Robson ; c) soit en *anastomosant* le cholédoque au duodénum par son intérieur à l'aide de sutures, interventions qu'ont pratiquées Kocher et Kehr : d'où le nom de *cholédocho-duodénostomie interne*, qu'ils ont proposée.

Kocher et Kehr opérèrent ainsi parce qu'ils craignaient de suturer isolément le cholédoque et de placer des sutures sur la postérieure du duodénum, c'est-à-dire parce qu'il considérait la *cholédochotomie transduodénale idéale* (c'est-à-dire avec sutures) comme dangereuse. La même opération, *sans sutures*, à laquelle s'est rallié M. Robson, ne leur souriait pas davantage, à cause de la possibilité de l'écoulement de la bile dans la péritoine ou au moins dans le tissu cellulaire rétro-duodénal. C'est pour cela qu'ils firent une anastomose, c'est-à-dire *suturèrent les bords de la plaie du cholédoque aux bords de la plaie duodénale postérieure.*

Par ce moyen détourné, ils arrivèrent au même but, c'est-à-dire au rétablissement de la circulation biliaire. Mais il n'est pas douteux que les deux autres procédés pourront donner aussi d'excellents résultats : le premier surtout (celui dans lequel on ferait de sutures complètes), même étant donné ce que l'on sait de la cholédochotomie idéale typique.

On doit terminer, bien entendu, l'opération, par les derniers temps de la duodénotomie exploratrice, c'est-à-dire par la fermeture totale du duodénum.

Kocher fit un *drainage* soigné dans le cas qu'il a rapporté : on pourra l'imiter, pour plus de sûreté, c'est-à-dire placer une mèche de gaze derrière le duodénum et une autre contre la tête du pancréas, avec un drain entre les deux.

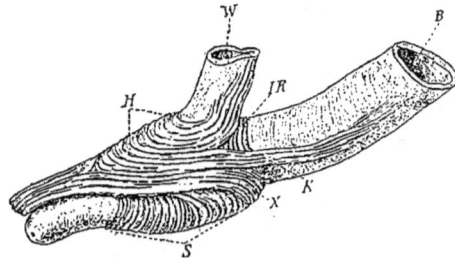

*Fig.* 3i4. — Figure schématique destinée à montre la constitution de la papille de Vater et la musculature commune au canal cholédoque et au canal de Wirsung chez l'homme (D'après W.-F. Hendickson). — *Légende :* B, canal cholédoque sectionné, du côté du foie ; S, muscle spécial entourant l'origine du cholédoque ; X et K, fibres musculaires du canal de Weisung se prolongeant sur le cholédoque ; H, fibres propres au canal de Wirsung ; IR, fibres circulaires sur le cholédoque ; W, canal de Wirsung, sectionné du côté du pancréas. (Toute la paroi intestinale a été enlevée).

Mais, il ne faut pas oublier que Kehr et Mayo Robson ont obtenu aussi deux beaux résultats, sans y avoir recours, il est vrai dans des cas plus simples.

**Suites opératoires.** — Il n'y a rien de particulier à en dire. Dans les cas de Kocher et Kehr, elles furent aussi simples qu'on peut le souhaiter, car il n'y eut même pas d'écoulement de bile par le drain ; de même dans celui de Robson.

Et ces trois guérisons, vraiment très remarquables, sont tout à fait dignes d'attirer l'attention des chirurgiens.

**Indications.** — Comme nous l'avons dit, cette variété de cholédochotomie n'est indiquée que dans des circonstances très particulières ; que dans le cas de GROS CALCUL FIXÉ DANS LA PORTION

RÉTRODUODÉNALE (1) OU INTRAPARIÉTALE DU CHOLÉDOQUE (2), *calculs* qui ne sont pas justiciables de la *Lithectomie par voie duodénale* avec ou sans *incision libératrice de l'orifice.* Or, ces cas là sont rares et le seront de plus en plus !

L'avenir de cette excellente opération, qu'on réalise une fermeture totale (ce qui n'a pas encore été tenté), qu'on ne fasse pas de sutures (M. Robson), ou qu'on procède comme Kocher, restera donc très limité.

Mais, dans ces cas très spéciaux, elle rendra de très réels services; et c'est pour cela que nous avons voulu la décrire avec presque autant de détails, toutes proportions gardées, que la cholédochotomie typique.

(1) Voir *Fig.* 314, calculs fixés entre les points B et K.
(2) Voir *Fig.* 314, calculs fixés en X, dans l'ampoule.

# CHAPITRE VII.

## 617.5555.86

## CHOLÉDOCHOSTOMIE.

**Définition.** — On donne le nom de *cholédochostomie* à l'opération qui consiste à aboucher le canal cholédoque dilaté à la peau
de la paroi abdominale, de façon à avoir une ouverture permanente de ce conduit à l'extérieur.

Cette opération, de même que l'*hépaticostomie*, n'est pas tout à
fait analogue à la *gastrostomie*, du moins au point de vue fonc-
tionnel; elle est plutôt comparable à l'*entérostomie*, ou *anus contre
nature*. Si bien qu'il serait certainement plus logique de lui donner
le nom de *cholédochoproctie*, par analogie avec le terme d'*entéroproctie*, parfois utilisé (πρωκτὸς, anus) (1).

**Étymologie.** — χολή, bile ; δοχή, réceptacle ; στόμα, bouche:
*Bouche sur le conduit biliaire principal.* — Le mot a été employé
pour la première fois par Courvoisier.

**Synonymie.** — *Fistule opératoire sur le cholédoque.* —
*Cholédochostomie en un temps* (Courvoisier).

**Considérations anatomo-physiologiques.** — Cette
opération n'est possible que dans les cas de canal cholédoque
*anormalement dilaté*, et formant une véritable tumeur kystique,
plus ou moins considérable, à la face inférieure du foie. Généralement cette dilatation est due à une obstruction presque complète
du conduit, par suite d'un obstacle siégeant au niveau de ses portions rétroduodénale, intrapancréatique, ou intraduodénale.

On n'y recourra que quand on ne pourra pas agir autrement et
d'une façon temporaire seulement ; car, il est inutile de le faire
remarquer, il n'est pas physiologique de laisser la bile s'écouler

---

(1) On pourrait dire de même, comme nous l'avons signalé, *Cholécystoproctie;* ce qui
éviterait la confusion si souvent faite entre la *cholécystotomie* et la *cholécystostomie*. De
même *hépaticoproctie*, etc., etc.

au dehors du tube digestif. Si l'opéré survit, après avoir fait disparaître les dangers immédiats de cholémie, il faudra donc pratiquer, à tout prix, une entérostomie biliaire par un procédé quelconque.

**Historique.** — Cette opération, qui ne saurait être qu'une intervention de haute nécessité, comme l'Hépaticostomie et la Cholangiostomie, n'a guère été pratiquée dans ces derniers temps : ce qui se conçoit facilement, puisqu'on a mieux désormais. Mais, dans les débuts de la chirurgie biliaire, on y a eu plusieurs fois recours, un peu au hasard la plupart du temps, et sans diagnostic précis, et on connaît au moins une douzaine d'observations de cette nature.

La cholédochostomie aurait été conçue par Parkes, en 1885, au dire de Courvoisier. D'après cet auteur, en effet, Parkes aurait recommandé, au lieu et place de la cholédochotomie typique avec sutures, c'est-à-dire idéale, de placer un drain dans l'incision du cholédoque, afin de conduire la bile au dehors et d'empêcher son écoulement dans la cavité abdominale, cela jusqu'à ce que des adhérences se soient formées autour du drain, tout le long du trajet cholédocho-cutané. Mais, comme il est facile de s'en apercevoir à la réflexion, il ne s'agit nullement là d'une véritable cholédochostomie. Parkes, en écrivant ces lignes, a simplement soupçonné la possibilité de la *cholédochotomie sans sutures*, qui est autre chose qu'une réelle fixation à l'aide de sutures à la peau d'un cholédoque dilaté. Dans le premier cas, il s'agit d'une *fistule temporaire* et spontanée; dans le second, d'un réel *anus biliaire*, artificiel et persistant.

En réalité, le premier cas du cholédochostomie remonte au 28 mai 1887 et est dû à Helferich (de Greifswald) ; il a été publié l'année suivante par von R. Seyffert. La seconde opération date de la même époque (6 novembre 1887); elle a été exécutée par Ahlfeld (de Marburg) et publiée, en 1888 également, par G. Konitzky.

Il faut citer, en outre, l'observation du P<sup>r</sup> Yversen (de Copenhague), publiée par Poulsen et correspondant à février 1892 ; celle de von Winiwarter (de Liège), un peu antérieure (janvier 1892); celle de Lévy, citée par Sander; des cas douteux de Arnison (1891), Kehr (1892), Körte (1893) ; un cas de M. Robson (1896), et enfin une observation de suture du cholédoque à la peau de Quénu, en 1897, et pratiquée à la place d'une simple cholédochotomie.

Au début, cette opération a presque toujours été pratiquée sans qu'on sache exactement sur quelle partie des voies biliaires on opérait; dans les derniers cas, toutefois, il n'en a pas été ainsi; et il paraît certain que von Winiwarter et Quénu ont agi en connaissance de cause, tandis qu'Helferich et Ahlfeld n'ont connu la nature de l'intervention pratiquée qu'à l'autopsie.

Le premier travail d'ensemble publié sur la question est dû au Pr Terrier (1893); et on ne trouvera guère que quelques lignes sur ce sujet dans les ouvrages de Courvoisier (1890), et Langenbuch. Waring et Robson (1898) sont à peine plus explicites dans leurs traités; et ceux publiés en France sont muets sur cette opération.

**Manuel opératoire.** — Ce serait von Winiwarter, qui, en réalité, aurait exécuté le premier chez l'homme une cholédochostomie de parti pris, sachant ce qu'il faisait; mais le procédé le plus simple pour mener à bien cette opération consiste à imiter la conduite de Helferich et Ahfeld, qui d'ailleurs se sont trouvés placés dans des conditions anatomo-pathologiques presque identiques.

On fera donc l'*opération en un seul temps.*

I. *Fixation.* — a) *Cholédochostomie à fixation dernière.* — Au cours de la laparotomie exploratrice parabiliaire, lorsqu'après la destruction des adhérences, on a reconnu un cholédoque extraordinairement dilaté, au-dessus d'un obstacle impossible à faire disparaître, s'il faut agir sans tarder, on l'*ouvre* et on *fixe* ensuite à la paroi abdominale les lèvres de l'incision, comme s'il s'agissait d'une vésicule biliaire.

On fait ainsi une *Cholédochostomie en un temps à fixation dernière.*

b) *Cholédochostomie à fixation première.* — On conçoit parfaitement qu'il soit possible, comme pour toutes les autres stomies cutanées, de procéder différemment, c'est-à-dire de *fixer* d'abord à la peau le cholédoque dilaté, et de ne l'*ouvrir* qu'ultérieurement, méthode qui semble plus rationnelle, mais qui, en pratique, n'a pas été utilisée, parce que, pour procéder ainsi, il faut un diagnostic préalablement posé.

II. *Cholédochostomie sans fixation.* — S'il n'était pas possible, soit par suite d'insuffisance de dilatation du cholédoque, soit parce que les parois du canal seraient trop friables, de fixer le conduit à la paroi, on pourrait se contenter du *drainage* classique *du cholédoque,* avec léger *tamponnement*, si besoin était, c'est-à-dire de la manœuvre à laquelle on a recours dans la cholédochotomie sans sutures.

Rapidement de fausses membranes s'établiraient autour du drain enveloppé de gaze, et on obtiendrait ainsi une *fistule* biliaire spontanée, qui pourrait s'oblitérer d'elle-même, si l'obstacle au cours de la bile venait à disparaître ; qui ne constituerait pas un véritable anus biliaire artificiel, mais qui cependant pourrait permettre de parer aux accidents ayant nécessité l'intervention.

Nous n'insistons pas sur ces divers manuels opératoires, en raison du peu d'intérêt de cette intervention, qui est d'ailleurs l'analogue d'une cholécystostomie, d'une hépaticostomie ou d'une cholangiostomie.

Inutile d'ajouter qu'on pourrait opérer *en deux temps*.

**Suites et complications**. — Les suites opératoires de cette fistulisation du cholédoque ne sont nullement encourageantes : ce qui se conçoit d'ailleurs, étant donné la nature uniquement palliative de cette intervention !

Dans le cas d'Helferich, la fistule biliaire se mit à saigner, puis à suppurer ; et l'opérée mourut le 29 juin. Ahlfeld perdit son malade, au bout de huit jour,sdans le collapsus ; Yversen le lendemain même de l'opération. Dans le cas de von Winiwarter, l'intervention fut bien supportée ; mais la mort survint six semaines après, peut-être d'une généralisation cancéreuse il est vrai.

Ces premiers résultats paraissent tout à fait désespérants ; toutefois il ne faudrait rien exagérer. En effet, ces opérations ont été faites au début de la chirurgie biliaire, dans des cas désespérés ou sans diagnostic précis ; et il ne faut pas tirer des conclusions absolues d'un aussi petit nombre de faits.

Il n'en reste pas moins acquis qu'il s'agit là d'une opération qui ne mène pas à un résultat définitif, et que, si la mort ne survenait pas, il faudrait songer très rapidement à une autre intervention, pour éviter à l'opéré de mourir d'épuisement à la suite d'un écoulement biliaire persistant.

Les seules opérations alors possibles étant soit une greffe du trajet fistuleux sur l'intestin, ou une anastomose intestinale de l'hépatique, et ces entérostomies ne pouvant être exécutées que dans des conditions particulièrement délicates, on conçoit que les chirurgiens ne se résoudront pas souvent, de gaieté de cœur, à recourir à la cholédochostomie.

**Indications.** — A l'heure actuelle, cette opération ne peut
d'ailleurs être manifestement indiquée que dans des cas très particuliers, qu'il nous est même impossible de prévoir aujourd'hui. En
effet, dans toutes les circonstances où jadis on y a eu recours
(*Dilatation d'apparence kystique du cholédoque* (*Fig.* 315), etc), on
devrait aujourd'hui pratiquer la *cholédocho-entérostomie*, opération autrement bienfaisante, quoique son exécution puisse être des
plus malaisées dans les cas d'une faible dilatation du cholédoque.
Mais, malgré ces difficultés, il ne faudrait pas hésiter à la préférer
à la cholédochostomie.

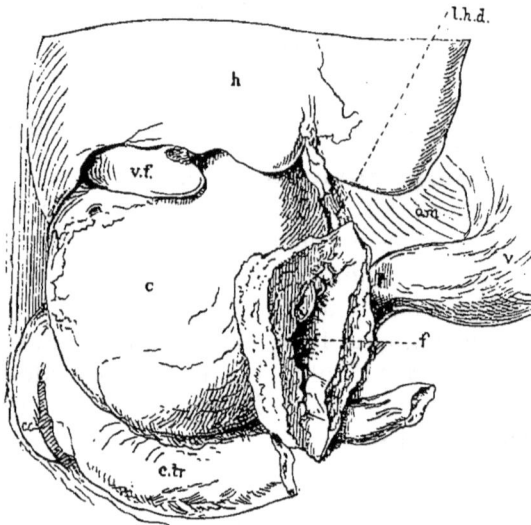

*Fig.* 315. — Cholédochostomie, exécutée dans un cas de Dilatation énorme du cholédoque, par Ahfeld. — Pièce d'autopsie (D'après Konitzky). — *Légende: h*, foie; *v.f.*,
fond de la vésicule biliaire; *lhd*, bord gauche du ligament hépato-duodénal; *o.m*, petit
épiploon; *v*, estomac; *c*, kyste cholédochien : conduit dilaté; *f*, bouche cutanée de la
cholédochostomie; *ctr.* colon transverse; *c*, cœcum; *P*, pylore.

Ce que nous venons de dire montre qu'il s'agit vraiment là d'une
*opération de transition*, destinée à disparaître complètement, et d'un
procédé opératoire de circonstance, auquel on a fait appel à une
époque où la chirurgie des voies biliaires était encore dans l'enfance. Il est donc inutile de discuter ici les interventions déjà exécutées
et d'examiner dans quelles formes spéciales d'obstruction du cholédoque, avec absence de vésiculaire biliaire, on pourrait encore être
obligé d'y avoir recours.

## CHAPITRE VIII.

### 617.ЪЪЪЪ.87

### CHOLÉDOCHECTOMIE.

**Définition.** — La *cholédochectomie* est la résection, totale ou partielle, du cholédoque.

**Étymologie.** — χολή, bile ; δοχή, réceptacle ; ἐκτὸς, ablation, excision : *Excision du conduit vecteur de la bile* (Cholédoque).

**Synonymie.** — *Excision* ou *Résection d'une portion du Cholédoque* (Waring).

**Historique.** — Dans une observation de E. Doyen, le canal cholédoque, déchiré selon une perpendiculaire à son grand axe, a été suturé sur un tube servant de tuteur, après qu'une portion très minime du canal eut été réséquée. Aussi, malgré Martig qui dans un travail de 1893 sur les opérations des voies biliaires, a rangé cette observation sous la rubrique « Cholédochotomie », Marcel Baudouin a-t-il pu intituler ce fait, paru dès 1892 dans les *Archives provinciales de Chirurgie : Cholédochectomie avec cholédochorraphie.*

En adoptant cette dénomination pour l'opération de E. Doyen, cet auteur est en outre d'accord avec le Pr Terrier, qui n'a pas fait figurer ce cas dans sa revue sur la cholédochotomie, et avec Le Petit, qui n'en parle pas non plus dans sa thèse.

A l'appui de ce dire, et malgré l'opinion de M. Jourdan, nous insistons sur ce fait que, dans l'opération de E. Doyen, il y eut : division complète du cholédoque ; destruction d'une fraction de ce canal ; et suture circulaire des bouts déchirés. C'est bien là ce qu'on doit, avec Marcel Baudouin, qui a décrit le premier (1897) cette opération d'une façon didactique, appeler une *Cholédochectomie.*

Reynier, en 1897, a fait avec succès la résection partielle du cholédoque chez le chien ; et le résultat excellent qu'il a obtenu doit encourager les chirurgiens à ne pas hésiter de tenter cette opération, le cas échéant, malgré l'insuccès de Doyen.

Waring, dans son livre (1898) a consacré, d'ailleurs une page entière à cette opération, qu'il a décrite avec prédilection, car il l'a expérimentée aussi sur le même animal.

**Variétés.**— I.On peut concevoir deux sortes de Cholédochec· tomies : 1° La résection *totale* ; 2° la résection *partielle* ; mais en réalité, il n'y a aucun intérêt pratique à tenir compte de cette distinction.

II. Il est plus utile de distinguer : 1° La *cholédochectomie typique* ou *idéale*, qui consiste à réséquer une *portion* du canal cholédoque et à réunir à plein calibre les deux bouts du canal réséqué ; 2° la *cholédochectomie atypique*, consistant aussi à réséquer le canal cholédoque, *en partie* ou *en totalité*, mais à aboucher ensuite le bout central du canal, soit dans l'intestin (Czerny), (*cholédocho-entérostomie* par *greffe* ou *implantation latérale*), soit à la peau (ce qui revient en somme à une variété de *cholédochostomie*), ou à anastomoser la vésicule persistante au duodénum (*cholécystentérostomie complémentaire*), après avoir lié les deux bouts du cholédoque (Waring).

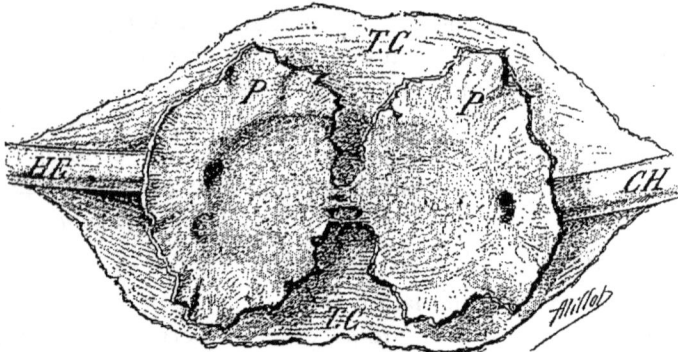

Fig. 316. — Calcul biliaire développé dans le cholédoque et enlevé. On voit la place qu'il occupait dans le cholédoque (dépression), les orifices des canaux hépatiques et cholédoque, le point où débouchait jadis le cystique, etc. La paroi postérieure de la poche s'est rompue pendant les manœuvres d'extraction du calcul (Schématique)(Doyen). — *Légende* : P, paroi du cholédoque dilaté et incisé, entourant le calcul ; T C, tissu conjonctif péricanaliculaire (schématique) ; CH, cholédoque ; HE, hépatique.

On peut assimiler la cholédochectomie idéale ou typique à l'urétérectomie classique, suivie d'urétérorrhaphie ; et les succès de cette dernière opération autorisent vraiment à enlever du canal cholédoque une portion, aussi petite que possible d'ailleurs, toutes les fois que la chose sera matériellement exécutable, en raison de la dilatation pathologique du canal.

**Manuel opératoire.** — La cholédochectomie, en admettant même que les conditions anatomo-pathologiques nécessaires pour la réaliser (dilatation des voies biliaires principales) soient complètes, ne trouve que très rarement son indication. Ce sera de plus toujours une opération très grave, en raison de la difficulté manuelle de la technique de la *cholédochorraphie*.

Le procédé opératoire connu, basé sur une seule intervention, intervention qui amena la mort du patient (Doyen), a eu, avec la cholédochotomie, les temps communs de la laparotomie, de la recherche du cholédoque et de son incision, et de l'extraction du calcul.
E. Doyen avait fait une incision abdominale en T (à notre avis, il vaudrait mieux une incision *oblique,* très longue), et c'est en extrayant le calcul (*Fig.* 331), qu'il déchira complètement la poche qui le contenait (*Fig.* 316); cette poche siégeait au confluent de l'hépatique et du cystique.

I. Résection idéale ou typique. — *Cholédochorrhaphie sur support (Procédé de Doyen).* — Après s'être assuré alors de la

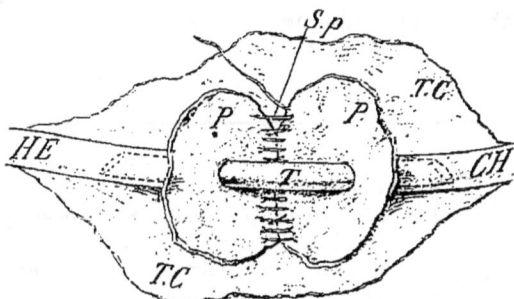

Fig. 317. — *Cholédochorrhaphie* après régularisation (*Cholédochectomie* des lambeaux formant la poche où se trouvait le calcul (Schématique). — *Légende :* CH, HE, TC, voir *Fig.* 316; T, tube à drainage; *S. p.,* suture des bords de la partie *postérieure* de la poche P (Doyen).

perméabilité des conduits, il introduisit un *tube de caoutchouc* rouge, mi-partie du côté de l'hépatique, mi-partie du côté du duodenum

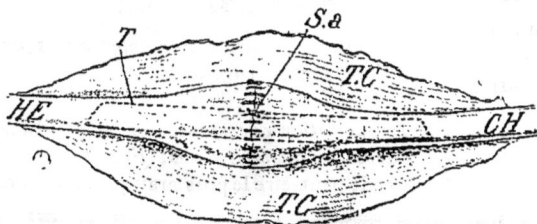

Fig. 318. — Le Cholédoque est fermé (Figure schématique).— *Légende :* HE, CH, T.C, T, voir *Figures* précédentes; *S. a,* partie antérieure du premier plan de sutures (Doyen).

(*Fig.* 317) et rapprocha les bouts du canal déchiré par des sutures en *surjet* à points passés (*Cholédochorraphie circulaire bout à bout sur support*) (*Fig.* 3١8) ; il plaça ensuite par dessus cette suture, au niveau des feuillets péritonéaux et conjonctifs voisins, une suture longitudinale, c'est-à-dire perpendiculaire à la première (*Fig.* 3١9). Cette seconde suture fut renforcée à son tour par quelques points tout à fait superficiels.

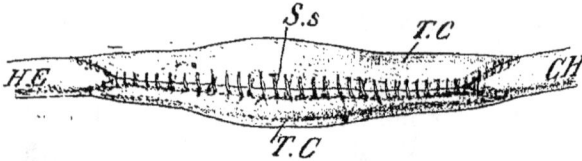

Fig. 3١0. — La *Cholédochorraphie* est terminée (Schéma). — *Légende* : T.C,CH, HE, voir précédemment; *S. a*, suture placée superficiellement (très schématique), montrant qu'on a suturé, par dessus le cholédoque, les tractus de tissu conjonctif, qui entouraient la poche où gisait le calcul (Doyen).

II. Autres Procédés. — Tel est le procédé qu'a employé Doyen pour la cholédochectomie. Mais on peut en concevoir bien d'autres, qui d'ailleurs ont déjà été préconisés pour l'uretère, conduit assez comparable au cholédoque.

Tableau III.

| | | |
|---|---|---|
| **I.** RRAPHIE SANS SUPPORT. | *a) simple, bout à bout.* | 1° Rraphie *circulaire simple* ou *bout à bout* d'un canal quelconque (*Fig.* 3٢0). |
| | | 2° *Rraphie circulaire simple bout à bout,* après *ectomie en bec de flûte* du conduit (*Fig.* 3٢1 et 3٢2). |
| | *b) après invagination.* | 3° Rraphie circulaire par *invagination simple* (*Fig.* 3٢3 et 3٢4). |
| | | 4° Rraphie circulaire par *invagination avec fente longitudinale* (*Fig.* 3٢5 et 3٢6). |
| **II.** RRAPHIE SUR SUPPORT. | *a) simple, bout à bout.* | 5° *Rraphie circulaire simple, bout à bout sur support* (*Procédé de Doyen*) (*Fig.* 3١6 à 3١9). *Modification possible* : Procédé de Tauffer pour l'uretère (*Fig.* 3٢9 et 3٣0). |
| | *b) après invagination.* | 6° *Rraphie circulaire sur support après invagination* (*Fig.* 3٢7 et 328). |
| **III.** IMPLANTATION LATÉRALE. | | 7° *Implantation avec fente sur le bout d'amont et oblitération du bout d'aval* (*Fig.* 3٣1 et 3٣2). — Procédé peut-être le plus pratique pour le cholédoque. |

Principaux modes de *Suture circulaire* du Cholédoque sectionné (1).

(1) Inutile de faire remarquer que tous ces procédés sont bien connus en chirurgie intestinale ; mais, pour cette comparaison, nous renvoyons au livre de F. Terrier et M. Baudouin sur la *Suture Intestinale,* où ils ont tous été étudiés avec grand soin.

Nous n'y insistons pas, puisqu'aucun d'eux n'a encore été employé pour les voies biliaires ; mais nous en donnons ci-dessus l'énumération, d'après Fr. H. Marcoe et Fr. C. Wood (1899) (Tableau III).

Quoiqu'il en soit de ces multiples méthodes possibles de cholé-dochorraphie, répétons qu'une seule, celle de Doyen, a été utilisée jusqu'ici.

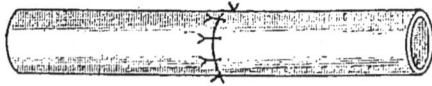

Fig. 320.—Rraphie circulaire verticale ou *bout à bout* d'un conduit quelconque (Méthode de Schopf-Hochenegg–Cushing, pour l'uretère).

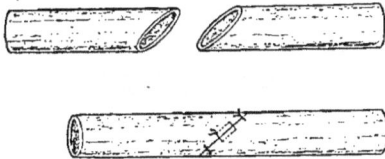

Fig. 321 et 322. — Ectomie canaliculaire et Rraphie circulaire en *bec de flute* (Méthode de Bovée pour l'uretère, 1897). — En haut : *ectomie en bec de flute* ; en bas, rraphie circulaire oblique.

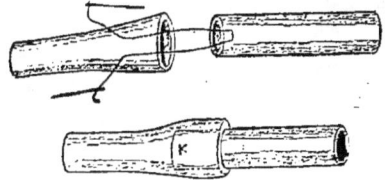

Fig. 323 et 324. — Rraphie circulaire par *invagination simple* (Méhode de Poggi pour l'uretère, imitée de celle de Ramsdhor pour l'intestin). — En haut, façon de placer les fils de fixation.— En bas, invagination terminée : K, partie invaginée, vue par transparence.

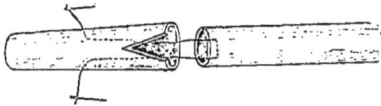

Fig. 325. — Rraphie circulaire *par invagination avec fente longitudinale* (Méthode de M. Robson et Winslow pour l'uretère, imitée de celle de Madelung pour l'intestin. En réalité, c'est la méthode de Poggi, avec fente seulement en plus).— Incision et fente, et fil placé.

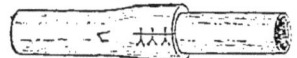

Fig. 326. — Rraphie par la méthode de Robson et Winslow. — Opération terminée.

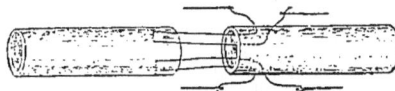

Fig. 327. — [Rraphie circulaire *avec invagination sur support sans fente* (Méthode de Markoe). — Fils mis en place.

L'opération de cet auteur fut d'ailleurs terminée comme d'ordinaire. Nous croyons qu'il serait prudent de *drainer* la plaie à l'extérieur : ce que ne fit pas Doyen, car on ne peut pas se fier complètement à des points de suture d'une application si difficile.

2° *Cholédochotomie atypique (Procédés divers)*. — Bien d'autres procédés opératoires, prenant pour base les multiples essais faits en chirurgie intestinale ou urétérale, pourraient être tentés ; nous ne nous y arrêterons pas pour ne pas rentrer exclusivement dans le

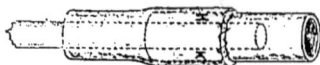

Fig. 328. — Rraphie circulaire *avec invagination sur support sans fente* (Méthode de Markoe (1899) ; Méthode d'Amussat pour l'intestin, très perfectionnée pour l'urétère). — Opération terminée : K H, partie invaginée.

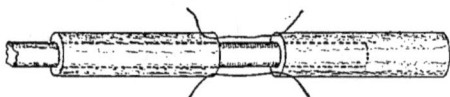

Fig. 329 et 330.— Cholédochorraphie circulaire *bout à bout sur support* (Méthode de Tauffer, pour l'urétère : Procédé analogue à celui employé par Doyen pour le cholédoque. En réalité, c'est une modification du procédé de l'École de Salerne (1264) pour l'intestin). — En haut, les deux bouts placés sur le support et fils placés. — En bas : l'opération terminée et support vu par transparence.

domaine de l'hypothèse ; mais nous devons rappeler ceux qui ont été proposés. Ce sont :

1° La *cholédochectomie avec cholédochostomie terminale*, c'est-à-dire avec abouchement à la peau du bout central et ligature du bout périphérique (M. Baudouin) : pis aller détestable, qui ne pourrait d'ailleurs être que temporaire, qu'on devrait transformer ultérieurement, de façon à guérir cette fistule du cholédoque.

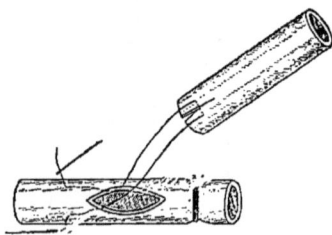

Fig. 331. — Schéma d'une cholédochorraphie par *implantation latérale, avec fente* sur bout supérieur (*Hépatique*). (Méthode Van Hook-Kelly pour l'urétère, applicable aux cas de résections peu étendues du canal commun ou de simple section de l'hépatique et du Cholédoque'.—Mode d'implantation.

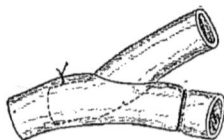

Fig. 332. — Schéma d'une cholédochorraphie par *implantation latérale* avec fente (Van Hook-Helly). — Opération terminée.

2° La *cholédochectomie avec greffe du bout central sur le duodénum*, c'est-à-dire avec *Cholédocho-entérostomie* ou *Hépatico-entérostomie*, effectuées par les procédés de greffe mentionnés à la description de ces deux opérations (Czerny) (*Fig*. 331 et 332).

3° La *cholédochectomie avec cholécystentérostomie* (Waring),
après ligature des deux bouts, la muqueuse ayant été au préalable
détruite au thermocautère (procédé ne pouvant bien entendu être
utilisé que si la vésicule biliaire existe encore); ou avec *Cystico-
entérostomie* par *greffe*, dans les cas d'atrophie vésiculaire
(M. Baudouin).

**Indications.**— Cette opération est loin d'avoir fait ses preuves,
au point de vue thérapeutique. L'observation de E. Doyen montre
seulement qu'elle peut être pratiquée dans certains cas. Il faudrait
toutefois modifier le manuel opératoire, de façon à pouvoir être
absolument assuré de l'évacuation du tube de caoutchouc.

En tout cas, elle peut être essayée, d'après les données théoriques,
la malade ayant vécu pendant deux jours après l'intervention, et l'autopsie ayant démontré que la bile avait passé dans l'intestin et qu'il
n'y avait pas eu d'épanchement péritonéal. (On ne parle pas du
tube de caoutchouc).

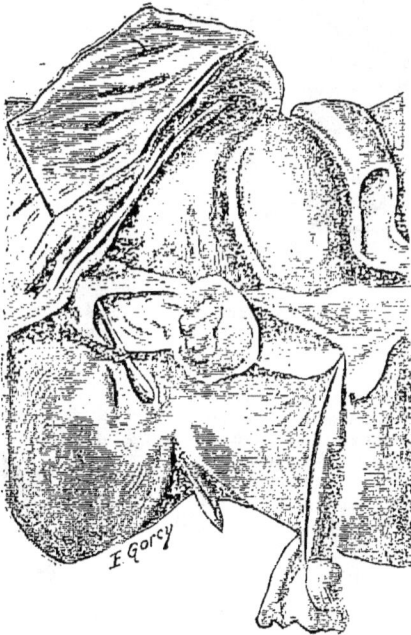

*Fig.* 333. — Tumeur de la partie moyenne du
cholédoque, qui serait susceptible d'être opérée
par le procédé de Waring. On voit que la vésicule est dilatée suffisamment. [D'après une
photographie (M. Robson)].

L'avenir montrera si l'on
doit continuer à préférer, avec
Doyen, la cholédochectomie
typique sur *support* à l'un des
procédés de cholédochectomie
atypique, et la mettre sur le
même plan que l'ureterectomie
avec ureterorrhaphie.

En tous cas, la cholédochectomie peut paraitre indiquée,
à l'heure actuelle, dans les deux
circonstances ci-dessous.

1° *Tumeur localisée à la
partie moyenne du cholédoque.*
— On connaît aujourd'hui des
petites tumeurs, qui se forment
dans l'épaisseur du canal
cholédoque. Ces tumeurs
siègent ordinairement plus ou
moins loin du duodénum. Ce
sont évidemment là des cas
opérables (*Fig.* 333) ; et la
cholédochectomie seule s'impose comme moyen radical. Malheureusement il faudrait, pour avoir des chances de succès dans ces

faits, que le néoplasme fût très peu développé, qu'il siégeât plutôt du côté du duodénum, et que le cholédoque fût très dilaté : toutes conditions qui ne se trouveront bien entendu qu'exceptionnellement !

Dans ces circonstances, comme la vésicule persiste et même est souvent *dilatée*, il vaudrait mieux faire la cholédochectomie décrite avec soin par Waring, c'est-à-dire celle qu'on combine à la cholécystentérostomie.

2° *Calcul du cholédoque enclavé à une certaine distance du duodénum, avec très grandes adhérences.* — Il peut se présenter le cas d'un calcul biliaire très adhérent, à la suite de l'extirpation duquel le cholédoque serait complètement déchiré ; la cholédochectomie

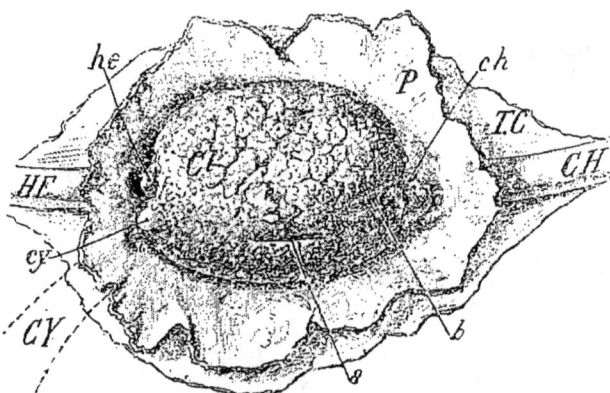

Fig. 334. — Calcul biliaire développé dans le cholédoque. — *Légende*  HE, canal hépatique; CH., canal cholédoque; CY. situation probable du canal cystique impossible à retrouver; V, situation probable de la vésicule probablement absente aussi; P, paroi incisée de la poche renfermant le calcul; TC, tissu conjonctif péricanaliculaire (schématique); *ch*, extrémité du calcul correspondant au cholédoque; *he,* id. à l'hépatique; *cy*, id. au cystique atrophié et même disparu; *a*, *b*, éraillures produites par deux des coups de bistouri qui furent nécessaires pour inciser la cholédoque. (Le calcul est représenté par le dessin ci-dessus d'une façon très exacte) (Doyen).

atypique peut, dans ces circonstances, être employée, surtout si le calcul siège assez loin du duodénum, comme dans le cas de Doyen (*Fig.* 334).

En effet l'opération typique pourra peut-être, dans ces cas, être remplacée avec avantage par une cholédocho-entérostomie par greffe, après fermeture du bout duodénal du cholédoque. Quant à la cholédochectomie combinée à la cholécysto-entérostomie, bien entendu elle sera utilisée, s'il existe une vésicule biliaire avec canaux hépatique et cystique intacts. Mais, d'ordinaire, dans les calculoses cholédochiennes, la vésicule est très atrophiée et souvent absente : ce qui empêchera souvent de songer à ce procédé.

Toutefois, ce sont là des opérations moins dangereuses, auxquelles il faudra toujours donner la préférence, si possible.

On pourrait encore penser à une cystico-entérostomie, s'il n'arrivait pas si souvent que la vésicule biliaire et le canal cystique soient tout à fait atrophiés dans ces circonstances, comme ce fut précisément le cas pour l'opéré de Doyen.

De même l'opérateur pourrait à la rigueur faire une hépatico-entérostomie, dans les cas de dilatation considérable de l'hépatique ; mais alors le calcul resterait en place et continuerait à jouer le rôle de corps étranger : ce qui n'est pas la meilleure des solutions.

Ce qu'il faut souhaiter aujourd'hui, c'est que le médecin, plus au courant de la gravité de ces calculs, adresse beaucoup plus rapidement les malades au chirurgien, qui pourra alors avoir recours à une simple cholédochotomie, au lieu d'en être réduit à une intervention aussi aléatoire.

Il ressort, en somme, de ce que nous venons de dire, que la cholédochectomie a un avenir fort médiocre. L'on s'adressera longtemps encore plutôt à la cholédocho-entérostomie, dont les indications sont plus fréquentes, et les résultats jusqu'à présent plus bénins.

# CHAPITRE IX.

## 617.5555.88

## CHOLÉDOCHO-ENTÉROSTOMIE.

**Définition**. — On appelle *cholédocho-entérostomie* l'anastomose du canal cholédoque avec l'intestin grêle.

Cette opération est absolument l'analogue de la cholécysto-entérostomie, avec cette différence toutefois que, dans la cholécysto-entérostomie, l'abouchement de l'intestin grêle se fait avec un réservoir qui a, à peu de choses près, les mêmes dimensions que lui, tandis que dans la cholédocho-entérostomie, l'abouchement de l'intestin se fait avec un canal qui normalement n'atteint pas la grosseur du petit doigt. L'on comprend dès lòrs que, pour qu'une telle opération ait été possible, il a fallu que l'opérateur se trouvât placé dans des conditions spéciales, conditions ayant amené une *dilatation assez considérable du conduit biliaire principal*.

**Etymologie**. — χολή, bile ; δοχή, receptacle ; στόμα, bouche ; ἔντερον, intestin : *Abouchement du cholédoque dans l'intestin*.

**Synonymie**.— *Anastomose* ou *Entéro-anastomose du Cholédoque*.

**Historique**. — Le premier qui eut l'idée de faire une cholédocho-entérostomie est, non pas Kocher, comme l'a dit Courvoisier, mais Riedel (d'Iéna) (1888).

Son malade était d'ailleurs dans les conditions requises pour l'opération, c'est-à-dire que le canal cholédoque était considérablement dilaté.

Dans cette première intervention, qui date du 8 décembre 1888, Riedel utilisa une incision qu'il avait faite au cholédoque, dans le but de pratiquer une cholédochostomie, dont les résultats furent infructueux; et, au cours de cette première opération, il avait eu d'abord l'idée de sectionner le cholédoque et de *l'implanter directement* dans la paroi du duodénum. Mais il l'avait vite abandonnée, pour en venir à un procédé comparable à la cholécysto-entérostomie. Il arriva malheureusement que, n'étant pas suffisamment exercé en chirurgie biliaire, il fit des sutures insuffisantes. Cet insuccès se comprendra si l'on songe que l'on n'était qu'en 1888 ; quoiqu'il en soit, sa malade mourut, et à l'autopsie on trouva un épanchement de bile septique dans la cavité abdominale.

Malgré tout, c'est donc bien à Riedel, comme l'a montré Marcel Baudouin (1897), que revient l'honneur d'avoir conçu et exécuté la première cholédocho-entérostomie, qui est sans contredit une des plus délicates opérations de la chirurgie viscérale.

Deux ans après Riedel, Kocher ne fit chez son patient que le premier temps d'une cholédocho-entérostomie. Il s'agissait d'un malade, porteur de deux calculs enclavés dans le cholédoque. Ce canal était très dilaté, puisqu'il mesurait 2 centimètres environ de diamètre et 3 centimètres et demi de longueur, jusqu'au point où il passait derrière le duodénum. Pour faire aussi une cholédocho-duodénostomie, Kocher réunit le canal cholédoque au duodénum à l'aide de cinq points de sutures ; mais, comme pour le moment l'obstacle se trouvait levé, il ne fit pas d'ouverture. Ce malade guérit parfaitement, et il n'eut pas l'occasion de créer ainsi la fistule cholédocho-duodénale qu'il avait ébauchée.

Ce ne fut qu'en 1891, c'est-à-dire un an après, que Sprengel eut l'honneur de mener à bien la première cholédocho-entérostomie. Il opéra sur une femme, à qui, quelque temps auparavant, il avait enlevé la vésicule biliaire ; et ce fut même là ce qui l'empêcha de faire une cholécystentérostomie et le conduisit forcément à l'anastomose du cholédoque avec l'intestin.

Dans ce cas nouveau, comme dans les autres, le conduit principal biliaire était très dilaté, et dilaté à ce point que, dans la première intervention au cours de laquelle Sprengel enleva la vésicule biliaire, il prit le cholédoque pour le duodénum, et ne fit que déplacer dans ce conduit un calcul qu'il avait cru repousser dans le duodénum. La guérison de la malade de Sprengel fut absolument parfaite. Les accès de fièvre disparurent complètement après l'opération ; ils n'avaient pas reparu trois mois après, et la malade avait engraissée et se portait bien à tous les points de vue.

M. Robson aurait fait *une fois* une opération de ce genre ; mais nous ne connaissons pas les détails de cette intervention.

Le 1er juin 1898, Kehr (d'Halberstadt), le chirurgien allemand qui connaît le mieux la médecine opératoire biliaire, déclarait de son côté avoir fait déjà *trois* cholédocho-entérostomies !

Au dire de Langenbuch, Czerny aurait pratiqué récemment la huitième anastomose du cholédoque ; mais ces observations ne sont pas encore publiées.

Enfin, d'après J. L. Faure (1899), il se pourrait que Brun et Hartmann (Paris) aient fait aussi des opérations de ce genre, mais sans s'en douter, croyant réaliser une cholécystentérostomie; nous ne croyons pas qu'à la lecture de ces observations, publiées d'une façon trop vague, on puisse se faire une opinion.

**Considérations anatomo-physiologiques**. — L'on a dit, avec assez de raison, en se plaçant au point de vue de l'anatomie normale, que la cholédocho-entérostomie était une opération des plus délicates, non seulement parce que le cholédoque a des dimensions restreintes, mais encore parce que le canal est très profondément situé dans la cavité abdominale, et que cette région est très difficilement explorable. C'est là une remarque vraie ; mais on a prétendu aussi que l'abouchement du cholédoque dans le duodénum était d'une possibilité douteuse, à moins d'une très forte dilatation du cholédoque : ce qui est moins défendable.

Cette dernière objection ne porte guère, en effet, si l'on songe que Riedel et Kocher étaient en présence de cholédoques moyennement dilatés, et que cependant ces opérateurs ont pu exécuter les manœuvres les plus difficiles, c'est-à-dire les sutures.

Ce qu'il faut savoir, c'est qu'il est nécessaire que le cholédoque soit *moyennement dilaté*; mais il n'est pas indispensable qu'il ait atteint les dimensions de l'intestin grêle, comme dans le cas de Sprengel.

On sait qu'on peut d'ailleurs réaliser cet abouchement en ayant recours à un bouton anastomotique : ce qui facilite singulièrement l'anastomose, comme l'a prouvé Czerny, qui y a eu recours dans un cas.

**Manuel opératoire**. — La cholédocho-entérostomie n'ayant été pratiquée que rarement, le manuel opératoire de cette intervention est encore insuffisamment arrêté. Disons seulement que, quand on a affaire à un canal cholédoque dilaté d'une façon suffisante, il n'est pas excessivement difficile de mener l'opération à bonne fin. En somme, l'abouchement du cholédoque avec une anse intestinale est pénible, comme l'ont signalé Sprengel et Riedel; mais il est très possible.

**Variétés**. — Toutes les fois qu'on le pourra, l'anastomose doit être établie avec le *duodénum*. C'est ce que fit d'ailleurs Sprengel, qui opéra comme pour une cholécysto-duodénostomie. Selon les cas, on suivra les exemples de Sprengel, de Riedel, ou de Czerny.

## I.— Méthode des Sutures.

I. Anastomose latérale par Sutures. — Riedel, qui, ainsi que nous l'avons déjà dit, fit la première cholédocho-duodénostomie, opéra ainsi qu'il suit.

1° *Anastomose à incision première (Procédé de Riedel).* — L'incision exécutée comme pour une laparotomie, il en fit une seconde, perpendiculaire à l'extrémité inférieure de la première, et suivant le bord inférieur du foie. Puis le cholédoque fut *incisé* tout d'abord ; il sutura ensuite les lèvres de cette incision aux lèvres d'une seconde *incision*, pratiquée sur le duodénum.

Dans ce procédé, on voit donc que les *points de sutures furent faits après que le cholédoque et le duodénum eurent été ouverts.*

2° *Anastomose à fixation première (Procédé de Sprengel).* — Sprengel isola d'abord l'anse duodénale, et, l'abdomen étant ouvert, il repoussa ensuite les matières intestinales entre ses doigts qui comprimaient le duodénum des deux côtés. Cette portion du duodénum étant alors complètement vide, il établit une rangée de sutures séreuses entre le cholédoque et le duodénum ; et ce ne fut qu'à ce moment qu'il ouvrit, par deux incisions rapides, le duodénum et le cholédoque.

Sprengel apporta beaucoup de soin à ne laisser tomber dans la cavité abdominale aucune trace de matière intestinale, tandis qu'au contraire il laissa sans crainte s'écouler la bile dans cette même cavité. La muqueuse fut alors suturée et la fistule complétée par une rangée de sutures séro-séreuses. Il ferma la cavité abdominale sans la drainer, après avoir soigneusement désinfecté le champ opératoire.

II. Implantation latérale ou greffe du cholédoque a l'aide des sutures *(Procédé deRiedel-Czerny).* — Un autre procédé a été proposé par Czerny (de Heidelberg), en 1892. Ce n'est pas autre chose que le procédé de cholédocho-entérostomie, auquel avait déjà songé Riedel dès 1888.

D'après Czerny, ce procédé pourrait s'appliquer à un *cholédoque non dilaté;* et c'est ce qui en fait l'intérêt. Cet auteur avouait d'ailleurs à cette époque que la cholédocho-entérostomie était surtout de la chirurgie de l'avenir, et n'accordait pas à cette méthode, sur laquelle il a été d'ailleurs assez peu explicite, une valeur bien supérieure aux autres procédés. Il la résumait ainsi: «Le cholédoque une fois préparé, on le sectionne derrière le duodénum, et on l'enfonce dans une petite ouverture faite à ce conduit. »

Ce mode opératoire n'a été tenté encore avec succès que pour l'uretère (uretéro-cystonéostomie, uretéro-pyélonéostomie, etc.); mais il ne paraît pas valoir mieux, pour la cholédocho-entérostomie, que le procédé ordinaire; il n'a pas d'ailleurs jusqu'ici été mis à exécution. Il pourrait cependant être essayé avec profit, comme nous l'avons dit, quand le cholédoque n'est que très peu dilaté.

## II.— Méthode des Appareils d'Approximation.

ANASTOMOSE ET GREFFE. — Tous les procédés d'anastomose ou de greffe par Appareils d'Approximation, applicables à la cholécysto-entérostomie, sont évidemment utilisables pour la cholédocho-entérostomie.

*a) Bouton de Murphy*.— Sans revenir sur chacun de ces procédés, nous rappellerons seulement l'anastomose par les *Boutons d'Approximation*, et d'une façon toute particulière, par la *méthode de Murphy*.

Au demeurant, Czerny a eu l'occasion d'opérer ainsi il y a peu de temps : il y avait, il est vrai, dans ce cas, une dilatation assez considérable du cholédoque.

*b) Autres Boutons (Boutons de Boari, d'Alessandri, etc.)*. — Avec des boutons de petite dimension, comme ceux dont se sert de Boari pour faire l'uretéro-anastomose (*Fig*. 335 à 337) il est possible d'exécuter, même avec un canal cholédoque très peu dilaté, une cholédocho-entérostomie par greffe (*Fig*. 339 à 343); et cela dans certains cas où il serait impossible d'appliquer le procédé des sutures.

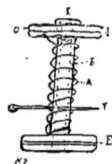

Fig.335.—Schéma du Bouton de Boari ouvert et armé. Constitution de ce bouton.— *Légende :* A, tige centrale; B, ressort F D., extrémités élargies; K, trou central.

D'ailleurs R. Alessandri a fait récemment (1899) construire un bouton, qui n'est autre chose qu'une légère modification de celui de de Boari; et, comme il ne peut servir pour le cholédoque que dans les cas où ce canal est toujours plus ou moins dilaté, il a figuré le dessin d'un bouton plus grand (*Fig*. 338). La portion terminale de l'appareil vient s'encapuchonner sur le moignon du cholédoque; et on a donné à la partie inférieure du bouton la forme d'une petite barque, c'est-à-dire une forme éllipsoïdale. C'est cette partie qu'on applique sur la portion sectionnée. Pour la manipulation, le stylet qui sert à écarter les tissus, au lieu d'être

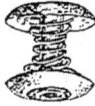

Fig. 336.— Bou-
ton de de Boari.
— Ouvert.

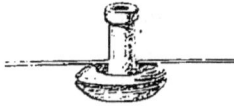

Fig. 337. — Bouton de
de Boari. — Fermé.

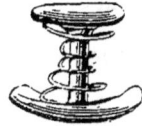

Fig. 338. — Le
Bouton d'Ales-
sandri en place
dans le choldo-
que.

rond, doit être ovoïde ou quadrangulaire ; car, de cette façon, le bouton ne peut pas tourner sur son axe. En outre, le bouton, est muni à son extrémité d'un pavillon qui permet de le saisir et qui est analogue à celui de la sonde cannelée ordinaire. La manœuvre d'introduction se fait de la sorte assez facilement et rapidement (*Fig.* 344).

**Indications**. — On devra songer à faire une cholédocho-entérostomie, chaque fois qu'un obstacle, impossible à lever, siè-gera à la naissance du cholédoque. Cet obstacle pourra tenir à dif-férentes causes, soit une TUMEUR DU CHOLÉDOQUE et de l'AMPOULE DE VATER, soit une STÉNOSE du canal (cette sténose pourra, par exemple, comme dans le cas de Sprengel, être due à un *rétrécissement cicatriciel* consécutif à une angiocholite calculeuse); soit enfin, comme dans le cas de Kocher, à un ou plusieurs CALCULS

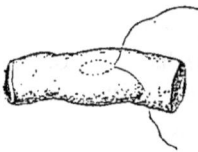

Fig. 339. — Suture en bourse
placée sur l'intestin avant son
ouverture.

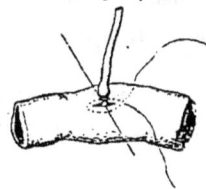

Fig. 340. — L'intestin a été incisé ; le bouton
est en place, fixé au cholédoque ; il ne reste
qu'à serrer le bouton en bourse.

BILIAIRES laissés en place. A ce que nous sachions, cette opé-ration n'a encore jusqu'ici été tentée que pour un RÉTRÉCIS-SEMENT, PROBABLEMENT CICATRICIEL, DE LA PARTIE JUXTA-DUODÉNALE DU CHOLÉDOQUE (c'est là le seul diagnostic probable du cas de Sprengel). Une condition de succès, de première importance, réside dans une *dilatation* au moins moyenne du cholédoque. Mais ce n'est pas

là la seule condition. Il faut, en outre, que la cholécysto-entérostomie soit impossible à pratiquer ; que cette impossibilité réside en
*l'absence de la vésicule biliaire* (si elle a déjà été extirpée par une
opération préalable, ou si elle est normalement absente), ou en
*l'atrophie* de cette même vésicule biliaire.

Il faut encore qu'il soit reconnu impossible d'*enlever l'obstacle*, qui s'oppose au cours de la bile, cet obstacle
pouvant être levé par une cholédocholithotripsie simple, par une cholédochotomie, ou par une duodénotomie.

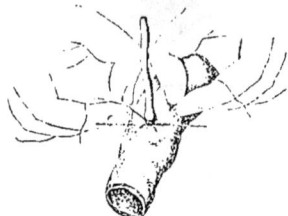

Fig. 341.—Le bouton est en place
et l'intestin fermé. — On serre
le fil, qui doit obturer définitivement l'intestin.

Ces deux dernières opérations sont
absolument curatives, au lieu d'être
palliatives comme la cholédocho-entérostomie ; elles sont en outre
beaucoup plus faciles à exécuter ; il faudra donc toujours les
préférer, si possible.

Si l'on songe qu'il est exceptionnel de ne pouvoir enlever un

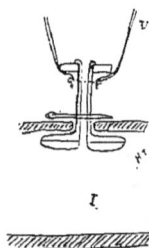

Fig. 342. — Bouton de de Boari en
place ; greffe non terminée encore.
Schéma d'une coupe verticale. —
*Légende :* I, intestin ; U, canal
cholédoque.

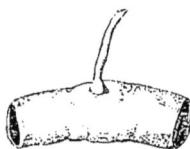

Fig. 343. — Greffe du cholédoque sur l'intestin,
terminée.

calcul du cholédoque, aussi enclavé soit-il, par la cholédochotomie
ou la duodénotomie, on comprendra combien doivent être rares
désormais les indications de la
cholédocho-entérostomie.

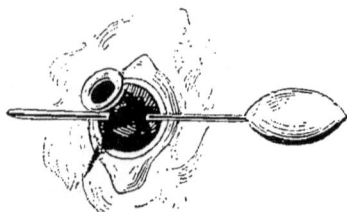

Fig. 344. — Le Bouton d'Alessandri en
place pour cholédocho-entérostomie.

Nous avons à dessein omis de
parler de la cholédochostomie,
car ses indications sont les mêmes que celles de la cholédocho-entérostomie ; c'est en outre
une opération purement tempo-
raire, et qui crée de plus une infirmité, dont plus tard il faut
débarrasser le patient à tout prix.

Il ne reste donc plus, à proprement parler, que les cas de RÉTRÉ-CISSEMENTS, cicatriciels ou autres, du cholédoque. Encore faut-il que ces rétrécissements s'accompagnent d'une atrophie de la vési-cule, circonstance des plus rares, ces rétrécissements étant presque toujours accompagnés au contraire d'une dilatation notable de la poche biliaire, dilatation qui rend possible l'opération, beaucoup plus facile, de la cholécysto-entérostomie.

De toutes ces conditions, il s'ensuit, comme l'a bien montré Mar-cel Baudouin, que l'avenir de la cholédocho-entérostomie est des moins brillants. Son rôle ira s'effaçant de plus en plus, et ses indi-cations, très exceptionnelles aujourd'hui, diminueront de plus en plus. On peut donc, d'ores et déjà, prévoir la disparition presque complète de cette intervention dans un avenir prochain.

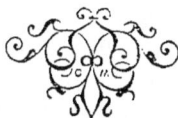

## 617.5554.8

# OPÉRATIONS SUR LE CANAL HÉPATIQUE.

## CHAPITRE I.

## 617.5554.8.0

### CHIRURGIE DU CANAL HÉPATIQUE
### EN GÉNÉRAL.

**Historique.** — Comme l'a dit Marcel Baudouin, qui, le premier, a publié des études d'ensemble sur la chirurgie de cette partie des voies biliaires principales (1897), la médecine opératoire du canal hépatique est encore dans l'enfance, car on ne connaît que de très rares cas d'opérations sur ce conduit.

Le canal hépatique est cependant, au dessous du foie, d'un accès presque aussi aisé que le cholédoque (M. Baudouin), affirmation théorique, démontrée exacte par la clinique (H. Delagénière, 1898).

**Variétés.** — Voici les principales opérations, qu'on a pratiquées jusqu'ici sur le canal hépatique.
1° *Injections dans l'hépatique*, manœuvre opératoire dont nous n'avons ici rien à dire de particulier, car nous avons étudié précédemment les *injections dans les voies biliaires* en général, par l'intermédiaire des voies accessoires. — 2° Le *cathétérisme de l'hépatique*, dont l'étude rentre également dans le *cathétérisme des voies biliaires* en général. — 3° le *Drainage du canal hépatique*, que nous avons décrit avec celui du Cholédoque. — 4° Le *Massage intraabdominal de l'hépatique* ou *Refoulement par l'extérieur de ses calculs.* — 5° La *Lithectomie de l'hépatique* (Extraction des calculs de l'hépatique par une ouverture faite sur une partie quelconque des voies biliaires autre que ce canal). C'est une intervention par l'intérieur des voies biliaires. — 6° *L'hépatico-lithotripsie.* — 7° *L'hépatico-entérostomie.* — 8° *L'hépaticotomie*, exécutée par la

*voie sous-hépatique.* — 9° *L'hépaticostomie*, qui a été faite surtout par la voie *transhépatique.*— 10° Il faut y ajouter la manœuvre opératoire, appelée *hépaticorraphie*, ou suture des parois de l'hépatique, qu'on peut être amenée à pratiquer pour des ruptures traumatiques, mais qui d'ordinaire fait partie de la description de l'hépaticotomie ; et même un autre procédé, la *ligature latérale* de l'hépatique, utilisée dans des circonstances analogues.

La plupart de ces dénominations, créées par M. Baudouin, se comprennent d'elles-mêmes ; mais quelques unes de ces interventions n'ont guère qu'un intérêt historique, étant appelées forcément à disparaître, grâce aux progrès de la chirurgie de la vésicule biliaire. Pourtant, comme nous écrivons le premier traité didactique de médecine opératoire biliaire qui ait jamais été composé, il nous paraît nécessaire de les consigner ici une fois pour toutes, de façon à bien faire comprendre les diverses étapes de la marche en avant de cette partie si spéciale de l'art chirurgical.

Quand aux *branches de division directes* de l'hépatique, elles ne sont attaquables que par l'intérieur du foie, c'est-à-dire par la voie *transhépatique.* Mais nous confondons à dessein l'étude des opérations, qu'ont peut pratiquer sur elles, avec les interventions exécutées sur les ramuscules biliaires intrahépatiques.

**Manuel opératoire.** — Le chirurgien peut agir sur le canal hépatique, même dans les cas où le conduit a conservé son *volume normal*, comme l'a prouvé H. Delagénière.

D'ordinaire, on intervient par la *voie abdominale.* Pour découvrir le canal, il suffit d'introduire l'index dans l'hiatus de Winslow ; en dirigeant le doigt en haut, vers le hile du foie, on trouve de suite l'hépatique, et on peut l'explorer facilement.

**Indications.** — Si l'on n'intervient que rarement à son niveau, cela tient à ce que les CALCULS BILIAIRES ne se fixent que très rarement en ce point. On sait qu'ils s'arrêtent, en effet, le plus souvent à la jonction des trois canaux biliaires, point qu'on a appelé le *Carrefour biliaire.*

# CHAPITRE II.

## 617.5584.893

## REFOULEMENT PAR L'EXTÉRIEUR DES CALCULS DE L'HÉPATIQUE.

**Définition.** — On a recours au *massage de l'hépatique,* après laparotomie, dans le but de refouler les calculs fixés dans ce conduit, soit vers la vésicule biliaire, ouverte ou non, par l'intermédiaire du cystique, soit vers la cavité duodénale par le cholédoque.

**Synonymie.** — *Massage des calculs de l'hépatique.*

**Historique.** — Depuis qu'en 1879 on l'a proposée pour le cholédoque, cette opération a été employée quelques fois, avec plus ou moins de succès, sans qu'il nous soit possible de dire quel est le premier chirurgien qui y ait eu recours.

Signalons, entre autres, une tentative infructueuse d'Elliot, qui remonte à 1894.

**Variétés.** — Cette manœuvre doit être bien différenciée de l'*Hépaticolithotripsie* (dont elle constitue d'ailleurs le dernier temps), car ici on ne brise pas au préalable le calcul. Elle peut être encore utilisée au cours d'une *cholédochotomie* ; mais, dans ce cas, le calcul refoulé est extrait ultérieurement.

En réalité, il y a donc: 1º Un massage de l'hépatique *proprement dit* ou *typique,* opération spéciale, qui peut être employée seule ; 2º un massage de l'hépatique *complémentaire,* qui peut constituer un des temps de l'hépaticolithotripsie et de la cholédochotomie.

**Manuel opératoire.** — Ce refoulement ne peut guère être pratiqué qu'avec les *doigts,* après que le canal a été bien débarassé des adhérences qui l'environnent d'ordinaire. Toutefois, il est possible d'employer des instruments, tels que des *sondes* et de petits cathéters, comme on l'a fait pour le cholédoque, lorsque la vésicule a été ouverte au préalable ; on les introduirait alors dans l'hépatique par le canal cystique.

Inutile d'ajouter qu'on doit procéder en prenant les plus grandes précautions, car il faut bien se garder de traumatiser les parois de l'hépatique.

Si le calcul ne remue pas, au bout de quelques essais, il est préférable d'abandonner le procédé, et de recourir à une autre opération (Elliot).

**Indications.** — Cette manœuvre, qui n'est de mise que dans les cas où le calcul semble très facile à déloger, ne paraît pas avoir beaucoup d'avenir, si l'on en juge du moins par les résultats qu'elle a données quand on l'a appliquée au cholédoque. Elle sera d'ailleurs très souvent impossible.

On n'a pas, à ce que nous sachions du moins, publié encore un seul succès veritable; il est vrai que les tentatives, suivies d'insuccès, sont encore très peu nombreuses.

## CHAPITRE III.

### 617.5584.84

## HÉPATICOLITHOTRIPSIE.

**Définition**. — L'*hépaticolithotripsie* est une opération qui consiste, après laparotomie préalable, à briser *in situ* les calculs biliaires arrêtés dans le canal hépatique et à en refouler les débris, par l'intermédiaire du cholédoque, dans l'intérieur du duodénum ; rarement on a recours au refoulement dans la vésicule ouverte par le canal cystique.

**Synonymie**. — *Lithotritie de l'Hépatique*, par abréviation de *lithotritie des calculs de l'hépatique*.

**Étymologie**. — ἡπατικὸς, Hépatique.

**Historique**. — Cette intervention, tout à fait comparable à la cholédocholithotripsie, a été proposée dès 1890 par Kocher (de Berne). Peu de chirurgiens y ont eu recours cependant jusqu'ici : ce qui tient vraisemblablement à la rareté relative des calculs fixés dans l'hépatique.

Nous ne connaissons guère que la tentative vaine d'Elliot (1894), un fait de Mayo Robson (20 mai 1895) avec guérison, et le beau cas, suivi d'ailleurs d'un véritable succès, publié, en 1898, par Henri Delagénière (Le Mans).

**Manuel opératoire**.—Comme on le pense bien, il n'y a pas de règles précises pour pratiquer l'hépaticolithotripsie, opération à laquelle on ne doit d'ailleurs songer que lorsque le cholédoque est perméable, que lorsque l'accès vers le calcul est très facile, et que le conduit hépatique n'est pas perdu dans un magma d'adhérences importantes. Le principal est de faire l'impossible pour ne pas traumatiser outre mesure, pendant l'écrasement du calcul, les parois du canal sur lequel on opère. La plus grande douceur est donc de rigueur, car très souvent les voies biliaires principales sont très friables.

Comme la cholécystolithotripsie, cette opération peut se faire soit à l'aide de *pinces* plus ou moins puissantes, pinces à fragments ou autres, dont les mors sont garnis de tubes de caoutchouc (tubes à drainage), soit plus simplement, et ce qui vaut beaucoup mieux, à l'aide des *doigts* (Elliot, H. Delagénière), soit encore à l'aide d'une aiguille introduite à travers les parois du canal à la manière de Thornton, qui n'est nullement prudente.

L'écrasement obtenu, on doit refouler les fragments dans le duodénum (Delagénière) ; mais, quand le calcul est bien broyé sur place, on peut à la rigueur laisser à la nature le soin d'assurer l'élimination des débris. Il sera préférable, toutes les fois qu'on le pourra, de lui venir en aide.

**Suites opératoires.** — Souvent l'opération sera impossible, en raison de difficultés qu'on éprouvera soit à écraser le calcul, soit à le saisir (Elliot) ; dans ces cas, il faudra recourir à un autre mode opératoire.

Mais, si la lithotritie est possible (Delagénière), et si l'état de la malade n'est pas trop précaire au moment de l'intervention, la guérison surviendra sans encombre.

**Indications.** — L'hépaticolithotripsie peut donner des résultats. Les faits cliniques, et en particulier ceux de M. Robson et de H. Delagénière, le démontrent.

On doit donc commencer par y recourir, quand on a à traiter un CALCUL DE L'HÉPATIQUE, susceptible d'être écrasé.

Il faudra en conséquence réserver cette opération aux cas où cette lithotripsié est facile à exécuter sans danger pour les voies biliaires principales, c'est-à-dire, quand on aura affaire à un *calcul, petit ou moyen, assez friable*. Dans les autres circonstances, il faudra songer, soit à la lithectomie par diverses voies, soit à l'hépati-cotomie.

## CHAPITRE IV.

**617.5554.894**

## LITHECTOMIE DE L'HÉPATIQUE.

**Définition**. — Sous le nom de *lithectomie du canal hépatique* nous désignons l'ablation des calculs de l'hépatique par une incision faite sur un autre conduit biliaire.

On sait que nous avons usé pour le cystique et le cholédoque d'un terme analogue.

**Historique**. — Le premier opérateur qui fit la lithectomie de l'hépatique semble être Courvoisier. Son opération date du 23 mars 1890. Il fit une lithectomie hépatique par voie *cholédochienne*, c'est-à-dire qu'elle fut précédée d'un cholédochotomie. Il s'agissait d'une femme ayant des calculs de la vésicule, du cholédoque, et de l'hépatique.

R. Abbe (de New-York), en 1891, a fait la même opération. Plus récemment Kehr a eu l'occasion d'exécuter deux fois la lithectomie de l'hépatique par la même voie ; et ses deux interventions furent suivies de succès. Schwartz a suivi cet exemple (1898).

En somme, la lithectomie de l'hépatique a dû être exécutée plusieurs fois par la *voie cholédochienne*; et elle aurait même été pratiquée, au dire d'Abbe, par des *voies combinées*.

Quant le calcul peut descendre facilement, il paraît plus simple de choisir la voie *cholécystique* ou *cystique*, comme l'a fait H. Delagénière dans un cas récent (1898).

Mais, en l'absence de la vésicule biliaire, ou quant le *cystique* est rétréci, force est bien d'atteindre l'hépatique par la voie cholédochienne. On agirait encore de la même façon, si le patient était porteur de calculs du cholédoque.

En général, on se trouve presque toujours dans la nécessité d'inciser le cholédoque, pour cette raison que les calculs du cholédoque accompagnent presque toujours les calculs de l'hépatique. Mais il n'en est pas moins vrai qu'on court les risques de léser les voies biliaires principales et qu'il vaut mieux, autant que possible, n'agir que sur les voies accessoires (H. Delagénière).

**Variétés**. — I. Cette ablation se fait donc à l'aide d'une incision qui peut porter sur l'une ou l'autre partie des voies biliaires accessoires ou principales, en dehors de l'hépatique. Ces différentes parties peuvent être : la *vésicule biliaire* (il s'agit alors de la *voie cholécystique*) ; le *canal cystique* (Voie cystique) ; *le cholédoque, voie cholédochienne proprement dite* ; voire même le duodénum (Voie *duodéno-cholédochienne*).

On peut inciser plusieurs de ces conduits à la fois (*voies combinées*) (Abbe).

II. On peut distinguer aussi la lithectomie*primaire*, et la lithectomie *secondaire* ; dans le second cas, on fait au préalable une *lithotripsie* plus ou moins complète du calcul, c'est-à-dire une *hépatico-lithotripsie* (H. Delagénière).

III. Enfin, dans certaines circonstances, cette lithectomie peut être accompagnée de *cystico-hépaticotomie interne* (H. Delagénière).

**Manuel opératoire**. — I. Voie cholédochienne (*Procédé de Courvoisier*). — Le manuel opératoire de la lithectomie de l'hépatique par voie cholédochienne est des plus simples.

Les opérations de Courvoisier, Abbe, Kehr et de Schwartz montrent qu'on opère, dans la plupart des cas, par une incision directe du canal cholédoque après laparotomie. Cela tient évidemment à ce que l'opérateur ne découvre d'ordinaire les calculs de l'hépatique qu'après avoir recherché et enlevé ceux du cholédoque. Lorsque les chirurgiens seront plus familiarisés avec la chirurgie biliaire, a dit Marcel Baudouin, le cholédoque sera probablement choisi moins souvent pour être incisé dans ces conditions, car on peut plus facilement parfois trouver un calcul par la vésicule: ce qui est aussi l'avis de H. Delagénière.

Quoiqu'il en soit, une fois l'incision faite au cholédoque (ce qui est la règle, comme nous venons de le voir), l'opérateur doit s'efforcer de dégager, avec tout le soin possible, le calcul enclavé dans l'hépatique. Il devra faire en sorte de ne point le briser. Cette extirpation du calcul se fera avec les instruments qui servent à la lithectomie du cystique.

Quant les calculs sont petits, et c'est ce qui existait dans le cas de Courvoisier entr'autres, une *curette* peut suffire. Quand les calculs dépassent une certaine dimension, il faut le saisir entre les mors d'une *pince* spéciale, pince que l'on choisira appropriée au cas présent; de préférence très fine, elle sera au chirurgien d'un grand secours pour détruire aussi les adhérences qui pourraient exister entre le calcul et le canal.

II. Voie Cholécystique (*Procédé de H. Delagénière*). — Voici en quels termes cet auteur a décrit les manœuvres à faire : « Lorsque la vésicule est ouverte, on introduit une grosse sonde cannelée dans le canal cystique, jusqu'à ce que l'extrémité de la sonde butte sur la paroi du canal cholédoque. Avec l'index droit, introduit dans l'hiatus de Winslow, on vérifie ce point de repère, en sentant l'extrémité de la sonde. On peut alors explorer le canal hépatique par sa face postérieure, en arrière du rebord du foie, jusque vers le hile ·de l'organe. Jusque-là rien que de très simple ; mais les difficultés se présentent quand on veut agir sur ce canal hépatique.

Les instruments droits ne peuvent y être introduits ; les instruments courbes laissent au toucher trop d'incertitude ; et il est souvent impossible de les ouvrir, pour saisir les calculs, qu'ils touchent cependant avec leur extrémité. Les *curettes* courbes ne donnent pas de meilleurs résultats. C'est qu'il existe un obstacle, un obstacle créé par l'*éperon*, qui résulte de l'abouchement du canal cystique dans le canal cholédoque. Cet obstacle est de même ordre que celui créé par le col de la vessie dans la taille périnéale. »

*Cystico-hépaticotomie interne.* — Il devient alors logique de chercher à vaincre cet obstacle de la même manière, c'est-à-dire en le *sectionnant*. A défaut d'un lithotome *ad hoc*, on se servira d'une simple lame fine de bistouri, glissée dans une sonde cannelée; un petit *ténotome* boutonné serait sans doute un instrument parfait pour ce débridement.

H. Delagénière a pratiqué cette section de droite à gauche et obliquement d'arrière en avant, en suivant à peu près un plan mené dans la direction du canal cystique et du canal cholédoque. Cette incision doit être faite prudemment, doucement, comme un débridement. On s'assure de son efficacité; on recommence la section, et, ainsi de suite, par tâtonnements successifs, afin de n'inciser qu'au minimum, juste pour permettre l'introduction de l'instrument et l'extraction de la pierre. L'incision ainsi faite donne peu de sang.

Delagénière ne juge pas utile de tenter une suture de la plaie, la tension dans les voies biliaires n'étant pas à craindre, du moins quand on fait une fistule temporaire. D'autre part, cette suture paraît impossible à pratiquer, au moins dans les cas de canal hépatique de volume normal.

Pour plus de sûreté, on drainera la séreuse au niveau de l'incision; mais le drain sera supprimé au bout de 48 heures. On peut faire un *lavage* des voies biliaires, pour évacuer les petits *calculs.*

D'après H. Delagénière, la voie cholécystique, qui n'intéresse les voies biliaires principales que d'une façon accessoire, et en tout cas au minimum possible, est bien préférable à la précédente.

En outre, par cette voie, on peut, en pratiquant une cholécysto-stomie intrapariétale, assurer au dehors l'écoulement de la bile, et supprimer à coup sûr toute élévation de pression dans les voies biliaires. Dès lors, « peu de risque d'infection péritonéale par un écoulement de la bile dans la séreuse ; pas de risque du tout d'infection intestinale par les liquides infectés des voies biliaires. »

Malheureusement, comme nous l'avons déjà signalé, la voie cholécystique n'est pas toujours utilisable. Il faut que le canal cystique, au moins, soit resté perméable, qu'il admette facilement le passage d'une sonde; enfin, pour établir une fistule temporaire, il faut que la vésicule existe encore, ne fût-ce qu'à l'état de vestige !

**Indications.**— Il est difficile, pour le moment, de discuter la valeur pratique de cette opération. Les faits manquent pour affirmer sa supériorité sur une autre opération, aussi rationnelle : l'*Hépaticotomie.*

La lithectomie de l'hépatique par voie cholédochienne est-elle plus facile et moins grave que l'incision pure et simple du canal hépatique ? Il paraît en être ainsi à première vue. Cependant il ne doit pas y avoir une bien grande différence de gravité opératoire entre la cholédochotomie et l'hépaticotomie.

Des observations que nous possédons actuellement, il semble résulter que la cholédochotomie est plus bénigne ; mais, nous le répétons, les cas de calcul de l'hépatique opérés sont trop rares, pour permettre d'édifier une discussion qui ait une valeur réellement pratique ; et cette discussion ne deviendra vraiment possible et utile que quand des observations nouvelles d'hépaticotomie auront été publiées.

## CHAPITRE V.

### 617.5554.85

### HÉPATICOTOMIE.

**Définition.** — L'incision du canal hépatique porte le nom d'*hépaticotomie*.

Cette ouverture faite à l'hépatique, appelée aussi *taille*, est l'analogue de la cholédochotomie, et est ordinairenent suivie de la suture du conduit ou *hépaticorraphie* (1).

**Synonymie.** — *Taille de l'Hépatique.*

**Etymologie.** — ἡπατικος, canal hépatique ; τομή, section : *Ouverture de l'Hépatique.*

**Historique.** — C'est Kocher (de Berne), qui, le premier, le 8 novembre 1889, a pratiqué cette opération, dans un cas de calcul volumineux du canal hépatique, chez une femme absolument épuisée, et présentant des lésions incurables. Cette opérée mourut, certainement un peu de l'intervention, en raison d'une faute opératoire, mais beaucoup aussi de la maladie qui l'avait rendue nécessaire. Ce cas, très remarquable, malgré l'insuccès obtenu, est un de ceux qui ont ouvert la voie à la chirurgie de l'hépatique et il fait grand honneur au chirurgien bernois.

On connaît au moins cinq autres faits d'hépaticotomie (M. Baudouin). Ce sont ceux de Cabot (1892), d'Elliot (1894), les deux de Czerny (1895), avec une guérison et une mort; enfin celui de Kehr (1896). Il s'agit là d'observations tout à fait typiques. C'est Cabot qui a obtenu le premier cas de guérison (2).

On sait que Marcel Baudouin a publié plusieurs articles sur cette opération (1897 et 1898).

**Variétés.** — Ces chirurgiens ont, à l'exemple de Kocher, abordé le conduit par la voie habituelle, la *voie sous-hépatique*; on a incisé le canal par la face inférieure du foie. Et il est bien évident

(1) On en connaît un cas de Czerny pour déchirure opératoire de l'Hépatique (1897).
(2) Le cas de Kaufmann, cité par Langenbuch, n'est pas un cas d'hépaticotomie vraie ; c'est pour cela que nous n'en parlons pas.

qu'il faudra toujours, autant que possible, procéder ainsi pour tailler l'hépatique.

Au contraire, dans l'*hépaticostomie*, où l'on s'attaque plutôt à une *rétrodilatation* du conduit qu'à un obstacle au cours de la bile (d'ordinaire à un calcul), on est presque toujours obligé de passer *à travers le foie*, et de faire une intervention, non pas sous-hépatique, mais *intrahépatique*. D'ailleurs peut-être un jour devra-t-on pratiquer également une *hépaticotomie transhépatique !* Si nous insistons dès maintenant sur cette différence, qui semble évidente pourtant, c'est que les chirurgiens allemands continuent à confondre toutes ces opérations, cependant absolument dissemblables.

**Manuel opératoire.** — Comme dans toutes les opérations typiques sur les voies biliaires principales, on fera d'abord la laparotomie paracholédochienne exploratrice, c'est-à-dire qu'on ira à la recherche du canal par la voie sous-hépatique, après examen attentif de toute la région.

I. **Laparotomie paracholédochienne.** — On peut opérer (Kocher, Kehr, etc.) sur un *plan* horizontal; mais Elliot, le premier, en 1894, a recommandé pour l'hépaticotomie l'emploi du plan incliné à 45°, disposé *en sens inverse de la position de Trendelenburg.*

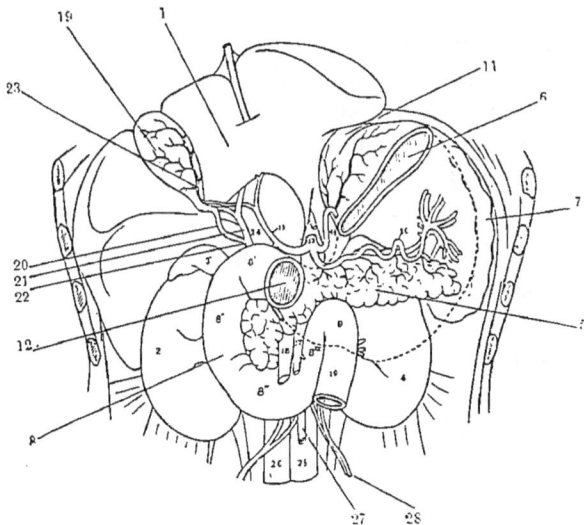

Fig. 345. — La situation du *Canal Hapatique* à la face inférieure du Foie (Schéma d'après Testut). — *Légende :* 21, Canal Hépatique ; 22, Canal Cholédoque ; 20, Canal Cystique.

Comme y a insisté Marcel Baudouin (1898), c'est là une idée parfaitement logique. Elliot, sur la table d'opérations, a retenu son malade à l'aide de courroies lui passant sous les bras, et lui a placé derrière le dos un coussin pour obtenir que l'opéré fût courbé par dessus. Dans cette position, grâce à la pesanteur, les intestins glissent à la partie inférieure de l'abdomen et le foie peut être soutenu en haut par un rétracteur. La face inférieure apparaît dès lors très visible, du moins dans les cas où il n'y a pas d'adhérences importantes : ce qui est au demeurant assez rare dans ces circonstances. On pourra, sans grande peine, imaginer un dispositif analogue à celui d'Elliot, maintenant que l'on possède des tables à inclinaison perfectionnées.

1° L'*incision*, bien entendu, peut être faite de diverses façons. Comme jusqu'ici l'opération n'a été exécutée que par des étrangers, on a eu surtout recours à des incisions *obliques,* préférées en particulier par les chirurgiens allemands et américains. Kocher a utilisé une incision oblique le long du rebord costal, et Elliot une incision oblique presque parallèle au bord antérieur du foie, c'est-à-dire située un peu au dessous de celle de Kocher. Nous pensons qu'on pourra aussi recourir soit à l'incision verticale ordinaire, pratiquée sur le bord externe du muscle droit, soit à l'incision médiane sus-ombilicale, avec ou sans addition d'une incision complémentaire à droite, à la mode allemande (Incision en L, ou en L renversé).

Les incisions obliques ont certainement de réels avantages au cours de l'intervention, car elles dégagent très bien les voies biliaires principales ; mais elles présentent quelques inconvénients postopératoires bien connus. Nous reconnaissons pourtant que, dans ces cas particuliers, on n'a pas encore pu les accuser d'avoir occasionné des éventrations.

2° *Exploration.* — L'ouverture de l'abdomen faite, il faut explorer avec soin la face inférieure du foie et les voies biliaires, en détachant les adhérences s'il en existe, de façon à cheminer peu à peu jusqu'au hile du foie (*Fig.* 345). Comme l'œil ne peut tout découvrir dans cet antre profond qu'est la loge sous-hépatique, on devra compléter l'exploration visuelle par un *palper* méthodique de la vésicule, du cystique, du cholédoque, et de l'hépatique.

Le canal découvert et reconnu, souvent grâce à la présence du calcul à la recherche duquel on est parti, avant de prendre le bistouri il faut s'assurer une dernière fois du diagnostic topographique, et bien constater qu'on tient entre ses doigts l'hépatique.

II. **Hépaticotomie**. — I. Hépaticotomie idéale ou avec sutures. — 1° *Incision et Extraction du calcul.* — A ce moment,
la plupart des auteurs (Kocher, Cabot, Kehr) ont *incisé directement le conduit*, plus ou moins dilaté au voisinage du corps
étranger qu'il fallait enlever, et ont *extirpé le calcul* de suite,
avec plus ou moins de peine. Cabot, en particulier, ayant
ouvert l'hépatique dilaté *au-dessous du calcul*, put introduire
le doigt dans le conduit pour saisir le corps étranger ; mais
celui-ci, s'échappant vers le foie, hors de toute atteinte, dans
les radicules de l'hépatique dilatées, il ne put le prendre qu'avec
une pince ; et il le brisa dans l'effort qu'il fit pour l'enlever.

2° *Sutures.* — Elliot (1894) a procédé d'une façon un peu particulière. Sa manière de faire mérite d'être notée, cette ingénieuse
méthode pouvant s'appliquer, comme nous l'avons signalé, aux
autres tailles pratiquées sur les voies biliaires et surtout à la cho-

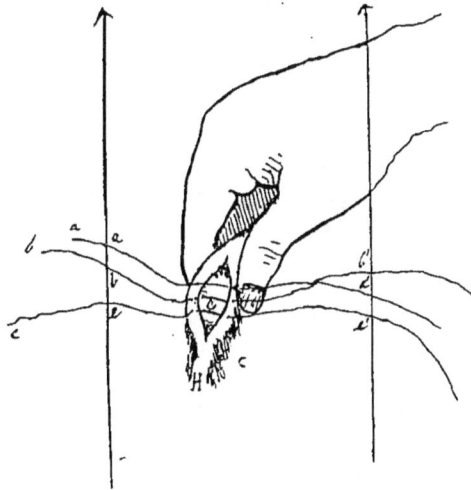

*Fig.* 346. — Canal hépatique pincé entre le pouce et l'index de la main gauche. — Points
de suture placés avant l'extraction du calcul (Elliot). — *Légende :* H. canal hépatique ;
c, calcul de l'hépatique ; *a, b, c,* trois points de suture placés avant que le calcul ait été
enlevé.

lédochotomie. C'est là une raison suffisante pour que nous y
insistions ; elle peut d'ailleurs être utilisée dans tous les cas de
calculs reconnus *uniques*, et même de calculs multiples non
adhérents, surtout quand ils sont d'un volume moyen (M. Baudouin).

*a) Sutures premières (Procédé d'Elliot).* — Au dire d'Elliot, après avoir, au cours de l'exploration, découvert le calcul, il faut le saisir entre le pouce, et l'index de la main gauche, et *soulever le plus possible le canal* qui le renferme. On le tient ainsi soulevé jusqu'à ce que l'opération soit terminée. Cela étant, on *incise au bistouri* fin le canal *sur le calcul*, et fait une incision longitudinale. Mais on se garde bien d'enlever de suite le calcul ; on le *laisse à sa place* et passe les *fils à suture* au travers des deux bords de la plaie : ce qui facilite singulièrement la manœuvre, puisqu'on a un point d'appui pour la mise en place des fils, et empêche la sortie de la bile dans l'abdomen. Pendant que l'on tend ces fils et prépare les nœuds, le calcul joue le rôle de bouchon (*Fig.* 346). On l'enlève alors assez rapidement. Un peu de bile sort, et le canal dilaté s'affaisse, pendant qu'on termine la suture au plus vite. On peut même éviter toute sortie importante de bile, dans le cas de calcul unique, en plaçant, avant l'extraction du corps étranger, en amont sur l'hépatique, une pince qui ferait une légère pression temporaire ; mais cette précaution ne sera pas souvent utile.

Avant de faire les nœuds aux fils, on peut introduire, si l'on juge le drainage hépatique nécessaire, une petite sonde dans le canal.

Elliot a fait cette première rangée de *sutures* au catgut, sur la paroi même du canal ; par dessus, il en a placé une seconde à la soie, comprenant le péritoine.

*b) Sutures dernières (Procédé classique).* — Kehr et Kocher ont opéré d'une façon à peu près identique, mais en enlevant d'abord le calcul. Czerny (1897) a fait aussi suture de l'hépatique, mais pour une déchirure de ce conduit. Il essaya d'abord de fermer le canal transversalement, mais n'y put parvenir, et dût recourir à quatre sutures placées longitudinalement ; il obtint une guérison.

C'est là l'*hépaticotomie typique*, c'est-à-dire avec *sutures*, l'opération idéale, qu'on doit toujours pratiquer toutes les fois qu'on le pourra, que l'on place ou non les sutures avant l'ablation du calcul.

Langenbuch (1897), se basant sur l'anatomie normale, pense que le voisinage de l'*artère hépatique* et de la *veine porte* présente une certaine importance au point de vue des dangers de l'incision de ce canal. Mais il a bien été obligé de reconnaître (car les observations le prouvent nettement) que ce danger est purement anatomique, c'est-à-dire théorique. En réalité, dans la pratique, c'est-à-dire

dans les conditions anatomopathologiques où l'on se trouve d'ordinaire placé (calculose de l'hépatique), il est simplement illusoire,
puisque, dans les quatre opérations exécutées, on n'a pas eu une
seule fois à s'en préoccuper !

III. **Drainage.**— La question du *drainage sous-hépatique* après
cette intervention n'est pas encore résolue. Kocher et Elliot ont cru
prudent, *malgré la suture*, d'y recourir. Elliot y a ajouté le tamponnement à la gaze, et s'en est bien trouvé. Kehr a tamponné
simplement la région sous-hépatique à la gaze.

Tant qu'à Cabot, n'ayant pas suturé la plaie faite au canal, il a
pratiqué le *drainage typique de l'hépatique*. Il aurait pu se contenter de faire un tamponnement sous-hépatique également. C'est
sans doute parce qu'il n'a pu placer de point de suture que Cabot
s'est résolu à procéder ainsi, devançant Kehr, qui prône ce drainage par le cholédoque, il est vrai dans des circonstances toutes
différentes. Mais son observation, pour être moins probante que
celle d'Elliot, n'en démontre pas moins qu'à la rigueur on peut
se passer de suture pour l'hépatique, comme le cholédoque. La
guérison, il est vrai, est plus longue à venir, et il faut attendre la
guérison de la fistule. On fait ainsi une véritable *hépaticostomie
sous-hépatique* secondaire, qu'on peut opposer à l'*hépaticostomie
intrahépatique* typique, dont nous parlerons plus loin.

*Ligature latérale*. — Quelquefois, comme dans le cas de Kehr,
la plaie opératoire ou traumatique (déchirure, comme dans ce fait)
peut-être assez petite, pour que l'on puisse remplacer l'*hépaticorraphie*, utilisée dans un fait de même ordre par Czerny (1897), par
la *ligature latérale*. Ce n'est pas la première fois qu'on rencontre en
chirurgie biliaire une opération de cette nature, imitée de celle de
Cooper pour l'intestin, et de celle de divers opérateurs pour les
artères et les veines. Elle a un certain intérêt, et elle en aura
peut-être un plus grand si l'expérience, du moins, vient montrer
ultérieurement qu'elle est non seulement possible (ce qu'a prouvé
Kehr), mal qu'elle donne des résultats (ce que n'a pas démontré
l'observation de ce chirurgien), et si elle est applicable aux parties
*très profondes* de ce canal pour les petites déchirures traumatiques, accidentelles ou chirurgicales (M. Baudouin). Il n'est pas
probable, en effet, que l'on recoure jamais à ce procédé pour la
vésicule et le cystique, d'un accès assez aisé, organes sur lesquels
on peut assez facilement placer des points de suture : ce qui vaudra toujours mieux en l'espèce qu'une ligature latérale, même bien
faite. Mais, pour l'hépatique et le cholédoque, cette manœuvre

pourra rendre parfois des services, s'il est démontré qu'elle est suffisante. Il ne faut donc pas oublier qu'on peut au moins y songer, en désespoir de cause.

*Fixation.* — Au cours de son intervention, Kocher eut une idée fort malheureuse, qui probablement contribua au décès de son opérée. Après avoir fait l'hépaticorraphie, il *fixa la partie des voies biliaires suturée* à la paroi abdominale, dans le but de prévenir un écoulement de bile dans l'abdomen. Il compliqua ainsi l'opération, et il en résulta une coudure du cholédoque par déplacement de l'hépatique, attiré au dehors. Il faudra bien se garder d'imiter cet exemple, d'autant que l'hépaticotomie simple, sans suture, peut parfaitement suffire (Cabot).

II. — Hépaticotomie sans suture. — L'*hépaticorraphie* n'est pas toujours possible. Cabot, en effet, dans son cas, ne semble pas y avoir eu recours ; il a donc pratiqué une *hépaticotomie atypique*, ou *sans sutures* : ce qui lui a d'ailleurs réussi, comme dans nombre de cholédochotomies qui ont été exécutées de la même façon par divers chirurgiens modernes.

**Suites et complications**. — Quand on fait la suture, on peut enlever le drain et le tamponnement dès le deuxième jour, et, le lendemain ou le surlendemain (Elliot), fermer complètement la plaie par des sutures.

Quand on ne pratique pas l'hépaticorraphie, la convalescence est bien plus longue, car la fistule biliaire (*hépaticostomie spontanée*) met un certain temps à se fermer. Ce qui prouve qu'on doit suturer toutes les fois que la chose est possible.

Si les malades sont trop affaiblis avant l'opération, le *collapsus* peut les emporter (Kehr). D'autres fois ils succomberont à l'infection biliaire préexistante (Czerny).

**Indications**. — L'hépaticotomie est une opération qui n'a rien de particulièrement grave, si elle est malaisée à pratiquer d'une façon typique ; et, alors même qu'on n'exécute pas le temps, seul délicat, de la suture, on ne semble pas courir de trop grands risques, en prenant des précautions suffisantes, c'est-à-dire en faisant un *drainage* approprié, et surtout en opérant d'aussi bonne heure que possible.

I. — Il n'y a donc pas à hésiter. Toutes les fois qu'on rencontrera un calcul de l'hépatique, au cours d'une laparotomie parabiliaire exploratrice, il faudra l'enlever. Qui plus est, toutes les fois qu'on songera à la possibilité de ce diagnostic sur le vivant (ce qui n'est pas si difficile qu'on le pense), il faudra, d'une façon ferme, proposer l'intervention. L'avenir montrera certainement combien les succès seront nombreux.

Actuellement d'ailleurs, sur six interventions pour calculose, il y a déjà trois guérisons, et pourtant dans de bien mauvaises conditions (Cabot, Elliot, Kehr). Les cas de mort ne sont dus qu'à une faute opératoire (Kocher), ou à une infection antérieure (Kehr, Czerny).

II. — L'hépaticotomie peut être aussi pratiquée dans le but d'établir un *drainage hépatique direct*, destiné à arrêter les progrès d'une ANGIOCHOLITE, et à assurer un facile écoulement au dehors de la bile infectée ; mais, jusqu'à présent, Kehr a paru lui préférer la cholédochotomie, pour établir le drainage direct des voies biliaires principales. Nous n'y insisterons donc pas.

Bornons-nous à ajouter que l'*hépaticorraphie*, ou tout au moins la *ligature latérale* (manœuvres opératoires dont nous avons fait rentrer l'étude dans l'hépaticotomie pour simplifier les descriptions) peuvent être utilisées dans les cas de *ruptures* accidentelles ou de *déchirures* opératoires (Kehr) du canal hépatique.

# CHAPITRE VI.

## 617.5554.86

## HÉPATICOSTOMIE.

**Définition.** — On appelle *hépaticostomie* la fixation à la paroi abdominale des bords d'une incision faite, soit sur le canal hépatique, soit sur l'une de ses branches ; dans ce dernier cas surtout, la branche incisée doit être très dilatée.

C'est là une opération absolument comparable à la cholédochostomie et à la cholangiostomie, surtout à cette dernière, qui est trans-hépatique. Elle ne paraît pas d'ailleurs devoir donner de trop mauvais résultats, malgré sa nature d'opération palliative.

L'hépaticostomie n'a été exécutée que quatre fois chez l'homme; et, dans ces quatre cas, on n'avait, au préalable, fait aucun diagnostic précis ou exact.

**Étymologie.** — ἡπατικὸς, hépatique ; στόμα, bouche : *Ouverture sur l'hépatique.*

**Synonymie.** — Langenbuch désigne, à tort, cette opération par le mot *hépatostomie*, à l'imitation de Courvoisier (1), et Robson, également à tort, par celui d'*hépatotomie*.

**Historique.** — I. L'*Hépaticostomie trans-hépatique* a été réalisée pour la première fois par Thornton (de Londres); et cette intervention date de 1888. La patiente était une femme qui, avec une véritable atrophie du foie, présentait dans un des gros rameaux d'origine de l'hépatique, un nombre considérable de calculs (412, dit l'observation). Cette opération de Thornton est d'ailleurs trop brièvement rapportée pour qu'on puisse en faire la base d'une technique opératoire de l'hépaticostomie trans-hépatique.

Par contre, le 5 février 1891, Mayo Robson, croyant faire une hépatostomie ordinaire, traversa le foie d'une femme atteinte de dilatation kystique du canal hépatique. Cette dilatation était due à une calculose cholédochienne. C'est le second exemple d'hépaticostomie que l'on possède.

(1) Avec Ruotte (1896) et Marcel Baudouin (1897), nous réservons cette dénomination d'*hépatostomie* à la simple incision du foie, avec formation (après fixation ou non de l'organe à la paroi) d'une fistule temporaire, *les canaux biliaires n'étant pas dilatés.*

La troisième opération est toute récente (1898) et est due à H. V Chapman. Elle est beaucoup plus précise que les précédentes et certainement intéressante. Dans ce cas, on a eu aussi un succès après hépaticostomie transhépatique avec fixation première, et après ponction intraabdominale d'une branche très dilatée du canal hépatique (c'est la seule hyppothèse admissible), renfermant un nombre très considérable de calculs biliaires. Voici, au demeurant, les détails de cette curieuse intervention (1).

Le 30 avril 1898, l'abdomen fut ouvert au-dessus de la tumeur ; l'incision ayant 13 centimètres de longueur, s'étendait entre l'épine iliaque antérieure et supérieure et l'ombilic (*Fig.* 347) ; son extrémité supérieure était à 2 centimètres 1/2 au-dessus du niveau de l'ombilic. Les adhérences, qui furent facilement rompues, réunissaient tous les viscères voisins entre eux ; il y avait de la *péritonite* étendue, avec une grande quantité de liquide épanché.

On s'aperçut que la tumeur était une portion du bord antérieur du *lobe droit du foie* ; sa forme la faisait ressembler à un rein, mais à un rein beaucoup plus gros, s'étendant très haut et fluctuant. A la face inférieure, la paroi était mince et semblait sur le point de se rompre. Un *trocart* fin fut plongé dans la poche près de sa portion supérieure et antérieure, là où les parois avaient le maximum d'épaisseur. On enleva ainsi environ 480 centimètres cubes d'un liquide visqueux, transparent, de couleur jaune-paille. Puis, avec une aiguille ronde, on *sutura le foie* à l'angle supérieur de la plaie abdominale; quant au restant de cette plaie, on le ferma en passant un fil de soie de part en part. L'orifice déterminé par le trocart fut alors *agrandi suffisamment* pour qu'on puisse y introduire un tampon de gaze iodoformée. Le 4 mai 1898, lorsque des adhérences se furent formées entre le foie et les bords de la plaie abdominale, le tampon de gaze fut enlevé et on explora la cavité de la poche; on enleva 127 calculs biliaires, dont la grosseur variait entre un pois et un œuf de moineau.

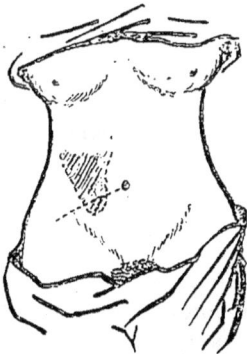

Fig. 347. — Hépaticostomie (Cas de Chapman). — Ligne d'incision de l'abdomen, et lobe droit du foie, vu par transparence.

On plaça un drain et on renouvela le pansement. Il y eut un écoulement libre d'urine jusqu'aux derniers jours du séjour à l'hôpital. La plaie se cicatrisa par première intention, excepté à l'endroit où le drain fut introduit. Après plusieurs reprises, la bile s'écoula ; puis la fistule se ferma définitivement.

(1) Si l'on ne veut pas admettre qu'il s'agit là d'une *Hépaticostomie*, on ne peut y voir qu'une *Cholangiostomie*, opération tout à fait analogue d'ailleurs.

II. L'*Hépaticostomie sous-hépatique*, que Marcel Baudouin avait soupçonnée et décrite théoriquement dans son livre (1897), vient d'être exécutée cette année par J. Nicolaysen (de Christiana). Voici le résumé de cette observation princeps, très intéressante aussi (1899).

Il s'agit d'un grand kyste chez une fillette de 8 ans, développé dans les voies biliaires et contenant environ 1,500 grammes de liquide d'une couleur bilieuse. Une année auparavant, ictère qui avait duré 3 mois, passé lesquels la malade fréquenta l'école jusqu'à trois jours avant son entrée à l'hôpital de l'Etat. Elle souffrait vers les derniers temps d'une faible tension de la partie supérieure de l'abdomen, où l'on pouvait palper, quelque peu à droite, un *kyste* lisse, de 17 centimètres de longueur sur 15 de largeur. Il descendait environ trois doigts au-dessous du nombril. Ictère léger ; urine d'un brun jaune ; excréments de couleur grisâtre. Elle n'avait jamais ressenti de douleurs.

*Opération.* — Il fut d'abord pratiqué une petite *incision abdominale*, avec introduction d'un tampon dans le but de faire paraître les adhérences entre la tumeur et la paroi abdominale. La *ponction* fut entreprise 6 jours après, et le *kyste fut fixé à la paroi abdominale*. La petite malade mourut le jour suivant, probablement par intoxication chloroformique, car il fut impossible de découvrir d'autres causes à l'issue fatale.

*Autopsie.* — L'autopsie démontra que le kyste était formé de la *totalité du conduit hépatique* et de la *majeure partie du conduit cholédoque*. La vésicule biliaire, petite, mobile, était en communication avec la partie supérieure du kyste. Ni pierre, ni tumeur pouvant expliquer la dilatation. Elle s'était, par conséquent, formée, selon toute présomption pendant la vie fœtale ou immédiatement après.

Il s'agit donc, on le voit, d'un cas typique d'*hépaticostomie sous-hépatique* en deux temps (1).

D'où les deux variétés : 1° *Hépaticostomie trans-hépatique* (Thornton, 1888) ; 2° *Hépaticostomie sous-hépatique* (Nicolaysen, 1899).

**Variétés.**—Comme l'avait soupçonné Marcel Baudouin dès 1898, il est donc certain qu'on peut la faire, non seulement *à travers le foie*, à la manière d'une cholangiostomie, comme dans trois cas connus, mais aussi par la *face inférieure* de l'organe, à la

---

(1) On pourrait considérer aussi ce cas comme une *Cholédochostomie* ; mais les mots : « *totalité du conduit hépatique* » doivent faire pencher en faveur de notre opinion, puisque, pour le cholédoque, on parle seulement de « majeure partie ». — Il est vrai que l'hépaticostomie sous-hépatique et la cholédochostomie sont deux opérations presqu'absolument identiques, tandis que l'hépaticostomie transhépatique a des caractères particuliers.

manière d'une *cholédochostomie*, quand la dilatation de l'hépatique siège tout près de l'embouchure du cystique) (Un cas).

**Manuel opératoire.** — I. Hépaticostomie transhépati-
que.— L'*hépaticostomie. trans* ou *intrahépatique*, la seule qui ait été
pratiquée plus d'une fois jusqu'à présent, n'est possible que lorsque
les branches d'origine du canal hépatique ou ce canal lui-même
sont considérablement dilatées, du moins au point où doit porter
l'intervention. Mais cette dilatation peut être parfois telle que, quand
on l'incise, on croit faire une cholécystostomie, prenant pour la
vésicule biliaire la poche que l'on a sous le bistouri, ou inciser un
kyste biliaire intrahépatique.

1° *Hépaticostomie à fixation première.* — Robson, qui donna à
son intervention le nom d'*hépatotomie*, et qui aurait au moins dû
l'appeler *Hépatostomie*, comme Courvoisier l'avait fait pour l'opération de Thornton, a usé du manuel opératoire suivant.

La lésion fut attaquée par la partie antérieure du foie. La dilatation
fut d'abord *incisée* au thermocautère ; et les lèvres de cette incision,
faite en plein parenchyme hépatique, furent *suturées* ensuite au
péritoine pariétal, grâce à la capsule de Glisson.

En somme, l'erreur de diagnostic de Robson le conduisit à fixer
le canal hépatique à la plaie, comme s'il avait eu à exécuter, sinon
une cholécystostomie à fixation dernière du moins une cholangiostomie.

2° *Hépaticostomie à fixation dernière.* — Dans l'opération de
H. V. Chapman (1898), comme nous l'avons vu, on a procédé tout
différemment. Après avoir ponctionné la dilatation biliaire, assez
importante pour contenir près de 500 cent. cubes de bile, on *fixa
de suite le foie* à la plaie abdominale ; puis on *agrandit l'ouverture*
de la ponction d'une façon suffisante, pour que l'on pût y établir un
drainage capillaire. Quelques jours plus tard (mais l'ouverture était
déjà obtenue), on récura la cavité et enleva plus d'une centaine de
calculs biliaires assez gros, draina cette fois avec un tube de
caoutchouc, et la guérison survint (*Opération en 2 temps*).

II. Hépaticostomie sous-hépatique. — Marcel Baudouin avait
soupçonné la possibilité d'intervenir, dans certains cas de dilatation de l'hépatique, par la face inférieure, par exemple dans des
faits analogues à celui rapporté par Besançon (*Fig.* 348). Mais personne, jusqu'à ces derniers temps, n'avait opéré par la voie sous-hépatique, c'est-à-dire par un procédé tout à fait analogue à la cholédochostomie. Ce n'est que tout récemment, comme nous l'avons

signalé, que J. Nicolaysen (de Christiania), en 1899, a exécuté cette opération, il est vrai, sans s'en douter.

*H. en deux temps.* — Le manuel opératoire qu'il a employé est exactement celui d'une cholédochostomie en deux temps. On peut le résumer ainsi.

1er *Temps* : *Laparotomie*, avec incision abdominale petite, au niveau de la partie dilatée du canal. Tamponnement de la plaie, dans le but d'obtenir des adhérences entre le canal dilaté et la paroi.

2º *Temps* : Six jours après, *incision du kyste*, après ponction, et fixation des parois du kyste à la peau de l'abdomen.

Comme on le voit, rien de plus simple et de plus facile, et, dans les cas de même ordre, jamais l'opération ne sera plus compliquée.

Inutile d'ajouter qu'on aurait pu opérer en un seul temps.

A remarquer que, dans cette opération, où on opère par la face inférieure du foie, on s'attaque surtout à l'extrémité terminale ou cholédochienne du canal, tandis que, dans l'hépaticostomie intra-hépatique on opère toujours sur les *branches* de l'hépatique.

**Suites.** — On a noté trois cas de guérison et un cas de mort ; mais les observations connues ne prouvent pas grand chose, étant données les circonstances dans lesquelles elles ont été exécutées. L'opérée de Nicolaysen est morte le lendemain de l'opération, probablement par intoxication chloroformique.

Par elle-même d'ailleurs, l'opération ne paraît pas trop grave, comme toutes les *stomies* biliaires ou autres. Ce qui est la cause des accidents dans les cas de ce genre, c'est la *lésion* pour laquelle on intervient.

**Indications.** — Pourtant l'hépaticostomie paraît être une opération sans le moindre avenir. Bien peu de cas se présenteront où elle devra être pratiquée, comme dans le fait de Chapman, par exemple, qui est tout à fait typique.

Dans les cas de dilatation sans calculose, en effet, il vaudra toujours mieux tenter l'*hépatico-entérostomie* : ce qu'aurait dû faire J. Nicolaysen.

Quant à Mayo Robson, c'est une cholédochotomie que, dans son observation, il aurait dû pratiquer. Chaque fois que l'on se trouvera en face d'une *dilatation du canal hépatique*, causée par un calcul, il faudra en effet enlever le calcul, plutôt que de faire une anastomose ; certes l'on aura une fistule qui pourra persister longtemps, et que parfois il faudra peut-être aboucher avec l'intestin (ce qui sera d'un manuel opératoire fort délicat); mais il faut d'abord tout tenter pour *enlever les corps étrangers*.

L'hépaticostomie étant l'ouverture du canal hépatique et de ses grosses branches de bifurcation, nous pourrions repéter pour elle ce que nous disons plus loin de la cholangiostomie, qui n'est pour nous que l'ouverture des fins canaux biliaires dilatés. Mais nous laissons aux opérateurs à venir le soin de juger, en dernier appel, la valeur de cette opération, que l'hépaticostomie soit intra-hépatique ou sous-hépatique.

Pour nous, il nous semble, d'ores et déjà, que ces *stomies* cutanées, qui ne sont que des pis aller, n'auront jamais la valeur des stomies viscérales ou anastomoses, sauf dans les cas de calculose, où elles doivent être remplacées d'ailleurs par les *tomies* proprement dites ou tailles, qui ne sont pas plus graves.

# CHAPITRE VII.

## 617.5554.88

## HÉPATICO-ENTÉROSTOMIE.

**Définition.**— On peut donner, à l'avance, le nom d'*hépatico-entérostomie* à l'opération qui consisterait à anastomoser le canal hépatique avec une partie quelconque de l'intestin, et qui serait ainsi tout à fait analogue à la cholédocho-entérostomie.

**Synonymie.** — *Anastomose de l'Hépatique.*

**Historique.** — Cette opération est parfaitement possible (Hartmann), comme l'a démontré, pièces en main, Bezançon, dès 1893, car la dilatation de l'hépatique peut atteindre parfois des

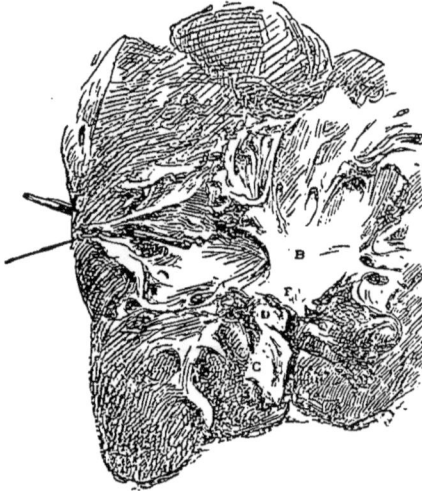

Fig. 348. — Dilatation des Branches de l'Hépatique, montrant la possibilité de l'*Hépatico-entérostomie*. — *Légende* : B. Voies biliaires principales dilatées ; C, cholédoque; D, orifice du cystique; F, Bande fibreuse, causant le rétrécissement (Bezançon).

dimensions vraiment étonnantes, et aussi considérables qu'au niveau du cholédoque ou du cystique (*Fig.* 348).

Cependant elle n'a pas encore été exécutée sur le vivant, au dire de Marcel Baudouin.

**Manuel opératoire.** — Dans de telles conditions, il est difficile d'indiquer quel serait le manuel opératoire à suivre.

Aussi préférons-nous renvoyer le lecteur à la description de a cholédocho-entérostomie, intervention tout à fait identique.

Et si jamais on avait à faire l'anastomose de l'hépatique avec l'intestin, le mieux, jusqu'à nouvel ordre, serait de suivre les errements utilisés pour le cholédoque.

**Indications.** — Quoi qu'il en soit, il ne faudrait pas hésiter à la tenter, si, à la laparotomie exploratrice, on se trouvait dans des conditions analogues à celles mentionnées par Bezançon (1893), c'est-à-dire placé en présence d'un RÉTRÉCISSEMENT ORGANIQUE ET TRÈS CONSIDÉRABLE DU CHOLÉDOQUE, *avec impossibilité de se servir des voies biliaires accessoires* (disparues par atrophie ou extirpées au préalable), comme voie de dérivation pour la bile (*Fig.* 348).

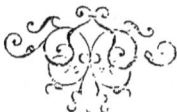

## 617.5553.8

## OPÉRATIONS SUR LES CANALICULES BILIAIRES.

## CHAPITRE I

## 617.5553.8.0

## CHIRURGIE DES CANALICULES BILIAIRES EN GÉNÉRAL.

**Historique.** — La chirurgie des canalicules biliaires intrahépatiques, c'est-à-dire des branches de bifurcation de second ordre du canal hépatique, est encore, on peut le dire, à sa naissance. C'est à peine si, dans ces dernières années, elle a été un peu débrouillée par Marcel Baudouin (1896) et Langenbuch (1897), qui ont décrit l'une des principales opérations qui se pratiquent sur cette partie de l'arbre biliaire, la *cholangiostomie*, c'est-à-dire l'ouverture à l'extérieur de l'un des radicules dilatés.

**Variétés.** — 1° Comme on le devine, les opérations ne sont possibles en cette région, et sur des organes aussi petits à l'état normal, que lorsqu'ils sont pathologiquement agrandis et même que lorsque leur *dilatation* atteint un volume assez considérable. Mais alors ils constituent, dans l'intérieur du foie, de *véritables kystes biliaires*, qu'on peut, non seulement fistuliser à l'extérieur (*Cholangiostomie*), en les ouvrant au bistouri et en fixant leurs parois à la peau de l'abdomen, mais aussi *réséquer* en *partie* avant la cholangiostomie, ou même extirper complètement.

2° Cette dernière opération, déjà connue, peut porter le nom plus explicite et plus clair de *Cholangiectomie* (Marcel Baudouin).

3° On a même pu songer, comme nous le montrerons plus loin, à anastomoser ces dilatations kystiques, à l'instar d'une vésicule biliaire, avec l'intestin (*Cholangio-entérostomie*), dans les cas d'obstruction du cholédoque ; et, qui plus est, avec la vésicule elle-même non atrophiée, dans les cas d'obstruction limitée nettement à l'hépatique, circonstance pathologique évidemment plutôt supposée théoriquement que susceptible d'être rencontrée un jour dans la pratique (*Cholangio-cystostomie*) (1).

Toutefois, nous ne parlerons ici avec détails que de la *Cholangiostomie*, qui a été déjà exécutée plusieurs fois, et nous ne consacrerons qu'un court chapitre à la *Cholangiectomie* ou *extirpation des kystes biliaires*. Nous terminerons, par quelques considérations théoriques seulement, sur l'*anastomose des radicules biliaires avec l'intestin*, qui reste à exécuter (2).

Il n'est pas besoin d'ajouter que ces différents chapitres ne constituent que des ébauches, que des cadres provisoires, destinés à faire entrer dans la chirurgie biliaire quelques rares faits cliniques épars dans la littérature, et qu'aucun lien ne semblait jadis relier.

Toutes ces subdivisions sont absolument théoriques ; l'avenir seul dira quelles sont celles qui, en pratique, devront disparaître un jour des livres de Médecine opératoire courante.

**Indications.** — Cette chirurgie des ramuscules biliaires, quoi qu'elle soit toute nouvelle et encore fort mal connue, n'en est pas moins intéressante, car elle doit toute se passer dans l'*intérieur* même d'un organe où l'on n'osait pas trop pénétrer autrefois.

Mieux armés, aujourd'hui, contre les hémorragies du foie, dotés de procédés de suture hémostatique presque parfaits, les opérateurs vont pouvoir aborder plus franchement et avec succès ce terrain nouveau ; et la thérapeutique des CALCULS BILIAIRES INTRAHÉPATIQUES en bénéficiera probablement dans une très large mesure.

Mais c'est là l'avenir ! Et rien ne servirait d'anticiper sur les événements.

Bornons-nous pour l'instant à constater, en approchant de la fin de cet ouvrage, qu'elle nous ramène, pour ainsi dire, au début de nos études, c'est-à-dire à la *chirurgie hépatique proprement dite* ou *extrabiliaire*. Ce qui justifie une fois de plus l'aphorisme que « les extrêmes se touchent ! »

(1) Dixon (1898) aurait exécuté une *cholédocho-cystostomie* (?)
(2) On a fait la *ponction des canalicules biliaires* [North (1882), Chapman (1898), etc.]

# CHAPITRE II

## 617.5553.86

## CHOLANGIOSTOMIE.

**Définition.** — On appelle *cholangiostomie* l'incision des radicules biliaires dilatés.

Cette dénomination a été choisie par analogie avec la cholécystostomie, la cholédochostomie, l'hépaticostomie, etc.

Cette opération serait évidemment impossible à faire sur des radicules biliaires *normaux*; mais elle devient possible, quand, grâce à une angiocholite, soit simple, soit suppurée, due ou non à un calcul biliaire, soit à une atrophie de certains acini hépatiques (Bayer), il s'est formé une ectasie énorme des voies biliaires intrahépatiques. Et c'est précisément cette dilatation secondaire, se présentant parfois sous forme de *kyste intrahépatique*, qui permet la cholangiostomie.

**Etymologie.** — χολή, bile; ἄγγειος, vaisseau; στόμα, bouche : *Bouche* ou *Fistule sur les vaisseaux charriant la bile.* — Le mot est dû à Marcel Baudouin (1896).

**Synonymie.** — D'autres dénominations ont été proposées. C'est ainsi que Kocher (de Berne), qui a pratiqué pour la première fois cette opération le 21 mars 1882, lui avait donné le nom d'*hépatostomie*. Ce terme indiquait simplement l'ouverture d'une collection intrahépatique quelconque, et ne spécifiait pas une collection siégeant exactement dans les radicules biliaires.

Dans sa thèse sur le traitement chirurgical de l'angio cholécystite non calculeuse, Longuet avait choisi le terme d'*angiostomie*, qui ne signifie, à proprement parler, qu'incision d'un vaisseau. Langenbuch (1897) a donné à cette opération le nom d'*hépato-cholangiostomie*. Mais l'addition du radical « *hépato* » est parfaitement inutile : « *cholangio* » voulant dire « vaisseaux biliaires. » Or chacun sait qu'il n'existe pas de canaux de cette nature autre part que dans le foie !

---

(1) Dès 1888, Thornton avait extrait d'un gros rameau du canal épatique 422 *calculs*. Son opération a été publiée trop brièvement pour pouvoir servir à l'étude de la technique; mais en tout cas, il s'agit là d'un procédé de médecine opératoire spécial (*hépaticostomie*), qui ne ressemble en rien à une cholangiostomie.

Le mot de Chôlangiostomie a paru à Marcel Baudouin le terme le plus propre pour l'opération dont nous allons parler. En déplaçant le radical « Chol », qui est le mot principal (χολή, bile), il a évité la confusion avec une opération, possible en théorie, et qui pourra peut-être être exécutée un jour, l'*Angiocolostomie* (abouchement des ramuscules biliaires dans le colon).

On pourrait défendre celui de *Cholangioproctie* ou anus biliaire, calqué sur celui d'*Entéroproctie.*

**Historique.** — C'est Kocher qui, dès 1882, comme nous l'avons dit, fit, le premier sur les canalicules biliaires, une fistule artificielle. Il s'agissait d'une malade calculeuse, dont le foie adhérait à la paroi abdominale; ce qui facilita de beaucoup l'intervention, qui se fit par la voie abdominale.

En 1886, Langenbuch fit une *cholangiostosmie lombaire,* après laparotomie exploratrice antérieure, mais dans de mauvaises conditions; et son opérée mourut. Le 17 novembre 1888, Heussner ouvrit une *cavité intra-hépatique,* rémplie de calculs (120 environ); mais son opérée mourut trois semaines après (Cancer du foie).

C. Bayer, en 1892, et W. Muller, en 1893, ont fait une opération analogue pour des *kystes biliaires intrahépatiques* ; mais Muller a compliqué l'opération, en *réséquant* une portion des parois du kyste.

Un autre cas est celui du malade de Sendler, qui fut opéré, par deux fois, le 21 mars 1898 et le 9 octobre 1894; il était atteint d'*angiocholite suppurée* ; mais chez lui la glande hépatique était libre: ce qui nécessita sa fixation à la paroi, après que l'abcès angiocholitique eut été ouvert.

Un autre fait, connu sous le nom d'*hépatotomie*, a été publié en 1894 par Coudray ; ce cas, analogue à ceux de C. Bayer et M. Muller, a trait aussi à un *kyste biliaire,* et non pas à une dilation des ramuscules biliaires après angiocholite.

Langenbuch rapproche de ces interventions réglées celles de L. Tait (1885), White (1890), Lauenstein (1892), dans les quelles il y avait à la fois *abcès* et *calculs* du foie. Le cas de White, seul, est à la rigueur comparable, à notre avis, à celui de Kocher ; et encore ? Pour les autres, il s'agit plutôt d'*hépatostomie simple pour abcès du foie* (Tait), et de *cholécystostomie trans-hépatique* (Lauenstein).

Une autre observation, publiée en 1896 par Jaboulay, et remontant à 1893, est assez analogue à celles de Kocher et de Sendler.

Langenbuch ajoute que la cholangiostomie a été aussi pratiquée par Körte en 1896 ; mais on ne connaît pas encore les détails de ce fait. Ce qui porte au moins à une dizaine le nombre des cas connus.

Cette opération a été décrite pour la première fois, d'une façon didactique et très complète, en 1896 par Marcel Baudouin (1).

**Manuel opératoire.** — Comme pour les autres opérations sur les collections suppurées intrahépatiques, la cholangiostotomie peut s'exécuter dans deux conditions différentes. C'est là ce qui ressort d'ailleurs des opérations typiques de Kocher et de Sendler, de Bayer, etc.

I. — CHOLANGIOSTOMIE ABDOMINALE (*Procédé de Kocher-Bayer*). — Le manuel opératoire est, en effet, différent selon que l'on a affaire à une poche biliaire, *superficielle* et *adhérente* à la paroi comme dans le cas de Kocher, ou qu'au contraire, comme dans les faits de Bayer, Coudray et Sendler, on se trouve en présence d'une collection plus ou moins profondément située dans le parenchyme hépatique.

Dans le premier cas, l'opération est relativement simple ; dans le second, il faut, avant d'ouvrir la poche, prendre des précautions pour empêcher les matières septiques de tomber dans la grande cavité intrapéritonéale. Il ressort de ceci que la cholangiostomie relève de deux manuels opératoires. Le chirurgien devra d'ailleurs être préparé à user de l'un où l'autre de ces procédés, car il lui sera presque toujours impossible de savoir à l'avance à quelle variété de poche il peut avoir affaire. Le plus souvent, il y a quelques adhérences du foie à la paroi.

1° *Procédé à incision directe sans fixation* (*Procédé de Kocher*).— Dans les cas analogues à ceux de Kocher, après avoir incisé la paroi abdominale, on tombe sur des plans plus ou moins reconnaissables. Le bistouri arrive alors dans du tissu verdâtre sphacélé et mou : c'est le foie ; et il s'écoule immédiatement un liquide jaunâtre. Ce liquide renferme des débris cellulaires et des particules floconneuses. On doit laver ensuite avec beaucoup de soin la cavité, qui selon les cas, est plus ou moins vaste. On se sert pour ce lavage de chlorure de zinc, ou de tout autre liquide antiseptique. Le lavage terminé, on tamponnera la cavité, surtout si le liquide infecté sort teinté de sang. Il ne reste plus alors qu'à drainer et à rétrécir la plaie abdominale.

(1) Nous répétons que nous ne comprenons pas dans cette catégorie le fait de Ruotté (1896), qui est très particulier.

2° *Procédé à fixation dernière après incision* (*Procédé de Bayer*). — Il peut arriver qu'il n'existe pas entre le foie et la paroi abdominale d'union très intime, comme dans les cas de kyste par exemple ; mais on rencontre souvent quelques brides cellulaires lâches, reliant cette paroi à une saillie de coloration rougeâtre, qui n'est autre que le foie faisant tumeur à cet endroit, dans les cas d'infections récentes.

Bayer, puis Sendler, dans ses deux interventions, négligèrent de suturer d'abord le péritoine pariétal au bord de l'incision. Ils plongèrent immédiatement le bistouri ou le thermocautère dans le tissu hépatique, et ouvrirent ainsi le kyste et l'abcès biliaire, après avoir traversé plusieurs centimètres de foie, et cela sans hémorragie. Ils ne suturèrent l'incision hépatique à l'incision de la paroi qu'après avoir évacué la cavité kystique. La poche fut tamponnée à l'aide d'une longue mèche iodoformée, qui venait émerger au dehors entre les lèvres de la plaie abominale dans le cas de Sendler.

Ce procédé a l'avantage de permettre une *résection partielle* des parois du kyste, comme l'a fait Müller, avant la suture.

3° *Procédé à fixation première* (*Procédé de M. Baudouin*). — L'on pourrait encore, a dit M. Baudouin, comme dans les abcès vulgaires du foie, suturer la poche à la paroi abdominale, avant de l'ouvrir. Ce mode opératoire, qui ne s'appuie sur aucune observation, paraît rationnel, sans toutefois que l'on puisse affirmer si cette suture il est facile, voire même nécessaire.

4° *Procédé en deux temps* (*Procédé de Jaboulay*). — Jaboulay, après une incision parallèle au bord des fosses côtes, a opéré en *deux temps*. Dans le premier, il a tamponné la plaie à la gaze iodoformée ; et des adhérences se sont établies. Cinq jours plus tard, après quatre *ponctions*, il a agrandi au bistouri le point de pénétration de la quatrième ponction, sur une étendue de 6 à 8 centimètres, et a établi un drainage. L'abcès biliaire se vida parfaitement par ce procédé, dont l'intérêt n'est pas discutable.

II. — Cholangiostomie par voie lombaire. — Langenbuch, dans son cas, après laparotomie exploratrice, a fait une incision dans la région lombaire, immédiatement au-dessous de la douzième côte.

Pénétrant avec l'index gauche, guidé par la main droite, restée dans la cavité abdominale derrière le rein droit en arrière du péritoine, vers le haut, sur le bord hépatique extrapéritonéal, en arrière et en dehors, *il a perforé le bord hépatique* avec une longue pince courbe, puis placé un drain. La cavité abdominale fut fermée ensuite. De la la bile s'écoula par cette *cholangiostomie lombaire*, avec un peu de sang.

Mais ce procédé, si bizarre, ne donna qu'un décès : ce qui n'est pas fait pour nous étonner !

**Indications.** — 1º Sendler eut affaire à une ANGIOCHOLITE SUP-PURÉE, NON CALCULEUSE, avec distension : il opérait pour un abcès du foie ou même pour un empyème de la vésicule. La première inter-vention ne réussit pas à amener la guérison ; en opérant pour la seconde fois, il ne sut pas reconnaître un troisième abcès, et cette troisième collection purulente ne fut découverte qu'à l'autopsie.

Langenbuch fit la cholangiostomie, cela par la voie *postérieure* (pour éviter tout écoulement de bile dans le péritoine), dans un cas d'ictère très accusé (angiocholite), où il y avait une atrophie consi-dérable de la vésicule, et des adhérences périvésiculaires nom-breuses et compactes.

Dans le cas de Jaboulay, on a opéré pour vider une *poche de bile* contenant un peu de pus. Il y a eu récidive ; mais cependant le guérison a eu lieu. Il s'agissait là d'une *angiocholite infectieuse non calculeuse* ; mais le pus n'était pas réuni en collection puru-lente, comme dans le fait de Sendler.

2º Après des péripéties diverses, telles que expulsion de calculs fistule biliaire, etc., les malades de Kocher et de White finirent par guérir. Ici il s'agissait de simple *abcès biliaire* d'origine lithia-sique, c'est-à-dire d'ANGIOCHOLITE CALCULEUSE. L'intervention eut lieu à temps.

3º Nous n'insistons pas sur les cas de Bayer, Muller, Coudray, qui ont trait à de véritables KYSTES BILIAIRES, et qui guérirent facilement.

Comme nous l'avons dit, il ne faut pas confondre ces faits de Kocher, Sendler, Jaboulay, etc., avec des ouvertures de simples *abcès du foie*, contenant des calculs biliaires, quoique l'analogie entre ces diverses formes soit évidente, et quoique plusieurs chi-rurgiens aient eu l'occasion d'opérer des abcès du foie de cette variété, car les deux opérations sont légèrement différentes.

L'intervention de Sendler n'est évidemment pas faite pour encou-rager les opérateurs ; et l'on comprend que la cholangiostomie ne se fera jamais que dans des cas exceptionnels. Son avenir semble très limité, même pour les *abcès biliaires purs*, calculeux ou non.

Comme la cholédochostomie, ainsi que l'a montré Marcel Bau-douin, la cholangiostomie fait partie d'un groupe d'opérations de transition, c'est-à-dire d'opérations qu'on doit pratiquer chaque fois qu'une affection vient à passer de la thérapeutique médicale dans le domaine de la chirurgie. Que l'on se rappelle seulement ce qui s'est produit lorsque la chirurgie abdominale a pris un nouvel essor. Quand on commença à faire l'ovariotomie, on n'intervenait que très tardivement pour les kystes ovariens, et alors qu'ils étaient devenus très adhérents ; aujourd'hui on s'empresse de les extirper sussitôt que possible, et dès le début de leur formation.

C'est là ce qui aura lieu aussi pour la chirurgie du foie ; on n'attendra plus la formation d'abcès volumineux. Dès qu'ils commenceront à se collecter, on prendra soin de les évacuer par une opération plus courante que la cholangiostomie. Ce qui a fait dire à Marcel Baudouin que la cholangiostomie n'aura qu'une existence éphémère.

L'observation de Sendler montre un autre côté faible de cette opération. Il arrive fréquemment qu'un abcès hépatique n'est pas unique, et qu'il s'accompagne d'autres abcès, ne communiquant avec le premier que par de petits tunnels. Dans de tels cas, la cholangiostomie est impuissante à guérir le malade, comme l'observation en question l'a prouvé surabondamment. Dans ces circonstances, c'est tout simplement une opération palliative. Longuet a fait remarquer, d'ailleurs avec raison, que, quand bien même on arriverait, l'incision abdominale faite, à reconnaître par l'exploration la présence de poches multiples, il serait très difficile à l'opérateur d'arriver à fondre les abcès en une seule poche, que l'on suturerait à la paroi abdominale.

En résumé, la cholangiostomie n'est pas destinée à prendre dans les cadres de la médecine opératoire biliaire une place importante. Il semble que les circonstances, dans lesquelles elle est applicable, se rencontreront de moins en moins fréquemment.

Pour les Kystes, on lui préfèrera la *cholangiectomie* ; et, pour les angiocholites, on appliquera de préférence, d'une façon précoce, la *cholécystostomie*, qui, comme l'ont montré Longuet et Terrier, est capable d'arrêter le développement des abcès biliaires.

La cholangiostomie en tout cas n'est rationnelle, et tout à fait indiquée aujourd'hui, que dans les cas d'ANGIOCHOLITES ANCIENNES, SUPPURÉES OU NON, comme le furent ceux de Sendler, de Kocher et de Jaboulay, ou bien de KYSTES BILIAIRES, IMPOSSIBLES A EXTIRPER OU à énucléer.

# CHAPITRE III.

## 617.5553.87

## CHOLANGIECTOMIE.

**Définition**. — On peut désigner sous le nom de *cholangiectomie* la résection d'une partie d'un ramuscule biliaire intrahépatique, plus ou moins dilaté sous forme de poche kystique.

Il s'agit, bien entendu, d'une *ablation partielle du canalicule* dans tous les cas, mais d'une *extirpation totale* du kyste.

**Étymologie**. — χολή, bile ; ἄγγειος, vaisseau ; ἐκτὸς, en dehors : *Ablation d'un vaisseau biliaire*.

**Synonymie**. — *Extirpation de Kyste ou de Caverne biliaire intrahépatique. — Enucléation de kystes biliaires*.

**Historique**. — Cette opération paraît avoir été pratiquée tout d'abord par Kaltenbach ; puis par Berg et König (1889).

En 1892, C. Martin a publié un fait de Lawson Tait. On en connaît un autre cas récent (1897) de Czerny (d'Heidelberg) ; et l'observation a été publiée par son assistant von Petersen en 1899. Cette ablation d'une grande caverne biliaire intrahépatique a été suivie de succès.

Il est probable que tous les cas d'extirpation ou d'énucléation de kystes biliaires simples doivent rentrer dans la catégorie de faits que Marcel Baudouin a groupés sous la dénomination de Cholangiectomie ; mais les observations ne sont malheureusement que très peu probantes et perdues çà et là dans la littérature hépatique.

**Manuel opératoire**. — L'opération a pour premier temps, bien entendu, une *laparotomie exploratrice parahépatique*, puisque d'ordinaire ces kystes biliaires simples se développent à la partie supérieure du foie.

I. — Laparotomie. — Lawson Tait a fait une incision verticale et latérale, prenant pour base d'opération le point le plus proéminent de la tumeur ; et Czerny a procédé de même.

II. — Hépatotomie.— Le second temps de l'intervention consiste dans une *hépatotomie*, permettant d'aller à la recherche de la paroi du kyste, quand il est dans l'intérieur du foie. L. Tait ne le rencontra qu'à un demi pouce de profondeur dans son cas. Dans celui de Czerny, où le kyste était superficiel, on le découvrit facilement, pendant l'exploration parahépatique.

III. — Extirpation. — On peut alors soit inciser le kyste (*Cholangiotomie* ou *Kysto-cholangiotomie*) pour le vider, soit essayer de l'énucléer de suite. L. Tait l'ouvrit d'abord, puis l'enleva par décortication. Czerny, ayant déchiré la paroi, se trouva l'avoir vidé, sans le faire exprès, et extirpa facilement le sac.

A ce moment, l'*hémorragie* peut être considérable ; on l'arrêtera par un tamponnement soigné (L. Tait), ou la ligature immédiate des vaisseaux (Czerny).

Après l'ablation, on a sous les yeux une vaste cavité, où parfois la main peut plonger (L. Tait).

On peut la traiter de différentes façons, soit par le *simple tamponnement* de la plaie ; soit par le *tamponnement après fixation des bords de la plaie* à la paroi abdominale, comme le fit Lawson Tait ; soit par la *suture hépatique*. L'hépatorraphie a très bien réussi dans les mains de Czerny, qui utilisa des sutures de forme spéciale ; mais, pardessus, il eut soin de faire un léger tamponnement.

**Suites**. — Dans le cas de Czerny, que nous connaissons, les suites opératoires furent simples. Mais L. Tait, en raison de la grande perte de sang qui se produisit au cours de son opération, craignit quelque temps d'avoir un insuccès ; la plaie fut d'ailleurs infectée.

**Indications**. — L'opération ne peut être faite, inutile de le faire remarquer, que sur des *canalicules biliaires dilatés, en forme de* kyste. Comme ces kystes biliaires sont d'ordinaire bénins, l'opération doit donner de bons résultats : ce que prouvent d'ailleurs les très rares faits connus.

Elle est de beaucoup préférable à la cholangiostomie, tentée par Coudray et autres, et pourrait peut-être être remplacée à la rigueur par la *cholangio-entérostomie*, dans les cas de kystes absolument impossibles à extirper.

# CHAPITRE IV.

## 617.5553.88.

## CHOLANGIO-ENTÉROSTOMIE.

**Définition.** — La *cholangio-entérostomie* est l'opération qui consiste à unir un ramuscule biliaire dilaté avec une anse quelconque d'intestin.

**Synonymie.** — *Anastomose de l'intestin et des voies biliaires intrahépatiques.* — *Hépato-cholangio-entérostomie* (Langenbuch).

**Etymologie.** — χολή, bile; ἄγγειος, vaisseau ; ἔντερον, intestin ; στόμα, bouche : *Bouche entre l'intestin et les vaisseaux vecteurs de la bile.* — Le mot a été créé par Marcel Baudouin (1896). Langenbuch a utilisé la dénomination *Hépato-cholangio-entéros-tomie* (1897), à la vérité d'une complexité inutile, comme nous l'avons montré précédemment (1).

Il ne faut pas confondre cette opération avec la *Cholangio-cystos-tomie* (anastomose non plus avec l'intestin, mais avec la vésicule biliaire elle-même), à la rigueur possible et admissible.

**Historique.** — Cette opération a été proposée en 1896 par Marcel Baudouin, qui en admit la possibilité théorique, en raison de faits anatomo-pathologiques connus, c'est-à-dire la dilatation considérable à laquelle peuvent atteindre dans certains cas des ramuscules biliaires.

Langenbuch, l'année suivante, l'a proposée à nouveau, dans son *Traité des maladies du foie et des voies biliaires*, comme opération destinée à remplacer la cholangiostomie, avec un manuel opératoire très-intéressant.

Nous devons reconnaître toutefois que jusqu'à présent on n'a pas eu encore l'occasion d'exécuter cette curieuse intervention.

**Manuel opératoire.** — Au dire du chirurgien allemand, qui déclare d'ailleurs avoir encore quelques doutes sur la possibilité de cette opération, et qui paraît ne pas en avoir une idée bien arrêtée, voici comment on pourrait procéder pour la mettre à exécu tion.

(1) A rapprocher de celui de *Cholangiocolostomie* (abouchement dans le côlon au lieu de l'intestin grêle), proposé aussi par M. Baudouin.

Il recommande de réséquer une petite portion du bord antérieur de l'organe hépatique, car, en ce point, les voies biliaires sont assez développées pour permettre l'anastomose. La plaie, conséquence de cette résection, serait alors abouchée avec une anse de l'intestin grêle. Cette suture serait facile, car on peut certainement admettre que le tissu du foie serait induré à ce niveau et presque cirrhotique : ce qui, d'après lui, favoriserait le passage des fils.

Langenbuch ajoute que, dans les cas de fistule hépatique préalable, comme par exemple en face de celle qui est consécutive à la cholangiostomie, il faudrait naturellement maintenir fermé constamment autant que possible la dite fistule, cela à l'aide du « clou de bois de Kehr », de façon à forcer la bile à s'écouler dans l'intestin.

**Suites.** — Langenbuch fait encore remarquer qu'on ne sait pas ce que deviendrait la surface du foie imprégnée de matières intestinales ; mais il est probable qu'elle se ratatinerait, comme une cicatrice, et ne serait pas digérée pendant longtemps. Bien entendu, tout cela est théorique ; et la parole reste à l'expérience et à la clinique.

**Indications.** — Cette opération paraît surtout indiquée à Langenbuch dans les cas de FISTULES HÉPATIQUES ANCIENNES, ou survenant après une *cholangiostomie* guérie, mais restant fistuleuse ; et il la recommande très franchement dans ces deux cas, quand il n'est pas possible d'exécuter une autre opération.

Pour notre part, nous pensons que, si elle est possible, elle doit être préférée à la cholangiostomie, pour les mêmes raisons que la cholédocho-entérostomie est préférable à la cholédochostomie.

C'est dire qu'elle pourra être employée dans les RÉTRÉCISSEMENTS OU OBSTRUCTIONS TRÈS HAUT SITUÉS DE L'HÉPATIQUE INCURABLES par d'autres procédés opératoires, et dans certains KYSTES BILIAIRES INTRAHÉPATIQUES, impossibles à extirper.

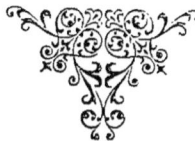

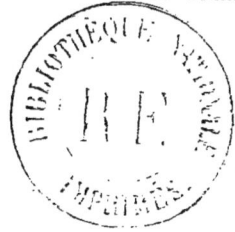

# TABLES DES MATIÈRES

〰〰

## 1. — TABLE MÉTHODIQUE DES MATIÈRES.

### PREMIÈRE PARTIE.

#### CHIRURGIE DU FOIE DANS SON ENSEMBLE.

##### § I. — MANŒUVRES OPÉRATOIRES GÉNÉRALES SUR LE FOIE.

---

# DEUXIÈME PARTIE.

## OPÉRATIONS SUR LES ANNEXES DU FOIE.

### *OPÉRATIONS SUR LES VAISSEAUX ET LES LIGAMENTS HÉPATIQUES.*

### § *II. — OPÉRATIONS SUR LES GANGLIONS PÉRIHÉPATIQUES.*

# TROISIÈME PARTIE

## OPÉRATIONS SUR LES VOIES BILIAIRES.

§ *I. — MANŒUVRES OPÉRATOIRES SUR L'ENSEMBLE DES VOIES*
*BILIAIRES.*

# QUATRIÈME PARTIE

## OPÉRATIONS SUR LES VOIES BILIAIRES PRINCIPALES EN GÉNÉRAL.

### § I. OPÉRATIONS SUR LE CANAL CHOLÉDOQUE.

# II. — TABLE IDÉOLOGIQUE INTERNATIONALE

D'APRÈS LA

## CLASSIFICATION DÉCIMALE

*Méthode Dewey-M. Baudouin.*

### 617.555

# Pathologie chirurgicale du Foie et des Voies biliaires dans leur ensemble.

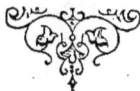

# III.— TABLE DES AUTEURS

# IV. — TABLE DES FIGURES

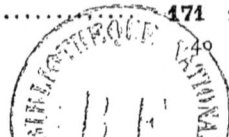

CHIR. DU FOIE.

Imprimerie de l'Institut de Bibliographie, Typ. Monnoyer. — Le Mans. — x-99.

www.ingramcontent.com/pod-product-compliance
Lightning Source LLC
Chambersburg PA
CBHW060822220326

41599CB00017B/2255